U0215790

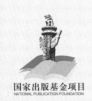

国家出版基金项目
NATIONAL PUBLICATION FOUNDATION

实验动物组织病理学彩色图谱

（上册）

苏　宁　陈平圣　李懿萍　主编

东南大学出版社
·南京·

图书在版编目（CIP）数据

实验动物组织病理学彩色图谱 / 苏宁，陈平圣，李
懿萍主编. --南京：东南大学出版社，2020.9（2021.9重印）
ISBN 978-7-5641-9145-0

Ⅰ．①实… Ⅱ．①苏… ②陈… ③李… Ⅲ．①医用实
验动物–病理组织学–图谱 Ⅳ.①R-332

中国版本图书馆CIP数据核字(2020)第190777号

实验动物组织病理学彩色图谱
Shiyan Dongwu Zuzhi Binglixue Caise Tupu

主　　编	苏　宁　陈平圣　李懿萍
出版发行	东南大学出版社
社　　址	南京市玄武区四牌楼 2 号（邮编：210096）
出 版 人	江建中
责任编辑	张　慧　陈潇潇
经　　销	全国各地新华书店
印　　刷	南京凯德印刷有限公司
开　　本	889 mm×1194 mm　1/16
印　　张	45.25
字　　数	1100 千字
版　　次	2020 年 9 月第 1 版
印　　次	2021 年 9 月第 2 次印刷
书　　号	ISBN 978-7-5641-9145-0
定　　价	600.00 元（上、下册）

东大版图书若有印装质量问题，请直接与营销部联系。电话（传真）：025-83791830

《实验动物组织病理学彩色图谱》
撰写委员会

主　编　苏　宁　陈平圣　李懿萍
副主编　刘俊华　宋向荣　张爱凤　陈　峰
编　者　（按姓氏拼音排列）

卞慧敏（南京中医药大学）

曹　涛（南京墨迹生物科技发展有限公司）

常秀娟（广州知易生物科技有限公司）

陈　峰（浙江大学医学院附属第一医院）

陈平圣（东南大学医学院）

陈　真（中国药科大学）

戴　岳（中国药科大学）

郭文杰（南京大学）

晋光荣（东南大学医学院）

寇俊萍（中国药科大学）

李懿萍（东南大学医学院）

刘　晶（江苏省药物研究所）

刘俊华（东南大学医学院）

刘　莎（江苏省药物研究所）

孟政杰（南京工业大学）

庞小娟（中国科学院深圳先进技术研究院）

钱　程（南京医科大学）

沈萍萍（南京大学）

宋向荣（广东省职业病防治院）

苏　宁（东南大学医学院）

孙　兰（江苏食品药品职业技术学院）

夏远利（中国药科大学）

徐淑芬（东南大学医学院）

许惠琴（南京中医药大学）

吴剑平（南京中医药大学）

严士海（江苏省中医院）

姚　慧［罗氏诊断产品（上海）有限公司］

詹燕玲（中国药科大学）

张爱凤（东南大学医学院）

赵万洲（南京欧际医药科技服务有限公司）

郑凯儿（东南大学医学院）

宗绍波（江苏康缘药业股份有限公司）

组织切片制作：

刘洪新（中国药科大学）

赵文杰（江苏省药物研究所）

张晓明（东南大学医学院）

序　一

　　实验动物组织病理学对新药的研发非常重要。候选药物在临床前研究阶段的失败大多由于毒性问题，大约全部开发失败的候选药物中 40% 归因于毒性。我国的新药研发近 20 年来取得了长足的进步，但与发达国家的差距还是巨大的。除了投入少、基础研究弱等多种原因外，动物毒理病理学研究的落后是重要原因。药学生不学病理学，当然做药物研发的教师也不懂病理学。由于工作的原因，在日常参加会议和研究生答辩的学术报告中，作为病理医生时常会看到，报告者呈现的图片与讲述的内容不一致。这主要是因为研究者没有这方面的知识。目前在国内药物安全评价中心中，真正够格、有水平的动物病理学工作者可能不足二十人。因此毒理病理学的人才培养和药学工作者的培训有极大的需求。

　　苏宁教授是一位有经验的人体病理学家。长期从事动物病理学的诊断和研究，为新药研发服务。她有丰富的人体和动物病理学的诊断经验，在比较病理学领域有较高的造诣，在国内这种学者很少。她 2005 年主编了国内第一本《新药毒理实验动物组织病理学图谱》，对提高动物病理诊断的正确性发挥了很好的作用。十余年后的今天她重新著写这本专著，收集了 1000 余幅珍贵的照片。相信本书的出版将会对中国新药的研发产生极大的影响。本人是人体病理学的学者，又在中国药科大学担任校长五年余，知道其需求和该书的价值，乐于推荐申请国家出版基金的支持。

来茂德

2018 年 7 月 19 日

序　二

　　《实验动物组织病理学彩色图谱》由苏宁等病理学家主编，在国内唯一采用日常工作中积累的实验动物组织为题材，以实验动物为研究对象，结合动物毒理学，用病理的实验方法来观察对受试动物损伤而引发的不同程度病变，对动物的细胞组织器官造成的病理改变，从而阐述病变发生的原因，发病机制，病理变化。本书实际是著者数十年在国内从事动物病理工作的经验积累，所有资料和照片基本来自日常工作中积累的精华，力求将内容与实践应用、毒理反应结合每张照片附有文字说明和标注。简明扼要，概念明确，使病理专业和非专业的动物工作者能看懂、提高；用词力争新颖、准确。是一部组织病理学的好书。

　　全书上篇为基本组织病理学，中篇为系统组织病理学，尤其下篇为实验动物模型，目前国内关于动物模型的书籍均为文字描述，尚无形态学的展现，本书将动物模型所出现的病变用照片和文字的形式呈现在研究者的眼前，直观、客观，加深对病变的理解和分析，更有利于推广到人类疾病的研究，是毒理学工作人员必备的一本参考书。

2018.07.24

前　　言

随着我国生命科学研究领域的拓宽和深入，动物实验日益显得重要，它是医学、药学、生命科学的重要研究方法之一，它为研究人类疾病、筛选新的治疗药物奠定了科学的基础，使医学、药学、生命科学更好地服务于人类。

基于上述学科对病理学知识的需要，本书重点描述常用的实验动物大鼠的组织病理，也穿插有小鼠、Beagle 犬、兔及其他实验动物的相关病理内容。全书分为上篇、中篇、下篇三个篇章以及最后的附录。上篇为基本组织病理学，阐述组织和细胞的基本病变，具体包括组织细胞的适应、损伤（变性、坏死）、修复、局部血液循环障碍、炎症和肿瘤等，这是器官、组织、细胞所发生疾病的共同病变基础。中篇为系统组织病理学，介绍 12 个系统器官的正常组织学、各种致病因子引起的疾病及动物的自发病。各系统组织病理学是在上篇基本组织病理学基础上研究和阐述各系统器官组织病变的特殊规律，两者必须密切结合才能对疾病有全面和深入的理解。正常组织学是病理学的基础，只有认识组织、细胞的正常结构，才能识别病理情况下的异常形态表现。作为病理工作者，必须有坚实的正常组织学基础。下篇为实验动物模型，介绍各系统常见的、与人类疾病相关的实验动物模型，包括常用动物模型的复制方法、模型的形态学表现（病理变化），部分动物模型附有病变程度的分级标准。附录中结合实际应用介绍常用的固定液及其配制法，脱水、透明、石蜡包埋、HE 染色等常规切片制作法，常用的特殊细胞化学染色法及三大生化检查指标等。

本书内容包括文字描述和照片。全书照片 1 000 余幅，主要用光学显微镜采集，尚有少量大体标本照片来自日常工作实践。因此本书实际上是编者在国内从事动物病理工作数十年的经验积累以及读片笔记，形式不拘一格，但力求将内容与实践应用、毒理反应结合起来；在文字叙述上力求简明扼要、概念明确，使病理学专业和非病理学专业的动物科学工作者能读懂并有所收获。

在此要特别感谢毒理学前辈姚全胜教授，是他的课题设想和经费使我和他的第一本动物病理著作得以出版。在此基础上，众多的从事动物实验工作的专家、科研人员和研究生们无私地提供研究资料，丰富了本书内容，对他们的支持表示诚挚的谢意。

由于编者理论水平和实验方法的限制，书中存在的不足之处恳请同道及读者批评、指正，对有争议的内容请畅讨。

2019.09.20.

目　　录

上　篇

中　篇

下　篇

附　录

上　篇

第一章　组织和细胞的损伤

细胞和组织受到损伤时，其物质代谢发生障碍，在形态结构和功能上也出现相应改变。轻度损伤，细胞在能承受的有限范围内表现为适应。如果损伤强度超过了细胞和组织的适应能力，则可在代谢、功能和形态结构上出现相应的变化。损伤较轻的细胞在形态结构上的改变是可逆的，刺激因子去除后，细胞可以恢复原有的形态结构，此时称为可逆性损伤（reversible cell injury）或亚致死性损伤（sublethal cell injury）。如果刺激因子很强或持续存在，则将导致不可逆性细胞损伤，细胞的新陈代谢停止，细胞死亡。正常细胞、适应细胞、可逆性损伤细胞和不可逆性损伤细胞（死亡细胞），这四种状态之间界限不清，在形态结构和代谢、功能上的变化是连续的。严重损伤可以直接导致细胞死亡（图1-1）。

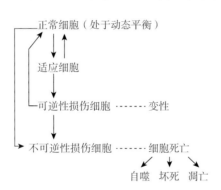

图 1-1　正常细胞、适应细胞、损伤细胞关联图

第一节　适　应

内、外环境变化时，机体的细胞和组织为避免损伤，可通过改变自身的代谢、功能和形态结构适应变化的环境，与之协调的过程称为适应（adaptation）。适应的细胞和组织的形态学改变主要表现为肥大、增生、萎缩和化生。

一、肥大

细胞体积增大，使该器官、组织体积增大，称为肥大（hypertrophy）。一般可分为生理性肥大和病理性肥大两类。生理性肥大如妊娠时，在雌激素的影响下，子宫平滑肌细胞蛋白合成增加，引起子宫壁平滑肌细胞肥大，从而子宫壁增厚，子宫重量增加、体积增大。病理性肥大常与病理情况下该器官、组织功能增强有关。如患高血压时因外周阻力增加，左心功能负荷加重，心肌纤维体积增大（图1-2，图1-3）；一侧肾切除后，另一侧肾体积增大。这些皆属代偿性肥大。成年时脑垂体前叶嗜酸性细胞瘤分泌过多生长激素，可引起肢端肥大症；老年时睾丸间质细胞分泌的雄性激素减少，使支持细胞分泌的雌激素水平相对增高，引起前列腺肥大。这些属内分泌失调引起的肥大。有时实质细胞萎缩，间质增生也可使某些器官、组织体积增大，这种肥大称为假性肥大，与前述的由实质细胞体积增大引起的真性肥大有本质区别。实质细胞是指执行器官主要功能的细胞，如心脏的实质细胞是心肌细胞，肝脏的实质细胞是肝细胞。

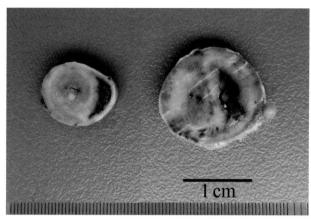

同龄大鼠，左侧为正常大小的心脏，右侧心脏体积明显增大，重量增加，左右心室壁明显增厚

图1-2　大鼠心脏肥大

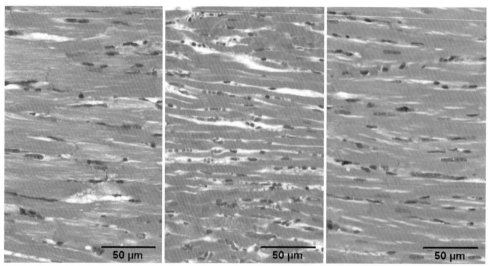

左图示肥大心肌细胞，可见心肌细胞变粗，体积变大，细胞核不规则且深染；中间图示萎缩心肌细胞，见心肌细胞体积变小，核变小，间质疏松，可见血管扩张充血，炎细胞浸润；右图示正常心肌细胞，见心肌细胞呈不规则带状，有分支彼此连接。（HE）

图1-3　心肌细胞肥大和萎缩

二、增生

实质细胞数量增多，使该组织、器官体积增大，称为增生（hyperplasia）。增生可分为生理性增生和病理性增生两类。青春期、妊娠期和哺乳期乳腺上皮增生属生理性增生。病理情况下发生的增生属于病理性增生，例如，溶血性贫血时骨髓的红细胞系增生，长期缺碘引起甲状腺组织增生，慢性鼻炎黏膜增

生肥厚形成息肉等。

增生和肥大有时分开出现，有时同时发生，因为细胞数量的增多需要通过有丝分裂来实现。在心脏中，心肌细胞没有分裂能力或仅有微弱的分裂能力，故心脏体积增大均由心肌细胞肥大所致。而平滑肌细胞具有分裂能力，故妊娠时子宫体积增大的原因既有平滑肌细胞肥大，也有平滑肌细胞增生。

三、萎缩

发育正常的器官、组织体积变小称为萎缩（atrophy）。通常是该器官的实质细胞体积缩小所致，有时也可由细胞数目减少引起，或两者兼有。萎缩有生理性和病理性萎缩之分。生理性萎缩与年龄有关，例如，大鼠性成熟后胸腺组织逐渐萎缩属于生理性萎缩。病理性萎缩常见的类型有以下几种：

（一）营养不良性萎缩

营养不良性萎缩（atrophy due to inadequate nutrition）可发生于全身，或局限于某个部位。消化道慢性梗阻（食管癌）和慢性消耗性疾病（如结核病、晚期肿瘤）引起全身性萎缩。在毒理实验中药物引起消化道吸收障碍，动物进食减少，也会引起全身脏器的萎缩。这种萎缩首先发生于对生命不太重要的脂肪组织，故动物首先体重减轻、消瘦；其次发生于肌肉、脾、肝、肾等器官；心、脑等维持生命的重要器官萎缩发生最晚。这样的顺序有一定的代偿适应意义。局部营养不良性萎缩见于局部缺血，如动脉粥样硬化使管壁增厚、管腔狭窄、血流减少，引起心、脑、肾等相应器官萎缩（图 1-3）。

（二）失用性萎缩

肢体、器官、组织长期不活动，或只担负轻微的活动，使功能减退所引起的萎缩，称失用性萎缩（atrophy due to decreased workload）。如骨折后肢体长期固定，肌肉、骨组织萎缩。这种萎缩的发生还与器官停止活动后，向心性或离心性神经刺激减少或消失，以致局部血循环和物质代谢减慢有关。

（三）压迫性萎缩

压迫性萎缩（atrophy due to pressure）在人类中常见于尿路结石阻塞输尿管，引起尿潴留，不断增加

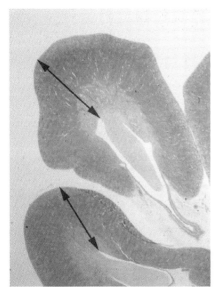
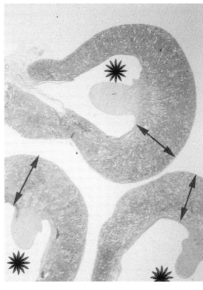

左图示正常肾，右图示输尿管结扎肾。
输尿管结扎后肾盂积水、扩大，肾皮质变薄，乳头缩小。双箭示皮质和髓质，黑星示肾盂。（HE）

图 1-4 肾萎缩

的尿液压迫肾组织，使肾实质逐渐萎缩、变薄，最后，整个肾变为充满液体的薄壁巨囊（图1-4）。复制动物肾脏纤维化模型结扎输尿管后，可造成尿潴留，引起肾脏压迫性萎缩，时间久了，部分肾小管扩张，上皮变薄，部分肾小管由于缺血萎缩，肾皮质明显变薄，肾盂扩张。故结扎引起的这种萎缩除了潴留尿液的直接压迫作用外，还与压迫引起局部血液供应不良、失用等因素有关。

（四）去神经性萎缩

正常神经调节功能的丧失将引起组织器官营养障碍或血液循环调节异常，并伴有组织功能减低或丧失等综合因素，导致相应部位萎缩，称为去神经性萎缩（atrophy due to loss of innervation）。例如，脊髓前角灰质炎病毒感染后脊髓前角运动神经细胞变性、坏死，受这些细胞支配的肢体肌肉发生麻痹，逐渐萎缩，骨小梁变细，钙盐减少，骨质疏松，肢体变得细、短（图1-5）。

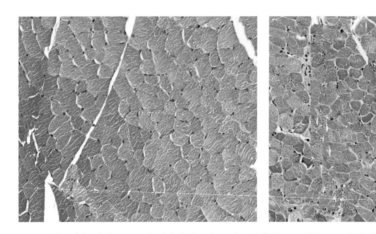

大鼠下肢肌在切除神经后肌肉形态变化。左图为正常横纹肌，横切面肌纤维为多边形、不规则、界限清晰，细胞核位于纤维的周边部。肌原纤维明显可见，分布均匀、伊红染。右图为切断神经后21 d，肌纤维变细（萎缩）、排列紧密，间质数量减少，但无充血、水肿或炎细胞浸润。（HE）

图1-5　横纹肌去神经性萎缩

（五）内分泌性萎缩

内分泌功能低下时，它所作用的靶器官发生萎缩，称为内分泌性萎缩（atrophy due to loss of endocrine stimulation）。例如：垂体受到损伤，多种垂体前叶激素分泌减少，继发甲状腺、肾上腺、性腺等靶器官萎缩；卵巢切除后子宫萎缩（图1-6，图1-7）。

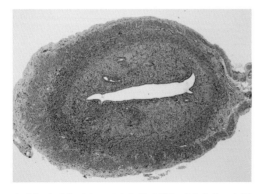

卵巢切除后的子宫，子宫肌层平滑肌明显萎缩。与图1-7摄片倍数相同。（HE）

图1-6　大鼠子宫内分泌性萎缩

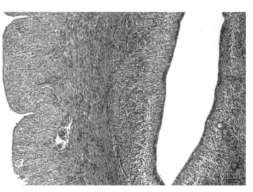

妊娠大鼠子宫肌层增厚是由于平滑肌细胞肥大、数目增多。（HE）

图1-7　大鼠妊娠子宫肥大

（六）老化和损伤性萎缩

老化和损伤性萎缩（atrophy due to aging and injury）主要与生物体老化或炎症等损伤有关。如神经细胞和心肌细胞的萎缩通常伴随脑组织和心肌组织老化，而慢性炎症如慢性胃炎和慢性肠炎时胃黏膜和小肠黏膜的萎缩，即属于损伤所引起的萎缩。

萎缩的器官肉眼观体积变小，重量减轻，颜色变深，常呈褐色。因结缔组织增生，质地变韧，包膜增厚。萎缩发生在不同的器官，肉眼观表现有所不一，如心肌萎缩时冠状动脉在心外膜下呈蛇形弯曲，脑萎缩时，脑回变窄，脑沟变深加宽。镜下观：萎缩的细胞体积变小或数目减少，或两者兼有；胞浆常深染，核浓缩。心肌萎缩时，其胞浆内可出现棕褐色颗粒，即脂褐素（图1-8）。

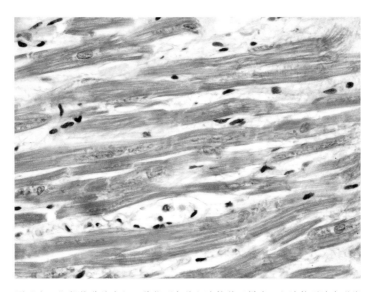

图示人心肌纤维萎缩变细，单位面积的细胞核数目增多，细胞核两端出现脂褐素。脂褐素的主要成分为脂质，故苏丹Ⅲ染色呈橘红色

图1-8　心肌萎缩呈褐色

萎缩的器官、组织、细胞功能常降低，但一般是可复性的。导致萎缩的原因消除后，萎缩的器官也可恢复正常。如原因持续存在，萎缩的实质细胞最后消失。

四、化生

化生（metaplasia）是指一种已分化成熟的细胞由于生活环境的改变而转变为另一种分化成熟细胞的过程。化生是一种可复性病变，致化生原因去除后大多可恢复。常见的化生有：

（一）鳞状上皮化生

其他分化成熟的上皮转变为鳞状上皮，称为鳞状上皮化生。慢性支气管炎时气管及支气管的纤毛柱状上皮可转变为鳞状上皮，慢性胆囊炎及胆石症的胆囊黏膜柱状上皮、慢性宫颈炎的宫颈黏膜柱状上皮、肾盂结石时肾盂的移行上皮也可转变为鳞状上皮，发生鳞状上皮化生。

（二）肠上皮化生

患慢性胃炎时，部分胃黏膜上皮转变为肠黏膜上皮，出现杯状细胞、潘氏细胞及具有纹状缘的吸收上皮，甚至形成小肠绒毛，称为肠上皮化生（图1-9）。类似的化生也常发生于腺体，由一种腺上皮转变为另一种腺上皮，故又称腺性化生。

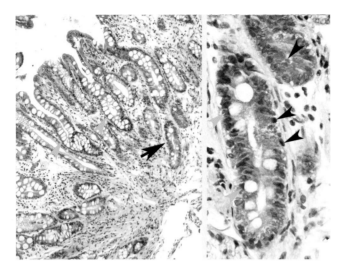

人慢性萎缩性胃炎时胃黏膜上皮内出现杯状细胞和潘氏细胞。左图，幽门部胃黏膜 HE 染色光镜下黏膜腺体内见多量杯状细胞和少量潘氏细胞。右图为左图黑箭所示腺体的放大观，潘氏细胞（黑箭头示）呈锥形，胞质顶部有粗大的嗜酸性颗粒；蓝箭头示杯状细胞，高脚杯状，核扁平、位于细胞的基部。（HE）

图 1-9　肠上皮化生

（三）结缔组织和支持组织化生

在某些病理情况下纤维组织化生为脂肪组织或肌细胞，成纤维细胞转变为成骨细胞或软骨母细胞，进而化生为骨或软骨。这种化生是间叶组织内的细胞间发生的转换。

化生并不是由一种成熟的细胞直接转变为另一种成熟的细胞，而是由该种类型的细胞中较原始、幼稚的细胞或干细胞增生，向另一种类型的细胞分化，转变为另一种类型的分化成熟的细胞，也就是所谓的异向分化。例如，宫颈柱状上皮下的储备细胞具有向柱状上皮细胞及鳞状上皮细胞分化的能力，一般情况下向柱状上皮细胞分化，在炎症刺激下则异向分化为鳞状上皮。结缔组织中幼稚的间充质细胞、成纤维细胞可向骨、软骨、脂肪、纤维组织分化。化生通常发生于组织类型相同的细胞间，如上皮细胞间、间叶组织的细胞间（图1-10）。

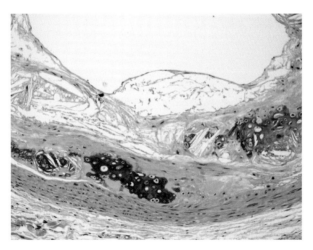

大鼠主动脉粥样硬化斑块内出现软骨样组织

图 1-10　软骨化生

化生是机体对环境中不良因子发生防御反应的一种形式，对机体是有利的，但也有其局限性和不完善性。例如，支气管黏膜鳞状上皮化生后，失去纤毛，削弱了局部的防御自净功能；在化生、增生的基础上，还可能发展为肿瘤。

第二节 细胞和组织的损伤

当损伤因素超出机体的适应能力，则引起细胞和组织的损伤。在一定程度内这种损伤是可恢复的，形态上表现为变性和物质异常沉积。重度损伤则引起细胞和组织死亡。

一、变性和物质异常沉积

变性（degeneration）是指新陈代谢障碍时，细胞或细胞间质内出现一些异常物质，或正常物质数量显著增多。变性的种类繁多，下面介绍比较常见的几种变性：

（一）细胞水肿

细胞水肿（cellular swelling）即细胞内水、钠积聚过多，引起细胞体积肿大，胞浆疏松、淡染。常见于心、肝、肾等脏器的实质细胞。病理上，轻度的细胞水肿，胞浆内出现许多细小的伊红染颗粒，这是水肿时肿大的线粒体和扩张的内质网，这种变化导致相应器官肉眼观体积轻度增大，包膜紧张，颜色较正常淡，显得混浊而无光泽。随着细胞内水、钠积聚增多，细胞水肿进一步发展，线粒体和内质网高度扩张，囊泡变，此时镜下可见胞浆淡染、空泡状，故又有空泡变性或水样变性之称。水肿的空泡常境界不清、形态远不如脂变空泡规则（图1-11，图1-12）。病毒性肝炎和四氯化碳中毒时，部分水肿的肝细胞肿大如圆球状，称为气球样变。

肾小管上皮细胞发生水样变时，光镜下胞浆内常可见伊红染颗粒样物，其为肿大的线粒体和扩张的内质网（图1-12），旧时又称为颗粒变性。发生颗粒变性的肾脏肉眼观体积肿大，颜色变淡、失去正常的光泽，因而又有混浊肿胀之称，现在这些名称已很少应用。

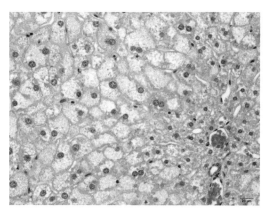

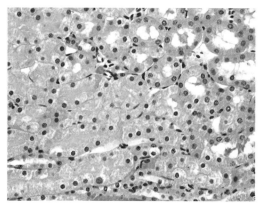

取自小鼠肝脏，水肿的肝细胞体积增大，胞浆疏松、淡染，肝窦明显狭窄。（HE）

取自小鼠，图左下区域肾小管上皮细胞体积增大，胞浆疏松、淡染，腔缘境界不清。（HE）

图1-11 肝细胞水肿

图1-12 肾小管上皮细胞水肿

引起细胞水肿的原因很多：急性感染、缺氧、中毒等有害因素的作用下，线粒体产能机制受损，ATP生成减少，使细胞膜的钠泵功能障碍，导致水、钠流入细胞增加，细胞水肿；细胞膜直接受损，通透性增高也可导致细胞水肿。

细胞水肿是一种轻度或中度损伤的表现，在致水肿原因消除后，仍可恢复正常。病变的器官功能无明显改变，较重的细胞水肿也可导致轻度功能异常。例如：心肌水肿致收缩力减弱；肝细胞水肿由于细胞肿大，细胞膜通透性增加，致细胞内有关酶外溢入血，生化检查示肝功能异常。若病因持续存在，水肿细胞的胞浆内可出现脂滴空泡。严重水肿可引起细胞高度肿胀、细胞膜和细胞器膜破裂，使细胞死亡。

（二）脂肪变性

除脂肪细胞外，其他细胞胞浆内出现脂滴或脂滴明显增多称为脂肪变性（fatty degeneration, steatosis），简称脂变。脂变常发生于心、肝、肾等代谢旺盛或耗氧较多的器官。脂变中的脂滴，主要成分为中性脂肪（甘油三酯），也可有磷脂及胆固醇等成分。在常规石蜡包埋的切片中，中性脂肪被制片过程中所使用的酒精、二甲苯等脂溶剂溶解，所以HE染色的切片在光镜下，细胞中的脂滴呈空泡状。苏丹Ⅲ染色时脂滴呈橘红色，锇酸或苏丹黑染色时脂滴呈黑色。

1. 肝脂肪变性

由于肝脏在脂肪代谢中起重要作用，故肝脂肪变性最多见，且常较严重。肉眼观：轻度脂变时肝脏无明显改变，脂变广泛时肝脏均匀性肿大，包膜紧张，边缘变钝，色淡黄，切面有油腻感。镜下观：HE染色的切片早期脂变表现为核周围出现小的脂肪空泡，以后逐渐增大，散布于胞浆中，严重时融合成一个大空泡，将细胞核推挤到胞膜下，状似脂肪细胞（图1-13）。脂变在肝小叶内的分布与病因有一定的关系，如肝淤血时，小叶中央区淤血明显，缺氧较严重，脂变首先发生于此。长期淤血，小叶周边区肝细胞也因缺氧而发生脂变，而小叶中央区的肝细胞大多已萎缩或消失。磷中毒时，脂变主要发生在小叶周边区，可能与该区肝细胞代谢较为活跃，对磷中毒更为敏感有关，此外小叶周边的肝细胞首先接触到毒物，接触毒物浓度较高也使此区的肝细胞易受损伤。

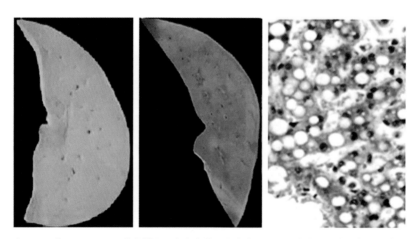

左图示大体观，人肝组织体积增大，颜色变黄，边缘变钝，刀切时有油腻感；中图示苏丹Ⅲ染色，有脂变的肝脏呈橘红色；右图示肝脏石蜡切片HE染色，多数肝细胞胞浆中出现大小不一的空泡，多数空泡大于肝细胞核（大泡性脂变）

图1-13　肝脏脂肪变性

在严重缺氧、阿霉素中毒等情况下，大鼠的心肌细胞内可以出现脂滴空泡，脂滴空泡出现的部位不一，可以出现于左心室壁、右心室壁、室间隔等部位。早期、轻度的脂变常见于左心室乳头肌部位、或邻近心腔面的心肌细胞内，此处接触毒物的浓度最高。肉眼观一般未见明显黄色改变。与人类的心肌细胞脂变不一，在人类严重贫血时，在心内膜下，尤其是左心室乳头肌处常出现红黄相间的条纹，如虎皮斑纹，称为"虎斑心"。这是由于心肌内血管分布不均，心肌缺氧轻重程度不一，血管末梢分布区心肌缺氧较严重，脂变明显而呈黄色，缺氧较轻部位脂变较轻，心肌呈红色。轻度脂变肉眼观一般无明显异常。镜下观：脂肪空泡常较细小，单个或多个位于胞浆内，如人类脂肪空泡呈串珠状排列的形态则罕见。

肝脂变是可复性损伤，病因消除后，脂变细胞可恢复正常，一般无明显的临床表现和生化异常。重度弥漫性肝脂变称为脂肪肝，常规 B 超可进行诊断。病变持续发展，脂滴融合成大的脂肪囊，肝细胞逐渐坏死，纤维组织增生，可发展为肝硬化（图 1-14）。

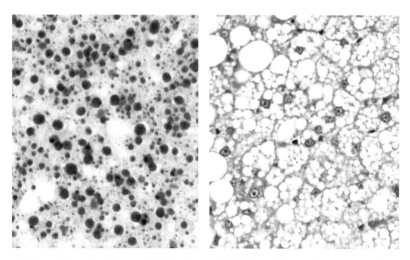

左图为冰冻切片油红染色，脂滴呈橘红色；右图为肝脏石蜡切片 HE 染色，肝细胞胞浆中充满张力性圆形空泡，致肝细胞胞浆呈泡沫状，多数空泡小于肝细胞核（小泡性脂变）

图 1-14　小鼠肝脏脂肪变性

2. 心肌脂肪变性

阿霉素的应用可以引起心肌细胞脂肪变性，晚期糖尿病患者心肌细胞发生明显的脂肪变性，变性的心肌细胞广泛分布于心脏内，左心室壁心肌细胞较其他部位明显。光镜下心肌细胞内出现大小不一的脂滴空泡，散在分布于胞浆内（图 1-15）。

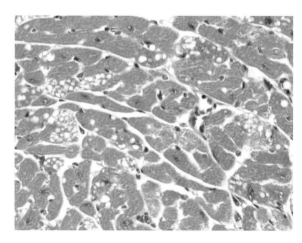

链脲佐菌素（STZ）应用后 6 个月的小鼠心肌细胞脂变。心肌细胞内出现大小不等、数量不一的脂滴空泡

图 1-15　心肌脂肪变性

3. 肾脂肪变性

在贫血、缺氧、中毒和患一些肾脏疾病时，肾近曲小管上皮细胞可发生脂肪变性。这是因为患上述疾病时肾小球毛细血管通透性增加，肾小管特别是近曲小管上皮吸收漏出的脂蛋白，在细胞内分解成脂滴。脂滴空泡多位于近曲小管上皮细胞基底部或核周围。

脂肪变性发生的机制尚未完全明了，一般认为与感染、中毒、缺氧等因素干扰或破坏细胞的脂肪代谢有关。其具体作用途径则因病因不同而异。以肝脂变为例，正常肝细胞代谢过程大致是：进入肝细胞的脂肪酸主要由体脂或经肠道吸收的乳糜微粒分解而来，这些脂肪酸在肝内有三条去路：① 大部分在滑面内质网内合成磷脂和甘油三酯，继而与胆固醇、载脂蛋白组成脂蛋白输入血液，然后储存于脂库，或供其他组织利用。② 少部分在肝细胞的线粒体中进行 β 氧化，供给肝细胞能量。③ 还有少部分与蛋白质、碳水化合物结合形成结构脂肪，组成细胞的结构成分。上述过程中的任一环节被破坏，均可引起

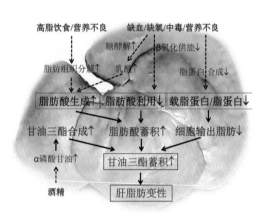

图 1-16　肝脂肪变性发病机制模式图

肝细胞脂变（图 1-16）。① 脂蛋白合成障碍，使脂肪堆积在肝细胞内不能转运出去。其原因常是缺乏合成脂蛋白的物质，如磷脂或组成磷脂的胆碱、或者由于化学毒物或其他毒素对内质网（蛋白质合成部位）的破坏，或某些酶活性的抑制，结果导致脂蛋白合成发生障碍。② 脂肪酸氧化障碍。由于缺氧、感染、中毒，线粒体受损，干扰 β 氧化，使肝细胞脂肪含量增加。③ 进入肝细胞的脂肪酸过多。例如，饥饿或某些疾病造成饥饿状态，或糖尿病患者对糖的利用存在障碍，机体动用大量体脂，其中大部分以脂肪酸的形式进入肝脏，超过肝细胞将其氧化和合成脂蛋白的能力，于是在肝细胞内蓄积。

（三）玻璃样变性

玻璃样变性（hyaline degeneration）又称透明变性，是指细胞外间质或细胞胞浆内出现伊红染、均质半透明、无结构的玻璃样物质。玻璃样变性只是一种形态上的描述，其发生原因、机制及玻璃样物质的化学成分各不相同。常见的玻璃样变性有三类。

1. 结缔组织玻璃样变性

常发生于增生的纤维结缔组织，例如瘢痕组织、纤维化的肾小球、动脉粥样硬化的纤维斑块等。肉眼观：病变处灰白色，半透明，质地致密而坚韧。镜下观：胶原纤维增粗融合成索状或片状的半透明均质物，纤维细胞明显减少（图 1-17）。

2. 血管壁玻璃样变性

常发生于患高血压时的肾、脑、脾及视网膜的细动脉。这是由于细动脉持续痉挛，使内膜通透性增大，血浆蛋白渗入内膜，在内皮细胞下凝固成均匀红染玻璃样物质（图 1-17）。如病变继续发展，血管壁平滑肌组织均被玻璃样物质替代而消失，再加上基底膜样物质增多，使病变血管壁增厚、变硬，管腔狭窄甚至闭塞，此即细动脉硬化症，可引起肾、脑缺血。

3. 细胞内玻璃样变性

指胞浆内出现大小不等、圆形、均质的红染小滴。细胞内玻璃样变性可由多种原因引起，如：肾小球肾炎或其他疾病伴有明显蛋白尿时，肾近曲小管上皮细胞胞浆内可出现大小不等的圆形、红染小滴；

慢性酒精中毒时，肝细胞核周围的胞浆内出现的酒精透明小体（Mallory 小体）。

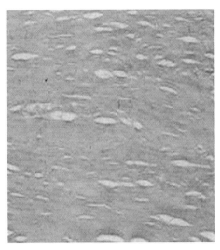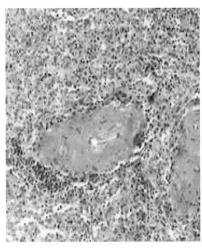

左图为脾包膜增厚，增生的纤维组织 HE 染色显示为均质红染的半透明玻璃样物质。右图为脾小体中央动脉，血管壁明显增厚，见均质红染半透明玻璃样物质沉积

图 1-17　脾包膜（左）和中央动脉（右）玻璃样变性

（四）糖原沉积

在毒理学研究中，肾小管上皮细胞是常出现空泡变性的部位，如出现细胞水肿、脂变和糖原沉积，以细胞水肿为多。在固定不良的肾脏中，小管上皮细胞也会出现类似的形态学改变。糖原沉积以空泡的形式出现，因而有时需要与脂变空泡、水肿空泡鉴别。有糖原沉积的胞浆透亮，空泡形态不一，张力不大，细胞核位于中央。脂变空泡通常张力大，圆形，呈小泡性空泡，细胞核位于中央，胞浆似泡沫样，有时胞浆内出现数个空泡，细胞核则移位，多个空泡融合时，整个胞浆为脂滴占据，细胞核被推向细胞的边缘，变扁或呈半月形。细胞水肿的空泡实际是肿大的线粒体或内质网，空泡无一定的形状，胞浆常呈絮状淡伊红染，因为水肿液内常含有蛋白质（图 1-18）。在鉴别有困难时，可以做冰冻切片油红和 PAS 染色（表 1-1）。脂变部位油红染色呈橘红色，PAS 染色阴性；糖原空泡 PAS 染色呈紫红色，油红染色阴性。水肿空泡油红染色和 PAS 染色均为阴性。

表 1-1　细胞内常见空泡的鉴别

名称		空泡形状	胞核情况	脂性染料	PAS	病例
脂变空泡	中性脂肪	空泡边缘最光滑、圆，常为一个，表面张力大（均匀，内聚力大），高度透明（在石蜡切片中溶解最彻底）	被挤压明显，偏于细胞一侧，呈月牙形	阳性	阴性	大泡性脂变
	类脂	多呈小空泡状，空泡小、圆，边缘欠清晰，胞浆常呈泡沫状	无明显挤压，近细胞中央部	阳性	阴性	小泡性脂变
糖原沉积		空泡边缘较光滑，但不如中性脂肪，透明度差于中性脂肪（在石蜡切片中不完全溶解）	核略受挤压、偏位，但不明显，不会形成月牙形	阴性	阳性	糖尿病控制不好时的肾小管禁食不充分时的肝细胞
黏液		空泡边缘较糖原沉积光滑，HE 染色中呈淡蓝色，空泡可以为一个或两个	核受挤压显著，变形	阴性	阳性	杯状细胞
水肿空泡		空泡中央略淡，边缘模糊散开，无明显边界	核受挤压不明显	阴性	阴性	甲型病毒性肝炎

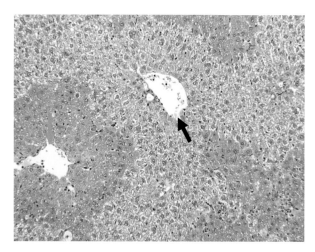

小鼠肝脏，动物处死前禁食不充分，致 HE 染色的肝组织内存留糖原，主要分布于门管区周围肝细胞内，中央静脉周围的肝细胞远离血管，糖原首先消耗。禁食充分的动物肝脏，各部位糖原基本完全耗尽。未禁食的动物肝脏各部位均可见多量糖原。黑箭示门管区，蓝箭示中央静脉

图 1-18　肝糖原

（五）黏液样变性

组织间质内出现类黏液的积聚称为黏液样变性（mucoid degeneration）。镜下观：病变处细胞间质疏松，充以淡蓝色的胶状液体，其间散布一些多角形、星芒状的细胞，并以突起互相连接。黏液样变性常见于间叶性肿瘤、急性风湿病的心血管壁、动脉粥样硬化的血管壁。甲状腺功能低下时，全身皮肤的真皮和皮下组织间质中有较多类黏液和水分潴留，形成黏液性水肿。

（六）病理性色素沉积

细胞或组织内可有各种来自体内、体外的色素沉积，病理情况下某些色素在体内会过量沉积。常见的可发生病理性沉积的色素有：

1. 含铁血黄素（hemosiderin）

系由铁蛋白微粒积聚而成的色素，颗粒状，棕黄色或金黄色（图 1-19）。在发生全身溶血性疾病时，含铁血黄素可沉积在全身的单核巨噬细胞系统内；组织出血时含铁血黄素常出现在出血灶附近，位于间质或巨噬细胞胞浆内；当左心衰竭导致肺淤血时，红细胞自肺泡壁毛细血管漏出至肺泡中，被巨噬细胞吞噬，肺泡腔内可出现吞噬含铁血黄素的巨噬细胞（图 1-20~ 图 1-22），又称为心力衰竭细胞。

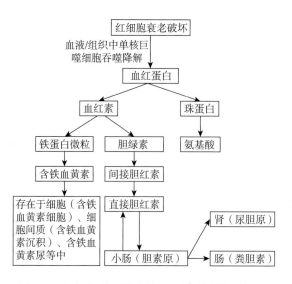

图 1-19　红细胞破坏后释出的血红蛋白代谢去路模式图

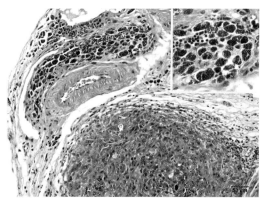

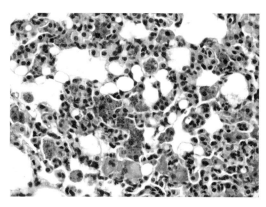

照片中下区域为肿瘤组织，左上部血管周围有多量含铁血黄素沉积。右上图为局部放大观，含铁血黄素多数位于巨噬细胞内，棕黄色，颗粒状，大小不一。（HE）

图 1-20 肿瘤边缘出血区含铁血黄素沉积

肺间质和肺泡腔内吞噬有含铁血黄素的巨噬细胞。（HE）

图 1-21 肺组织内含铁血黄素

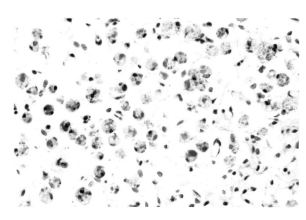

图中有数十个单核巨噬细胞，胞浆内吞噬有处于不同分解状态的红细胞及多少不等的含铁血黄素颗粒，有的胞浆内完全为棕黄色、颗粒状的含铁血黄素（图右上方）。（HE）

图 1-22 巨噬细胞吞噬红细胞及含铁血黄素形成

2. 胆红素（bilirubin）

胆红素也是在巨噬细胞内形成的一种血红蛋白衍生物，衰老的红细胞被单核巨噬细胞吞噬后产生，呈棕黄色或黄绿色。血中胆红素过多时，可将组织和体液染成黄色，称黄疸，血液中直接胆红素和间接胆红素增高。胆红素一般呈溶解状态，但在胆道阻塞及某些肝脏疾病时可为黄褐色折光性颗粒或团块，出现于肝细胞、库普弗（Kupffer）细胞以及毛细胆管、小胆管等组织的细胞内（图 1-23，图 1-24）。

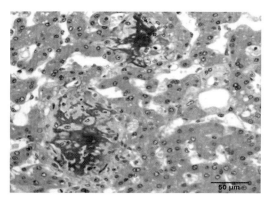

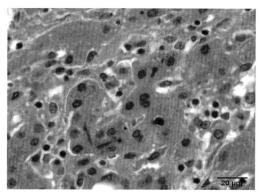

部分猪肝组织切除后，周边部存留的肝组织血液循环和胆管系统紊乱，肝细胞、毛细胆管和门管区胆管内有多量棕褐色胆红素。（HE）

图 1-23 肝组织内的胆红素

肝肿瘤患者的肝脏，由于肿瘤的压迫，肝脏内血液循环和胆管系统紊乱，肝细胞、毛细胆管内可见棕褐色胆红素滞留。（HE）

图 1-24 肝组织内的胆红素

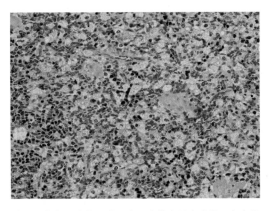

脾脏红髓内见多量巨噬细胞，胞浆略呈泡沫状，内有脂褐素沉积。（HE）

图 1-25　脂褐素沉积

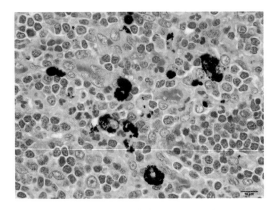

图 1-26　标本取自大鼠颌下淋巴结，黑色素位于巨噬细胞内或间质

3. 脂褐素（lipofuscin）

为一种黄褐色细颗粒状色素。其成分 50% 为脂质，其余为蛋白质及其他物质。脂褐素系细胞内自噬溶酶体中的细胞器碎片发生某种理化改变，不能被溶酶体酶消化而形成的一种不溶性残存小体（图 1-25），老年及罹患慢性消耗性疾病的患者肝细胞、肾上腺皮质网状带细胞和心肌细胞核两端的胞浆中可见到脂褐素故又有"消耗性色素"之称。

4. 黑色素（melanin）

为棕褐色或黑褐色的颗粒状色素，大小形状不一。它是酪氨酸在黑色素细胞内的酪氨酸酶作用下氧化、聚合而形成的一种不溶性聚合体。肾上腺皮质功能低下时，患者全身皮肤黑色素增多，局部黑色素增多常见于黑色素痣或恶性黑色素瘤等，正常淋巴结内也可以出现黑色素（图 1-26）。

（七）病理性钙化

病理性钙化（pathological calcification）指病理情况下，骨和牙以外的组织内有固体钙盐沉积。沉积的钙盐主要为磷酸钙，其次为碳酸钙，还有少量其他钙盐。肉眼观：少量钙盐沉积难以辨认，仅在刀切组织时有沙粒感；量多时表现为白色石灰样颗粒或团块，质地坚硬。镜下观：HE 染色切片中，钙盐呈蓝色颗粒状。因其难以吸收而长期存留在组织内，作为异物刺激周围纤维结缔组织增生，将其包裹。病理性钙化可分为两种类型：

1. 营养不良性钙化

指钙盐沉积于变性、坏死的组织中或异物内，如结核坏死灶、脂肪坏死灶、动脉粥样硬化斑块的变性坏死区、血栓、寄生虫体和虫卵（图 1-27，图 1-28）。患者无全身钙、磷代谢障碍，血钙不高。这是一种较常见的病理性钙化。

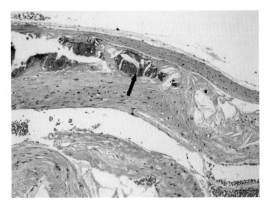
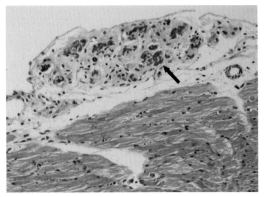

左图粥样硬化斑块的变性坏死区钙化（黑箭示）。右图为心包膜下钙化（黑箭示）。（HE）

图 1-27　血管壁钙化

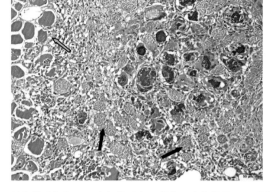 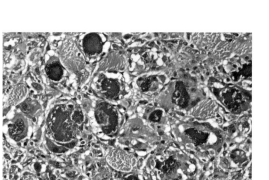

局部横纹肌坏死，有钙盐沉积。绿箭示边缘横纹肌，黑箭示肌纤维变性坏死。右图为左图放大观，坏死的横纹肌有蓝染的钙盐沉积。（HE）

图 1-28　肌细胞坏死、钙化

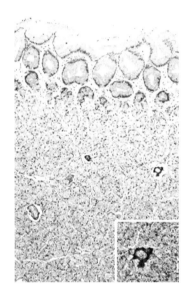 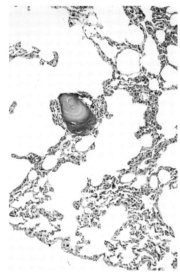

左图为犬幽门部胃黏膜，有多灶性钙化物沉积，右图为大鼠肺，钙化物沉积在肺泡壁。（HE）

图 1-29　正常组织钙盐沉积

2. 转移性钙化

转移性钙化较少见，是指由于全身钙、磷代谢障碍，血钙和/或血磷升高，钙盐沉积于未受损的组织中。如甲状旁腺功能亢进或骨肿瘤造成骨组织破坏时，大量骨钙进入血液，使血钙升高，并沉积于肾小管、肺泡、胃黏膜和动脉壁中层。接受超剂量维生素 D 时，由于肠道对钙、磷吸收明显增加，也可发生钙化。在药物安全性评价工作中，正常大鼠或犬的胃、肺组织内可见小的钙化灶（图 1-29），但动物全身钙、磷代谢不一定发生明显的异常。

在人类中，钙盐局部沉积通常用"钙化"表示，但动物毒性病理中常用"矿化"，严格说来钙化和矿化含义不完全相同，两者虽然都主要指钙盐沉积，但"矿化"成分中含有的其他矿物质如铁等，较"钙化"要高。

二、细胞死亡

细胞新陈代谢停止，称为细胞死亡（cell death），它有非程序性细胞死亡和程序性细胞死亡两种方式。

非程序性细胞死亡

非程序性细胞死亡又称为坏死（necrosis），是由理化或生物因素作用引起的细胞无序的非正常死亡，是被动的死亡过程。坏死初期，线粒体和内质网肿胀、裂解，蛋白质颗粒增多，细胞核固缩或断裂。随着蛋白变性降解，原有微细结构降解。最后，细胞膜和细胞器破裂，DNA降解，细胞内容物流出，引起周围组织炎症反应。坏死细胞的形态改变主要是由酶性消化和蛋白变性引起的。参与此过程的酶如果来源于死亡细胞本身的溶酶体，称为细胞自溶（autolysis）；若来源于浸润坏死组织内白细胞的溶酶体，则称为异溶（heterolysis）。

程序性细胞死亡

程序性细胞死亡是为维持内环境稳定，由基因控制的细胞自主、有序的死亡，与非程序性细胞死亡的不同点是细胞主动的死亡过程。程序性细胞死亡的分类方式基于死亡机制分为凋亡、自噬、类凋亡、细胞有丝分裂灾难和胀亡。

① 凋亡（详细内容请参见第21页"细胞凋亡"部分。）

② 自噬：自噬是指细胞内的溶酶体降解自身细胞器和其他大分子的过程。电镜下可观察到胞质中有大量包裹着胞浆和细胞器的空泡结构，为双层膜的自噬泡。自噬泡与溶酶体发生融合，包裹着的待降解物质被各种酶催化分解成小分子，进入三羧酸循环。自噬是细胞处于恶劣环境时的一种生存机制。

③ 类凋亡：和凋亡的形态学变化相似，所以得名。表现为胞浆空泡化，线粒体和内质网肿胀，但没有核固缩现象。目前研究认为类凋亡与细胞分化、生物体发育、神经变性和霍奇金淋巴瘤有关。

④ 细胞有丝分裂灾难：在DNA发生损害时，细胞无法进行完全的分裂从而导致产生四倍体或多倍体细胞，造成细胞死亡的现象，称为细胞有丝分裂灾难。这种程序性细胞死亡一般没有溶酶体参与，且死后会被吞噬细胞所吞噬。

⑤ 胀亡：胀亡的形态学特征是细胞肿胀，体积增大，胞浆空泡化，波及细胞核、内质网、线粒体等结构。胀亡细胞周围有明显的炎症反应，以前被认为是坏死前的被动死亡阶段，但是近年来的研究更倾向于胀亡是一种程序性的细胞死亡。

下面重点介绍坏死和细胞凋亡。坏死是细胞受到严重损伤时的病理性死亡过程，而凋亡多属生理情况下发生的死亡，有的与细胞基因编程调控有关。在某些病理情况下，细胞死亡也以凋亡形式出现。

（一）坏死

坏死是活体内范围不等的局部细胞受到严重损伤时的病理性死亡过程，死亡细胞的质膜（细胞膜、细胞器膜）崩解、结构自溶并引发急性炎症反应。组织细胞坏死后发生一系列形态学改变，主要是坏死细胞释放溶酶体酶，引起自身组织的溶解（自溶），也可以是坏死后引发的急性炎症区域释放出的中性粒细胞的溶酶体酶引起自身组织溶解（异溶）。坏死的组织细胞必然引起周围组织的炎症反应，这种形态学改变是坏死和死后自溶的重要区别点。

坏死多由感染、中毒、缺氧等损伤因子引起，使线粒体功能受损，造成细胞膜上钠钾泵功能障碍，细胞膜通透性升高，细胞高度肿胀。电镜下表现为内质网高度扩张，线粒体肿胀、破裂，溶酶体破裂，释出各种酶使细胞溶解，核肿胀。坏死可迅速发生，但在多数情况下由变性逐渐发展而来。一般而言，坏死组织混浊而无光泽，缺乏正常组织的弹性，无血管搏动，清创时无鲜血流出，失去正常的感觉和运动功能等。

1. 坏死的基本病变

识别组织细胞已发生坏死，主要依据细胞核、胞浆和间质的改变。坏死的基本病变表现如下：

（1）细胞核的改变：是细胞坏死在形态学上的主要标志（图1-30），表现为：① 核固缩（pyknosis）。

核脱水使染色质浓缩，嗜碱性染色增强，核体积缩小。② 核碎裂（karyorrhexis）。核染色质崩解为小碎片，核膜破裂，染色质碎片分散在胞浆中。③ 核溶解（karyolysis）。在 DNA 酶的作用下，染色质 DNA 分解，核即失去对碱性染料的亲和力，因而染色变淡，仅见核轮廓，最后核消失。

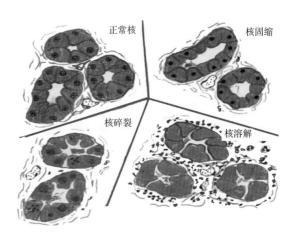

图 1-30　细胞坏死时细胞核形态变化模式图

（2）细胞质的改变：由于胞浆内嗜碱性核蛋白体减少或丧失，使胞浆对碱性染料苏木素的亲和力减少，而与酸性染料伊红的亲和力增强，致胞浆红染，坏死后期细胞内微细结构破坏，胞浆崩解呈无定形的颗粒状。有时整个坏死细胞迅速溶解、吸收而消散，局部无坏死物残余，这是细胞溶解性坏死的特征。

（3）间质的改变：在实质细胞坏死后一段时间内，间质常无改变，以后在各种溶解酶的作用下，基质崩解，胶原纤维肿胀、断裂，继而崩解、液化。最后坏死的实质细胞和间质融合成一片无结构的颗粒状伊红染物质，其内有时可见少量淡染的细胞核碎片。在一定时间内仍然保留坏死前的形态结构。以上形态学改变只有在坏死发生数小时后光镜检查才能辨认。

2. 坏死的病理类型

（1）凝固性坏死（coagulation necrosis）：常见于心、肾、脾等器官。组织坏死后，蛋白质凝固，变为灰白色、干燥坚实的凝固体，称为凝固性坏死。坏死灶周围常有暗红色的充血和出血带，与健康组织分界。镜下观：早期坏死灶细胞微细结构消失，但细胞形态和组织的结构轮廓仍可保留一段时间〔如肾贫血性梗死（图 1-31）〕。嗜酸性、凝固性无核细胞可保存一周左右，心肌梗死发生后坏死的心肌细胞可保存几周。最终坏死细胞崩解成碎片，被吞噬细胞吞噬或被游走白细胞释放的溶解酶溶解。

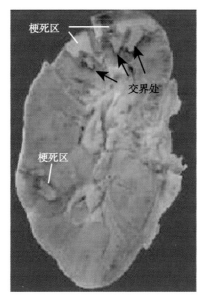
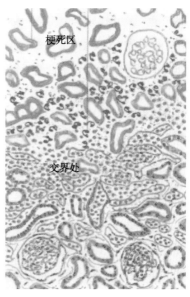

左图示多处坏死灶，呈灰白色，周边有充血和出血反应带。右图示组织学改变：下部示正常肾组织，上部示坏死区，只见肾小球和肾小管轮廓，中间为充血和出血带。（HE）

图 1-31　肾凝固性坏死

患结核病时，因病灶中含脂质较多，坏死区呈黄色，质松软，状似干酪，称干酪样坏死（caseous necrosis）。镜下呈现为一片红染、无定形的颗粒状物质，原有组织轮廓消失，甚至不见核碎屑，是坏死更为彻底的凝固性坏死（图1-32）。

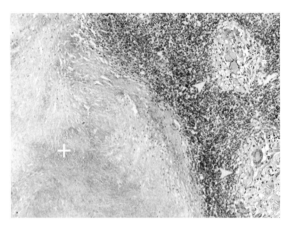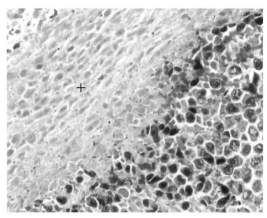

左图示淋巴结的干酪样坏死，淋巴结的正常结构为红染的无结构颗粒样物质所取代（白"+"示），黄箭示2个结核结节。右图示肿瘤性凝固性坏死（黑"+"示），坏死的肿瘤细胞核消失，细胞轮廓保留

图1-32 凝固性坏死

（2）液化性坏死（liquefaction necrosis）：组织坏死后分解、液化而呈液体状，有时还形成含有液体的腔。如脑组织坏死后分解成半流体状物质，又称脑软化。这种变化与脑组织水分和磷脂含量多、蛋白质含量少有关，故组织坏死后不易凝固而液化。某些病原体，如化脓性细菌或溶组织阿米巴原虫能释放或产生溶蛋白酶，也可使组织发生液化性坏死。脂肪坏死（fatty necrosis）为液化性坏死的一种特殊类型，可分为酶解性脂肪坏死和外伤性脂肪坏死两种。前者常见于急性胰腺炎，由于胰脂酶外逸并被激活，对胰腺自身及腹腔的脂肪组织发生分解作用，形成的脂肪酸与组织内钙盐结合，在大网膜、后腹壁及肠系膜表面形成灰白色、质硬的不透明斑点或斑块，称为钙皂。外伤性脂肪坏死常发生于有外伤史、富含脂肪组织的部位，尤其多见于乳腺，局部表现为增大的肿块，光镜下为大量吞噬脂滴的巨噬细胞及异物巨细胞，巨噬细胞吞噬脂滴后胞浆呈泡沫状，又称为泡沫细胞。

（3）纤维素样坏死（fibrinoid necrosis）：为发生于结缔组织胶原纤维和小血管壁的一种坏死。病变部位组织结构逐渐消失，变为一片境界不清的颗粒状、小条状或小块状无结构物质，经伊红染成深红色（图1-33），磷钨酸–苏木素染成紫蓝色（纤维素的特殊染色反应），故称纤维素样坏死。纤维素样坏死常见于风湿病、系统性红斑狼疮等变态反应性疾病，也可见于恶性高血压病患者的细动脉和胃溃疡底部动脉壁。

（4）坏疽（gangrene）：是组织坏死后继发腐败菌感染而出现的不同程度的腐败性变化。腐败菌在分解坏死组织的过程中产生大量的硫化氢，并与血红蛋白分解释出的铁离子结合，形成硫化亚铁，致使坏死组织发臭、发黑。根据坏疽发生的部位、发生原因及形态特征的不同，可分为三种类型：

① 干性坏疽（dry gangrene）：多发生于四肢末端，下肢尤其多见。常由于动脉疾患，如四肢动脉粥样硬化、血

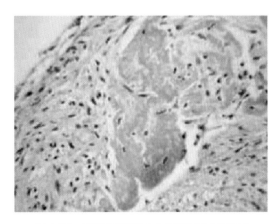

图1-33 纤维素样坏死（中央红色区域）（HE）

栓闭塞性脉管炎等造成动脉阻塞，而静脉回流仍然通畅，加之体表水分蒸发，坏死局部干燥、皱缩，呈黑色，与周围组织分界清楚（图1-34）。

② 湿性坏疽（moist gangrene）：常发生于与体外相通的内脏，如肠、阑尾等器官，也可发生于四肢。形成的原因除动脉阻塞外，还同时伴有局部淤血，坏死组织含水量多，适合腐败菌生长。坏死区局部明显肿胀，呈深黄、暗绿或污黑色。由于腐败菌感染严重，病变进展快，与周围组织无明显分界。腐败菌分解过程中产生的吲哚、粪臭素及大量毒性产物的吸收不仅引起恶臭，而且引起严重的全身中毒症状。常见的湿性坏疽有肠坏疽、肺坏疽、坏疽性阑尾炎。

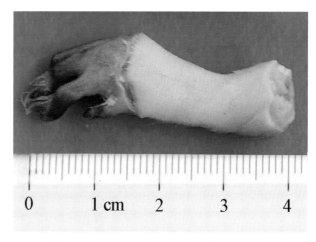

足趾末端背侧颜色变黑，与邻近组织界限清楚。
此为血栓性静脉炎，血栓造成远端肢体缺血性坏死

图1-34　大鼠足趾干性坏疽

③ 气性坏疽（gas gangrene）：是湿性坏疽的一种特殊类型。发生于严重的、深达肌肉的开放性创伤，合并产气荚膜杆菌、恶性水肿杆菌、腐败弧菌等厌氧菌感染。细菌在分解、液化组织的过程中产生大量气体，使坏死组织呈蜂窝状，压之有捻发感。病变发展迅猛，沿肌束迅速蔓延。

3. 坏死的结局

组织坏死后成了机体的异物，引起周围组织的反应，其结局主要有以下几种：

（1）溶解吸收：组织坏死后，坏死细胞自身或周围炎细胞释放的溶蛋白酶将坏死组织分解、液化，然后由淋巴管或小血管吸收，未被完全分解的组织碎片由吞噬细胞吞噬清除，留下的组织缺损通过再生修复，这是机体处理坏死组织的基本方式。

（2）分离排出：较大的坏死灶不易完全吸收，由于其周围发生炎症反应，其中的白细胞释放的溶蛋白酶加速周边坏死组织溶解、吸收，使坏死灶与健康组织分离。位于皮肤、黏膜的坏死组织分离后脱落，留下局部缺损，称为溃疡；肾和肺脏的坏死组织分离后经自然管道排出，留下的空腔称为空洞。

（3）机化（organization）：坏死组织如不能被溶解吸收或分离排出，则由周围新生的毛细血管和成纤维细胞逐渐长入，取代坏死组织，最后形成瘢痕组织，该过程称为机化。

（4）纤维包裹和钙化：若坏死灶较大，难以吸收、机化，周边增生的肉芽组织可将坏死灶包围，而后肉芽组织转变为纤维组织，称为纤维包裹。被包裹的坏死组织中央部位逐渐干燥，并有钙盐沉积，称病理性钙化。

（二）细胞凋亡

细胞凋亡（apoptosis）是真核细胞在一定条件下通过启动其自身内部机制，主要是激活内源性核酸内切酶而发生的细胞自然死亡过程。与细胞坏死不同，凋亡是一种主动过程，通常为单个细胞或小灶性细胞死亡，而不是大片实质细胞同时死亡。凋亡细胞周围无炎症反应，故有人借用希腊词"apoptosis"来形容其像秋天枯萎的树叶，从树干上悄无声息地飘零下来。

凋亡细胞有独特的形态特征（图1-35~图1-37）。早期表现为细胞变圆，微绒毛及细胞突起消失，同时胞质浓缩，内质网扩张呈泡状，并与细胞膜融合形成细胞质小泡，向外隆起但无膜破裂；核染色质浓缩，凝聚于核膜下呈半月形。而后细胞膜内陷，自行分割为数个由胞膜包裹的、表面光滑的凋亡小体，

其中含有大小不等的染色质片段、结构尚保持完整的细胞器和胞质成分。凋亡小体可与周围细胞分离，很快被邻近的实质细胞或巨噬细胞吞噬降解。

细胞凋亡受基因调控，因而有时又称之为程序性死亡（programmed cell death，PCD），但严格来说两者有所不同。PCD是指生物在发育过程中定期可见的死亡，属于一种生理过程，因而PCD是一个功能性名称。而凋亡既可以在生理情况下出现，也可以在病理情况下发生。细胞凋亡有独特的形态学改变，以出现凋亡小体为其特征，但PCD不一定出现凋亡小体的形态学改变。

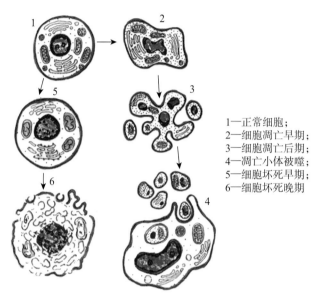

1—正常细胞；
2—细胞凋亡早期；
3—细胞凋亡后期；
4—凋亡小体被噬；
5—细胞坏死早期；
6—细胞坏死晚期

图 1-35　细胞坏死和凋亡模式图

表 1-2　细胞凋亡与细胞坏死的区别

	特征	细胞凋亡	细胞坏死
	诱导因素	生理性及弱刺激	强烈刺激
	受累范围	单个细胞丢失	成群细胞死亡
形态特征	膜完整性	保持到晚期	早期即丧失
	细胞体积	减小、固缩	增大、肿胀
	染色质	凝聚，呈半月形	稀疏，呈网状
	细胞器	无明显变化	肿胀、破坏
	溶酶体	保持完整	破坏、外溢
	细胞形状	形成凋亡小体	破裂成碎片
生化特征	核酸内切酶	活化	无活化
	DNA电泳	阶梯状条带	弥散电泳拖带
	大分子合成	一般需要	不需要
	基因调控	有	无
	周围反应	不引起炎症反应	引起炎症反应

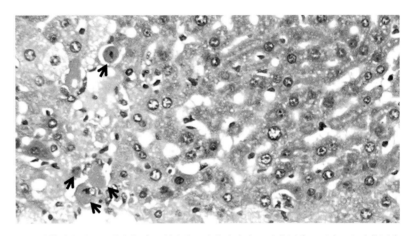

CCl₄造模的肝脏 HE 染色切片。凋亡的细胞体积变小，胞浆固缩、深染，细胞核固缩或消失（黑箭示）。（HE）

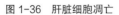

图 1-36 肝脏细胞凋亡

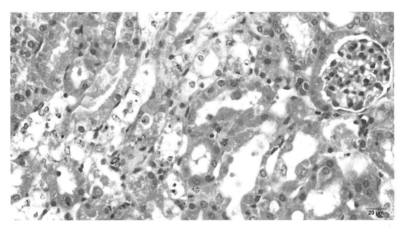

顺铂处理的大鼠肾脏，肾小管上皮细胞变性、坏死，部分以凋亡的形式出现。（HE）

图 1-37 肾小管上皮细胞凋亡

（李懿萍　苏　宁）

第二章 损伤的修复

第一节 再 生

损伤引起机体部分组织细胞丧失，造成缺损，缺损如由邻近健康的同种细胞增生填补，称为再生（regeneration），如由纤维结缔组织替代，最后局部纤维化，形成瘢痕，则称为修复（repair）。修复开始于肉芽组织对缺损组织的填补，继而肉芽组织纤维化，转化成以胶原纤维为主的瘢痕组织，修复便告完成。一般损伤的修复包括上述这两个过程，即再生和修复，通过这两个过程损伤得以愈合（healing）。

一、再生类型

再生分为生理性再生和病理性再生两种。

1. 生理性再生

生理过程中，许多组织细胞不断衰老、死亡，同时又由同种细胞通过分裂、增生补充，这种再生称为生理性再生。例如，皮肤表层角化细胞经常脱落，表皮基底层细胞不断增生、分化，予以补充，胃黏膜上皮三天左右更新一次，血细胞也在不断更新等，皆属生理性再生。

2. 病理性再生

在病理状态下，组织细胞缺损后发生的再生，称为病理性再生。一般而言，分化程度低、平时易遭受损伤的组织细胞及生理过程中经常更新的细胞，再生能力较强。

3. 组织细胞分类

据再生能力将组织细胞分为三类：不稳定细胞、稳定细胞和永久性细胞。

（1）不稳定细胞（labile cells）：这类细胞再生能力强，在生理状态下经常进行周期性更新，不断分裂增生，以补充衰老死亡的细胞，在病理状态下也具有强大的再生能力。例如，全身的上皮细胞、淋巴造血细胞均为不稳定细胞。上皮细胞包括皮肤表皮、胃肠道和呼吸道的黏膜上皮、泌尿道的移行上皮以及腺体的导管上皮等。

（2）稳定细胞（stable cells）：这类细胞在生理状态下增生现象不明显，处于细胞周期的 G_0 期，但具有潜在的再生能力。在损伤刺激下，从 G_0 期进入 G_1 期，表现出较强的再生能力。属于这类细胞的有各种腺体及腺样器官的实质细胞，如肝、胰、内分泌腺、汗腺、皮脂腺及肾小管的上皮细胞等；还包括间叶细胞及其衍生的各种细胞，如成纤维细胞，骨、软骨、脂肪、平滑肌细胞等。

（3）永久性细胞（permanent cells）：这类细胞也称长寿细胞，在生理状态下较为恒定，基本上无再生能力，在个体出生后即停留在 G_1 期，不进入细胞周期以后各阶段，故不能分裂增生，一旦遭受损伤则成为永久性缺失。属于这类的细胞有神经细胞、心肌细胞及骨骼肌细胞。心肌细胞和骨骼肌细胞虽有微弱的再生能力，但再生速度极慢，以致损伤处被快速增生的纤维结缔组织替代，通过瘢痕修复。

二、常见组织的再生过程

1. 上皮组织的再生

（1）被覆上皮再生：皮肤的复层鳞状上皮受损伤时，创缘或基底部残存的基底细胞分裂、增生，向缺损中心移动。初起为单层，完全覆盖缺损后，细胞开始分化，形成多层细胞层，以后角化。黏膜上皮也以同样的方式再生，新生的黏膜上皮细胞起初为立方状，以后增高变为柱状。胃肠道内衬黏膜上皮细胞的再生也以同样方式进行（图 2-1~ 图 2-3）。

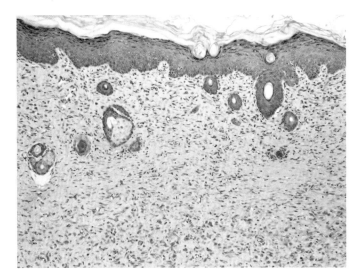

溃疡处已完全由复层鳞状上皮覆盖，上皮已分化，可见正常皮肤的各层结构，表面角化，真皮层已有少量皮肤附件形成。（HE）

图 2-1 小鼠皮肤溃疡愈合

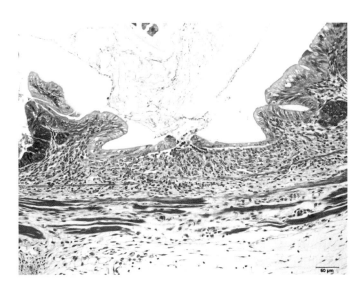

DSS 肠炎溃疡在愈合时，再生上皮自溃疡边缘向溃疡中心生长，照片中溃疡表面已被再生的上皮细胞覆盖，残留中央小范围裸区。溃疡底部仍可见炎症现象。（HE）

图 2-2 小鼠结肠炎溃疡愈合

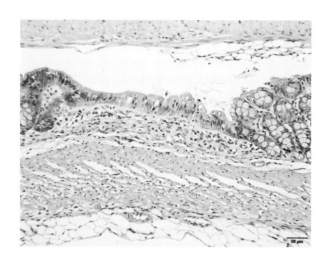

DSS 肠炎溃疡在愈合时，再生上皮完全覆盖溃疡面，细胞开始分化，层次增多，出现杯状细胞。（HE）

图 2-3　小鼠结肠炎溃疡愈合

（2）腺上皮再生：腺体受损伤后，若基底膜未被破坏，残存的腺上皮分裂增生，可恢复原有的结构和功能。若腺体（包括基底膜）完全破坏，则难以再生。肝细胞有活跃的再生能力，但如肝内网状支架塌陷，再生的肝细胞则形成结构紊乱的肝细胞结节。

2. 血管的再生

毛细血管多以出芽方式再生。原有毛细血管内皮细胞肥大、分裂、增生，形成向血管外突起的幼芽，开始为实心的细胞条索，在血流冲击下形成管腔，并有血液通过，进而互相吻合构成毛细血管网。为适应功能需要，毛细血管不断改建，部分管腔关闭消失，部分管壁增厚，成为小动脉、小静脉，其平滑肌等成分可由血管外未分化的间叶细胞分化而来。大血管离断后需手术吻合，吻合处两侧的内皮细胞分裂、增生，互相连接，恢复原来的内膜结构。离断处的肌层难以再生，由结缔组织连接，通过瘢痕修复。

3. 纤维组织的再生

纤维组织普遍分布于机体各部位，再生能力很强，是病理性再生中最常见的现象。在损伤的刺激下，局部静止状态的纤维细胞或未分化的间叶细胞分化形成幼稚的成纤维细胞。幼稚的成纤维细胞胞体大，胞浆丰富、略呈嗜碱性，两端常有突起。电镜下胞浆内有丰富的粗面内质网和高尔基体，提示其合成蛋白的功能活跃。当成纤维细胞停止分裂后，开始合成并分泌基质和前胶原蛋白，在细胞周围形成胶原纤维。随着细胞的成熟，周围胶原纤维逐渐增多，于是胞体大、有突起的成纤维细胞则转变成长梭形、胞浆越来越少、核深染的半静止状态的纤维细胞。最后形成由胶原纤维和纤维细胞组成的纤维性结缔组织（图 2-4）。

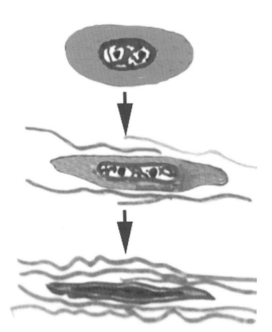

图 2-4　静止状态的纤维细胞转化再生模式图

4. 神经组织的再生

脑和脊髓内的神经细胞和外周神经节的节细胞破坏后不能再生，其所属的神经纤维也随之消失，坏死局部由再生能力较强的胶质细胞形成胶质瘢痕填补。外周神经纤维断离后，在与其相连的神经细胞仍然存活的情况下，神经纤维可再生。首先，断处远侧端的神经髓鞘脱失、崩解成脂质，轴突肿胀、断裂成球状，同时巨噬细胞增生，吞噬和清除上述崩解产物。断处近侧端一小段神经纤维和髓鞘亦发生同样变化。然后两端的神经膜细胞增生会合，将断端连接，并产生髓磷脂将轴突包绕，形成髓鞘（图2-5～图2-7）。近端新生的轴突以每天1～2 mm的速度向远端髓鞘内生长，最终到达该神经末梢，可以完全恢复其功能。由于神经轴突生长缓慢，再生过程常需数月才能完成。如果两断端神经纤维的距离大于2.5 cm，或两断端间有纤维瘢痕，或远侧端的肢体被截除，近侧端许多再生的轴突就不能达到远侧端，与增生的纤维组织掺杂在一起，形成瘤样肿块，称创伤性神经瘤（traumatic neuroma）或截肢后神经瘤（amputation tumor）。

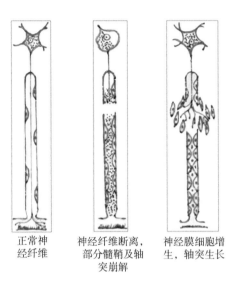

正常神经纤维 | 神经纤维断离，部分髓鞘及轴突崩解 | 神经膜细胞增生，轴突生长 | 神经轴突达末梢，多余部分消失

图2-5 神经纤维再生模式图

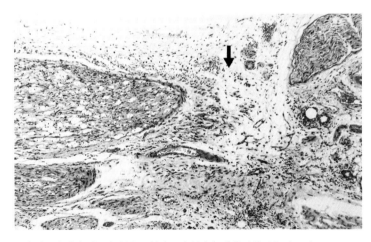

图中神经纤维断裂，左侧为远侧端，中间为断裂处（箭示）。（HE）

图2-6 神经纤维再生

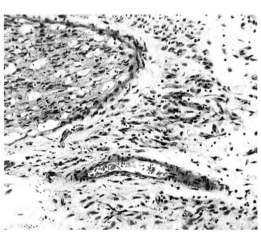

图中神经纤维断裂处远侧端发生空泡变，表面可见再生的神经膜细胞，断裂处成纤维细胞增生，间质有炎细胞浸润。（HE）

图2-7 神经纤维再生

第二节 修 复

修复开始于肉芽组织对组织缺损的填补，继而肉芽组织纤维化，转化成以胶原纤维为主的瘢痕组织，修复便告完成。

一、肉芽组织

肉芽组织（granulation tissue）由新生薄壁的毛细血管以及增生的成纤维细胞构成，并伴有炎性细胞浸润，在创伤表面常呈鲜红色，颗粒状，柔软湿润，似新鲜肉芽，故得此名。组织损伤后24 h内，血管内皮细胞及成纤维细胞开始增生。新生的毛细血管管壁的基底膜和胶原纤维尚不完整，故血管通透性大，富有蛋白的液体甚至红细胞漏出到血管外间隙，使肉芽组织呈水肿样外观。新生的毛细血管常呈平行排列，与创面垂直生长，近伤口表面处互相吻合，形成弓状突起。与此同时，局部组织的成纤维细胞受刺激，分裂增生，并产生胶原纤维（图2-8～图2-10）。毛细血管与血管之间增生的成纤维细胞一起构成小团块，均匀分布，突起于创面，呈颗粒状。炎细胞以巨噬细胞为主，也可有中性粒细胞及淋巴细胞。巨噬细胞和中性粒细胞具有吞噬细菌和组织碎片的作用，这些细胞坏死后释放的溶蛋白酶能分解坏死组织及纤维蛋白。

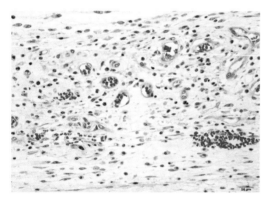

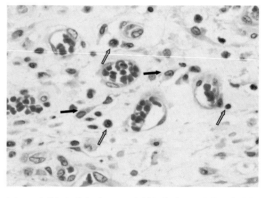

可见大量新生的毛细血管和增生的成纤维细胞，以及少许的炎细胞。（HE）

图2-8 肉芽组织放大观，可见大量新生的毛细血管，胞体较大的成纤维细胞（黑箭示）及炎细胞（绿箭示）。（HE）

图 2-8 肉芽组织

图 2-9 肉芽组织放大观

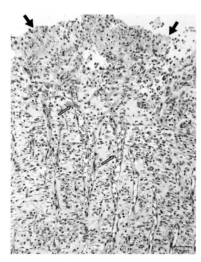

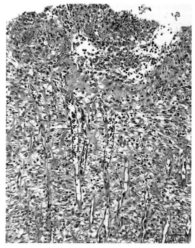

上缘为创伤表面，有炎性坏死组织（黑箭示），下方见多量肉芽组织，内有大量新生的毛细血管，平行排列，与创面垂直生长（绿箭示），这些血管在近伤口表面处会互相吻合，形成弓状突起，血管和其间的成纤维细胞及炎细胞组合在一起，使肉芽组织呈颗粒状外观。（左图为HE染色，右图为Masson染色，无明显的胶原纤维形成，染色为非特异性背景染色）

图 2-10 肉芽组织低倍观

二、瘢痕组织

肉芽组织形成的初期呈鲜红色、颗粒状，如嫩芽，以后细胞间水分逐渐减少，成纤维细胞合成胶原纤维，并逐渐转变为纤维细胞。随着细胞外胶原纤维增多，多数毛细血管逐渐闭合、退化、消失，少数改建为小动脉、小静脉。肉芽组织中的炎细胞也先后消失。经过上述纤维化过程，肉芽组织转变为血管稀少、主要由胶原纤维组成的瘢痕组织（图 2-11，图 2-12）。因瘢痕组织中血管少，细胞少，胶原纤维较多、较粗，常有玻璃样变性。肉眼观呈灰白色，质硬，缺乏弹性。

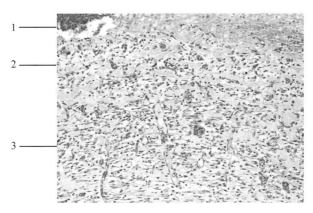

1—创伤的浅表部位，可见少量坏死组织；
2—坏死组织下方为毛细血管丰富的幼稚肉芽组织；
3—创伤的中部和深部区域肉芽组织中的毛细血管数量减少，可见小静脉，并出现胶原纤维，胶原纤维和表面平行排列。炎细胞数量也明显减少。（HE）

图 2-11　纤维化过程中的肉芽组织

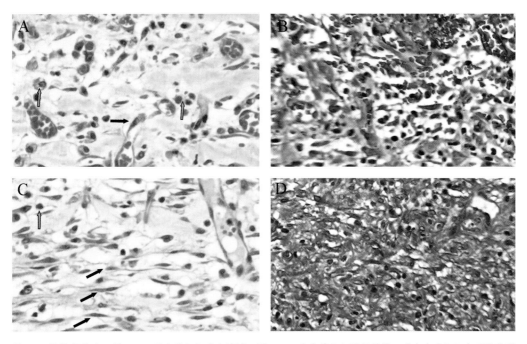

图 2-10 的局部放大，图 A、B 示肉芽组织浅表区域，图 C、D 示肉芽组织深部区域。浅表肉芽组织内可见体型肥胖的成纤维细胞，Masson 染色时蓝染的胶原纤维沉积不明显；肉芽组织深部区域血管数量少，可见胞体细长的纤维细胞（黑箭示）周围有胶原纤维沉积，炎细胞（绿箭示）数量减少，Masson 染色时细胞间可见蓝染的胶原纤维。由浅表及深部，肉芽组织逐渐成熟为瘢痕组织。（左侧 HE 染色，右侧 Masson 染色）

图 2-12　纤维化过程中的肉芽组织

第三节　创伤愈合

创伤愈合（wound healing）是组织遭受创伤后进行再生、修复的过程，它包括创伤周围特异性组织细胞再生，以及肉芽组织形成、纤维化，最后形成瘢痕组织的复杂过程。

一、皮肤创伤的愈合

创伤愈合的类型：根据创伤程度及有无感染可分为以下三种类型：一期愈合、二期愈合和痂下愈合（healing under scab）（图 2-13）。

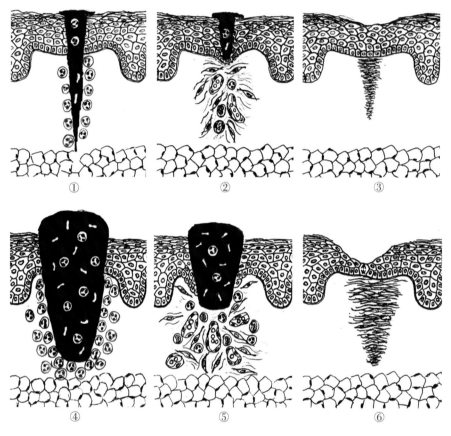

①—③为一期愈合，④—⑥为二期愈合的过程

图 2-13　皮肤伤口愈合模式图

（1）一期愈合（healing by first intention）：此种愈合发生于组织缺损少、创缘整齐、创面对合好、无感染、炎症反应轻微的创口，如手术切口。在无菌条件下操作时，锋利刀片切开的伤口内只有少量血凝块，创缘无感染，只有刀片所致的物理损伤引起的轻微炎症反应，第 2 天表皮再生，在 48 h 内形成连续的上皮细胞层，覆盖创面，将之与炎性渗出物及血凝块分开。第 3 天肉芽组织从创缘长出并很快填满创口，5～6 d 胶原形成（此时可拆线），2～3 周完全愈合，留下一条整齐的线状瘢痕。

（2）二期愈合（healing by second intention）：见于创伤组织缺损大、创缘不整齐、伴有感染、炎症反应明显的创口，常由外伤引起。由于创伤大，需要较多的肉芽组织才能填补缺损，这类创伤坏死组织及出血多，并有感染，影响上皮细胞增生移行及肉芽组织的生长，需要清除坏死组织，控制感染，创伤才能愈合。二期愈合和一期愈合的基本过程相同，也由创伤底部向上进行，愈合特点是肉芽组织增生明显，愈合后形成的瘢痕较大，需时较长（图2-14）。此种创伤愈合类型由于伤口较大，常影响脏器的外形和功能。

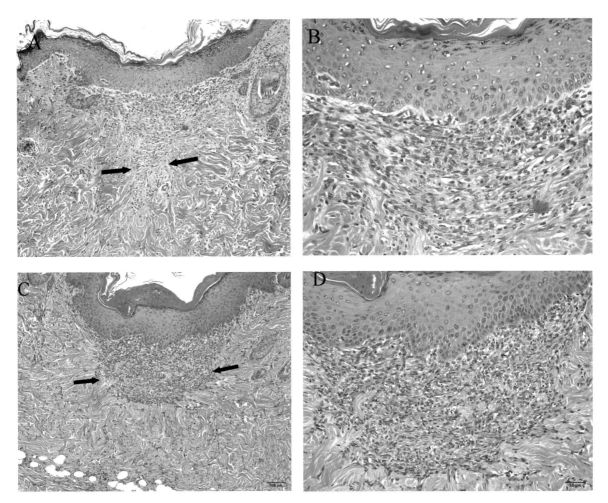

取自豚鼠皮肤，图A、C中部为皮肤损伤部位，局部已由增生的结缔组织填补（两黑箭之间的区域），图A、B皮肤无感染，图C、D皮肤有感染。图A示表皮已修复，但较周围正常表皮厚，细胞层次多；图B为图A的局部放大，显示损伤部位的纤维结缔组织，局部可见少量炎细胞，表皮细胞层次多，表面角化；图C中部皮肤切开部位感染致局部损伤大，愈合时有多量增生的结缔组织填补（两黑箭之间的区域），表皮已修复，但较周围正常表皮厚，细胞层次多，表面角化明显。图D为图C的局部放大，显示损伤部位的纤维结缔组织量多，局部可见多量炎细胞。表皮细胞层次多，表面角化。（HE）

图2-14 皮肤伤口二期愈合

（3）痂下愈合（healing under scab）：创伤表面的血液、渗出液及坏死组织凝固、干燥，形成黑褐色硬痂，愈合过程在痂下进行，待上皮再生完成后，硬痂脱落（图2-15）。其愈合时间通常较无痂者长。如痂下有较多的渗出液，易继发感染，对愈合不利。

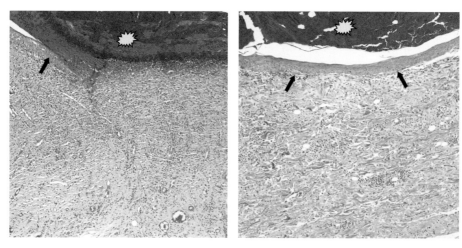

左图浅表部位为痂皮，由变性坏死的组织和炎性渗出物组成（黄星示），位于肉芽组织的表面。深部为增生的肉芽组织。黑箭示损伤一侧存留的皮肤组织。右图浅表痂皮已与下方再生的上皮组织分离（黄星示），损伤部位已修复，由完整的再生上皮组织覆盖（黑箭示）。（HE）

图 2-15　痂下愈合

二、骨折愈合

骨的再生能力很强，骨折后大都能完全恢复，其愈合基础是骨膜细胞再生。因其结构和功能的特殊性，愈合过程较复杂，可分为以下几个阶段（图 2-16）：

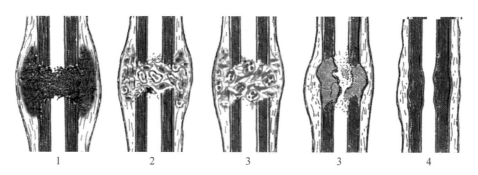

1—血肿形成；2—纤维性骨痂形成；3—骨细胞形成类骨组织、钙盐沉积、骨性骨痂形成；4—骨痂改建再塑

图 2-16　骨折愈合过程模式图

（1）血肿形成：骨折时，局部骨和软组织受损伤，血管破裂出血，填充在骨折两断端及其周围组织间，形成血肿。骨折局部还可见轻度的炎症反应。

（2）纤维性骨痂形成：骨折 2～3 天后自骨外膜、骨内膜增生的毛细血管及成纤维细胞侵入血肿，使之机化。这些增生的组织填充和桥接骨折断端，使局部呈梭形膨大，继而纤维化，称为纤维性骨痂，起初步固定作用。血肿完全机化约需 2～3 周（图 2-17）。

（3）骨性骨痂：骨折愈合过程进一步发展，上述的成纤维细胞向骨母细胞及软骨母细胞分化。骨母细胞分泌基质，并成熟为骨细胞，形成类骨组织经钙盐沉着后变为编织骨（woven bone），此时的骨痂为骨性骨痂，此过程约需几周。软骨母细胞也可经过软骨内化骨形成骨性骨痂，但所需时间较长。软骨的形成与骨折后断端固定不良有关（图 2-18，图 2-19）。

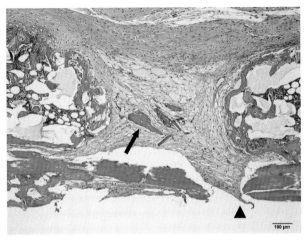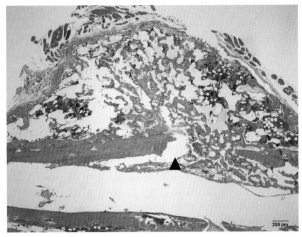

骨折处（黑三角示）有残留的数片死骨片（箭示），局部已由纤维组织填充。（HE）

骨折处骨干周围有骨性骨痂包绕。黑三角示骨折部位。（HE）

图 2-17　骨折愈合　　　　　　　　　　　　图 2-18　骨折愈合

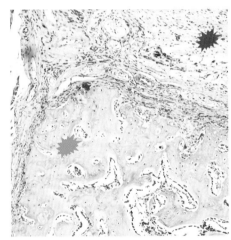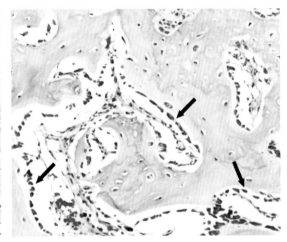

左图上方骨折处由增生的纤维结缔组织填补（红星示），下方纤维组织内的成骨细胞形成骨样基质，钙盐沉积后形成骨组织（绿星示）。右图为左图的局部放大。图中显示增生的骨小梁，骨小梁表面见有整齐排列成行的成骨细胞（黑箭）。（HE）

图 2-19　骨折愈合

（4）骨痂改建：上述骨痂形成后，骨折断端被幼稚的、排列不规则的编织骨连接起来，属临床愈合。编织骨中骨小梁排列紊乱，结构不够致密，功能仍不正常。为了适应生理要求，还需要进一步改建，并重新恢复骨皮质和骨髓腔的正常关系。改建是在破骨细胞的骨质吸收及成骨细胞的新骨形成的协调作用下进行的。改建后新骨的排列将适应该骨活动时承受压力的方向，为成熟的板状骨。

3. 影响再生修复的因素

影响再生修复的因素多种多样，了解的目的是避免不利因素，创造有利条件，加速组织再生修复。

（1）全身因素

① 年龄：年龄小的动物较老龄动物的组织再生能力强、愈合快，这可能与老龄动物出现血管粥样硬化、血液供应减少、代谢减慢、免疫力降低等有关。

② 营养：营养物质，特别是蛋白质和维生素 C 缺乏，对愈合有很大影响。蛋白质中含硫氨基酸如蛋

氨酸、胱氨酸缺乏时影响前胶原分子形成，使创面不仅愈合速度减慢，而且抗张力强度减低。锌缺乏时将影响 DNA 和 RNA 的合成，使细胞增生缓慢，延缓创伤愈合。

③ 疾病：某些疾病，如糖尿病及一些免疫缺陷病等均可影响再生修复。患糖尿病时白细胞功能降低，对细菌微生物的易感性增加。此外，凡引起小血管闭塞及神经受累的病变都将影响愈合。

④ 激素：激素特别是皮质醇类激素能抑制炎症的渗出反应。临床上用皮质醇处理的病人，创伤处巨噬细胞稀少，影响肉芽组织的形成和创伤收缩。巨噬细胞在创伤愈合中起重要作用，主要有以下几个方面：a. 合成胶原酶，降解损伤区的胶原。b. 促进肉芽组织的形成，例如，巨噬细胞分泌的转化生长因子 β（TGF-β）和血小板生长因子（PDGF）能刺激成纤维细胞增生，巨噬细胞分泌的 TGF-α、肿瘤坏死因子 α（TNF-α）、成纤维细胞生长因子（FGF）等具有促进血管形成的作用。因此，在炎症修复过程中皮质醇类激素的使用要慎重。

（2）局部因素

① 感染和异物：感染使渗出物增多，从而增加局部创口的张力，甚至引起伤口裂开。许多化脓菌产生的毒素和酶能引起组织坏死、基质和胶原纤维溶解，加重局部损伤，因此只有当创伤局部感染被控制，修复才能顺利进行。异物（如丝线等）对局部组织有刺激作用，可引起异物反应，妨碍修复。

② 局部血液循环障碍：血液供应对创伤愈合很重要，凡是引起动脉血供应不足或静脉血流不畅的疾病都将影响局部创伤的愈合。如静脉曲张部位发生溃疡后，常迁延不愈，变为慢性溃疡。X 线长期照射的部位小动脉壁增厚，管腔变窄，局部组织供血不良，损伤后愈合缓慢。

③ 失去神经支配：正常的神经支配对维持组织结构及功能极为重要，失去神经支配的组织就失去了对损伤的反应。正常的神经功能与再生修复亦有一定关系，例如，糖尿病引起的溃疡不易愈合，这与糖尿病患者肢体神经受累有关。

（李懿萍　苏　宁）

第三章 局部血液循环障碍

局部血液循环障碍主要包括三方面：① 局部血量异常，如充血和缺血（图 3-1）；② 血液性状和血管内容物异常，如血栓形成、栓塞和梗死；③ 血管壁通透性与完整性异常，如出血、水肿。

第一节 充 血

局部组织和器官的血管内血液含量增多称为充血（hyperemia）。按其发生原因及机制不清，可分为动脉性充血和静脉性充血两大类（图 3-1）。

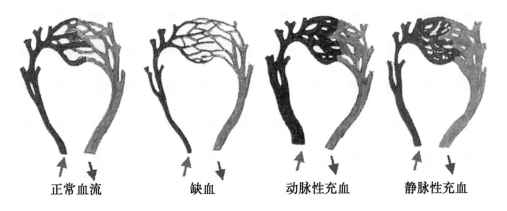

正常血流   缺血   动脉性充血   静脉性充血

棕色代表动脉，绿色代表静脉，网状结构代表组织内终末血管

图 3-1 正常血流、缺血和充血模式图

一、动脉性充血

因动脉血流入过多所引起的充血，称动脉性充血（arterial hyperemia）或主动性充血（active hyperemia），简称充血。

（一）原因及类型

当血管舒张神经兴奋性增高或血管收缩神经兴奋性减弱时，血管发生扩张，引起充血。

1. 生理性充血

在器官、组织功能活动增强时发生，如进食后的胃肠道、体力活动时的骨骼肌及妊娠时的子宫等充血。

2. 病理性充血

指各种病理状态下的充血，常见的有以下三种类型。

（1）炎症性充血：是较为常见的病理性充血。炎症早期，致炎因子刺激引起轴突反射、血管运动神经兴奋及一些炎症介质作用，导致充血。

（2）侧支性充血：缺血组织周围吻合支动脉的扩张充血，称为侧支性充血。

（3）减压后充血：当局部器官或组织的动脉长期受压，一旦压力突然解除，细动脉反射性扩张而引起充血，称为减压后充血。例如，迅速抽出大量腹水后，局部压力迅速解除，腹腔内受压的细动脉发生反射性扩张致使局部充血。

（二）病理变化及结局

局部组织或器官的小动脉和毛细血管扩张充血，体积轻度增大，呈淡红色或鲜红色。局部代谢旺盛，温度升高，功能增强（如腺体或黏膜的分泌增多等）。

动脉性充血通常是暂时性的，原因消除后即可恢复正常，一般对机体无不良后果。但若有基础性的血管病变（如动脉粥样硬化、脑内小动脉瘤形成等），可发生血管破裂。

二、静脉性充血

由于静脉回流受阻，血液淤积于扩张的小静脉和毛细血管内引起的充血，称静脉性充血（venous hyperemia）或被动性充血（passive hyperemia），简称淤血（congestion）。静脉性充血均为病理性的，具有重要的临床意义。

（一）原因

1. 静脉受压

如妊娠后期增大的子宫压迫髂静脉，可引起下肢淤血；发生肠扭转、肠套叠和肠疝时，肠系膜静脉受压可致肠淤血；肝硬化时增生的肝细胞结节压迫肝内静脉分支，也是引起门静脉系统器官（胃肠道和脾脏）淤血的原因之一。

2. 静脉腔阻塞

静脉血栓形成、栓塞，血液不能充分地通过侧支回流时，则发生淤血。

3. 心力衰竭

心肌收缩力减弱，不能将心腔内的血液充分搏出，心腔内血液滞留，压力增高，导致静脉回流受阻，引起淤血。如慢性风湿性心瓣膜病变、高血压等引起左心衰竭，肺静脉压增高，造成肺静脉回流受阻，引起肺淤血。肺源性心脏病导致右心衰竭，上、下腔静脉回流受阻，致使体循环淤血。全心衰竭时，可引起肺循环及体循环淤血。

（二）病理变化

1. 基本病变

肉眼观：淤血的器官体积增大，重量增加，质地变实，暗紫红色，如发生于皮肤和黏膜，则呈紫蓝色。切开器官时，可流出多量的暗红色液体。镜下观：小静脉和毛细血管明显扩张，充满血液，有时伴有水肿或小出血灶。

2. 常见脏器淤血

（1）慢性肺淤血：多见于左心衰竭。左心衰竭使得左心腔内压力升高，致肺静脉回流受阻，引起肺淤血。肉眼观：肺体积增大，重量增加，呈暗紫色。切开器官时，可流出较多的淡红色泡沫状液体。镜下观：肺泡壁毛细血管明显扩张、充满血液，致使肺泡间隔增宽，肺泡腔内可见淡红色水肿液及红细胞。漏出的红细胞被巨噬细胞吞噬后，在胞浆内形成棕黄色颗粒状的含铁血黄素，这种细胞在心力衰竭时常见，故称为心力衰竭细胞（heart failure cell）(图 3-2)。长期肺淤血导致间质纤维组织增生，肺质地变硬且伴有含铁血黄素广泛沉着，使肺组织呈棕褐色，这种改变称为肺褐色硬变。肺硬变使呼吸面积更为减少，加重缺氧，并增加肺循环阻力，导致右心衰竭。

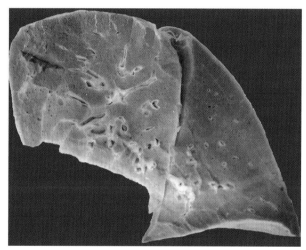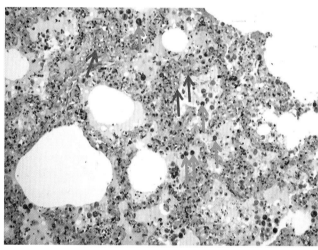

左图为人肺组织标本，肉眼观可见肺体积增大，重量增加，切面呈铁锈色；右图为人肺组织 HE 染色切片，可见肺泡壁毛细血管扩张（红箭示），肺泡腔内见大量心力衰竭细胞（绿箭示）

图 3-2 慢性肺淤血

（2）慢性肝淤血：常见于右心衰竭，少数也可由下腔静脉或肝静脉阻塞引起。肉眼观：肝体积增大，重量增加。切面呈现红黄相间的花纹状结构，似槟榔的切面，故称槟榔肝（nutmeg liver）。镜下观：肝小叶中央静脉及附近肝窦高度扩张淤血，淤血处的肝细胞受压萎缩，甚至消失；小叶周边部的肝细胞因缺氧而发生脂肪变性（图 3-3）。长期肝淤血引起肝内纤维组织增生，导致淤血性肝硬化。

（3）慢性脾淤血：常见于肝硬化或心力衰竭时，亦可在脾静脉和门静脉血栓形成时发生。肉眼观：脾脏体积增大，重量增加。切面呈暗红色，脾小体明显可见。近包膜处可见散在的针头大小黄褐色结节，称之为含铁结节（siderotic nodules）。镜下观：脾窦扩张淤血，窦壁增厚及纤维化，脾索纤维化及增粗。脾髓内巨噬细胞增多，胞浆内多有含铁血黄素。含铁结节由蓝色、青色及紫红色交杂成多彩状，是由游离的含铁血黄素与钙盐、铁盐在结缔组织中灶性沉积而成的（图 3-4）。

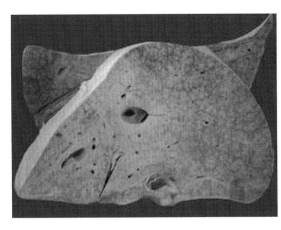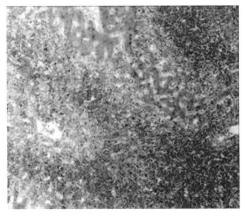

左图为人肝组织标本，肉眼观可见肝脏体积增大，重量增加，切面呈红黄相间的花纹状；右图为人肝组织 HE 染色切片，可见肝小叶中央静脉及附近肝窦高度扩张淤血，并与相邻肝小叶之淤血灶沟通，肝细胞轻度萎缩

图 3-3　慢性肝淤血

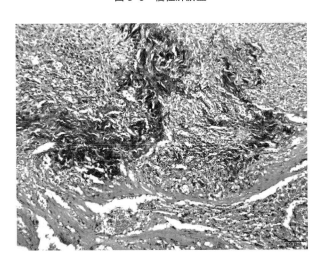

图 3-4　犬脾脏内的含铁结节

3. 其他类型的淤血

在动物实验中，由于实验周期的限制，通常没有那么长时间而不能形成类似人的慢性淤血的形态学表现。常在下面两种情况下形成淤血。① 动物濒死时，呼吸循环衰竭引起各脏器淤血（图 3-5）；② 尸体解剖摘除脏器时方法有误（图 3-6，图 3-7）。

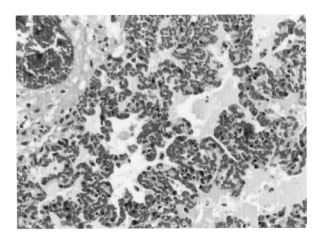

肺泡壁血管高度扩张、淤血，似串珠状。肺泡腔内有淡伊红染的水肿液。（HE）

图 3-5　濒死大鼠肺组织

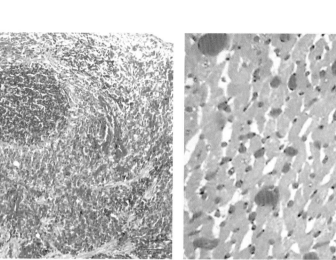

脾窦扩张，红细胞明显增多（HE）

图 3-6　大鼠脾脏淤血

心肌间质血管扩张、充血，以毛细血管为主，腔内仅有单个和数个红细胞。（HE）

图 3-7　大鼠心脏淤血

（三）结局

淤血的后果取决于静脉阻塞的发生速度、阻塞程度、阻塞部位及淤血持续时间等因素。慢性淤血可引起以下后果：

1. 淤血性水肿和出血

如果淤血持续的时间较长，由于血流缓慢及缺氧，毛细血管壁通透性升高，毛细血管内流体静压升高，血液的液体成分漏出增多，形成淤血性水肿（图 3-8）。这种水肿液的蛋白质含量低，细胞数少，称为漏出液。严重时，红细胞亦可漏出，引起点状或斑状出血（图 3-9）。

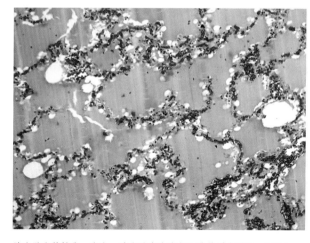

肺泡壁血管扩张、充血，肺泡腔内充有伊红染均质水肿液。（HE）

图 3-8　大鼠肺淤血性水肿

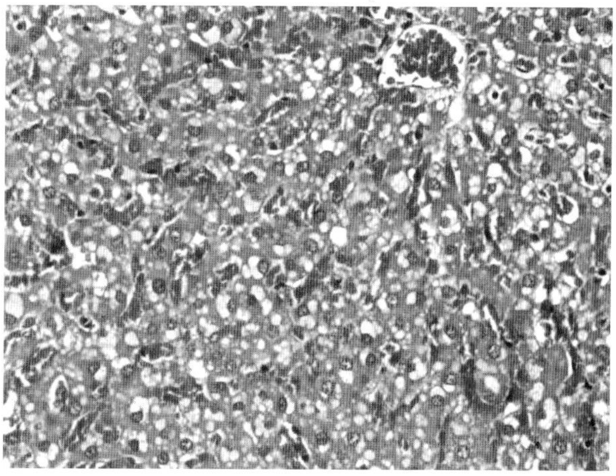

肝窦扩张、淤血，肝细胞内见脂滴空泡，轻度脂肪变性。（HE）

图 3-9　大鼠肝淤血

2. 实质细胞萎缩、变性和坏死

长期淤血的组织由于缺氧，组织中氧化不全产物堆积，可引起实质细胞的萎缩、变性，甚至坏死。

3. 淤血性硬变

由于长期淤血，间质内纤维组织增生，组织内原有的嗜银纤维可以融合成胶原纤维，使器官变硬，称为无细胞性硬化，常见于肺、肝及脾的慢性淤血。

4. 侧支循环开放

如肝硬化时门静脉慢性淤血，部分门静脉血液可经过开放的静脉吻合支回流至上、下腔静脉，导致食管下段静脉曲张、脐周腹壁静脉曲张和痔静脉丛曲张。

第二节　出　血

血液流出心脏或血管外称为出血（hemorrhage）。流出的血液进入组织间隙或体腔称为内出血（图3-10，图3-11），流出体外称为外出血。

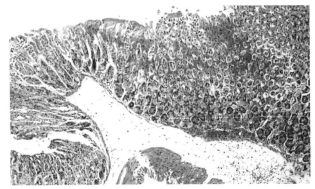

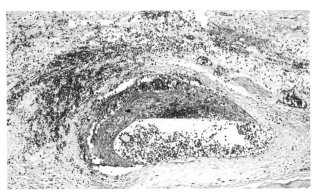

胃壁局部黏膜上皮细胞坏死，血管高度扩张充血、出血。（HE）

兔耳缘静脉（黄星示）血管内皮细胞变性、坏死，有血栓形成。周围组织出血。图右上方可见数个扩张的血管，管腔内充有红细胞（充血）。（HE）

图 3-10　酒精胃

图 3-11　兔耳血管

一、出血原因及类型

（一）破裂性出血

心脏或血管壁破裂而引起的出血称破裂性出血。多见于外伤或心脏、血管壁病变，如动脉粥样硬化、心肌梗死的室壁瘤等。此外，结核病变损伤血管壁、恶性肿瘤侵犯血管壁等，均可引起破裂性出血。

（二）漏出性出血

由于毛细血管壁与细静脉壁的通透性升高，血液通过增大的内皮细胞间隙及损伤的基底膜缓慢地漏出至血管外，称漏出性出血，临床上称之为"渗血"。其有关因素为：淤血与缺氧、感染与中毒、过敏、维生素 C 缺乏、血小板减少和功能障碍及凝血功能障碍等。

二、病理变化及结局

内出血发生在体腔称积血，如胸、腹腔积血，心包腔积血。体腔内可见血液与凝血块。出血发生在组织间隙时，见多少不等的红细胞散在其中，如多量血液聚集形成局限性肿块，称为血肿。皮肤、黏膜和浆膜等处有少量出血时，局部形成淤点或淤斑（图3-12）。外出血时，在伤口处可见血液外流或形成血凝块。

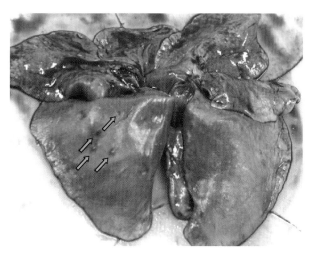

动物处死时发生的应激反应，肺膜面见弥漫或散在的出血点，大如粟粒，小如针头，称为淤点（蓝箭示）

图 3-12　肺膜淤点

出血的结局主要取决于出血类型、出血量、出血速度和出血部位。如少量内出血可被巨噬细胞清除，不留痕迹，但如出血范围广泛，亦可造成严重影响。

第三节　血栓形成

在活体心血管内，血液成分形成固体质块的过程，称为血栓形成（thrombosis），所形成的固体质块称为血栓（thrombus）。血液中存在着相互拮抗的凝血系统和纤维蛋白溶解系统，在生理状态下，这种凝血系统与纤维蛋白溶解系统的动态平衡既保证了血液有潜在的可凝固性，又保证了血液的流体状态。一旦上述动态平衡被打破，触发了凝血过程，血液便可在心血管腔内凝固，形成血栓。

一、血栓形成的条件和机制

血栓形成是血液在心血管内流动情况下所发生的血液凝固。它是在一定条件下通过血小板的析出、黏集和血液凝固两个基本过程形成的。其形成条件主要有以下三个方面（图3-13）：

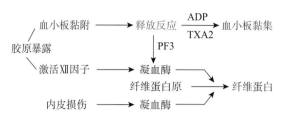

通过一系列的反应，损伤内膜局部有血小板黏集和纤维蛋
白沉积，形成血栓的起始部——白色血栓

图 3-13　心血管内膜损伤在血栓形成中的作用

（一）心血管内膜损伤

心血管内膜损伤是血栓形成的最重要的因素。内膜损伤，内皮下胶原暴露，可发挥强烈的促凝作用。它能激活Ⅻ因子，启动内源性凝血系统，还能促使血小板黏附在损伤的内膜表面，并促发血小板释放 ADP。随着 ADP 量的增多，不仅使更多的血小板黏集于胶原，还可刺激血小板合成更多的血栓素 A2（TXA2），后者又进一步加强血小板的互相黏集。此外，损伤内膜释放组织因子，可激活外源性凝血系统，从而引起局部血液凝固，导致血栓形成。

动脉或静脉内膜炎、动脉粥样硬化、心肌梗死、血管穿刺、损伤内皮细胞的化学因子、免疫损伤（移植排斥、免疫复合物沉积）和细菌毒素等都可以引起内膜损伤，形成血栓。

（二）血流状态的改变

血流状态的改变，主要是血流缓慢及涡流形成。正常情况下血流速度较快，血液中的有形成分如红细胞、白细胞及血小板均在血流的中轴部流动，构成轴流，其外周为血浆，构成边流。当血流缓慢或形成涡流时，轴流消失，使血小板与受损的血管内膜接触而发生黏附。而且血流缓慢时，被激活的凝血因子易在局部积聚而浓度增高，激发凝血过程。因此，血栓多发生于血流较缓慢的静脉内。据统计，发生于静脉内的血栓约比发生于动脉内的血栓多 4 倍；下肢静脉内的血流受重力的影响较上肢大，血栓形成的机会比上肢静脉多 3 倍。心力衰竭、手术后或久病卧床的病人，因全身血流缓慢等因素，易形成血栓。

（三）血液凝固性增高

血液凝固性增高的主要原因是血小板或凝血因子增多及纤溶系统活性降低等。严重创伤、产后或大手术后，由于严重失血，血液中补充了大量幼稚的血小板，它们具有较高的黏性，易发生黏集；同时，其他凝血因子如纤维蛋白原、凝血酶原以及凝血因子Ⅻ、Ⅶ等含量也相应增多，故易形成血栓。

实际情况下发生的血栓，往往是多种因素综合作用的结果。上述三种条件常可同时存在，相互影响，协同作用，或者是其中某一条件起主要作用。如心力衰竭患者，除血流缓慢外，还可因缺氧使血管内皮细胞发生损伤，受损伤的血管内膜又可释放组织凝血因子，使血液凝固性增高（图 3-14）。

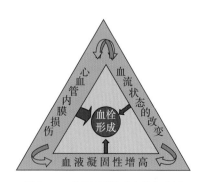

图 3-14　血栓形成发生条件示意图

二、血栓的类型和形态

血栓的形态主要包括白色血栓、混合血栓、红色血栓和透明血栓四种。

（一）白色血栓

当血管内膜受损并伴有血流缓慢和 / 或涡流形成等因素时，血小板可在内膜受损部位黏附，形成白色血栓。白色血栓常位于血流较快的心瓣膜、心腔内、动脉内，例如风湿性心内膜炎患者二尖瓣闭锁缘上形成的血栓。在静脉性血栓中，白色血栓位于延续性血栓的起始部，即头部。肉眼观呈灰白色小结节或赘生物状，表面粗糙，质地坚实，与血管内膜紧密黏着不易脱落。镜下观：白色血栓主要由血小板和少量纤维蛋白构成，HE 染色呈灰白色，均质状。

（二）混合血栓

白色血栓形成后，血流进一步减缓并形成涡流，在血管腔内形成新的血小板黏集堆，并逐渐形成不规则分支状或珊瑚状突起，称为血小板梁，血液中的白细胞可附着于小梁周围。血小板梁在血管腔内伸展并相互吻合，纤维蛋白形成网状结构，网内充满大量红细胞。这一过程反复交替发生，最后可完全阻塞管腔。 肉眼观：血栓表现为不规则的红白相间的条纹状。镜下灰白色条纹为血小板梁，红色部分为纤维蛋白网罗的红细胞（图 3-15 ）。

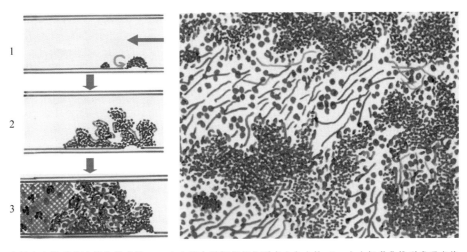

左图为血栓形成过程的模式图：1—心血管内膜损伤部位形成白色血栓；2—血小板黏集堆形成珊瑚状血小板梁，血管腔逐渐变小；3—混合血栓完全阻塞管腔后，其远端血液凝固，形成红色血栓。右图为混合血栓示意图：血小板形成小梁，表面黏附有白细胞，血小板梁之间可见纤维蛋白网，网眼内充有红细胞。

图 3-15　血栓形成过程及混合血栓的组织学形态

（三）红色血栓

主要发生于静脉内。当管腔完全阻塞后，局部血流停止，血液迅速发生凝固，成为延续性血栓的尾部。肉眼观表面为均匀一致的暗红色，镜下见纤维蛋白网眼内充满血细胞，其细胞比例与正常血液相似，绝大多数为红细胞和少量均匀分布的白细胞。血流缓慢时，红色血栓可延续很长，易断裂形成栓塞。

（四）透明血栓

这种血栓发生于微循环内，主要由纤维蛋白构成，均匀红染，称为透明血栓。因其只能在显微镜下见到，故又称微血栓。这种血栓为多发性，常见于弥散性血管内凝血（DIC）时的微循环内。

由于血栓形成的具体条件不同，其形态表现亦有所差异。如在心脏瓣膜及主动脉内膜，血流速度较快，被激活的凝血因子易被血流冲走，不易发生凝血过程，此时发生的血栓多为白色血栓，而混合血栓及红色血栓则多见于静脉。

根据血栓与血管腔的关系，还可将血栓分为闭塞性血栓与附壁血栓。若血栓仅部分地黏附于血管壁上而未阻塞管腔，称为附壁血栓（图3-16），多见于房颤、风湿性心脏病二尖瓣狭窄和心肌梗死时的心房和心室壁上及大血管内。由于心脏收缩力降低，血流速度减缓和/或有涡流形成，附壁血栓多为混合血栓。凡能引起管腔完全阻塞的血栓，称为闭塞性血栓（图3-17），多见于中等大小血管。

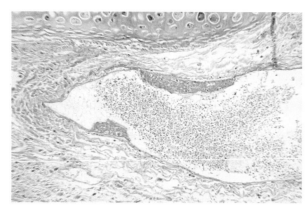

血栓在耳缘静脉内皮细胞损伤处，主要由血小板和纤维素组成，未见明显的红细胞和白细胞，为早期的白色血栓。血栓只出现于血管壁局部，故又称为附壁血栓。（HE）

图3-16　家兔耳缘静脉内的血管

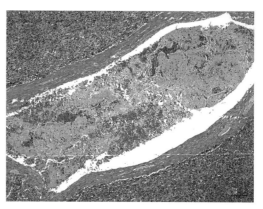

血栓有由血小板组成的梁状结构，其间有红细胞和白细胞。此为闭塞性血栓，血管腔消失。（HE）

图3-17　犬脾脏内的混合血栓

三、血栓的结局

（一）软化、溶解、吸收

血栓形成后，由于纤溶系统的作用，以及血栓内白细胞崩解后释放溶蛋白酶，使血栓发生软化、溶解、吸收而不留痕迹。

（二）脱落为栓子

较大的血栓可发生部分软化、溶解。在血流的冲击作用下，整个血栓或血栓的一部分可脱落成为血栓性栓子，随血流运行至他处，引起该部位血管阻塞，即栓塞。

（三）机化、再通

血栓形成后，血栓附着处的内膜下有肉芽组织向血栓内生长，逐渐取代血栓，此过程称为血栓机化（图3-18）。在血栓机化的同时，由于水分被吸收，血栓干燥而出现裂隙。血管内皮细胞可以生长并覆盖于裂隙的表面而形成新的管腔。这些管腔可以相互沟通，并可使被阻断的血流部分恢复，这一过程称为再通。

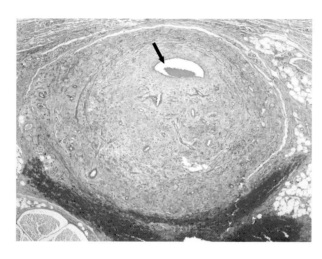

照片中血管内血栓已完全由肉芽组织填补、机化。肉芽组织内血管大小不一，其中一个较大（黑箭示），为血管再通奠定了形态学基础。（HE）

图 3-18 机化血栓

（四）钙化

如血栓未发生软化或机化，则钙盐可在血栓内沉积，使血栓部分或全部钙化成坚硬的质块。此种情况如发生在静脉内，称为静脉石。

第四节 栓 塞

循环血液中出现不溶于血液的异常物质，随血液流动，阻塞血管腔的过程称为栓塞。阻塞血管腔的异常物质称为栓子（embolus）。栓子可为固体、液体或气体。常见的是血栓栓子，其他还有脂肪栓子、空气栓子、瘤细胞栓子、细菌栓子和羊水栓子等。

一、栓子的运行途径

栓子运行的方向多与血流方向一致。来自左心和动脉系统的栓子沿体循环运行，常停留在直径与其相当的动脉内，引起栓塞。来自右心和静脉系统的栓子沿静脉回流方向运行，常在肺动脉的主干或分支形成栓塞。体积小的脂肪、气体或羊水栓子，因为具有一定的弹性，可通过肺循环进入体循环，继而引起动脉分支栓塞。门静脉系统的栓子通过门静脉进入肝脏，常在肝内门静脉的分支形成栓塞。在有房、室间隔缺损或动、静脉瘘的情况下，栓子可通过缺损处，由压力高的一侧进入压力低的一侧，产生动、静脉系统栓子的交叉运行，形成交叉性栓塞。下腔静脉内的栓子在胸腔、腹腔压力急剧升高（如咳嗽等）时，可逆血流方向运行，在肝静脉、肾静脉等分支内形成逆向性栓塞。在乳腺癌和卵巢癌等患者体内，栓子还可逆向经相应的吻合支进入椎静脉丛，从而累及颅脑。

二、栓塞的类型

栓子类型不同，可引起不同类型的栓塞。栓塞对机体的影响取决于栓子的类型与大小、栓塞的部位以及侧支循环的建立状况等。

（一）血栓栓塞

由脱落的血栓造成的栓塞称为血栓栓塞（thromboembolism）。血栓栓塞最常见，占全部栓塞的 99%。其中肺循环的栓塞多见于肺动脉，血栓栓子 95% 来自下肢静脉，而大循环的动脉栓塞以脾、肾、脑、心较常见，栓子大多来自左心及动脉系统的附壁血栓。

（二）脂肪栓塞

血流中出现脂肪滴并阻塞血管，称为脂肪栓塞（fat embolism）。在长骨粉碎性骨折或严重脂肪组织挫伤时，骨髓或脂肪组织的脂肪细胞受损破裂，脂肪游离成无数脂肪滴，通过破裂的静脉进入血流。脂肪滴也可在非创伤性患者血流中发现，如血液理化状态改变的患者（包括脂肪肝、急性酒精中毒、高脂血症、急性胰腺炎患者）血流中。此外，一次进食大量的脂肪餐后，血中也可出现游离的脂肪滴，引起栓塞。

（三）气体栓塞

大量气体进入血流，或血中结合状态的气体迅速游离出来，阻塞血管或心腔，称为气体栓塞（gas embolism）。空气栓塞多因静脉破裂，外界空气通过破裂口进入血流所致。

（四）其他类型栓塞

其他类型栓塞包括羊水栓塞、细菌栓塞、寄生虫栓塞和瘤细胞栓塞等。羊水栓塞（amniotic fluid embolism）多发生在分娩过程中，镜下可见肺动脉及毛细血管中有纤维素性血栓及角化上皮、毳毛、胎脂、黏蛋白和胎粪小体等羊水成分，其他器官的小动脉中也可见到上述成分（图 3-19，图 3-20）。细菌栓塞多见于细菌性心内膜炎及脓毒血症。寄生虫虫卵引起的栓塞比较少见，血吸虫虫卵常栓塞于门静脉小分支中。瘤细胞栓塞是恶性肿瘤转移的常见方式。

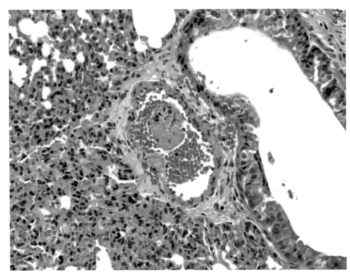

图中央肺内血管分支内见一血栓，部分已分离，绿箭所指处血管壁内皮细胞损伤，局部有附壁血栓。血栓所在部位肺组织有明显的炎症反应。（HE）

图 3-19 肺内附壁血栓

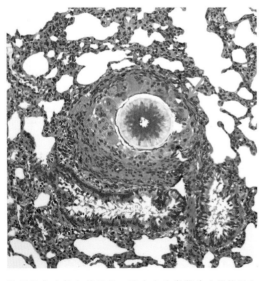

肺组织中央部血管扩张，腔内有毛发断片（绿箭示），血管周围有多量炎细胞。啮齿类动物肺内毛发栓子发生率较高，此为吸入脱落的毛发所致。（HE）

图 3-20 肺内毛发栓子

第五节　梗　死

血管阻塞造成血供减少或停止所引起的组织坏死称为梗死或梗塞（infarct）。其发生的过程称为梗死形成（infarction）。

一、梗死形成的原因与条件

（一）动脉血液供应阻断

这是组织器官发生梗死的最重要的条件。引起动脉血液阻断的原因有：① 动脉管腔内血栓形成和栓塞，这是最常见的原因。② 动脉管壁的病变，如动脉粥样硬化，使动脉管腔狭窄、闭塞。③ 动脉管壁受压，如受肿瘤压迫等。④ 动脉痉挛，在已有动脉硬化的基础上，如发生持续性痉挛，亦能引起梗死。动脉血流阻断也可以是以上几种因素共同作用的结果。

（二）血液和心血管系统功能状态

血液携氧量减少，或通过组织的血流量降低，都易诱发梗死。如冠状动脉因粥样硬化管腔狭小，在心肌耗氧量突然增加的情况下，由于病变动脉不能相应扩张，增加血供，可发生心肌梗死。此外，在冠状动脉粥样硬化的基础上发生急性失血性贫血，或血压突然下降时，病变的血管也不能满足心肌功能的需要，可能发生缺血性梗死。

（三）侧支循环状况

大多数器官的动脉都有吻合支相互连接，当某一血管阻塞后，由于侧支循环建立，可以避免梗死。但当这些动脉迅速阻塞，侧支循环未能及时建立时，常可导致梗死发生。

二、梗死的类型和病理变化

根据梗死区内含血量的多少可分为贫血性梗死及出血性梗死。

（一）贫血性梗死

贫血性梗死（anemic infarct）多发生于侧支循环不太丰富且组织结构较致密的实质性器官，如心、肾、脾，有时也可发生于脑。当这些器官的供血动脉血流中断后，该供血区内及邻近的动脉分支发生反射性痉挛，使该区内原有的血液被排挤到周围组织中。缺血区的组织细胞变性、坏死，体积略肿大，挤压间质内的小血管，使缺血区保持贫血状态。坏死组织发生凝固，呈灰白或灰黄色，因此贫血性梗死亦称为白色梗死。

1. 肾梗死

多为左心和动脉系统来源的血栓栓塞所致，常为多发性。肉眼观（图3-21）：梗死区多呈圆锥形，切面呈楔形，梗死灶尖端指向肾门部，底近包膜。梗死灶苍白、干燥，周围常有暗红色的充血和出血带，如时间较久，红细胞破坏分解，则呈棕黄色。镜下观：梗死组织为凝固性坏死，早期可见组织结构的模糊轮廓，但细胞结构消失。梗死区周围与正常组织交界处除见充血、出血外，还可见炎症细胞浸润（图

3-22~图3-24）。如梗死时间较长，则梗死区内组织结构崩解，呈无结构的细颗粒状红染物质，充血及出血消失，可被肉芽组织代替，最后完全机化，形成瘢痕。

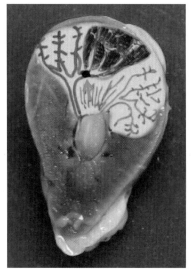

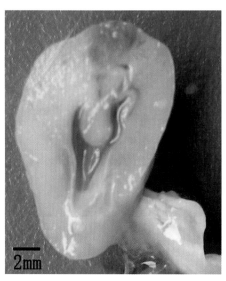

梗死区呈灰白色或暗红色，梗死区的形状与血管的走向有关，肾脏内血管来自肾动脉分支，进入肾脏后血管呈扇形分布。绿箭示栓子所在的部位

梗死区呈暗红色（绿箭示），楔形，尖端指向血流阻断处，略隆起于肾表面。此为输尿管结扎过程中损伤了肾血管所致

图3-21　大鼠肾梗死的示意图　　　　　图3-22　肾梗死大体形态

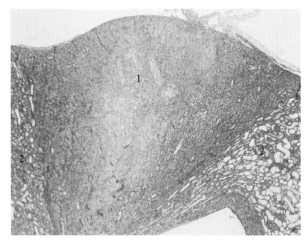

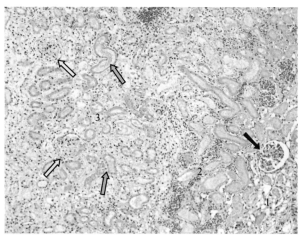

中央为梗死区（1），正常组织结构基本消失，梗死区周围（2）可见肾小球和肾小管。（HE）

1—梗死周围（右下区），蓝箭示相对正常的肾小球；2—梗死区周边充血和出血带及炎细胞浸润带，局部血管扩张充血，有炎细胞浸润，这是活体内局部组织细胞死亡和机体死亡后组织自溶引起坏死的差别；3—梗死区（左中上区）。肾小球（黄箭示）和肾小管（绿箭示）的组织结构轮廓尚存留，细胞核固缩、碎裂或消失。（HE）

图3-23　大鼠肾梗死低倍镜观　　　　　图3-24　大鼠肾梗死区

2. 脾梗死

发生的原因与肾梗死大致相似，但更多见于亚急性感染性心内膜炎患者。慢性脾肿大及慢性粒细胞性白血病等患者也常发生脾梗死。人的脾梗死多发生在脾前缘近切迹处，梗死灶大小不等，常有多个梗死灶同时存在，也可融合成大片状。脾梗死的形态与肾梗死的形态（图3-22）相似，但因脾组织血窦丰

富，早期梗死多为暗紫色，当红细胞崩解吸收后，逐渐变为灰黄色。梗死区常有大量含铁血黄素及橙色血质沉着，形成含铁结节。脾梗死常累及包膜，表面有纤维素渗出（图 3-25，图 3-26）。

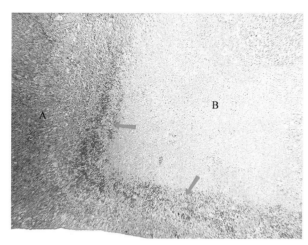 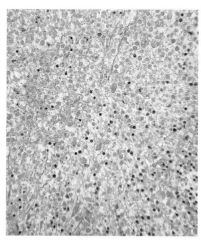

脾梗死低倍镜观，淡染区为梗死区（B），光镜下脾的正常结构已经消失，周边为充血和出血带及炎细胞浸润带（炎症反应带）（蓝箭示）。左侧（A）为梗死区边缘未坏死的脾脏组织

图 3-25 B 区放大观，脾正常结构消失，仅存留细胞及血管的轮廓，其间散布少量尚未完全坏死的细胞。（HE）

图 3-25 脾梗死

图 3-26 脾梗死

3. 脑梗死

发生原因多为在脑动脉粥样硬化的基础上，并发脑血管痉挛、血栓形成或栓塞。肉眼观：发生梗死的部位多为大脑半球外侧部、豆状核、尾状核及内囊，其次为枕叶或脑桥。脑组织含脂质及水分较多，不易凝固，常软化、液化而形成囊腔，周围被神经胶质包绕，最后由增生的纤维组织修复，使表面脑组织塌陷。镜下观：神经细胞、轴突及髓鞘坏死崩解。在早期，梗死灶的周围可有中性粒细胞浸润，逐渐被巨噬细胞所取代，同时，常伴有神经胶质细胞，特别是小胶质细胞增生。它们可吞噬脑组织梗死后所释出的脂质而使体积增大，胞浆呈泡沫状。晚期，梗死灶周围有较多的胶质细胞及纤维组织围绕，并可逐渐发生机化，形成瘢痕。

4. 心肌梗死

见本书中篇第七章心血管系统疾病相关内容。

（二）出血性梗死

出血性梗死（hemorrhagic infarct）多发生于血管较丰富的肺、肠等器官。梗死区内常有明显的出血现象，故称为出血性梗死，亦称红色梗死。出血性梗死的形成，除动脉血流阻断这一基本原因外，还与严重的静脉淤血及组织结构疏松等条件有关，如肺、肠等器官具有双重血液循环，两者之间有丰富的吻合支，在正常情况下，即使其中一支动脉被阻塞，另一支动脉尚可维持血液供应，不致发生梗死。但当脏器发生严重淤血时，由于整个器官的静脉和毛细血管内压增高，阻碍了吻合支中动脉血液的流入，因此不能建立有效的侧支循环，继而引起局部组织器官缺血、缺氧，发生梗死。同时由于严重的淤血及组织结构疏松，梗死发生后，梗死区的血管破坏，可导致弥漫性出血现象。

1. 肺梗死

发生原因多为在严重肺淤血（如风湿性心脏病二尖瓣病变）的基础上并发肺动脉栓塞。栓子多来自下肢静脉、右心或子宫静脉的血栓。梗死多发生于肺下叶外周部，尤以肋膈角处多见。肉眼观：梗死组织隆起，呈暗紫红色，质较实，呈锥体形。切面为楔形，尖端指向肺门或血管阻塞处，基底位于胸膜面。胸膜表面常有纤维素渗出。镜下观：梗死区肺组织坏死伴有弥漫性出血，周围未坏死的肺组织多有慢性淤血及水肿。

2. 肠梗死

多发生于肠扭转、肠套叠（图 3-27）、绞窄性肠疝等情况下。这时，因静脉首先受压而发生严重淤血，继而动脉亦受压阻断而造成出血性梗死。肠梗死多发生于小肠，通常只累及小肠的某一节段，长短不等。梗死的肠壁因弥漫性出血而呈紫红色或红黑色。因有显著淤血、水肿及出血，肠壁肿胀、增厚，质脆弱，易破裂。肠腔内充满混浊的暗红色液体，在肠浆膜面可有纤维素性渗出物。如不及时处理，肠道内容物及细菌等可经坏死的肠壁进入腹腔，引起弥漫性腹膜炎。

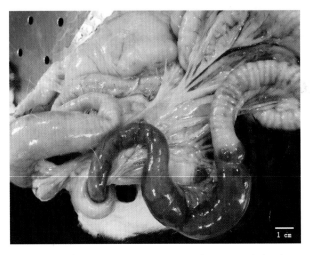

大体标本。梗死为肠套叠所致，近段肠壁套入远段肠腔内，梗死区肠壁呈暗红色

图 3-27 肠出血性梗死
（图片由龚英飞，中国药科大学，新药安全评价中心馈赠）

（三）败血性梗死

败血性梗死（septic infarct）由含细菌的栓子阻塞血管引起，常见于急性感染性心内膜炎。梗死灶内有大量炎细胞浸润，如为化脓菌感染，常有脓肿形成。

（李懿萍 苏 宁）

第四章 炎 症

第一节 概 述

一、炎症的概念

炎症（inflammation）是一种极常见又十分重要的病理过程，如疖、阑尾炎、肝炎、肺炎、肾炎、外伤感染等。当活组织被各种致病因子损伤时，损伤区域及周围组织发生以血管反应为中心的一系列变化，以便消除和局限病原因子，清除和吸收坏死的组织，随后过渡到再生修复。此种复杂的反应过程称为炎症。炎症始于损伤又以愈合告终，故损伤、炎症、愈合三个病理过程是连续的，有时相伴交叠进行，没有严格界限。

二、炎症的原因

凡能引起机体组织损伤而诱发炎症的因素，统称为致炎因子。致炎因子有多种，一般可归纳为以下几类：

（一）生物性因子

如细菌、病毒、立克次体、霉菌、螺旋体、寄生虫等。这是一组最常见的也是最重要的原因，它们引起的炎症称为感染（infection）。

（二）理化性因子

物理性损伤，如高温、低温、放射线、激光、微波以及切割伤、挤压伤等；化学性损伤，如强酸、强碱等；其他如组织坏死所产生的分解产物，以及在病理条件下堆积于体内的代谢产物，如尿酸、尿素等。

（三）免疫反应

免疫反应也较常见。各型变态反应都可造成组织细胞损伤而引起变态反应性炎症，例如链球菌感染后肾小球肾炎。某些自身免疫性疾病也表现为炎症，例如结节性多动脉炎、溃疡性结肠炎等。

第二节　炎症局部的基本病理变化

炎症的局部均有共同的病理变化，即变质、渗出、增生三种基本病变。一般来说，变质反映机体的损伤，渗出和增生则体现机体抗损伤的防御反应，其中血管反应导致的血浆和白细胞渗出是核心病变，也是特征性病变。

一、变质

炎症局部组织发生各种变性和坏死，称变质（alteration）。变质主要是由致炎因子的直接作用和炎症过程中出现的局部血液循环障碍造成的。炎症局部实质细胞发生的变质常表现为变性（细胞水肿、脂肪变性等）以及坏死（凝固性、液化性、干酪样坏死），间质则常呈黏液样变性、纤维素样坏死和坏死崩解等。

二、渗出

炎症局部组织血管中的血液成分通过血管壁进入间质和浆膜腔或体表、黏膜表面的过程，称为渗出（exudation）。渗出的血浆和细胞成分称为渗出物（exudate），其中血浆成分又称为渗出液。渗出液在组织间隙中积聚引起水肿。当渗出液积聚在胸腔、腹腔、关节腔等浆膜腔内时，称为炎性积液（图4-1）。炎症是防御为主的病理过程，其中抗体和白细胞是两种最主要的防御成分，通常存在于血液中，通过血管反应，它们才得以渗出，并在局部消除致炎因子和有害物质，因此血管反应是炎症中最重要的抗损伤过程。渗出的全过程包括血管反应、液体渗出和细胞渗出三部分。

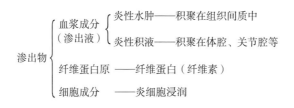

图4-1　炎性渗出物不同成分的命名

（一）血管反应

按炎症发生的过程依次为细动脉短暂收缩、血管扩张、血流加速、血流速度减慢和血流停滞。

1. 细动脉短暂收缩

致炎因子作用于局部组织，细动脉反射性短暂痉挛，持续数秒到数分钟。

2. 血管扩张、血流加速

细动脉短暂收缩后随即扩张，毛细血管前括约肌开放，小动脉间交通支开放，局部血流加快，血灌注量增多，形成动脉性充血。局部组织因而发红、温度升高、代谢增强，持续数分钟到几小时不等。炎症早期血管扩张是由于轴突反射和血管运动神经兴奋，血管持久性扩张是由于炎症介质的作用。

3. 血流速度减慢、血流停滞

炎症介质的作用使血管壁通透性增加，血浆蛋白和液体在毛细血管静脉端和微静脉渗出，引起血液浓缩，黏滞性增加，导致血流缓慢，形成静脉淤血。同时，毛细血管及微静脉内的流体静压增高，以致大量含血浆蛋白的液体漏出，使局部组织水肿，进一步增加血液黏稠性。随着血流速度减慢，红细胞聚集成团，轴流消失，白细胞靠边和游出。当血流几乎停止或只是晃动时称为淤滞（stasis），局部呈紫红色。严重时还可形成血栓或出血（图4-2）。

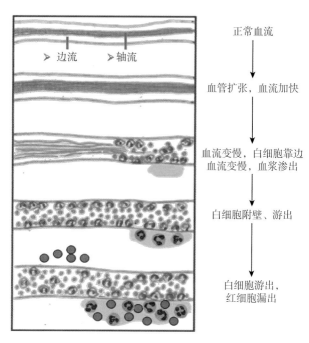

在致炎因子的作用下，血管扩张，血流速度由快变慢，血管通透性改变，早期血浆渗出，在白细胞靠边、附壁的基础上，白细胞游出血管壁，浸润在炎性病灶内，血管损伤严重的情况下，红细胞可从血管内漏出

图4-2 炎症时血管反应（炎性充血和渗出）示意图

（二）液体渗出

由于血管壁受损的程度不同，液体渗出的成分也有差别。血管壁受损轻微时，渗出液中仅含盐类和小分子白蛋白。当血管壁受损严重时，相对分子质量较大的球蛋白甚至纤维蛋白也能渗出（图4-3）。

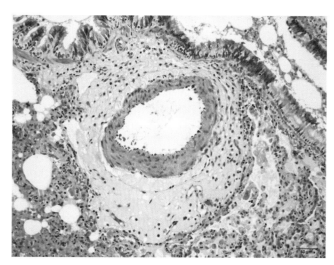

图中肺内血管分支周围间隙明显增宽，有淡伊红染的蛋白性液体，伴有少量炎细胞。肺内支气管分支及血管分支周围组织为肺间质，组织疏松，是水肿液易于积聚的部位。（HE）

图4-3 炎性水肿

炎性渗出液与单纯因流体静压升高，如心力衰竭时形成的漏出液不同。炎症过程中不仅有液体渗出，还有白细胞渗出。

（三）白细胞渗出

各种白细胞由血管内渗出到组织间隙的现象，称为炎细胞浸润（inflammatory cell infiltration）。白细胞特别是中性粒细胞和巨噬细胞，能吞噬病原微生物、异物和坏死组织碎片。渗出的白细胞也称为炎细胞（inflammatory cell）。白细胞渗出与液体渗出的机制不同，它们是通过主动运动渗出，包括靠边、附壁、游出、趋化和吞噬过程。炎症时红细胞从血管被动性移出，称为红细胞漏出（diapedetic），通常见于炎症严重情况下（图4-4）。

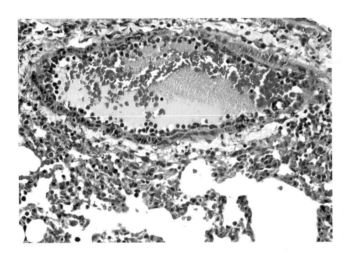

图上方血管高度扩张充血，白细胞附壁，周围肺泡壁充血、水肿，有与血管内相同类型的炎细胞浸润。（HE）

图4-4　炎细胞附壁及渗出

常见的炎细胞（图4-5，图4-6）有以下几种：

1. 中性粒细胞

中性粒细胞是化脓性炎症或急性炎症中最常见的炎细胞，来自血液，具有活跃的吞噬和杀菌力。它能吞噬细菌、坏死组织碎片、抗原抗体复合物等，又称小吞噬细胞。核常分叶，但在炎症区可见不分叶的较幼稚的中性粒细胞。

2. 单核细胞及巨噬细胞

血液中的单核细胞进入组织后则转化为巨噬细胞，它具有很强的吞噬功能。结缔组织内的组织细胞，肝脏的库普弗细胞，肺、淋巴结、淋巴组织的巨噬细胞等，都属于单核巨噬细胞系统。巨噬细胞胞体比中性粒细胞大1~10倍，吞噬能力更强，但游出比中性粒细胞缓慢，常见于急性炎症后期或慢性炎症。

3. 淋巴细胞和浆细胞

镜下观：淋巴细胞形态一致，都是小圆细胞，核圆而深染，胞浆极少，需用免疫标记才能区别。淋巴细胞多见于慢性炎、病毒所致炎症以及与免疫反应有关的炎症病灶中。浆细胞是B淋巴细胞接触到抗原后被活化的形态，可产生特异性抗体，又称为效应B淋巴细胞。浆细胞圆形或卵圆形，核圆形、多偏于一侧，异染色质粗块状、从核中心辐射状分布，胞浆丰富、嗜碱性、核旁染色较淡，多见于慢性炎症。

4. 嗜酸性粒细胞

嗜酸性粒细胞来自血液，其核与中性粒细胞类似，但通常为两叶。胞浆内含有丰富的嗜酸性颗粒，即溶酶体，内含多种酶（蛋白酶、过氧化物酶），但无溶菌酶和吞噬素。此类细胞活动力差，有一定的吞噬功能，可吞噬抗原抗体复合物，多见于各种慢性炎症，尤其是寄生虫引起的炎症和Ⅰ型变态反应性炎症。

5. 嗜碱性粒细胞和肥大细胞

这两种细胞在形态与功能方面有许多相似之处。胞浆中均含嗜碱性异染性的颗粒，内含肝素、组胺和 5- 羟色胺。常见于变态反应性炎症，细胞脱颗粒时释放出以上物质。嗜碱性粒细胞来自血液，而肥大细胞主要分布于全身结缔组织和血管周围。目前大多数学者认为肥大细胞在骨髓中与嗜碱性粒细胞源于同一祖细胞。

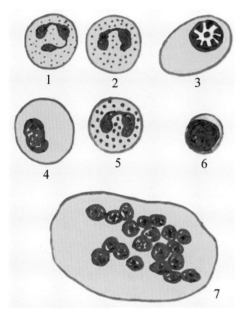

1—中性粒细胞；2—嗜酸性粒细胞；3—浆细胞；4—巨噬细胞；5—嗜碱性粒细胞；6—淋巴细胞；7—多核巨细胞

图 4-5 常见炎细胞模式图

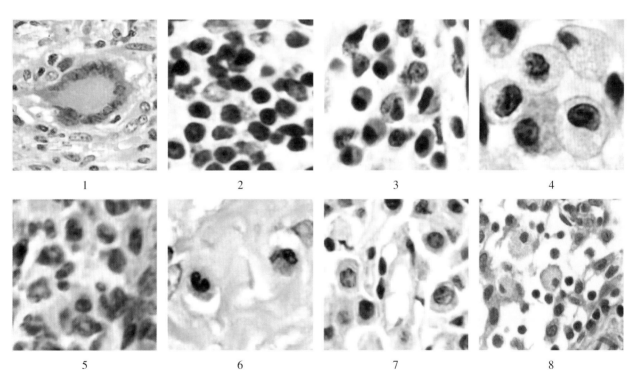

1—结核病时朗汉斯多核巨细胞；2—肠壁的淋巴细胞；3—肠壁的浆细胞；4—硅肺时肺泡壁巨噬细胞；5—肺泡壁的中性粒细胞；6—子宫固有层的嗜酸性粒细胞；7—关节炎时的单核巨噬细胞；8—淋巴结内的肥大细胞

图 4-6 常见的炎细胞

　　巨噬细胞活化后可转变为上皮样细胞、泡沫细胞、伤寒细胞、心力衰竭细胞以及多核巨细胞（图4-7）。当巨噬细胞吞噬和消化结核杆菌等富含蜡质的细菌时，巨噬细胞变得大而扁平，胞浆丰富而淡染，细胞境界不清，类似上皮细胞样紧密排列，故称为类上皮细胞（epithelioid cell）。在脑软化灶周围、动脉粥样硬化及瘤型麻风病变中，巨噬细胞吞噬许多脂质，胞浆内充满细小的脂滴空泡，称为泡沫细胞。风湿性心肌炎时，心肌间质内可见巨噬细胞体积较大，胞浆丰富、嗜碱性、核大、空泡状、核膜清楚，染色质集中于核中央并呈细丝状向核膜发散，横切面似枭眼，纵切面如毛虫，称为风湿细胞。在伤寒杆菌感染时，巨噬细胞可吞噬伤寒杆菌、红细胞和细胞碎片，称为伤寒细胞。有时致炎因子不易被吞噬和分解，如致炎因子为较大异物、真菌、有抵抗力的病毒、细菌和寄生虫，此时巨噬细胞可通过互相融合或单个巨噬细胞内的核分裂而形成多核巨细胞。核不规则地分散在胞浆内者，称为异物巨细胞，常见于外科缝线、化学物结晶等异物周围。若核呈马蹄形或环形分布于细胞周边，称为朗汉斯巨细胞（Langhans巨细胞），主要出现于结核杆菌引起的感染灶。骨组织的破骨细胞体积大、核多、形态不规整，是一种巨大的多核细胞，分布于骨组织表面。有骨组织坏死时，它们与其他骨组织细胞相互关联，参与骨组织的发生和改建（见本书下篇第二十六章"骨关节疾病动物模型"）。在骨组织有断裂或坏死时，破骨细胞常在骨断片的周围大量聚集起破坏和溶解坏死骨的作用，有利于下一步骨组织修复；正常情况下，破骨细胞位于骨小梁的凹陷处。破骨细胞抗酒石酸酸性磷酸酶染色呈阳性。因此，巨噬细胞在病理条件下可呈现出多种形态，根据形态的不同可推测其发生改变的原因。

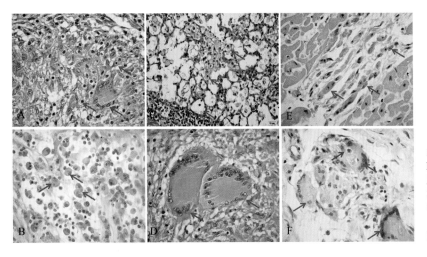

红箭示活化的巨噬细胞。A：上皮样细胞，B：泡沫细胞，C：风湿细胞（Aschoff细胞），D：伤寒细胞（Typhoid cell），E：朗汉斯细胞（Langhans cell），F：缝线周围的异物巨细胞，黑箭示缝线

图4-7　活化的巨噬细胞形态

　　值得注意的是，不是所有的体积大、细胞核多的细胞都来源于单核巨噬细胞。麻疹病毒等引起的肺炎，在肺泡腔内可见大量的多核巨细胞，细胞内可见病毒包涵体，这些细胞是增生肥大的支气管上皮细胞和Ⅱ型肺泡细胞。肿瘤组织中的瘤巨细胞其起源多不是巨噬细胞（少数起源于巨噬细胞的肿瘤除外，如骨巨细胞瘤起源于破骨细胞——骨组织中的巨噬细胞），瘤巨细胞本质就是巨大的肿瘤细胞，细胞核可能为一个，也可能为多个，可表现出肿瘤细胞的异型性（关于异型性可参见本书第五章第三节"肿瘤的异型性"）。骨巨细胞瘤中的多核巨细胞目前研究认为具有破骨细胞的许多特征，且能有效地吸收骨质，细胞核数目较多，胞浆周边不规则、有伪足样突起，胞浆内可见大小不等的空泡。在犬或大鼠的甲状旁腺偶有发现一种体积大、细胞核多、貌似多核巨细胞样的细胞（多核合体巨细胞，multinucleated syncytial giant cell），这些细胞的特征为：胞浆嗜酸性增强，核深染；超微结构胞浆内含变性的细胞器；常位于腺体的周边部，也可以出现在中央部；数目多少不一，可以数个，甚至多到占甲状旁腺细胞的半数（图4-8，图4-9）；此种细胞可能是相邻细胞胞浆融合所致，其意义不清，与固定是否恰当或固定方式无关。

因数量不多，对功能不影响，动物实验中偶有发现，但有时在同一批动物中出现率还不低。

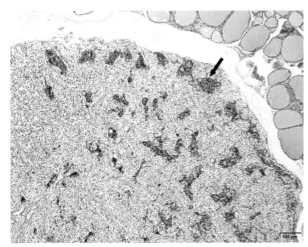

甲状旁腺的多核合体巨细胞主要位于甲状旁腺边缘区。（HE）

图4-8　甲状旁腺的多核合体巨细胞低倍观

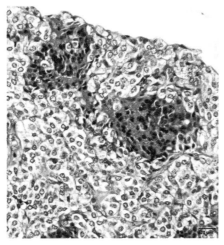

多核合体巨细胞的胞浆致密、均质，呈强嗜酸性；细胞核小，与周围主细胞相比，呈现卵圆形。（HE）

图4-9　甲状旁腺的多核合体巨细胞高倍观

三、增生

炎症时的组织增生（proliferation），是指在致炎因子或组织崩解产物等刺激下，病灶内巨噬细胞、成纤维细胞、内皮细胞、上皮细胞等增生和分化。在炎症早期，增生反应较轻微，炎症后期增生反应较为明显。但某些炎症，如急性弥漫性毛细血管内增生性肾小球肾炎，其肾小球内皮细胞和系膜细胞的增生很明显。伤寒早期，回肠末端淋巴小结有明显的巨噬细胞增生。炎症初期，来自血液和局部组织增生的巨噬细胞具有吞噬病原微生物和清除组织崩解产物的作用。炎症后期，成纤维细胞和血管内皮细胞增生明显，形成胶原和新生毛细血管，与浸润的炎细胞共同构成肉芽组织。肉芽组织的出现一般标志着炎症向愈合的方向发展。

综上所述，任何致炎因子引起的炎症都具有变质、渗出和增生三种基本病理变化，只是不同类型的炎症以其中某一种基本病变为主。变质、渗出、增生三者之间存在着内在的密切联系，互相影响，构成一个复杂的炎症反应过程。

第三节　常见的炎症类型

根据炎症的基本病理变化和病变特点的不同，常见的炎症可分为如下的几种类型：

一、浆液性炎

浆液性炎（serous inflammation）是以血液中的液体（浆液）渗出为特征的炎症，渗出的液体中含3%～5%的小分子蛋白质（主要是白蛋白）、少量白细胞和纤维素。浆液性炎主要发生于浆膜、黏膜和疏松结缔组织等处，如皮肤Ⅱ度烧伤所形成的水泡（图4-10）、关节炎时的关节腔积液都属于浆液性炎的表现。

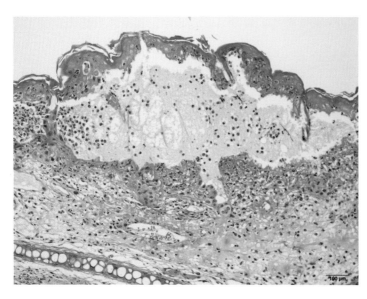

表皮下可见大量浆液性渗出物，伴有炎细胞和少量纤维蛋白渗出

图4-10　皮肤的浆液性炎

二、纤维素性炎

纤维素性炎（fibrinous inflammation）是以大量纤维蛋白原渗出为主，并以在炎症灶内形成纤维素为特征的炎症。此时血管壁的损伤较重，通透性较浆液性炎时增高更明显，以致大分子的纤维蛋白原大量渗出。纤维素性炎常由细菌毒素（如白喉杆菌、痢疾杆菌、肺炎球菌毒素等）或有毒物质（如尿毒症时的尿素、汞中毒等）引起，常发生于黏膜、浆膜和肺。镜下纤维素红染、网片状或细丝状，夹杂有一定量的中性粒细胞。发生于黏膜的纤维素性炎（如白喉、细菌性痢疾），纤维素、白细胞和坏死的黏膜上皮常混杂在一起，形成灰白色的膜状物，覆盖在黏膜的表面，称为"假膜"（或"伪膜"）。因此，黏膜的纤维素性炎又称为"假膜性炎"（pseudomembranous inflammation）。发生于鳞状上皮的假膜附着较牢，不易脱落（如咽白喉），而发生于柱状上皮的假膜附着力较弱，容易脱落（如气管白喉）。气管白喉的假膜脱落后可阻塞支气管而引起窒息。浆膜的纤维素性炎常见于胸膜腔和心包腔（如肺炎球菌引起的纤维素性胸膜炎、风湿及心肌梗死引发的纤维素性心外膜炎）。由于心脏不停搏动，心外膜的纤维素性渗出呈绒毛状，又称"绒毛心"（图4-11）。

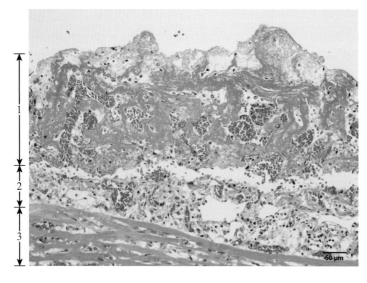

心外膜充血水肿，炎细胞浸润，间皮肿胀脱落，心外膜表面大量纤维素渗出，其中混有少量的白细胞（1—绒毛，即渗出的纤维素；2—心外膜；3—心肌）。（HE）

图4-11　纤维素性心外膜炎

三、化脓性炎

以大量中性粒细胞渗出为主，并伴有不同程度的组织液化坏死的过程，称为"化脓"，以化脓为主要特征的炎症称化脓性炎（suppurative / purulent inflammation）。化脓性炎多由葡萄球菌、链球菌、大肠杆菌等化脓菌引起，也可由某些化学物质引起，如将松节油注入组织内引起化脓。这种非细菌因素引起的化脓现象称为无菌性化脓。发生化脓性炎时，炎症灶中的细胞、组织在细菌和中性粒细胞释放的溶蛋白酶的作用下发生液化、坏死，加上血管内的液体渗出，肉眼呈黄白色液体状，称为脓液（pus）。脓液中多含有大量的细菌。化脓性炎有三种主要的病理类型：

（一）表面化脓和积脓

表面化脓是指浆膜或黏膜的化脓性炎，且炎症仅限于浆膜或黏膜的浅表部位，脓液主要向黏膜或浆膜的表面渗出，深部组织的炎症不明显，如化脓性尿道炎、化脓性支气管炎等。如果表面化脓渗出的脓液在浆膜腔或空腔脏器（如胆囊、输卵管等）内积聚，则称为积脓。

（二）脓肿（abscess）

局限性化脓伴有积脓腔形成的化脓性炎称为脓肿（图 4-12，图 4-13）。脓肿常由金黄色葡萄球菌引起。金黄色葡萄球菌感染不仅使组织发生液化坏死，同时其血浆凝固酶的作用使渗出的纤维蛋白原转变为纤维素，使病变比较局限。早期脓肿边缘组织充血水肿，炎细胞浸润，以后肉芽组织逐渐增生，形成包绕脓腔的"脓肿膜"。脓液及坏死物清除干净后，由肉芽组织填补修复，最后形成结缔组织瘢痕。皮肤、黏膜浅部的脓肿可向表面破溃而形成较大的缺损，称为溃疡。深部组织的脓肿如向体表或自然管道穿破，可形成一端开口的盲管，称为窦道。如果深部脓肿形成体表与有腔器官之间或两个有腔器官之间的有两个以上开口的病理性管道，则称为瘘管。例如，肛门周围组织的脓肿可向皮肤穿破，形成窦道；也可以一端穿破皮肤，另一端穿入直肠肛管而形成两端连通的瘘管，称为肛瘘。

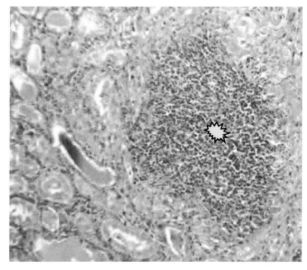

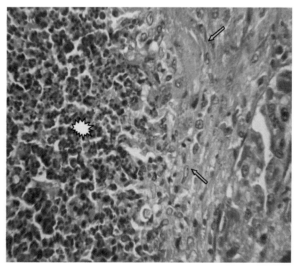

低倍镜下见肾组织内大量炎细胞在局部积聚（黄星示）。（HE）

高倍观，脓肿中央为变性坏死的中性粒细胞（黄星示），周围已形成由成纤维细胞组成的脓肿膜（绿箭示）。（HE）

图 4-12　大鼠肾脓肿

图 4-13　大鼠肾脓肿

（三）蜂窝织炎（phlegmonous inflammation）

蜂窝织炎是疏松组织中的弥漫性化脓性炎，常见于皮肤、肌肉和阑尾。蜂窝织炎主要由溶血性链球菌引起。链球菌分泌的透明质酸酶和链激酶可降解组织间质中的基质成分（透明质酸和纤维素等），因此，细菌很容易通过组织间隙蔓延扩散。病变的组织高度水肿，与正常组织的分界不清晰，大量中性粒细胞浸润，但脓液形成不明显（图4-14，图4-15）。

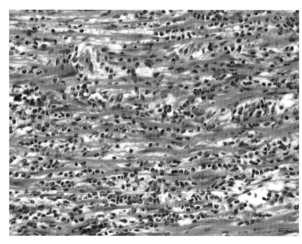

照片来自肠壁肌层，平滑肌细胞间隙增宽，内见大量变性坏死的中性粒细胞。（HE）

图4-14 蜂窝织炎

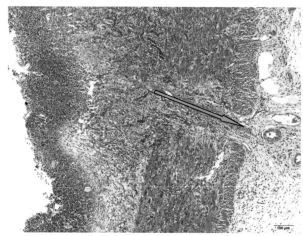

照片为肠壁组织，左侧为肠腔，右侧为浆膜面。各层均有中性粒细胞浸润，变性坏死后释放蛋白溶解酶，使变性坏死的平滑肌溶解，引起肠壁穿孔，形成排脓的通道（绿箭示方向）。（HE）

图4-15 蜂窝织炎的后果

四、出血性炎

出血性炎（hemorrhagic inflammation）并非为一种独立的炎症类型。炎症过程中当血管壁损伤严重、通透性极度增高时，可导致大量红细胞渗出，称出血性炎，常见于流行性出血热、钩端螺旋体病等。

五、肉芽肿性炎

以单核巨噬细胞增生为主，形成结节状、境界清楚的增生病灶，称肉芽肿（granuloma），以肉芽肿形成为特征的炎症称为肉芽肿性炎（granulomatous inflammation）。肉芽肿的结节较小，直径为0.5~2 mm左右。常见的原因有：细菌（如结核杆菌、伤寒杆菌）感染、梅毒螺旋体感染、真菌或寄生虫感染（如组织胞浆菌病、血吸虫病等）、组织存在的异物（如手术缝线、木刺等）、自身免疫性疾病（如风湿病、韦氏肉芽肿病等），复制风湿性关节炎的佐剂，高尿酸血症时肾脏内的尿酸盐结晶也可以在相应部分引起肉芽肿性炎（图4-16~图4-18）。构成肉芽肿的基本成分为单核巨噬细胞。不同病因引起的肉芽肿形态不完全一致，根据典型肉芽肿的形态特征往往可以判断其病因。以结核杆菌引起的结核性肉芽肿（结核结节）为例（图4-19），其形态结构由内向外依次为：① 干酪样坏死。由细胞免疫介导的变态反应常使肉芽肿中央增生的单核巨噬细胞发生坏死，由于感染灶中的结核杆菌可产生大量的脂质，因此坏死呈干酪样。② 类上皮细胞。类上皮细胞是结核性肉芽肿中增生的单核巨噬细胞的主要类型。由于增生活化的巨噬细胞的胞浆特别丰富，细胞紧密相连，类似于上皮细胞，因此被称为类上皮细胞或上皮样细胞。类上皮细胞的核呈圆形或椭圆形，染色质少。胞浆因被吞噬的结核杆菌脂质大量存在而呈淡染或空泡状。由于细胞膜之间相嵌，细胞间的境界不太清晰。③ 多核巨细胞。结核性肉芽肿的类上皮细胞之间还可见到一种体积大（直径 40～50 μm）、胞浆丰富、多核的巨细胞。结核菌等感染时形成的多核巨细胞又称朗汉斯巨细胞，其细胞核呈马蹄形或花环状排列在细胞的周边部。由异物（手术缝线、木刺等）引起的肉芽肿中也可以见到多核巨细胞形成的包绕异物的巨大吞噬体，但其细胞核排列往往杂乱无章，此种细胞称异物巨细胞（图 4-16～ 图 4-18）。多核巨细胞的功能与类上皮细胞的功能相似。④ 淋巴细胞。肉芽肿的周边部可见大量淋巴细胞的浸润。⑤ 成纤维细胞。结核肉芽肿的周边部可见到成纤维细胞及其产生的胶原纤维。随着病原体的杀灭及病变的发展，肉芽肿最终将由成纤维细胞产生的胶原纤维取代而形成纤维化的细小瘢痕。

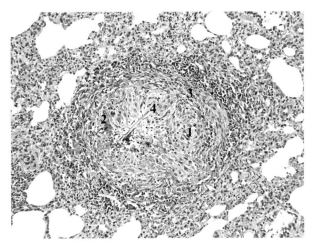

肉芽肿由多量类上皮细胞（1）组成，可见多个多核巨细胞（2），肉芽肿周围有淋巴细胞和成纤维细胞（3）。图中央淡蓝染的为异物（4）。各种细胞排列零乱。该肉芽肿位于肺组织，图片周边组织可见气肿的肺泡。（HE）

图 4-16　肺异物肉芽肿

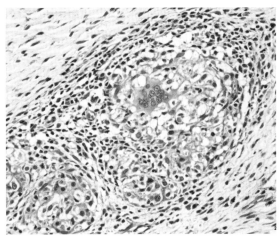

图示佐剂性关节炎肉芽肿，从中心向外，细胞成分依次为上皮样细胞、多核巨细胞、淋巴细胞和成纤维细胞。（HE）

图 4-17　佐剂性肉芽肿

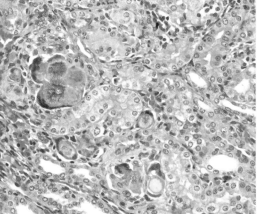

可见多量的尿酸盐结晶沉积。（HE）

图 4-18　尿酸炎性肉芽肿

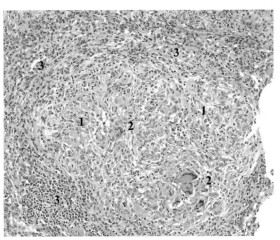

肉芽肿由多量类上皮细胞（1）组成，可见多个朗汉斯巨细胞（2），肉芽肿周围有淋巴细胞和成纤维细胞（3）。（HE）

图 4-19　结核性肉芽肿

第四节 急、慢性炎症的分类

根据起病的急缓、病理表现以及临床表现和经过，炎症通常可分为急性炎症和慢性炎症两大类。

一、急性炎症

急性炎症一般起病较急，临床症状明显，病程一般较短（数日至数周）。绝大多数的急性炎症以渗出性病变为主，表现为血管明显扩张充血、组织水肿，大量炎细胞渗出并以中性粒细胞渗出为主。前面介绍的浆液性炎、纤维素性炎、化脓性炎以及出血性炎都是较为常见的急性炎症。

二、慢性炎症

慢性炎症一般起病较缓，病程较长（数月至数年）。慢性炎症除了缓慢起病，逐渐出现临床症状以外，也可以由急性炎症病程延长、病变发生变化转变而来。慢性炎症局部的病变以增生为主，浸润的炎细胞主要为淋巴细胞、浆细胞及巨噬细胞，血管扩张、充血、渗出，变质性改变常不明显。由于致病因子的长期刺激以及巨噬细胞等分泌的促成纤维细胞增生因子的作用，炎症局部大量的纤维结缔组织增生，组织、器官的结构常发生改变。除了纤维结缔组织的增生以外，被覆上皮、腺上皮以及其他实质细胞也可以发生明显增生。如长期慢性炎症使局部黏膜上皮、腺体及间质增生，形成带蒂向表面突起的肉样肿块，称炎性息肉（inflammatory polyp），常见于鼻黏膜、肠黏膜及子宫颈黏膜。若炎性增生在组织内形成境界清楚的肿瘤样肿块，则称为炎性假瘤（inflammatory pseudotumor），常发生于眼眶和肺，需与真性肿瘤鉴别。前面所述的肉芽肿性炎中的大部分都属于慢性炎症。

第五节 炎症的结局

一、痊愈

通过消除病因、机体的抗损伤反应和及时的治疗，大多数炎症可以痊愈。当坏死面积较小时，坏死组织在酶解作用下溶解吸收，通过再生修复，最后完全恢复其正常的结构和功能，称为完全痊愈。当坏死范围较大，只能通过机化、纤维包裹、钙化以及分离排出等方式好转时，局部组织不能恢复原来的结构和功能，则称为不完全痊愈。渗出性炎的液体成分在炎症恢复的过程中常能完全吸收，但当纤维素渗出过多、中性粒细胞释放的溶蛋白酶不足时，可发生机化现象，导致纤维结缔组织增生。肉芽肿性炎恢复时，肉芽肿结节最终转变为纤维化的小结节，因为体积微小，一般不造成明显不良后果。但发生在特殊部位（如心脏）并反复发作的病变，纤维结缔组织逐渐增多也会造成不良后果。慢性炎症由于实质细胞、间质细胞及结缔组织常大量增生，组织结构发生改变，因而即使炎症痊愈也多影响到器官的功能。

二、迁延不愈

迁延不愈即急性炎症慢性化。急性炎症治疗不彻底或机体抵抗力时高时低，则致炎因子不能在短期内消除，炎症过程可迁延不愈，转化为慢性炎症。其临床表现为病情时轻时重，常有慢性炎症急性发作。

三、扩散

细菌等感染造成的炎症，当机体抵抗力低下或病原体毒力强、数量多时，病原微生物可不断繁殖，向周围组织蔓延，或通过血管、淋巴管向全身扩散。

1. 局部蔓延

炎症灶内的病原微生物沿组织间隙或器官的自然通道向周围组织蔓延、扩散，如肾结核可沿泌尿道下行扩散，引起输尿管和膀胱结核。

2. 淋巴道扩散

病原体进入淋巴管，引起淋巴管和所属回流淋巴结的炎症，如上肢的感染引起腋窝淋巴结肿大，下肢的感染引起腹股沟淋巴结肿大等。淋巴结的反应可限制病原体的进一步扩散，但感染严重时，病原体也可以通过淋巴循环入血。

3. 血道扩散

当细菌毒力强、机体局部或全身抵抗力低下时，炎症灶中的细菌可进入血液，引起败血症或脓毒血症。毒力强的细菌入血并大量繁殖产生毒素，引起高热，皮疹，肝、脾及全身淋巴结肿大等全身中毒表现和多系统、多脏器的病理改变，称败血症（septicemia）。如果引起败血症的细菌是金黄色葡萄球菌等化脓菌，则临床上除了有败血症的表现以外，栓塞于毛细血管的细菌栓子的化脓性损害还可引起肝、肾等全身多脏器形成较小的散在均匀分布的多发性脓肿灶，此时称脓毒血症（pyemia）。

【附】 菌血症与毒血症

很多感染性炎症的早期，局部感染灶中常有少量细菌入血，此时血培养检查常阳性，但全身中毒症状不明显，称菌血症（bacteremia）。在拔牙、导尿等情况下，也可发生一过性的菌血症。发生菌血症时，进入血液的细菌可被机体的单核巨噬细胞所清除，因此一般不引起严重的后果。炎症局部细菌的代谢产物或毒素被吸收入血（细菌血培养不一定阳性），常引起寒战，高热，肝、肾等脏器实质细胞变性坏死等中毒表现，称毒血症（toxemia），为感染性炎症常有的表现。毒血症的表现可轻可重，轻者仅表现为低热、乏力等不适，严重的毒血症可引起中毒性休克。

（李懿萍 苏 宁）

第五章　肿瘤总论

肿瘤（tumor，neoplasm）是当今世界的一类常见病、多发病，其中恶性肿瘤则是危害人类健康最严重的疾病之一。目前肿瘤已成为我国城市居民的第一位死亡原因，农村居民的第二位死亡原因。胃癌、食管癌、大肠癌、肝癌、肺癌、鼻咽癌、乳腺癌、宫颈癌、淋巴瘤和白血病在我国最常见，成为研究和防治的重点。

第一节　肿瘤的概念、命名和分类

一、肿瘤的概念

肿瘤是机体在各种致瘤因素作用下，局部组织的细胞在基因水平上失去对其生长的正常调控，导致克隆性异常增生而形成的新生物，这种新生物常表现为局部肿块。

肿瘤的异常增生与前面所述的增生不同，主要表现为：① 肿瘤细胞分化不成熟。肿瘤细胞在不同程度上失去了分化成熟的能力，分化程度甚至接近幼稚的胚胎组织。在形态方面，瘤细胞大小、形态不一，核染色质增多、深染，核质比增大，核分裂象增多。在功能方面，瘤细胞缺乏正常细胞的功能，例如，白血病细胞失去了正常白细胞抵御微生物感染的能力。② 肿瘤细胞过度增生，具相对自主性。肿瘤细胞生长与机体不协调，丧失了正常细胞对生长抑制的反应。③ 肿瘤生长具持续性。肿瘤细胞一旦形成，即使致瘤因素去除，肿瘤仍继续生长。因为致瘤因素已使基因发生改变，并使这种改变的遗传物质代代相传。

二、肿瘤的命名

人体任何部位的组织和器官几乎都会发生肿瘤，因此肿瘤种类繁多，命名复杂。一般根据肿瘤的组织来源和生物学行为进行命名。

（一）肿瘤的一般命名原则

1. 良性肿瘤的命名

任何组织来源的良性肿瘤一般称为瘤。其命名方式为肿瘤的来源组织名称后加"瘤"字（英文后缀

为 –oma），命名时常加上生长部位，如背部纤维组织来源的良性肿瘤称背部纤维瘤，以此类推，如子宫平滑肌瘤、肠腺瘤。有时还结合肿瘤的形态特点来命名，如外耳道鳞状上皮乳头状瘤、卵巢囊腺瘤等。

2. 恶性肿瘤的命名

主要有两大类，即癌和肉瘤。人们一般所称的癌症（cancer）泛指所有恶性肿瘤。

（1）癌（carcinoma）：指来源于上皮组织的恶性肿瘤。其命名原则是肿瘤起源部位和来源组织名称后加上"癌"字。如来源于膀胱移行上皮的恶性肿瘤称膀胱移行上皮癌，来源于胃内腺上皮的恶性肿瘤称胃腺癌，来源于食管鳞状上皮的恶性肿瘤称食管鳞状上皮癌。有时还加上肉眼或显微镜下形态性描述，如甲状腺乳头状癌。

（2）肉瘤（sarcoma）：指来源于间叶组织的恶性肿瘤。间叶组织包括纤维、脂肪、横纹肌、脉管、骨、软骨等组织。其命名原则为肿瘤起源部位、来源组织名称之后加上"肉瘤"两字，如胃平滑肌肉瘤、股骨骨肉瘤、后腹膜脂肪肉瘤。

（3）癌肉瘤（carcinosarcoma）：肿瘤中既有癌的成分又有肉瘤成分，称为癌肉瘤。

上述肿瘤的一般命名原则可以用表 5–1 来表示：

表 5–1　肿瘤的一般命名原则

组织来源	名称	生物学行为
任何组织	瘤	良性
上皮组织 间叶组织	癌 肉瘤	恶性

（二）少数其他肿瘤的命名

有少数肿瘤命名与上述命名原则不符合，这类肿瘤主要有：

（1）以母细胞命名的肿瘤：该类肿瘤大部分为恶性肿瘤，瘤细胞处于分化幼稚状态，类似胚胎发育时的母细胞，如肾母细胞瘤、视网膜母细胞瘤、髓母细胞瘤。少数为良性肿瘤，如肌纤维母细胞瘤、软骨母细胞瘤。

（2）以"瘤"命名的恶性肿瘤：如精原细胞瘤、黑色素瘤等。

（3）以"病"命名的恶性肿瘤：如白血病、蕈样霉菌病等。

（4）以"恶性"为词首命名的肿瘤：有的肿瘤命名与一般命名原则不符，为区分良性、恶性，则在恶性肿瘤前加上"恶性"两字，如恶性神经鞘瘤、恶性畸胎瘤等。

（5）以人名命名的恶性肿瘤：如尤因（Ewing）肉瘤、霍奇金（Hodgkin）淋巴瘤等。

（6）以肿瘤细胞形态命名的肿瘤：如印戒细胞癌、骨巨细胞瘤、燕麦细胞癌等。

三、肿瘤的分类

肿瘤主要依组织来源分类，每一类别再依其分化程度和对机体影响程度不同分为良性和恶性两大类，详见表 5–2。

表 5-2　肿瘤的分类

组织来源		良性	恶性
上皮组织	鳞状上皮	乳头状瘤	鳞状细胞癌
	基底细胞	—	基底细胞癌
	移行上皮	乳头状瘤	移行上皮癌
	腺上皮	腺瘤	腺癌
		黏液 / 浆液性囊腺瘤	黏液 / 浆液性囊腺癌
		多形性腺瘤	恶性多形性腺瘤
间叶组织	纤维组织	纤维瘤	纤维肉瘤
	脂肪组织	脂肪瘤	脂肪肉瘤
	平滑肌组织	平滑肌瘤	平滑肌肉瘤
	骨组织	骨瘤	骨肉瘤
淋巴造血组织	淋巴组织	—	恶性淋巴瘤
	造血组织	—	各种白血病
			多发性骨髓瘤
神经组织	神经束膜组织	神经纤维瘤	神经纤维肉瘤
	胶质细胞	胶质细胞瘤	恶性胶质细胞瘤
	脑膜组织	脑膜瘤	恶性脑膜瘤
	交感神经节	神经节细胞瘤	神经母细胞瘤
其他	黑色素细胞	黑痣	恶性黑色素瘤
	胎盘绒毛	葡萄胎	恶性葡萄胎、绒癌
	三胚层组织	畸胎瘤	恶性畸胎瘤

第二节　肿瘤的一般形态和组织结构

一、肿瘤的肉眼观形态

肿瘤的肉眼观形态多种多样，往往与肿瘤的发生部位、组织来源有关，并在一定程度上反映出肿瘤的良恶性。

（一）肿瘤的形状

肿瘤的形状取决于肿瘤生长部位的深浅、生长方式和周围组织的性质。生长在皮肤、黏膜的肿瘤可呈息肉状、乳头状、蕈伞状、绒毛状或弥漫肥厚状（图 5-1）。瘤组织崩解坏死后可形成溃疡状损伤。发生在深部和实质器官的良性肿瘤常呈结节状、分叶状、哑铃状或囊状等，边界清楚。恶性肿瘤多为不规则结节状，并呈树根样或蟹足样向周围组织浸润。

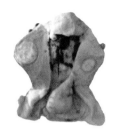
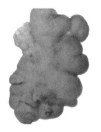
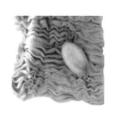
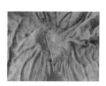
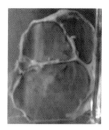

结节状　　　　分叶状　　　　　息肉状　　　　溃疡状　　　　多房性

图 5-1　肿瘤的形态示意图

（二）肿瘤的大小和数目

肿瘤的大小相差悬殊，与其良恶性、生长时间、发生部位有一定关系。肿瘤早期往往体积较小，有的甚至在显微镜下才能发现。生长在体表、腹膜腔、盆腔的肿瘤可以长得较大，如背部脂肪瘤、盆腔卵巢囊腺瘤。恶性肿瘤生长迅速，较早危及患者生命，因此体积一般不会太大。

肿瘤大多为单个，少数可呈多个，如子宫多发性平滑肌瘤。有时同一个体不同部位同时或先后出现两种或两种以上原发性恶性肿瘤，称为多原发癌。

（三）肿瘤的颜色

肿瘤一般与其起源组织颜色相同，多数呈灰白色或灰红色，富于血管的血管瘤或起源于内分泌组织的肿瘤呈灰红色或暗红色，黑色素瘤呈棕褐色或黑色，脂肪瘤呈淡黄色，分泌黏液的肿瘤呈灰白半透明状。据此，可对肿瘤来源做初步估计。

（四）肿瘤的硬度

肿瘤的硬度取决于来源组织、实质和间质的比例及有无变性、坏死。肿瘤中如钙盐较多、有硬骨质形成、纤维成分多则质硬；反之，当这些成分少，肿瘤细胞多或有出血、囊性变者则较软。

（五）肿瘤的包膜

一般来说，良性肿瘤常有完整包膜，因而和周围组织分界清楚，手术时容易分离，可完整切除；而恶性肿瘤常因浸润性生长，无包膜，因而和周围组织分界不清，手术时难以分离，不能完整切除，需要扩大手术范围。有时肿瘤压迫周围正常组织，使其致密，形成"假包膜"，此时需要与良性肿瘤的包膜鉴别。

二、肿瘤的组织结构

肿瘤的组织结构多种多样，但任何肿瘤在显微镜下都由实质和间质（图 5-2）组成，两者关系密切。

（一）肿瘤的实质

肿瘤的实质是肿瘤细胞的总称，是肿瘤的主要成分，决定肿瘤的生物学特点和组织来源。根据肿瘤的实质可做出肿瘤的命名、分类和病理诊断。根据肿瘤的实质也可以确定肿瘤的良恶性，以及恶性肿瘤的恶性程度；对于转移性肿瘤，肿瘤实质用以推测肿瘤的起源部位。一种肿瘤通常只有一种实质，少数肿瘤可含两种或多种实质成分，如乳腺纤维腺瘤。

（二）肿瘤的间质

主要由结缔组织（纤维、基质）和血管组成，有时可有淋巴管和少数残存的神经纤维。肿瘤间质在不同肿瘤中基本相同，无特异性，它对肿瘤细胞起着营养支持作用。间质中纤维组织丰富的肿瘤质地较硬，反之则较软。血管丰富的肿瘤往往生长较快，反之则较慢。恶性肿瘤细胞还可释放肿瘤血管形成因子，刺激间质毛细血管增生，促进肿瘤生长，而且肿瘤间质同恶性肿瘤的浸润和转移有密切的关系。此外，间质中常可见数量不等的淋巴细胞、巨噬细胞和浆细胞等浸润（图 5-2，图 5-3）。

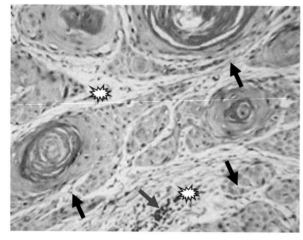

癌细胞排列成巢状，中央角化（癌株），此为肿瘤的实质（黑箭示）。肿瘤间质由纤维结缔组织组成（白星示），中下部可见少量免疫细胞（蓝箭示）。实质和间质分界清楚。（HE）

图 5-2　高分化鳞状细胞癌

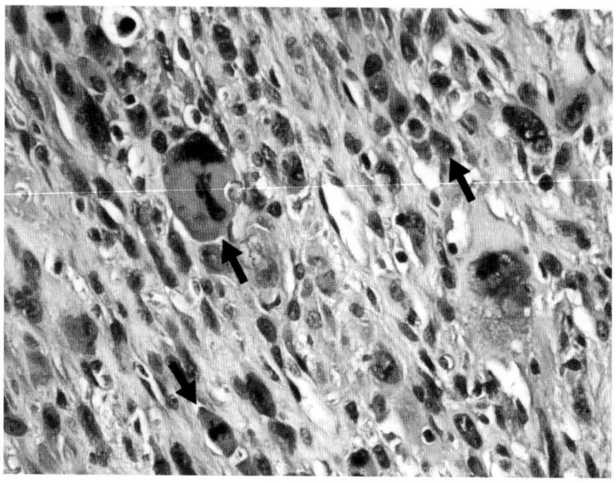

肉瘤细胞散在分布（黑箭示），与间质交织在一起。肿瘤实质和间质分界不清楚。（HE）

图 5-3　肉瘤

第三节　肿瘤的异型性

肿瘤组织在细胞形态和组织结构上都与其来源的正常组织有不同程度的差异，这种差异称为异型性（atypia）。异型性的大小又可用肿瘤组织分化成熟的程度来表示。分化（differentiation）程度是指肿瘤细胞与其发生部位的成熟细胞的相似程度。肿瘤细胞异型性小，表示它和正常来源组织相似，分化程度高，恶性程度低；肿瘤细胞异型性大，和正常来源组织相似性小，分化程度低，恶性程度高。因此，异型性是判断良性、恶性肿瘤的重要组织学依据。

（一）肿瘤组织结构的异型性

肿瘤组织结构的异型性是指肿瘤实质和间质的关系紊乱，失去相应正常组织的结构和层次。良性肿瘤组织结构与其来源组织相似，较易判断其来源。例如，肠腺瘤的腺体较丰富，腺腔可扩张，大小不一，但瘤细胞排列整齐（图5-4）。恶性肿瘤的组织结构异型性明显，细胞排列紊乱，失去正常的层次和结构。例如，肠腺癌的腺体大小不一，形态十分不规则，甚至不形成腺腔，排列紊乱，腺上皮细胞排列紧密或呈多层（图5-5）。

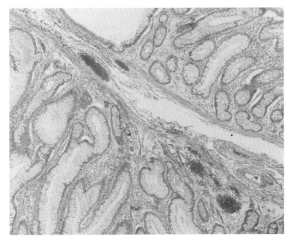

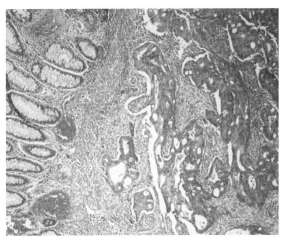

肿瘤组织内腺体较丰富，腺腔可扩张、大小不一，但腺上皮细胞分化成熟、排列整齐。（HE）

图中右侧肿瘤区域组织结构和细胞形态异型性明显，腺体大小不一、形态极不规则，腺上皮细胞单层或呈多层、排列紧密紊乱。（HE）

图 5-4　肠腺瘤

图 5-5　肠腺癌

（二）肿瘤细胞的异型性

良性肿瘤细胞异型性小，与其来源组织的正常细胞相似，有时单从细胞学上无法同其来源组织的正常细胞区别，其异型性主要表现在组织学方面。恶性肿瘤的瘤细胞具明显的异型性，表现为：

1. 肿瘤细胞的多形性

表现为瘤细胞大小不一，形态不规则，甚至出现胞体特大的瘤巨细胞（图5-5～图5-7）。少数分化差的肿瘤细胞较相应组织的正常细胞小，圆形，且大小较一致。

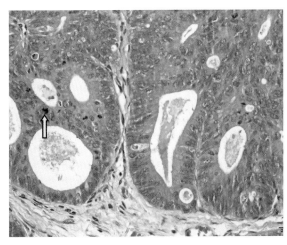

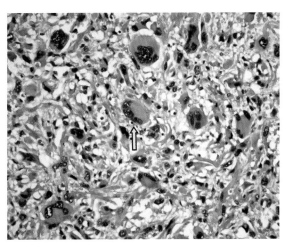

癌细胞异型性明显，单层或多层排列成大小不等的腺样结构，细胞核增大，核质比增大，核分裂象易见，并可见病理性核分裂象（黄箭示）。（HE）

肉瘤细胞异型性大，大小形态不一，核大，可见瘤巨细胞（黄箭示）。（HE）

图 5-6　腺癌

图 5-7　肉瘤

2. 核的多形性

瘤细胞的细胞核大小不一，形态不规则，甚至出现多核、巨核、畸形核。瘤细胞核明显增大，因而使核质比增大，从正常的 1:(4~6) 增至 1:(1.5~2)，甚至 1:1。核染色质呈粗大颗粒状，分布不匀，常靠近核膜分布，显得核膜增厚。核仁变大，数目增多。核分裂象多见，并可出现病理性核分裂，即多极性、不对称性、顿挫型核分裂（图 5-8）。以上这些改变均有助于病理诊断。

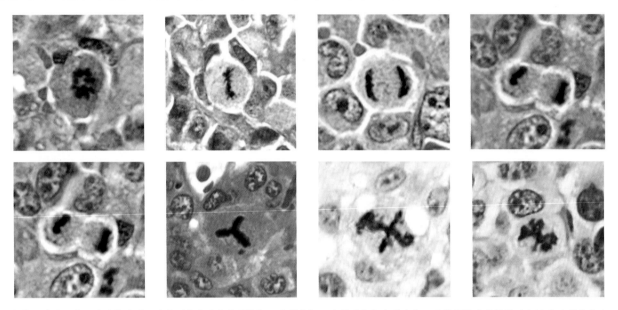

上排图片为正常细胞的核分裂，从左到右依次为分裂早期、分裂中期、分裂后期和分裂末期，下排图片为恶性肿瘤细胞的病理性核分裂，从左到右依次为不对称性、三极性、四极性和不规则性核分裂

图 5-8 正常和恶性肿瘤细胞的核分裂

3. 胞浆的改变

由于胞浆内核蛋白体增多，故多呈嗜碱性染色。有些肿瘤细胞内尚可出现黏液、糖原、脂质、色素等肿瘤分泌、代谢产物，可用特殊染色显示，并可作为肿瘤鉴别诊断的依据。

第四节 肿瘤的生长方式与扩散

（一）肿瘤的生长方式

1. 膨胀性生长

为多数良性肿瘤的生长方式。良性肿瘤生长缓慢，随着肿瘤体积逐渐增大，推挤周围正常组织呈结节状生长，常有完整的包膜，同周围组织分界清楚，易于摘除（图 5-9）。

2. 浸润性生长

为多数恶性肿瘤的生长方式。肿瘤侵入周围组织间隙，浸润、破坏周围组织，犹如树根长入泥土一样，因而肿瘤无包膜，与正常组织无明显界限。肿瘤固定不动，不易摘除干净（图 5-9）。

3. 外生性生长

体表、体腔或自然管道表面的肿瘤常向表面生长，形成突起的乳头状、息肉状、蕈伞状新生物。外生性生长可见于良性肿瘤，也可见于恶性肿瘤，但恶性肿瘤在外生性生长的同时有基底部的浸润性生长，形成基底部浸润性肿块（图 5-9）。

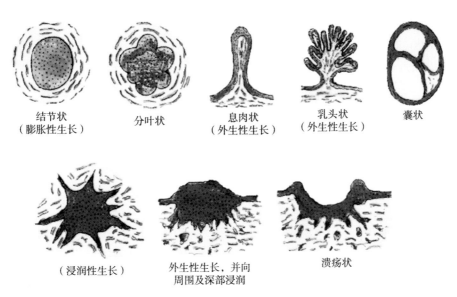

图 5-9　肿瘤形态和生长方式示意图

（二）肿瘤的扩散

肿瘤的扩散是恶性肿瘤的重要特征之一，有直接蔓延和转移两种方式。

1. 直接蔓延

肿瘤细胞连续不断地沿组织间隙、淋巴管、血管、神经束膜等侵入和破坏邻近正常组织或器官，并继续生长，称为直接蔓延。例如，晚期宫颈癌可蔓延，侵及膀胱、直肠、阴道壁及盆腔组织。

2. 转移（metastasis）

恶性肿瘤的瘤细胞从原发部位侵入淋巴管、血管或体腔，被带到他处继续生长，形成与原发瘤同样类型的肿瘤，这个过程称为转移。所形成的肿瘤称为继发瘤或转移瘤。良性肿瘤不转移，恶性肿瘤常有转移。常见的转移途径有：

（1）淋巴道转移：淋巴道转移是上皮性恶性肿瘤最常见的转移途径，即癌细胞侵入淋巴管，随淋巴液到达局部淋巴结，停留下来，生长形成转移瘤。如甲状腺癌转移到颈部淋巴结，阴茎癌转移至腹股沟淋巴结。转移至淋巴结的癌细胞首先到达被膜下边缘窦，以后累及整个淋巴结（图 5-10 ～ 图 5-12），使淋巴结肿大、质地变硬、切面呈灰白色。淋巴道转移一般由近到远，但有时会越过引流淋巴结而累及更下一站的淋巴结，即"跳跃性转移"，也可逆流至附近淋巴结群引起转移，如：胃癌发生左锁骨上淋巴结转移，则提示肿瘤已发生广泛转移和预后不良。

（2）血道转移：恶性肿瘤细胞侵入血管后，随血流到达远隔器官继续生长，形成转移瘤。肉瘤组织血管丰富，瘤细胞弥散分布，与血管关系密切，故血道转移是肉瘤最常见的转移方式。此外，未分化癌和癌的晚期也可发生血道转移。瘤细胞主要侵入壁薄、管内压力较低的毛细血管和小静脉内，少数也可经淋巴管入血。进入血流的瘤细胞以瘤栓的形式随血流方向运行而被阻塞在滞留的部位，瘤细胞在此增殖，然后穿出血管壁形成转移瘤。

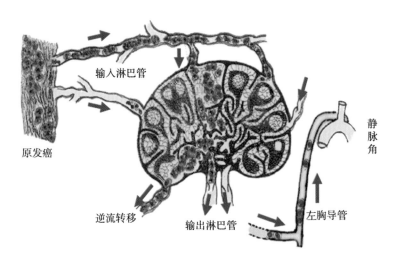

图 5-10　肿瘤淋巴道转移示意图

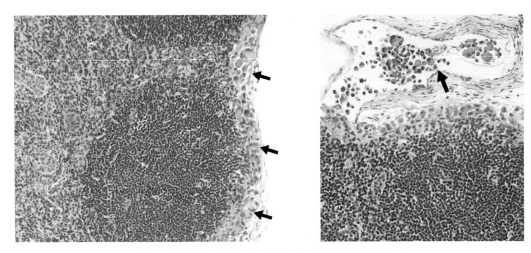

黑箭示淋巴结边缘窦（左图）和淋巴管（右图）内的肿瘤细胞

图 5-11　淋巴结的癌转移灶

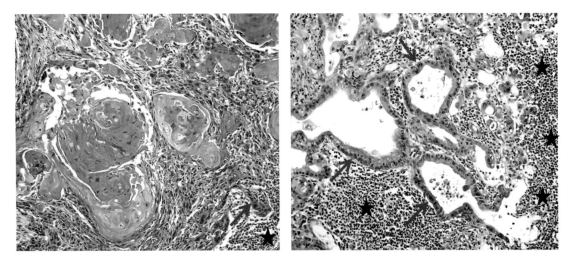

左图为人鳞状细胞癌的淋巴结转移，红箭示癌巢，黑星示残存的淋巴组织；右图为人腺癌的淋巴结转移，黑星示残存的淋巴组织，局部淋巴结结构被破坏，为癌组织替代，癌细胞异型性明显，排列成腺管状结构（红箭）。（HE）

图 5-12　淋巴结转移性癌

　　血道转移的运行途径与栓子的运行途径相似，一般情况下与血管解剖部位及血流方向有关。侵入体静脉系统的瘤细胞多经右心到肺，引起肺转移（图5-13）；肝接受门静脉系统的血液，故胃肠道肿瘤易经门静脉引起肝转移，所以肺和肝脏是最易发生转移瘤的器官；侵入肺静脉的瘤细胞可经左心进入主动脉系统，形成全身器官的广泛转移；侵入胸、腰、骨盆静脉的瘤细胞可经吻合支进入椎静脉系统，引起椎骨及中枢神经系统的转移，如前列腺癌可以没有肺转移而发生椎骨的转移。少数情况下，当静脉回流受阻时（如腹腔内压增高），可发生逆行性转移。

　　血道转移性肿瘤常为多发性散在分布的圆球形结节，边缘较整齐。位于器官表面的转移瘤，中央部位常因缺血坏死而塌陷，形成所谓"癌脐"，有助于与原发瘤区别。

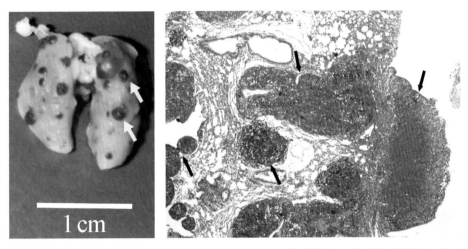

左图示小鼠肺内有多个黑色球形转移病灶（黄箭示），右图示转移灶的组织学形态（黑箭示），肿瘤细胞呈团块状分布，并可见黑色素。（HE）

图5-13　恶性黑色素瘤肺转移

　　（3）种植性转移：体腔内器官的肿瘤蔓延至器官浆膜面时，瘤细胞可脱落下来，像播种一样种植在体腔浆膜的表面（图5-14），形成许多转移瘤，这种转移方式称为种植性转移。胸膜或腹膜腔内肿瘤的瘤细胞脱落后可种植到肋膈角、直肠膀胱陷窝、膀胱子宫陷窝等处。晚期胃癌可发生双侧卵巢种植性转移，称作克鲁肯贝格瘤（Krukenberg's tumor）。脑、脊髓肿瘤可经脑脊髓腔种植于颅底。

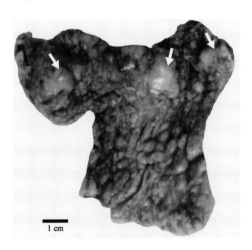

人网膜上的球形转移病灶（黄箭示）

图5-14　网膜种植性转移

第五节　良性肿瘤与恶性肿瘤的区别、癌和肉瘤的区别

一、良性肿瘤与恶性肿瘤的区别

根据肿瘤的分化程度、生物学行为及对机体的危害程度等将其分为良性肿瘤和恶性肿瘤。区别良性肿瘤和恶性肿瘤，对于正确诊断和治疗具有重要的实际意义。良性肿瘤与恶性肿瘤的区别见表5-3。

瘤细胞的分化和转移是判断肿瘤良恶性的最重要标准，但应注意实际情况下必须综合多方面的表现才能得出正确的结论。而且良性肿瘤与恶性肿瘤之间无绝对界限。良性肿瘤和恶性肿瘤之间还存在交界性肿瘤（borderline tumor），即指组织形态和生物学行为介于良性与恶性之间，有恶变倾向的一类肿瘤。如卵巢交界性浆液性乳头状囊腺瘤，在一定条件下可向恶性发展，转变为浆液性乳头状囊腺癌。

表5-3　良性肿瘤与恶性肿瘤的区别

区别点	良性肿瘤	恶性肿瘤
分化程度	分化好，异型性小	分化差，异型性明显
核分裂	无或稀少，无病理性核分裂象	核分裂象多，见病理性核分裂象
生长速度	缓慢	较迅速
生长方式	膨胀性或外生性生长，前者常有完整包膜，一般分界清楚，常可推动	浸润性和外生性生长，前者无包膜，界不清，不易推动，后者伴浸润生长
继发改变	坏死、出血少见	坏死、出血、溃疡、感染常见
转移	不转移	常转移
复发	罕见	常见
危害	较小，局部压迫、阻塞为主	压迫、阻塞、浸润、破坏，恶病质*

* 恶病质（cachexia）：多见于晚期恶性肿瘤患者，指恶性肿瘤或其他慢性消耗性疾病导致机体严重消瘦、贫血、虚弱、全身衰竭的状态

二、癌和肉瘤的区别

恶性间叶组织肿瘤统称肉瘤。肉瘤较癌少见，好发于年轻机体。肉眼观：肿瘤呈结节状或分叶状，可挤压周围组织形成假包膜，或有清楚的边界。由于生长较快，肉瘤体积常较大，质软。切面灰红色，均质性，细腻，湿润似鱼肉状，故称肉瘤（图5-15，图5-16）。镜下观：肉瘤细胞异型性较大，大多弥散排列，不形成细胞巢，与间质界限不清。网状纤维染色可见肉瘤细胞弥漫分布，肉瘤细胞间存在网状纤维（图5-17）。肿瘤间质有丰富的血管，故肉瘤多先由血道转移。这些特点均同癌有所区别（表5-4）。

表5-4　癌和肉瘤的区别

区别点	癌	肉瘤
组织来源	上皮组织	间叶组织
发生率	较常见	较少见
大体形态	灰白色，细颗粒状，干燥，质较硬	粉红色，细腻，鱼肉状，质较软
组织特点	癌细胞呈巢状、腺管状、索状排列，实质间质分界清	肉瘤细胞多弥漫排列，实质间质分界不清，血管丰富

续表

区别点	癌	肉瘤
网状纤维	围绕癌巢，瘤细胞间无网状纤维	肉瘤细胞之间有网状纤维
转移方式	淋巴道转移为主	血道转移为主

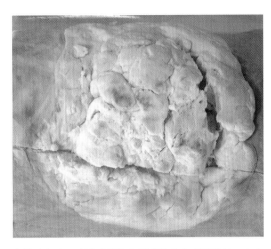

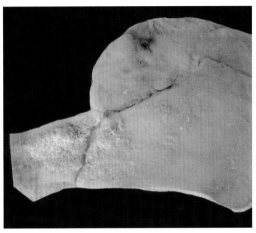

人肿瘤标本。肉眼观癌组织形成肿块向表面隆起，灰白色、干燥、质地硬、表面出血、坏死

人肿瘤标本。肉眼观肉瘤组织灰红色，质地细腻均匀，肿瘤形成巨大肿块，原有骨组织（左侧）受到明显破坏

图 5-15　皮肤鳞状细胞癌

图 5-16　骨肉瘤

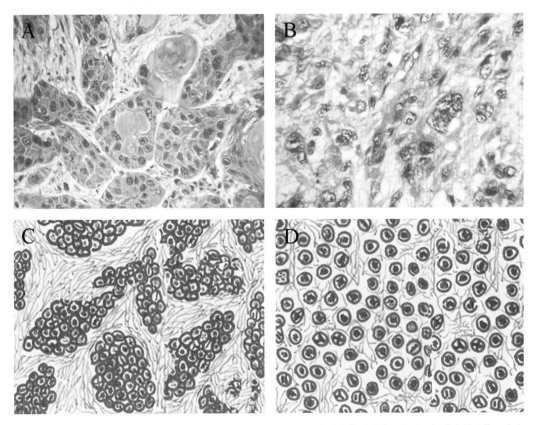

图 A、B 为 HE 染色组织，高分化或中分化的癌组织（A），癌细胞常形成巢状结构，实质、间质分界清楚；肉瘤细胞（B）异型性大，肿瘤细胞和间质分界不清。图 C、D 为网状纤维染色模式图，癌组织（C）的网状纤维在癌巢的周围，肉瘤（D）网状纤维围绕每个肿瘤细胞

图 5-17　癌和肉瘤的病理变化

第六节　癌前病变、异型增生及原位癌

　　肿瘤防治工作中一条重要的原则就是要做到"三早"（早期发现、早期诊断和早期治疗）。癌前病变和原位癌是肿瘤形成过程中非常重要的阶段，正确识别癌前病变和原位癌，并在这两个阶段进行早期治疗具有非常重要的意义。

一、癌前病变

　　癌前病变（precancerous lesion/precursor lesion）指一类具有癌变倾向，但不一定都会转变为癌的良性病变。在癌前病变恶变过程中，异型增生是一个非常重要的阶段。一般认为，正常细胞从增生发展到恶性肿瘤是个逐渐演变的过程：一般增生→异型增生→癌变。癌前病变出现异型增生则发生癌变的概率较大。

　　临床上常能观察到一些可能发生癌变的良性疾病，如黏膜白斑、慢性子宫颈炎伴宫颈糜烂、纤维囊性乳腺病、结肠多发性息肉病、慢性萎缩性胃炎、皮肤慢性溃疡、肝硬化、慢性胃溃疡等。临床上将这类具有癌变倾向的疾病列为癌前病变，然而有人主张称之为癌前疾病或癌前状态。当这些病变中出现异型增生时，才能称之为癌前病变，进而可能发生癌变。

二、异型增生

　　异型增生（dysplasia），过去的文献中为非典型增生（atypical hyperplasia），指细胞增生活跃，并伴一定程度异型性的病变，本身尚不具备癌的诊断标准。异型增生在组织学上表现为：增生的细胞大小不一，形态多样；核大而深染，核质比增大，核分裂可增多，但多属正常核分裂；细胞排列紊乱，极性消失。可发生于皮肤、黏膜的被覆上皮，也可发生于腺上皮。根据其异型性程度及累及范围可分为轻、中、重三级。如发生在鳞状上皮，轻度异型增生累及上皮层下部1/3，中度异型增生累及下2/3，重度异型增生则超过下2/3但未及全层。轻度和中度异型增生，病因去除后可恢复正常，重度异型增生较难逆转，常转变为癌（图5-18）。

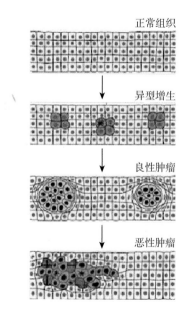

图5-18　异型增生、原位癌、早期浸润癌的演变过程模式图
（改编自：Riede U N, Werner M. Color atlas of pathology. New York: Thieme, 2004.）

三、原位癌

原位癌（carcinoma in situ）指癌变局限于上皮层内，未突破基底膜侵犯至间质的恶性上皮性肿瘤。临床上可见宫颈、食管、皮肤早期癌及乳腺小叶原位癌等。原位癌的诊断主要依赖于组织病理学。临床或肉眼检查往往无明显异常，或仅见有轻微糜烂、粗糙不平、局部增厚等（图5-19）。

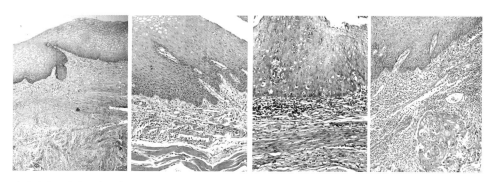

从左向右依次为食管上皮的正常形态、异型增生、原位癌和浸润癌

图5-19　异型增生、原位癌和浸润癌

有少数原位癌可自行消退而恢复正常，多数可长期保持不变，也可数年后突破基底膜发展为浸润癌。由于上皮层内无血管、淋巴管，瘤细胞靠血液弥散获得营养，所以原位癌不发生转移。及时发现原位癌并及时给予治疗，可以完全治愈。

目前人类病理学使用上皮内瘤变（intraepithelial neoplasia）来描述上皮的异型增生和原位癌，且多采用两级分类法。如胃肠道黏膜和子宫颈的轻度和中度异型增生被认定为低级别上皮内瘤变，而重度异型增生和原位癌则定义为高级别上皮内瘤变。在高级别上皮内瘤变的患者中60%~80%在3年内进展为癌。因而，正确估计上皮内瘤变的危险性有利于上皮来源的恶性肿瘤的早期诊断、治疗及预后的评估。

第七节　肿瘤的分期和分级

一、肿瘤的分级

肿瘤的分级（grading of tumor）是根据肿瘤细胞分化程度的高低、异型性的大小及核分裂象的多少来确定恶性程度的级别。现多采用Stout提出的三级分级法，即高分化（Ⅰ级）、中分化（Ⅱ级）和低分化（Ⅲ级）。除了细胞和组织结构的异型性外，鳞癌的分级和癌细胞有无角化现象、角化程度多少及有无细胞间桥有关。有明显角化现象和细胞间桥的为高分化；角化减少、细胞间桥减少，但仍有巢状结构为中分化；无角化、无细胞间桥，肿瘤细胞不形成明显的巢状结构，甚至弥散分布时为低分化或未分化（图5-20，图5-21）。腺癌根据腺管的多少来分：75%以上的癌组织有明显腺管状结构的为高分化；少于30%的癌组织有腺样结构或癌细胞弥散分布，为低分化或未分化（图5-22，图5-23）；介于两者之间的为中分化。

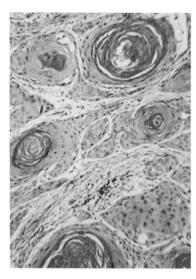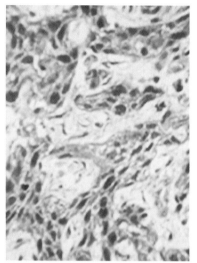

癌细胞排列呈巢状，中央有明显的角化
现象（角化珠或癌珠）。（HE）

图 5-20　高分化鳞状细胞癌

癌细胞呈片状或散在分布，未见角化，
细胞间桥少。（HE）

图 5-21　低分化鳞状细胞癌

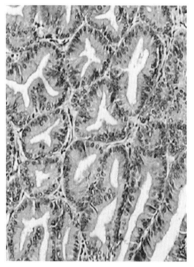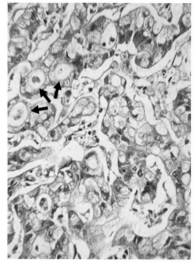

癌细胞高柱状，排列成腺管状结构。
（HE）

图 5-22　高分化腺癌

癌细胞异型性明显，少数排列成腺样结
构（黑箭示），多数癌细胞为印戒状，腺
样结构不明显。（HE）

图 5-23　低分化腺癌

二、肿瘤的分期

肿瘤的分期（staging of tumor）是根据肿瘤的大小范围、浸润深度和转移的程度来确定肿瘤病程发展的早晚。目前常用的有国际抗癌组织（Union International Cancer Control，UICC）的 TNM 系统，即根据肿瘤的大小（随肿瘤体积的增加依次用 T1～T4 表示，Tis 为原位癌），淋巴结有否转移及转移情况（淋巴结未受累，用 N0 表示，随淋巴结受累程度和范围的增加，依次表示为 N1～N3），远处转移的有无（无为 M0，有为 M1）定期。此外，还有美国癌症分期联合学会（American Joint Committee on Cancer Staging，AJCCS）的肿瘤分期法，根据肿瘤的范围（原位、器官内、器官外、侵入邻近器官、远处转移）将肿瘤分为五期，该分期法更为实用。

第八节 肿瘤对机体的影响

一、良性肿瘤对机体的影响

良性肿瘤由于分化成熟，生长缓慢，总体来说对机体影响较小，主要对周围器官产生压迫和阻塞作用，一般无致命后果，如肿瘤质量为几十千克的卵巢囊腺瘤患者可长期带瘤生存。但少部分良性肿瘤可恶性变，发生恶性变的一般为多发性或易复发的良性肿瘤，如肠多发性息肉病中的一半病例可恶变为腺癌，膀胱移行上皮乳头状瘤易恶变为移行上皮癌。

二、恶性肿瘤对机体的影响

恶性肿瘤由于分化不成熟，生长较快，浸润、破坏组织器官，发生远处转移，并常引起出血、坏死、溃疡、穿孔和感染等继发性改变，对机体影响较大，后果更为严重。除上述良性肿瘤对机体的影响外，恶性肿瘤对机体尚有下述影响：

（一）浸润和转移

常常是恶性肿瘤致死的主要原因，如癌的脑转移。

（二）发热

恶性肿瘤常可引起发热，多为肿瘤代谢产物、坏死组织毒性产物或合并感染所致。

（三）副肿瘤综合征（paraneoplastic syndrome）

一些来自非内分泌腺的肿瘤也可产生激素或激素样物质（异位激素），引起相应症状和体征，称为异位内分泌综合征，如支气管燕麦细胞癌、淋巴瘤等可产生抗利尿激素。产生异位激素的肿瘤称为异位内分泌肿瘤，以癌居多，但也可见于肉瘤，如纤维肉瘤、平滑肌肉瘤等。除上述异位内分泌综合征外，肿瘤机体还可以出现一些原因不明的临床表现，包括神经、肌肉、皮肤、骨关节、软组织、造血组织及肾损伤等，上述异常临床综合征统称为副肿瘤综合征。

（四）恶病质（cachexia）

恶病质指恶性肿瘤或其他慢性消耗性疾病导致机体严重消瘦、贫血、虚弱、全身衰竭的状态。恶病质多见于晚期恶性肿瘤患者。有些肿瘤如食管癌，梗阻导致机体进食困难，恶病质出现较早。

（五）肿瘤的复发

肿瘤的复发是指肿瘤经外科手术切除或放射治疗后，机体在获得一段无肿瘤期后又重新出现同样的肿瘤。复发在肿瘤切除2个月内出现，称为早期复发；如肿瘤切除与复发之间长达多年，则称为晚期复发。复发性肿瘤可发生在原部位、相邻部位或远隔部位。引起肿瘤复发的原因可为肿瘤细胞残留，如因肿瘤的浸润性生长，手术难以切除干净；亦可为隐性转移灶存在，当机体免疫功能下降时，转移灶瘤细胞增殖形成临床上所见的肿块。肿瘤的复发主要见于恶性肿瘤，但有些良性肿瘤，如腮腺多形性腺瘤、

79

血管瘤、韧带样纤维瘤，由于它们与周围组织分界不清，难以切除干净，也易复发。少数良性肿瘤多次复发后还可以发生恶性变。

第九节　动物的种植性肿瘤

种植性肿瘤指将一定数量体外培养的肿瘤细胞经皮下、腹腔或静脉接种入动物体内，在动物体内形成的肿瘤。移植瘤是将肿瘤从一个机体移植到另一个机体，可以是人类的肿瘤移植到免疫有缺陷的动物体内，或同种动物之间的移植。移植方式通常采用皮下移植或原位移植。种植性肿瘤或移植瘤可以用于研究肿瘤的生物学行为，在动物体内进行治疗实验。种植性肿瘤来自广泛的致瘤细胞株，有明确一致的致瘤特性和生长特性，实验周期短且有较高的重复性，因而成为目前动物实验中较常应用的研究肿瘤的方法，主要用于研究肿瘤的发病机制和筛选抗癌药物。种植瘤有如下几个特点：① 肿瘤细胞弥散分布，如高分化腺癌，癌细胞不再形成腺样结构或巢状结构，癌细胞弥散分布。在体外培养时间越长，肿瘤组织结构的变化越大。② 肿瘤坏死明显，当肿瘤长到一定大小时，肿瘤细胞因缺血自然发生坏死，通常是凝固性坏死。③ 肿瘤组织内免疫细胞少，如出现通常位于生长的肿瘤细胞和坏死的肿瘤细胞之间。④ 现已发现某些肿瘤细胞可以分泌集落刺激因子，引起其他脏器出现与集落刺激因子相关的细胞增殖，如乳腺癌细胞株荷瘤鼠，在肝脏、肺、脾脏等脏器内出现成熟和 / 或幼稚的粒细胞增殖。⑤ 种植性肿瘤转移率低（图 5-24 ~ 图 5-33）。

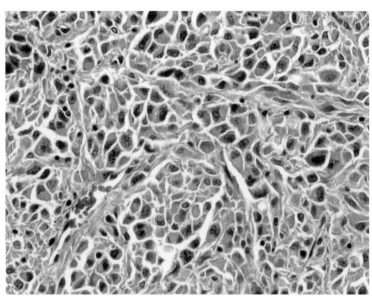

小鼠皮下接种体外培养的多形性胶质细胞瘤，肿瘤细胞异型性明显，弥散分布。
（HE）

图 5-24　小鼠皮下种植瘤

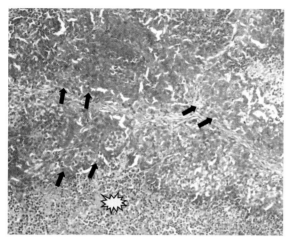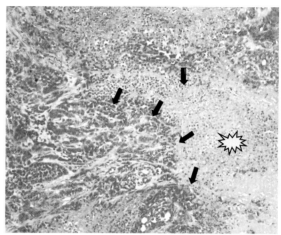

图中黑箭所指为肿瘤实质，绿星示肿瘤间质，黄星示肿瘤坏死区。（HE）

图 5-25　小鼠皮下移植瘤

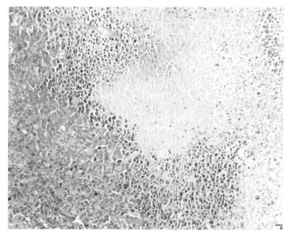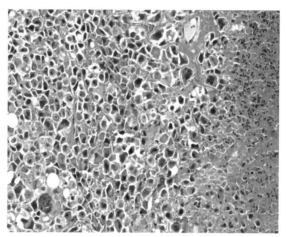

肿瘤组织和坏死区交界处可见单个核炎细胞浸润。（HE）

肿瘤组织和坏死区交界处可见大量中性粒细胞浸润，粒细胞已变性、坏死。（HE）

图 5-26　肝癌细胞种植瘤　　　　　　　　　　　**图 5-27　癌细胞种植瘤**

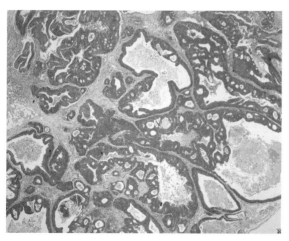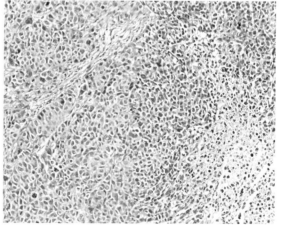

体外传代次数少，肿瘤细胞形成腺管状或筛状结构，与初始乳腺癌的组织结构有相似性。（HE）

乳腺癌细胞株 MDA-MB-231，为 1960 年建株，体外反复传代，已失去原有肿瘤的组织结构，照片左侧上方可见少量巢状结构。（HE）

图 5-28　人乳腺癌细胞裸鼠种植瘤　　　　　**图 5-29　人乳腺癌细胞株裸鼠种植瘤**

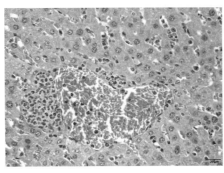

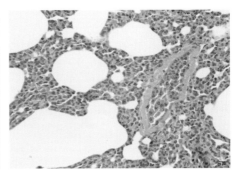

肝脏中央静脉周围和肝窦内可见成熟或幼稚的中性粒细胞。(HE)

肺泡壁和血管腔内有大量中性粒细胞浸润。(HE)

图5-30 4T1乳腺癌荷瘤小鼠肝脏

图5-31 4T1乳腺癌荷瘤小鼠肺脏

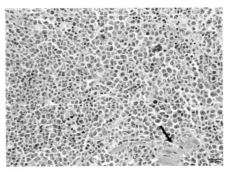

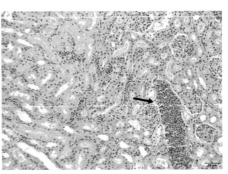

红髓内可见大量增生的成熟或幼稚的中性粒细胞。黑箭示脾小梁。(HE)

肾间质血管内可见大量的中性粒细胞(黑箭示)。(HE)

图5-32 4T1乳腺癌荷瘤小鼠脾脏

图5-33 4T1乳腺癌荷瘤小鼠肾脏

参考文献

[1]步宏,李一雷.病理学[M].9版.北京:人民卫生出版社,2018.

[2]来茂德.病理学[M].北京:人民卫生出版社,2014.

[3]苏宁,冷静,吴永平,等.病理学[M].南京:东南大学出版社,1999.

[4]王捷.毒性病理学[M].沈阳:辽宁科学技术出版社,2004.

[5]余锐萍.动物病理学[M].北京:中国农业出版社,2007.

[6]周光兴,谢家骏,漆畹生,等.实验病理学彩色图谱[M].上海:复旦大学出版社,2005.

[7]Kumar V, Aster J, Abbas A. Robbins Basic Pathology[M] 10th version, Elsevier Publisher, 2017.

[8]Harsh Mohan. Textbook of Pathology (6th version), Jaypee Brothers Medical Publishers (P) LTD, 2010.

[9]Robin A, Cooke, Brian Stewart. Color Atlas of Anatomical Pathology[M]. 3rd version, British Library Cataloguing in Publication Data, 2004.

[10]Ursus-Nikolaus Riede, Martin Werner. Color Atlas of Pathology[M]. Library of Congress Cataloging-in-Publication Data, 2004.

[11]彼得·格里夫斯(Perer Greaves).临床前毒性试验的组织病理学:药物安全性评价中的解释与相关性[M].王和枚,等主译.北京:北京科学技术出版社,2018.

[12]Haschek W M, Rousseaux C G, Wallig M A.毒理病理学基础[M].刘克剑,等主译.2版.北京:军事医学科学出版社,2013.

[13]刘彤华.诊断病理学[M].2版.北京:人民卫生出版社,1994.

(李懿萍 苏 宁)

第六章 肿瘤各论——各系统的肿瘤

第一节 皮肤和乳腺肿瘤

一、皮肤肿瘤

皮肤由表皮和真皮构成，以皮下组织与深层组织相连。毛、皮脂腺、汗腺等，均为表皮衍生的皮肤附属器。皮肤肿瘤及肿瘤样病变比较复杂，通常将皮肤肿瘤分为两类，即表皮肿瘤和皮肤附属器官肿瘤。前者如皮肤鳞状上皮乳头状瘤（squamous cell papilloma）、角化棘皮瘤（keratoacanthoma）、鳞状细胞癌（squamous cell carcinoma）和基底细胞癌（basal cell carcinoma）；后者如皮脂腺腺瘤（sebaceous adenoma）、皮脂腺细胞癌（sebaceous cell carcinoma）、毛发上皮瘤（trichoepithelioma）、汗腺癌（eccrine gland carcinoma）等。此外，还有来源于黑色素细胞的黑色素瘤（melanoma）、皮肤软组织肿瘤如脂肪瘤、纤维瘤及纤维肉瘤等。

与人类皮肤肿瘤分类相比，啮齿类动物中皮肤肿瘤的分类相对简单，目前尚缺乏统一的分类标准，在安全性评价研究中多数倾向于将组织起源相似的肿瘤归为一类进行分析。

鳞状上皮乳头状瘤是大、小鼠皮肤最常见的良性肿瘤之一，皮肤鳞状细胞癌是大、小鼠皮肤常见的恶性肿瘤。鳞状上皮乳头状瘤呈乳头状或菜花样外观，多数通过蒂与皮肤相连，其组织学特征为基底细胞样细胞和棘细胞以纤维血管为轴心呈乳头状增生，如有较明显的漩涡角化珠样结构，容易误诊为鳞状细胞癌，但可以通过乳头状瘤的增生细胞大小较一致、起始于毛囊开口部或漏斗部、无浸润现象、角化珠只见于增生的细胞团内而不见于真皮内等特点加以鉴别诊断。

鳞状上皮囊肿（squamous cyst）是较为常见的皮肤非肿瘤性增生病变，其囊肿壁为单层或数层角质细胞，囊内为角化物质，角化物可呈同心圆状排列，需要注意与皮肤相关肿瘤鉴别。

皮肤鳞状细胞癌的组织学变化多种多样，其特征是肿瘤细胞呈鳞状上皮层次或结构的分化，有细胞角化或角化珠形成（表现为肿瘤细胞团中央，胞浆红染，角化物多数呈同心圆排列），可见较为明显的细胞间桥，以上特征多见于高分化鳞状细胞癌。

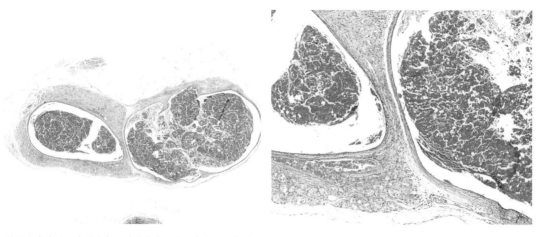

鳞状上皮囊肿，囊壁由复层鳞状上皮组成，囊内充满角质。（HE）

图 6-1　鳞状上皮囊肿

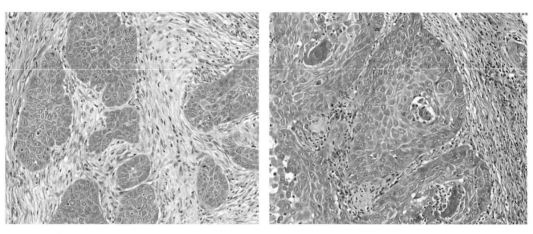

鳞状细胞癌简称鳞癌，癌细胞呈巢状分布，部分癌巢中央可见角化现象（角化珠或癌珠）。（HE）

图 6-2　鳞状细胞癌

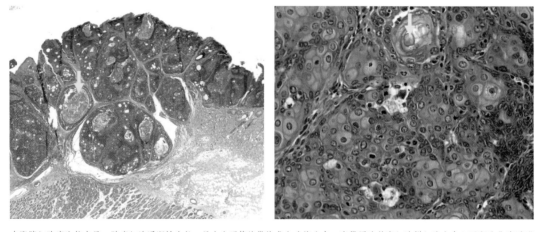

皮脂腺细胞癌比较少见，肿瘤细胞浸润性生长，呈大小不等的巢状或小叶状分布，癌巢周边基底细胞样细胞向中心逐渐分化为透明空泡状皮脂腺细胞的特点。肿瘤细胞有不同程度的异型性。较大的癌巢常有鳞状上皮分化，中央可见角化现象（黄箭示）。（HE）

图 6-3　皮脂腺细胞癌

二、乳腺肿瘤

大鼠有 6 对乳腺，小鼠有 5 对乳腺，其发育和功能受到多种激素的协调控制。成年雌性大鼠乳腺导管明显、腺泡较少，而雄性大鼠乳腺含有比较显著的腺泡，腺泡内被覆的细胞数量较多。小鼠的乳腺组织学特点与大鼠相似。乳腺腺瘤、乳腺纤维腺瘤和乳腺腺癌是大、小鼠常见的乳腺肿瘤。

　　乳腺腺瘤由密集排列、大小一致的圆形或椭圆形小腺管组成，间质不明显，一般有边界清晰的包膜，肿瘤对周围组织有压迫，但无局部浸润（图6-4）。乳腺腺瘤病变局限于导管腔内，则称为导管腺瘤。

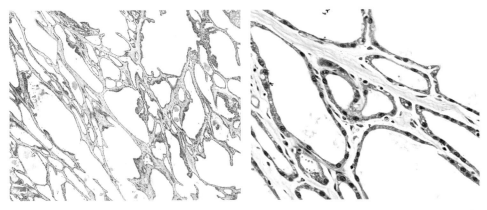

肿瘤由增生的乳腺腺泡组成，间质量少、不明显，腺泡上皮大多为单层排列、扁平状、立方状或低柱状，腺腔明显扩张呈囊状。（HE）

图6-4　大鼠乳腺腺瘤

　　乳腺纤维腺瘤是大鼠最常见的良性乳腺肿瘤，是由上皮和间质两种成分组成的异源性肿瘤，呈分叶状或结节状，肿瘤大小不一，直径几个厘米或十几厘米及以上；肿瘤可单发，可多发，多见于1岁以上的大鼠。肿瘤由增生的腺管和纤维结缔组织两种成分组成，腺管内的上皮可有不同程度的增生，或呈分泌改变、鳞状化生、大汗腺化生等；增生的间质可为疏松纤维结缔组织，也可为致密纤维结缔组织（图6-5～图6-8）。乳腺纤维腺瘤组织学形态多样，目前对于乳腺纤维腺瘤的组织学亚型尚无统一的标准。

　　乳腺癌是发生在乳腺终末小叶单位的恶性上皮性肿瘤，大多数为腺癌，特点是浸润性生长、容易向周围组织浸润，发生血道转移如乳腺癌转移至肺脏。肿瘤细胞排列成索状、梁状、团块状、腺管状、片状等多种形态，细胞有不同的形态，细胞核具多样性，核分裂象多少不等，肿瘤的间质多样如纤维细胞、浆细胞，可伴有不同程度的坏死、钙化等（图6-9）。人类乳腺癌的分类和亚型比较明确，大鼠的乳腺癌分类并不十分清晰，目前在致癌性研究中大鼠乳腺癌一般不进行具体的分类。

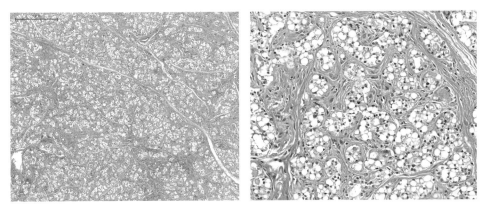

多见于老年大鼠，为自发性病变，多为活动的、界限清晰的皮下结节。肿瘤由明显增生的腺泡和较成熟的纤维组织构成。图中肿瘤以腺体为主，腺上皮细胞浆内有明显的脂质。（HE）

图6-5　大鼠乳腺纤维腺瘤

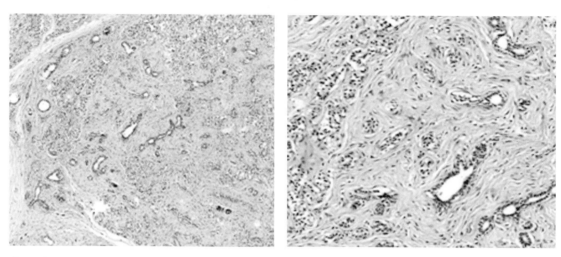

肿瘤由腺泡和明显增生的纤维组织组成，其中纤维组织所占比例较高。左图为低倍观，右图为左图局部放大观。（HE）

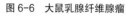

图 6-6 大鼠乳腺纤维腺瘤

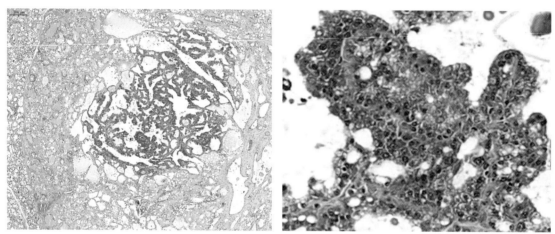

本病比较少见，左图为低倍镜观，在纤维腺瘤的中间，细胞呈实体状排列。右图为局部放大观，显示局部细胞异型性较明显，细胞核增大、深染、核质比增大，细胞排列呈多层或实性团块。（HE）

图 6-7 乳腺纤维腺瘤癌变

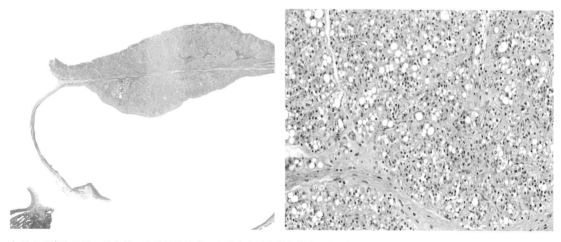

与图 6-7 发生于同一只大鼠，乳腺纤维腺瘤，右图为左图的局部放大。（HE）

图 6-8 乳腺纤维腺瘤

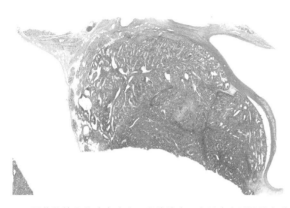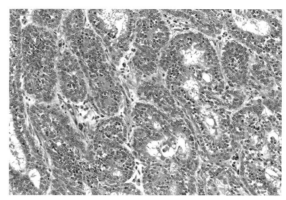

105 周龄雌性大鼠致癌试验，乳腺腺癌。右图为左图的局部放大。（HE）

图 6-9　乳腺腺癌

第二节　消化系统（肝脏、胰腺、胃、肠道）肿瘤

一、肝脏

肝脏是体内主要的解毒器官，许多药物和外源性化学物质的代谢都在肝内进行。肝脏内有两套血液供应系统，即门静脉系统和肝动脉系统，门静脉系统约提供肝脏全部血液供应的 2/3，当接触外源性化学毒物时，肝脏接触化学毒物较早，是多种毒物的靶器官，比其他脏器更常发生毒性反应。

肝脏肿瘤以肝细胞肿瘤多见，如肝细胞腺瘤和肝细胞腺癌，另外可见胆道系统起源的肿瘤，如胆管瘤、胆管癌以及间叶性肿瘤如血管瘤、血管肉瘤、造血系统疾病如恶性淋巴瘤等。在致癌试验中，肝脏中除原发性肿瘤外，转移性肿瘤也较为常见，胃肠道癌、乳腺癌、肺癌、胰腺癌等容易形成肝脏转移性肿瘤，表现为多发性结节。

不同品系大、小鼠的自发性肝细胞肿瘤发生率有区别，如 C3H 品系小鼠肝细胞肿瘤的发生率较高（雄性 30% ~ 50%），而 C57BL/6 品系小鼠肝细胞肿瘤的发生率则相对较低（雄性约 5%）。大多数品系大鼠肝细胞肿瘤的发生率相对较低。

1. 肝细胞腺瘤

肝细胞腺瘤多表现为肝内单个结节，偶见多个结节。肿瘤由分化良好的肝细胞构成，瘤细胞形态一致，类似于肝细胞，有丰富的嗜酸性胞浆，排成 2 ~ 3 层细胞厚（一般不会超过 3 层）的梁索状结构、假腺管样结构。肿瘤细胞胞浆内常有脂褐素、脂肪和糖原积聚，多不见汇管区结构和中央静脉（图 6-10）。肝细胞腺瘤与肝局灶性结节性增生、高分化的肝细胞癌很难鉴别。局灶性结节性增生中央为纤维性瘢痕，多向外周呈放射状；病理性核分裂象的出现、核质比高、异型性高，以及肝板由两层以上肝细胞组成，提示为肝细胞癌。

2. 肝细胞性肝癌

肝细胞性肝癌是发生于肝脏的常见的恶性肿瘤之一，表现多样，可为单个巨块状、多发结节状或者弥漫累及大部分甚至全部肝脏。肿瘤大小变化明显，可有包膜，亦可累及门静脉系统形成瘤栓。肿瘤细胞排列呈小梁状（小梁型）、实性巢状（实体型）或腺样结构（腺泡型）等，肿瘤细胞之间有丰富的血窦样腔隙，这些腔隙不同于正常的肝窦，更像毛细血管，故称血窦毛细血管化。肝细胞癌中血窦样腔隙的内皮细胞 CD34 阳性，而肝细胞腺瘤 CD34 阴性或仅为局灶性弱阳性。肝细胞癌分化程度差异很大，即使在同一个癌结节中亦有不同的分化区域，高分化部分常在结节的外周，且结节内结节的现象较多见。

3. 胆管瘤和胆管癌

虽然胆管增生在啮齿类动物中是比较常见的肝脏病变，但是啮齿类动物发生胆管上皮细胞的自发性肿瘤如胆管瘤和胆管癌比较少见，甚至罕见。单纯性的胆管瘤大多数为单发，呈小管状结构，管腔小或者无管腔。囊性胆管瘤或胆管囊腺瘤则表现为不规则的囊状空腔，囊壁内衬单层立方、扁平或者高柱状黏液上皮，囊腔内含黏液或透明液体（图 6-11）。胆管癌大多数为分化程度不等的腺癌，发生于较大胆管者可呈乳头状，常有丰富的间质反应，甚至可见局部钙化。

4. 肝胆管细胞癌

是指具有肝细胞癌和胆管细胞癌两种成分的肿瘤，比较罕见，表现为肝细胞和肝内胆道上皮细胞肿瘤性增生，现认为是肝脏干细胞来源肿瘤。肝细胞组分排列成小梁状、腺样，或者实性块状；胆道成分可形成腺泡样结构，腺腔大小不一，甚至无腺腔而呈现巢状，腺上皮可单层或多层，且有异型性（图6-12）。

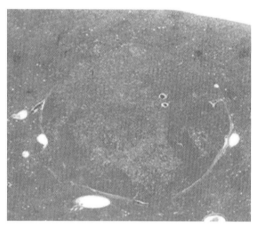
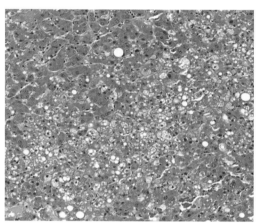

肝细胞腺瘤表现为肝内结节，结节内的肝细胞排列紊乱，缺乏正常的肝细胞索和小叶结构，无门管区。部分胞浆呈空泡样改变。结节周围包绕不连续纤维性包膜。（HE）

图 6-10　肝细胞腺瘤

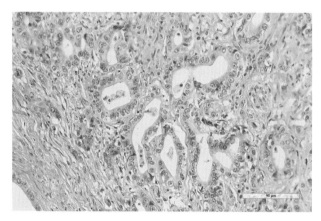
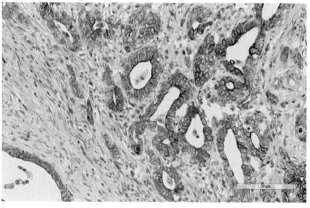

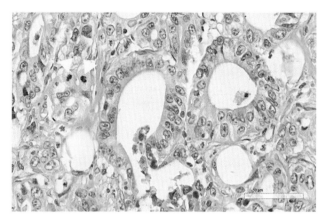
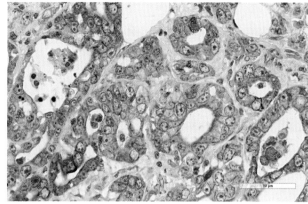

啮齿类动物胆管癌作为自发性病变出现非常罕见。图中可见纤维组织包绕着不规则的条索状或腺样结构的肿瘤细胞，可见核分裂象（箭示）。肿瘤细胞阳性表达细胞角蛋白（cytokeratin 7，CK7）提示胆管上皮细胞起源。（HE）

图 6-11　胆管癌

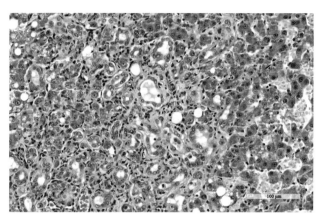
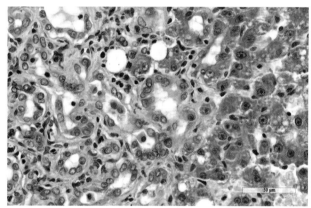

可见肝细胞成分和胆管上皮成分，肝细胞成分呈条索状排列，胆管成分呈腺样结构，腺体结构不完整，细胞异型性明显。（HE）

图 6-12　肝胆管细胞癌

二、胰腺

大鼠、小鼠的胰腺为肠系膜型，分头部、体部和尾部，头部分散在十二指肠袢的肠系膜中，尾部质地较实，靠近脾脏，头部和尾部之间的部分为体部（胰体）。胰腺由外分泌部和内分泌部（胰岛）组成，外分泌部构成胰腺的大部分，主要由腺泡细胞和导管细胞组成，分泌的胰液经过导管进入十二指肠，在食物消化中发挥作用；内分泌部（胰岛）由染色浅的多面体细胞组成大小不等的细胞团，包含分泌胰高血糖素、胰岛素等激素的多种细胞，主要调节糖代谢。

良性的胰腺肿瘤有腺泡细胞腺瘤、胰岛细胞瘤，恶性的胰腺肿瘤有胰腺腺泡细胞癌、胰岛细胞癌等。

大、小鼠胰腺的腺泡细胞腺瘤通常单发，与周围组织界限清晰，可有纤维性包膜，对周围组织有压迫。肿瘤细胞表现为不同程度的细胞核多形性和有丝分裂活性，目前对其性质尚有争论，但其直径一般大于 3 mm，腺瘤细胞没有组织或血管浸润的表现。而腺泡细胞癌细胞密集、呈巢状或片状排列，间质反应轻微，通常表现为腺泡的分化，胞浆丰富，顶端为嗜酸性颗粒，细胞核位于基底部，异型性不大，腺泡细胞癌容易发生早期转移，多见于局部淋巴结和肝脏。

大、小鼠 β 细胞位于每个胰岛的核心，是产生胰岛素的细胞，也是构成胰岛细胞肿瘤的主要细胞。

大、小鼠胰岛细胞瘤一般体积比较小，包膜完整或不完整，与周围组织界限清晰，肿瘤细胞形态与正常胰岛细胞相似，细胞核常有不同程度的异型性，但核分裂象罕见（图 6-13）。不同功能的胰岛细胞瘤在 HE 染色切片中形态相似，只有免疫组织化学分析才能特异性地鉴别出各种功能性的胰岛细胞瘤，如胰岛素瘤中胰岛素阳性表达，胃泌素瘤中胃泌素和嗜铬粒素 A（chromogranin,CgA）阳性表达。

与其他内分泌肿瘤一样，区别胰岛细胞癌和胰岛细胞瘤的唯一明确性的标准是有无转移和 / 或向周围脏器、组织浸润。

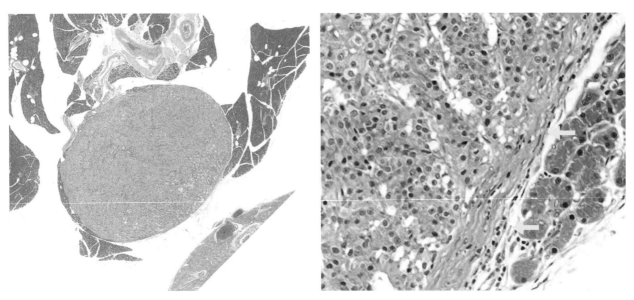

胰腺内球状结节，肿瘤细胞呈条索状排列，形态似胰岛细胞。结节周围由纤维组织不完整包裹。（HE）

图 6-13　胰岛细胞瘤

三、胃肠道

胃肠道是消化道的一部分，是一个十分复杂的系统，由许多类型的组织组成，具有消化摄入的食物、吸收机体所需的营养物质和屏障等多种功能。不同物种之间胃肠道的基本特征是相似的，胃肠壁可分为四层，从内到外依次为黏膜层、黏膜下层、肌层和外膜。

大、小鼠胃分为前胃和腺胃，前胃占 2/3，被覆复层鳞状上皮，产生的肿瘤多为鳞状细胞乳头状瘤或鳞状细胞癌，腺胃发生的恶性肿瘤绝大部分为腺癌，根据腺体的分化程度、间质的量和分泌黏液的量将胃腺癌分为多种类型，如乳头状腺癌、腺癌或管状腺癌（高、中、低分化）、黏液腺癌、印戒细胞癌等。胃神经内分泌细胞肿瘤如胃类癌均较为少见。

大、小鼠自发性肠道肿瘤如小肠腺瘤和小肠腺癌均少见，小肠腺瘤多呈息肉状，有蒂，为大量增生分化成熟的小肠腺体，其间有平滑肌纤维，使腺瘤呈小叶状结构；小肠腺癌多为不同分化程度的腺癌（图 6-14）；大肠腺癌多为分化较好的管状腺癌，分化较差者表现为小梁状、黏液样或印戒样特征。

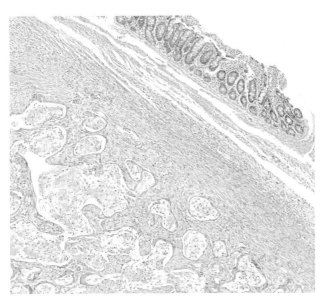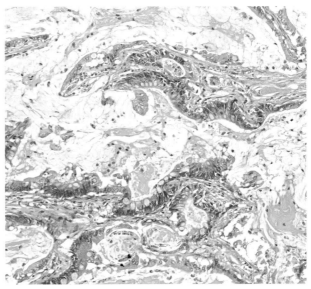

左图为低倍镜观肠壁肌层内肿瘤组织，高倍镜下（右图）肿瘤细胞异型性明显，形成大小不一、形状不规则的腺腔。（HE）

图 6-14　小肠腺癌

第三节　呼吸系统（肺）肿瘤

呼吸系统由呼吸道和肺组成，呼吸道包括鼻、咽、喉器官和支气管等。由于与外界相通，因此是容易受损的器官。肺是呼吸系统中最重要的器官，由肺泡、肺内支气管及与之伴行的血管、神经、淋巴组织构成。人类、猴、狗、猫的呼吸性细支气管均十分完善，啮齿类动物、牛、羊和猪则不含呼吸性细支气管，而是由终末细支气管与肺泡管直接相通。

构成肺泡的主要细胞类型是Ⅰ型和Ⅱ型肺泡细胞、毛细血管内皮细胞、间质细胞和巨噬细胞。Ⅰ型肺泡细胞扁平菲薄，覆盖95%的肺泡表面，是进行气体交换的部位，无增殖能力，受损后由Ⅱ型肺泡细胞增殖分化补充。Ⅱ型肺泡上皮细胞呈立方状，散在凸起于Ⅰ型肺泡细胞之间，可分泌表面活性物质。

与人类肺部肿瘤不同，啮齿类动物肺部肿瘤多在外周发生，主要起源于肺实质，很少发生远距离的转移。大、小鼠最常见的原发性肺部肿瘤为腺瘤和腺癌，但对其确切组织来源仍有争议，故多称为细支气管肺泡腺瘤和细支气管肺泡腺癌。肺腺瘤一般为肺内的圆形结节，与周围肺组织分界较为明显，肿瘤细胞形态一致，呈管状、乳头状、片状或实性结构，不发生转移或浸润；而肺腺癌肿瘤细胞一般为立方状、柱状，形成大小不一的腺管状、实体性、乳头状等结构，或者有黏液分泌（图 6-15）。

鳞状细胞癌是人类肺癌中最常见的一种，与吸烟有密切关系，大、小鼠肺脏也可发生鳞状细胞癌，在肺囊性角化上皮瘤（由肺泡内过量的颗粒物质诱发）出现组织侵犯时也视为鳞状细胞癌，其主要组织学特征为肿瘤细胞的角化现象及细胞间桥存在（图 6-16，图 6-17）。

肺是转移性肿瘤最常见的部位。大多数转移性肿瘤在肺内弥漫性分布，呈大小不一的结节状，并可见血管内瘤栓、支气管内转移灶形成（图6-18，图6-19）。转移性肿瘤的组织形态与原发性肿瘤相类似，具有鳞状结构的转移癌多见于宫颈鳞癌，具有透明细胞结构的转移癌首先考虑肾脏的透明细胞癌，具有腺癌组织结构的转移癌常见的有乳腺癌、胃腺癌、甲状腺癌等。

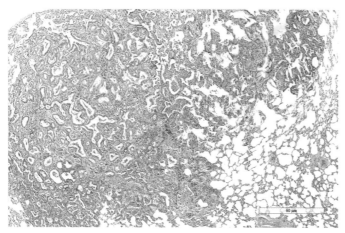

图示肺脏支气管/肺泡腺癌，肿瘤细胞排列成腺样、条索状结构（右下方为正常的肺脏组织结构）。（HE）

图6-15　肺细支气管肺泡腺癌

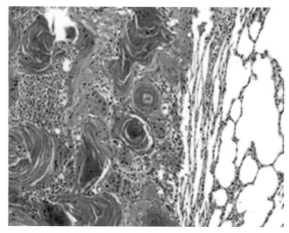

肿瘤由异型的鳞状上皮组成，癌细胞形成大小不等、形状不一的巢状结构，中央角化现象（癌珠）明显，间质为结缔组织，有炎细胞浸润。实质和间质分界清楚。（HE）

图6-16　肺鳞状细胞癌

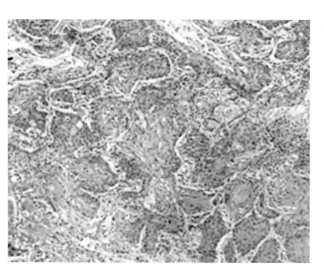

癌细胞形成巢状结构，少数癌巢内有角化。（HE）

图6-17　肺鳞状细胞癌

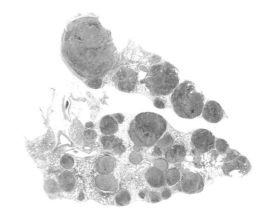

肿瘤为圆形结节，多发性，大小不等。原发灶为脂肪组织肿瘤（脂肪肉瘤）。（HE）

图6-18　肺脏内转移性肿瘤

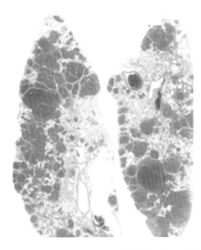

肺组织内见多发性、大小不一的圆形结节，此乃肺内转移性肿瘤，原发灶位于肾上腺。（HE）

图 6-19　肺脏内转移性肿瘤

第四节　泌尿生殖系统肿瘤

一、泌尿系统（肾脏）肿瘤

泌尿系统包括肾脏、输尿管、膀胱和尿道，肾脏产生尿液，其余为排尿器官。泌尿系统上尿道肿瘤多见于肾脏，以来源于肾小管上皮细胞的原发性肿瘤最多见，肾细胞腺瘤和肾细胞癌是老年大鼠常见的肿瘤类型，此外还有肾母细胞瘤病（nephroblastematosis）、肾母细胞瘤（nephroblastoma）、肾间质瘤（renal mesenchymal tumor,RMT）、肾肉瘤（renal sarcoma）等。泌尿系统大多数下尿道肿瘤发生于膀胱，良性的膀胱肿瘤有移行细胞乳头状瘤（transitional cell papilloma）、鳞状细胞乳头状瘤（squamous cell papilloma）以及恶性的移行细胞癌（transitional cell carcinoma）等。

肾细胞腺瘤为圆形或不规则形的结节，对周围组织有压迫，无包膜，界限清楚。肿瘤细胞形态一致，细胞核染色细腻，细胞质呈嗜酸性、细颗粒状或空泡样，排列为管状、腺泡状或乳头状。肾细胞癌虽然与周围组织分界清楚，但易见出血、坏死及囊性变，可伴有钙化或骨化。肿瘤细胞体积较大，胞浆内可含有因较多糖原或脂质类物质而呈现透明状（透明性肾细胞癌），或含有嗜酸性颗粒（颗粒性肾细胞癌），或胞浆呈现丰富的毛玻璃状（嫌色性肾细胞癌），或细胞呈梭形或不规则性、异型性明显（肉瘤样肾细胞癌）。肿瘤细胞排列为管状、叶状、乳头状或实性结构，偶见血道转移至肺（图 6-20）。

肾脏也可发生多种良性非上皮性肿瘤，如平滑肌瘤、脂肪瘤、血管瘤等，表现为肾实质区内被数量不等的成熟的脂肪细胞（脂肪瘤）、平滑肌细胞（平滑肌瘤）、显著的血管（血管瘤）取代。

肾母细胞瘤为来源于肾胚芽组织的恶性肿瘤，多见于幼龄大鼠，为单发、单侧的球形结节，边界清楚，切面易见出血、坏死和囊性变。肿瘤由未分化的胚芽组织、间胚叶性间质和上皮样成分组成，但各自的比例不同，肿瘤细胞呈器官样分化如呈不成熟的肾小球状、嗜碱性原始肾小管状等灶性分布。

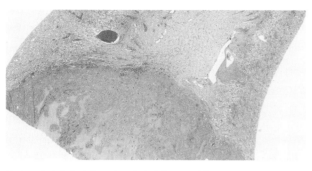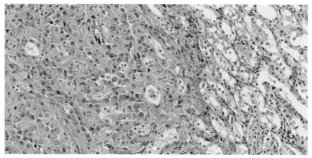

肿瘤细胞呈实性片状，瘤细胞嗜碱性，异型性明显，与周围肾小管界限不清。(HE)

图 6-20　大鼠肾细胞癌

二、雄性生殖系统（睾丸、附睾）肿瘤

雄性生殖系统包括睾丸、附睾、附属腺和阴茎。大、小鼠自发的睾丸肿瘤主要有精原细胞瘤（seminoma）、畸胎瘤（teratoma）、间质细胞瘤（leydig cell tumor）和支持细胞瘤（sertoli cell tumor）。睾丸网的腺瘤和腺癌、鞘膜的间皮细胞肿瘤也有报道。

睾丸间质细胞呈圆形或多边形，细胞核圆，成群分布于生精小管之间，可分泌雄激素。间质细胞瘤是大鼠致癌试验中最常见的睾丸肿瘤，多呈实性结节，境界清晰，肿瘤细胞多角形，胞浆丰富，部分细胞含有多量脂质而呈微泡状或者透明状，细胞核圆形，大小较一致，核仁明显，以弥漫性片状分布为主，也可见巢状、带状、条索状结构（图 6-21）。

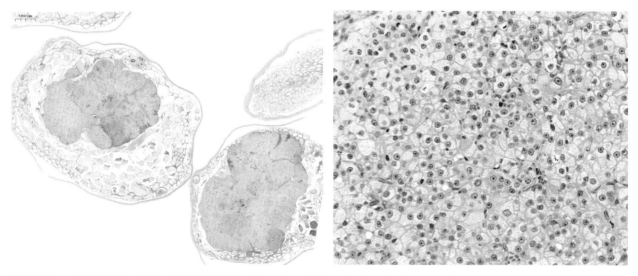

肿瘤结节状，取代了睾丸的正常结构，周边为萎缩的曲细精管。肿瘤细胞形态一致，核圆形或卵圆形，胞浆呈嗜酸性。(HE)

图 6-21　鼠睾丸间质细胞瘤

绝大多数睾丸肿瘤是生殖细胞起源，精原细胞瘤（seminoma）起源于生殖细胞，是人最常见的睾丸肿瘤，大、小鼠则比较少见。肿瘤呈实性、境界清楚、均质的灰白色结节，坏死和出血并不常见。肿瘤细胞较大，大小不一，核大而圆，位居细胞中央，核膜清晰，内含 1~2 个核仁，细胞质丰富，多数透明，部分可呈嗜酸性或者双嗜性。肿瘤细胞排列呈片状、巢状、条索状，可以有腺管样结构。

三、雌性生殖系统（卵巢、子宫）肿瘤

雌性生殖系统包括子宫、卵巢、输卵管、阴道和外生殖器。卵巢囊腺瘤（cystadenoma）、子宫内膜间

质息肉（polyp）、子宫平滑肌瘤（leiomyoma）、子宫颈鳞状细胞癌、子宫内膜腺癌是较为常见的大、小鼠雌性生殖系统自发性肿瘤，另外卵巢性索间质肿瘤（颗粒细胞瘤、卵泡膜细胞瘤、间质瘤、支持细胞瘤、黄体瘤）和生殖细胞肿瘤（无性细胞瘤、卵黄囊瘤、胚胎性癌、畸胎瘤）以及生殖细胞–性索–间质混合性肿瘤和子宫间质肉瘤等也可发生，但并不常见。

子宫内膜息肉是子宫基底层内膜过度生长并突入子宫腔，为增生的子宫内膜腺体和间质，可有蒂或无蒂，在大鼠子宫腔内常见（图 6-22，图 6-23）。增生的息肉可完全由基质细胞构成（基质性息肉），也可由增生活跃的上皮突出物形成（腺瘤样息肉），在进行安全性评价的试验中，因为明确区分老年大鼠不同形式的子宫内膜息肉存在困难，故一般不进行区分，视为良性肿瘤进行统计分析。

鳞状细胞癌是大鼠子宫颈常见的恶性肿瘤，表现为子宫颈明显的外生结节、子宫颈溃疡或子宫颈浸润，肿瘤细胞为多边形细胞，含有明显的泡状核，排列成巢状，分化程度高者肿瘤细胞角化明显，可见角化珠形成（图 6-24）。

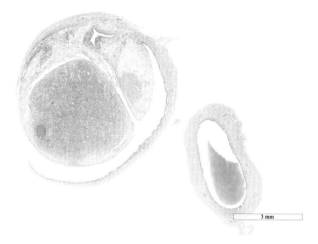

一侧子宫角腔内结节形成（箭示）。（HE）

图 6-22 子宫内膜息肉

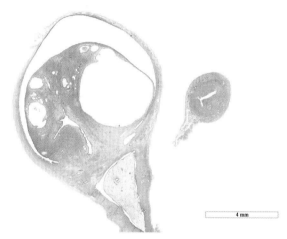

一侧子宫角明显增粗，腔内囊泡状结节形成。对侧子宫角形态未见异常。（HE）

图 6-23 子宫内膜息肉

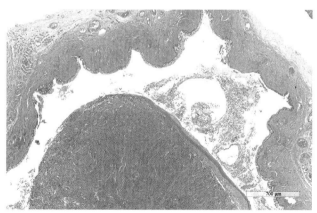
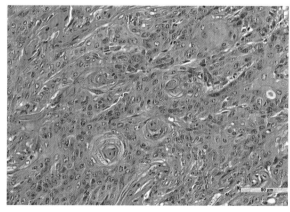

左图为宫颈部，下方见实性的肿瘤组织。右图光镜下肿瘤细胞排列呈巢状，中央见角化珠。（HE）

图 6-24 子宫颈鳞状细胞癌

第五节　神经系统肿瘤

神经系统分为中枢和周围神经系统，神经系统肿瘤包括脑肿瘤、脊髓肿瘤、神经肿瘤，其中颅内肿瘤以神经上皮源性肿瘤多见，如星形细胞肿瘤、少突胶质细胞肿瘤、室管膜肿瘤等，而神经鞘膜细胞的肿瘤如神经鞘瘤、神经纤维瘤、恶性神经鞘瘤和脑膜瘤以及非脑膜源性的间叶肿瘤、血管源性肿瘤也有文献报道。大、小鼠自发性脑肿瘤中胶质瘤（glioma）较为常见，其中星形细胞瘤（astrocytic tumor）是最为常见的胶质细胞瘤，其他类型的胶质瘤如少突胶质细胞肿瘤、室管膜瘤较为少见。

大、小鼠星形细胞瘤多见于大脑半球，肿瘤细胞细胞核圆形或椭圆形，胞浆较为丰富，细胞界限不清，呈片状分布，可也见血管袖套现象和神经元周围肿瘤细胞聚集（卫星现象）、栅栏状坏死。GFAP 即胶质原纤维酸性蛋白，是星形胶质细胞的中间丝蛋白，是人类星形细胞瘤的很好的标记物，但是大鼠自发性星形细胞瘤缺乏 GFAP 蛋白表达。而且人类星形细胞瘤可通过 PTAH 染色观察胶质纤维的情况，但在啮齿类动物星形细胞瘤中 PTAH 染色无法观察到胶质纤维的情况。

第六节　内分泌系统（甲状腺、肾上腺、垂体）肿瘤

内分泌系统由全身不同部位的多种内分泌腺体如垂体、甲状腺、甲状旁腺、肾上腺等和分布于其他器官组织的内分泌细胞如胰腺内的胰岛、睾丸的间质细胞、卵巢内的卵泡和黄体等组成。大、小鼠常见的内分泌系统肿瘤有甲状腺腺瘤、肾上腺皮质腺瘤、肾上腺嗜铬细胞瘤、垂体腺瘤与腺癌。肾上腺嗜铬细胞瘤来自肾上腺髓质，虽然大多数嗜铬细胞瘤为良性，但是嗜铬细胞瘤的良恶性同其他内分泌系统肿瘤一样单从形态不能鉴别，良性瘤中常见显著的细胞核异型性、瘤巨细胞、甚至核奇形怪状的细胞，甚至包膜浸润或侵入血管也不能作为诊断恶性嗜铬细胞瘤的可靠指标，只有其广泛浸润邻近脏器与组织以及在正常没有嗜铬组织的器官或组织内发生转移瘤才能诊断恶性嗜铬细胞瘤。

颅颊囊在胚胎发育过程中形成 3 个部分即垂体前叶（腺垂体）、垂体结节部和垂体中叶。中叶一般出生后萎缩，颅颊裂是颅颊囊的中空部分，如有残留，在中叶残留处形成许多小囊，这些小囊可增大形成囊肿，成为 Rathke 囊肿，是大鼠常见的自发性垂体囊肿。

垂体腺瘤是大鼠常见的自发性肿瘤，发生率较高，特别多见于老年大鼠。垂体腺瘤为垂体中分界较为明显的结节，压迫周围组织，肿瘤细胞圆形或卵圆形，与周围细胞形态相似，但体积略大，目前对于垂体腺瘤是否为肿瘤仍有争议。

第七节　心血管系统（心脏）肿瘤

心血管系统由心脏和血管构成，分布在全身。大、小鼠原发性心脏肿瘤不常见，多为良性肿瘤，如黏液瘤、横纹肌瘤、脂肪瘤、神经鞘瘤等。心脏不同部位原发性肿瘤的类别有差异，心包部分以囊肿居多，心外膜以脂肪瘤居多，从心壁凸入心腔的肿瘤以间质肿瘤如黏液瘤为多，位于心壁的肿瘤以血管瘤、纤维瘤或者横纹肌瘤较多。

神经鞘瘤是心内膜的施万细胞（Schwann cell）增生、浸润心肌，并向心腔内凸入所致，细胞呈梭形、泡状核，核仁明显，有丝分裂活动明显，细胞具有一定的异型性，部分区域细胞核呈栅栏状或蜗旋状排列（Antoni A 结构），部分区域细胞松散、基质增多（Antoni B 结构），肿瘤细胞 S100 蛋白表达呈阳性（图 6-25）。

间皮瘤（mesothelima）是较为罕见的自发性肿瘤，可发生在任何体腔中，其中心外膜间皮瘤和心包间皮瘤发生于心外膜和心包，向心包腔内生长，也可凸入胸腔内生长。肿瘤无明确的纤维包膜，边缘呈针芒状插入心肌间。肿瘤细胞呈梭形或不规则形，排列成乳头状、管状或实体性结构，细胞之间有裂隙。心房间皮瘤发生在右心房和上腔静脉交界处，单层或多层上皮样的肿瘤细胞呈管状或腺样分布于纤维基质中，上皮样细胞可形成块状、巢状，肿瘤细胞多侵袭至周围心房组织，并形成瘤栓，经淋巴道远处转移至肺、肝脏等（图 6-26）。

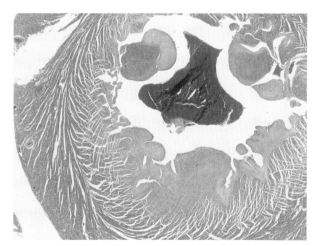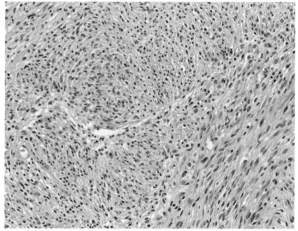

发生于大鼠左心室心内膜。肿瘤细胞自心内膜向心肌间隙侵入，表现为内膜明显增厚。肿瘤细胞呈梭形，胞浆丰富，细胞核梭形、浓染，呈栅栏状、旋涡状排列。（HE）

图 6-25　心内膜神经鞘瘤

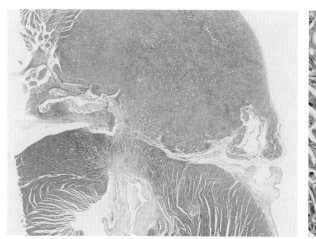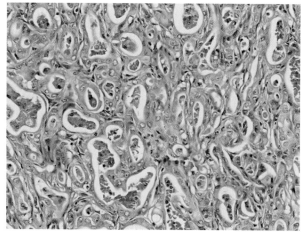

发生于大鼠心房，立方状上皮样肿瘤细胞呈腺样或管样结构，腺腔内可见细胞碎屑、红细胞、可有明显的出血和坏死。（HE）

图 6-26　心房间皮瘤

（宋向荣）

中　篇

第七章　心血管系统

心血管系统包括心脏和由动脉、静脉、毛细血管组成的脉管系统。通过心脏和血液循环,将氧气、营养物质及生物活性物质运送到全身各部位的组织和细胞,并将各器官组织、细胞的代谢产物运送到相关脏器排出体外,因而正常的心血管系统,对维持内环境的稳定和保证机体正常生理功能的进行是极端重要的。

第一节　心脏正常组织学

心脏(heart)位于胸腔内,周围包有心包,心包腔内有少量透明的浆液。心脏的两侧紧靠左、右肺,背侧有气管、支气管和食管,腹侧经一宽的胸心包韧带和胸骨相连,腹前方和胸腺相接,后面靠近膈肌。心脏的重量(以与体重之比衡量)在不同的种属中变化较大,犬心脏较大,可大到占体重的 1.25%。小鼠、豚鼠心脏为中等大小,约占体重的 0.50%,大鼠心脏较小。心脏的重量占体重的百分比还随着年龄的增长逐渐降低,例如体重为 250 g 的大鼠、心脏重量为体重的 0.4%,体重 450 g 时,心脏占体重的0.37%。大鼠心脏的内部结构与其他哺乳动物基本相似,是个厚壁的肌性有腔器官,有左右心房和左右心室,左心室壁最厚,主要由心肌组成。

一、心壁的结构

心壁由三层组成,从心腔面向心壁面依次为心内膜、心肌膜和心外膜。

(一)心内膜(endocardium)

心内膜覆盖于心腔、腱索、乳头肌和瓣膜的表面,心房的心内膜比心室的心内膜略厚,正常为白色。
组织学上心内膜包括内皮、内皮下层、内膜下层。内皮为单层扁平的内皮细胞,与血管内皮相连,表面光滑,有利于血液流动;内皮下层由薄层细密的结缔组织构成,无血管;内膜下层由薄层疏松结缔组织组成,内含小血管、神经,心室的内膜下层还有心脏传导系统的普肯野纤维(Purkinje fiber)。

(二)心肌膜(myocardium)

心肌膜主要由心肌纤维(cardiac muscle fiber)组成。心肌纤维即心肌细胞,是心脏肌层的主要部分,这些细胞附着到心脏纤维骨架的纤维环上。心肌纤维是短柱状、有分支、有横纹的细胞。每个心肌纤维有一个或两个椭圆形的核，位于细胞中央，当细胞处于松弛状态时，细胞核平滑，当细胞收缩时，细胞核表现为皱缩状（图 7-1，7-2）。心肌细胞末端互相连接成网，细胞间连接处，称作闰盘（intercalated disk），是心肌细胞间的连接结构，在 HE 染色切片中呈深红色、阶梯状。心肌细胞的肌浆丰富，嗜伊红染，其中含有丰富的线粒体，心室壁的心肌细胞内线粒体约占细胞体积的 35%，通过氧化磷酸化产生能量，提供心肌细胞收缩时的能源。其他细胞器包括肌质网、溶酶体、高尔基复合体。心肌中还有糖原颗粒、少量脂滴和细胞基质。心室壁心肌细胞含有中等量糖原，位于肌原纤维之间及细胞核的周围。少量的游离核糖体遍布于心肌细胞内，细胞核周围可见粗面内质网。溶酶体（lysosomes）、吞噬体（phagosomes）、多泡体（multivesicular bodies）、脂褐素等通常位于细胞核的周围区。高尔基体（Golgi apparatus）以堆积的空泡形式出现于细胞核的周围。

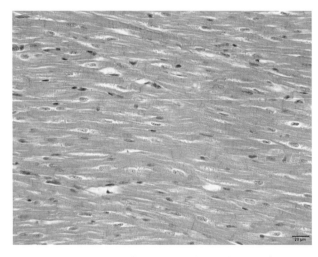 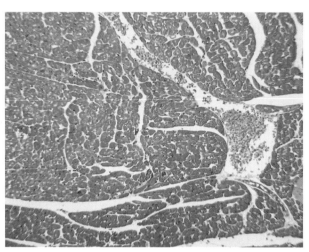

心肌细胞横纹清晰，核居中，间质有丰富的血管及少量结缔组织。（HE）

图 7-1　正常左心室心肌细胞（纵切面）

心肌细胞为不规则的多边形，核居中，核周围可见点状放射状排列的肌原纤维。（HE）

图 7-2　正常左心室心肌细胞（横切面）

在心室中部横切面测量时，左心室游离缘的厚度大约是右心室游离缘厚度的 3 倍，这是因为大循环的压力高于肺循环。心肌具有收缩功能的单位是肌原纤维，每条肌原纤维由按一定方向排列的粗肌丝和细肌丝组成，粗肌丝由肌球蛋白组成，细肌丝由肌动蛋白构成。

心房结构与心室壁基本相似，但是有几点不同：① 心房心肌细胞胞浆不够清晰，类似于普肯野纤维和移行细胞（transitional cells）；② 心房细胞排列无心室的规律；③ 心肌细胞的长度与心室的相似，但直径小于心室的肌纤维（图 7-3）；④ 细胞质内含有圆形或卵圆形的胞浆颗粒，这些颗粒中含肽类物质，称心房利钠尿多肽，简称心钠素，有很强的利尿、排钠、扩张血管和降血压的作用。

心肌间质由结缔组织、血管、淋巴管与神经组成。间质内可发现以下 6 种细胞，即成纤维细胞、肌成纤维细胞、少量未分化的结缔组织细胞（或原始的间叶细胞）、Anitschkow 细胞、巨噬细胞和肥大细胞。① 成纤维细胞（fibroblasts），或称纤维母细胞，占非心肌细胞的 90%，是梭形的结缔组织细胞，表面与胶原纤维相接触，主要功能是合成结缔组织蛋白，特别是胶原。② 肌成纤维细胞（myofibroblasts）。心肌间质内的肌成纤维细胞和其他部位的一样，形态上类似成纤维细胞，但具有平滑肌细胞的收缩功能，因而认为它是介于成纤维细胞及平滑肌细胞之间的中间型细胞。细胞核有切迹、胞浆内有丰富的肌动蛋白，这是与成纤维细胞不同的特点。该细胞位于心瓣膜及心内膜的结缔组织中。③ 原始间叶细胞（primitive mesenchymal cells）。正常情况下，心肌间质内还有一些未分化的结缔组织细胞，或称原始间叶细胞，这些细胞在功能上作为储备细胞，能对各种刺激发生反应，分化成其他类型的细胞。④ Anitschkow 细胞。细胞体积小，胞体呈梭形，胞浆量少，边缘欠清。细胞核有特征，横切面核为圆形，染色质集中于中央并呈细丝状向核膜放散，似枭眼状，故又称枭眼细胞（owl-eye cell）。纵切面细胞核为长矩形，染色质集中于中央，似横木，并向核膜放散，因而似毛虫状（caterpillar）。现在认为 Anitschkow 细胞（图 7-4）是活化的心肌成纤维细胞，或成纤维细胞样的间叶细胞（mesenchymal cells）。⑤ 巨噬细胞（macrophages）。在正常心肌间质中该细胞数量少，又名组织细胞（histiocytes），位于心肌间质、心内膜或心瓣膜的结缔组织中。⑥ 肥大细胞（mast cells）。肥大细胞数量少，通常位于血管周围及心内膜。此外心肌间质还有少量胶原及极少量的弹性纤维。

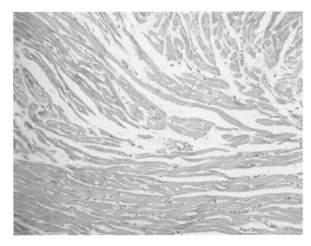

心肌细胞形态与心室的基本相似，排列较疏松。（HE）

图 7-3　正常大鼠心房心肌细胞

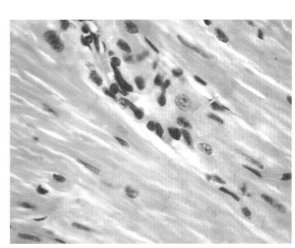

染色质排列似毛虫状（箭示）。（HE）

图 7-4　Anitschkow 细胞（纵切面）

（三）心外膜（epicardium）

心外膜是心包膜的脏层，其结构为浆膜，表面一层间皮，间皮下为疏松的结缔组织。心外膜下常富含血管、淋巴管和神经。肥胖的大鼠，心外膜下常有多量脂肪集聚，甚至延伸入浅表心肌细胞之间，此时称为心肌脂肪浸润。

二、心脏传导系统（heart conduction system）

心脏传导系统由窦房结、房室结、房室束及其分支组成。窦房结（nodus sinoatrialis）圆形或马蹄铁形，位于右前腔静脉开口处，由细的肌纤维、胶原纤维、毛细血管、神经纤维组成。房室结（nodus auricuoventricularis）呈卵圆形，紧贴在右房室瓣的房间隔上，靠近纤维环。浦肯野纤维又称束细胞，该细胞较一般心室壁的肌纤维粗短，无 T 管，胞质中有丰富的线粒体和糖原，肌丝束较少，淡染，位于细胞的周边，常有 2～3 个细胞核（图 7-5），有闰盘。这种特异形

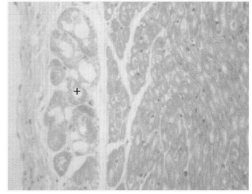

Beagle 犬浦肯野纤维横切面（"＋"示），胞浆淡染，肌丝束较少、位于细胞的周边，细胞显得清亮。左侧边缘为心包，右侧为左心室壁。（HE）

图 7-5　浦肯野纤维

态只有在靠近"结"的部位才有，在房室束等处其形态与一般的心肌纤维难以区分。辨认这些纤维，只能根据传导纤维周围有丰富的结缔组织隔而识别，隔中含有血管及较多的神经纤维。

心脏传导系统的结构在各种动物中又有差异。在牛、羊的心脏中，心脏传导系统较发达，在人的心脏中比较差。此外，一般说来，马、牛、羊及其他脉搏较慢的动物，浦肯野纤维比较粗大，肌浆多，肌原纤维很少。猫、犬和其他脉搏较快的动物，浦肯野纤维则比较细。

三、心脏的血管

心脏的血管有冠状动脉和冠状静脉。血液由左、右冠状动脉供应，血管开口于左右主动脉瓣尖部后缘的主动脉窦。冠状血管形成环状在心底部的房室沟内（冠状沟，coronary groove）。然后放射分布在心包膜下，穿入心肌内（图7-6，图7-7）。

右冠状动脉分布在心脏右侧。当该动脉前面部分被右心耳覆盖时，即发出二个分支到右心房，其他的分支向背方或腹方紧贴心室壁，沿室间沟向后延伸。

左冠状动脉分布在心脏左侧。它发出一旋支沿冠状沟延伸到心室壁的背侧，在左心耳下面发出一分支到左心房。左冠状动脉的其他分支通向右心室的圆锥部，有一分支分布到心室壁和室间隔的边缘处。

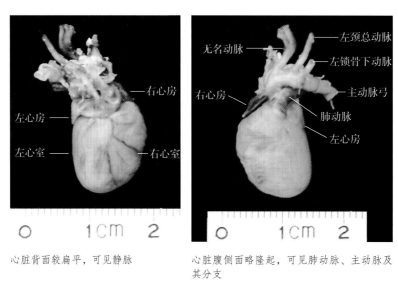

心脏背面较扁平，可见静脉

心脏腹侧面略隆起，可见肺动脉、主动脉及其分支

图7-6　心脏的背面观　　　　图7-7　心脏的腹面观

冠状静脉共有四条：

1. 心大静脉

分布在左心室靠背侧外壁，与左冠状动脉相伴行。从左侧心尖开始，向前延伸至冠状沟，折向背侧；进入左前腔静脉。有些标本的心大静脉与背纵沟静脉合并后进入左前腔静脉。

2. 心中静脉

分布在右心室外壁，与右冠状动脉相伴行，直接流入右心房。

3. 心小静脉

较小，位于心大静脉的腹面，汇集左心室腹面的静脉血，流入左前腔静脉或右前腔静脉。

4. 背纵沟静脉

位于心脏背面的背纵沟中，汇集左、右心室背侧的静脉血，流入左前腔静脉。有些标本的背纵沟静脉与心大静脉合并后流入左前腔静脉。

四、心瓣膜

心瓣膜包括房室瓣（二尖瓣、三尖瓣），半月瓣（主动脉瓣、肺动脉瓣），是由心内膜形成的结构，表面衬覆内皮，其下为致密结缔组织（图7-8，图7-9）。围绕房室孔和动脉口处有致密的结缔组织组成的纤维环，是心肌纤维和心瓣膜的附着处，也是心脏的支架组织。心脏的纤维骨架是心肌纤维和心瓣膜的附着结构，一般由致密结缔组织组成，围绕和支持房室瓣和半月瓣。接近主动脉瓣口的纤维环组织中有软骨样组织，在6月龄时发生部分钙化，随年龄的增长，钙化增多。老龄动物特别是牛，纤维环中可含有化生的骨，称为心脏的骨样硬化（os cordis）。

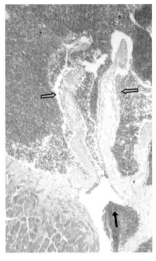 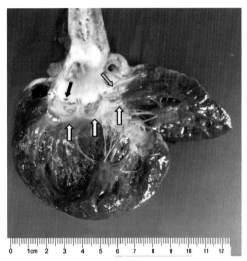

绿箭示瓣膜，黑箭示左心室血液流出道，图上方为升主动脉充有红细胞（HE）

黄箭示主动脉的三个半月瓣，绿箭示左冠状动脉开口处（主动脉的左后窦），黑箭示右冠状动脉开口处（主动脉的前窦）

图7-8　大鼠心瓣膜（主动脉瓣）纵切面

图7-9　Beagle犬主动脉瓣大体观

第二节　血管正常组织学

血管由动脉、静脉和毛细血管组成。

一、动脉（artery）

动脉一般分为大、中、小三种类型，三种类型在结构上随管径的改变而逐渐移行，因而没有明显的差别。大动脉，如主动脉、肺动脉等，直接与心脏相连，管壁有丰富的弹性组织，可以承受比较高的血压，又称为弹性动脉（elastic artery）。颈动脉、股动脉、肾动脉、肠系膜动脉等为中动脉，是主动脉分支，中膜平滑肌较多，故又称为肌性动脉（muscular artery）。

1. 大动脉（large artery）

大动脉血管壁可以分为内膜、中膜、外膜三层结构，中膜有较多的平滑肌和弹力组织。① 内膜（tunica intima）位于腔面，由内向外可以分为内皮细胞层、内皮下层、内弹性层 3 层。内皮细胞为单层扁平上皮细胞，胞核通常突向腔面。内皮下层由薄层疏松结缔组织组成，含纤细的胶原纤维、弹性纤维和成纤维细胞等成分。内弹性层由弹性蛋白组成，横切面呈曲折波纹状（图 7-10～图 7-12）。② 中膜（tunica media）较厚，由弹性纤维、胶原纤维和一些平滑肌细胞组成。中膜含有异染性基质，主要成分为硫酸软骨素。③ 外膜（tunica adventitia）薄，主要成分是结缔组织，与外膜外的脂肪结缔组织相接。

2. 中动脉（medium-size artery）

中动脉血管壁结构基本与大动脉相似，也可以分为内膜、中膜、外膜三层结构，所不同的是中膜主要由平滑肌组成，平滑肌间夹杂有一些弹性纤维和胶原纤维。

3. 小动脉（small-size artery）

小动脉管径小，在人类直径在 1 mm 以下。小动脉也属于肌性动脉，较大的小动脉内膜可见内弹性膜，随管径变细，内弹性膜逐渐消失。中膜有 2～4 层平滑肌。

4. 微动脉（arteriole）

在人类直径在 0.3 mm 以下的称微动脉，内膜无内弹性膜，中膜有 1～2 层平滑肌，外膜薄。

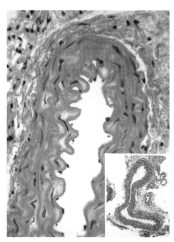

高倍镜下（400×）管壁弹性纤维明显可见，呈波浪状。右下插图原摄像倍数为 100 倍。（HE）

图 7-10 小鼠腹主动脉

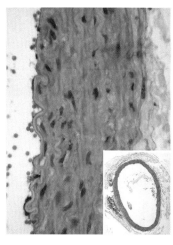

高倍镜下（400×）内弹性膜和中膜弹性纤维明显可见，内皮下层不明显（箭示内皮细胞和内弹性膜）。右下图原摄像倍数为 40 倍。（HE）

图 7-11 大鼠腹主动脉

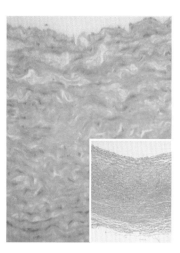

照片为 200 倍，右下图原摄像倍数为 20 倍。（HE）

图 7-12 Beagle 犬主动脉

二、静脉（vein）

在动物体内，静脉与动脉平行排列，数量较动脉多。与动脉相比较，静脉管径较大、管壁较薄、弹性纤维少、腔内常有血液存在，中等大小静脉具有内膜形成的静脉瓣，以防止血液倒流。静脉有以下几种类型：

1. 微静脉（venule）

管壁结构与毛细血管相似，外膜薄。

2. 小静脉（small vein）

管径增大，内膜外渐有一层较完整的平滑肌。较大的小静脉中膜有一至数层平滑肌。外膜也渐增厚（图 7-13）。

3. 中静脉（medium-sized vein）

如颈静脉、股静脉、肾静脉、肠系膜静脉等解剖学有名称的静脉。管径更大，内膜薄，内弹性膜不发达或不明显。中膜有稀疏分布的环形平滑肌，比伴行的中动脉明显薄。

4. 大静脉（large vein）

与大动脉相伴行，内膜较薄，中膜不发达，为松散排列的几层平滑肌，有时无平滑肌。外膜较厚，由结缔组织组成。

5. 大鼠、小鼠的尾静脉（tail vein）

在动物实验中，常是静脉注射给药的途径之一。尾静脉有四条，围绕在尾骨的周围，分布于尾部左侧、右侧、背部和腹部（图 7-14）。背部的尾静脉位置较深，不利于注射；左、右两侧的静脉较表浅，易于固定，是通常的静脉给药部位。

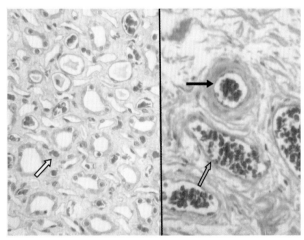 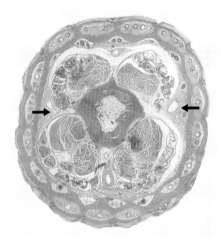

左图为毛细血管（黄箭示），右图为小动脉（黑箭示）和小静脉（绿箭示）。（HE）

箭示左右两侧尾静脉，位于皮下，可见明显的管腔

图 7-13　小动脉、小静脉和毛细血管　　　　　图 7-14　大鼠尾静脉

三、毛细血管（capillary）

在血管中管壁最细，分布最广，分支互相吻合成网。管壁由内皮细胞和基膜组成，整个管壁只有 2～3 个内皮细胞。因其管壁薄，通透性大，是血液和组织液进行物质交换的场所。毛细血管又可以分为三型。

1. 连续毛细血管（continuous capillary）

结构特征为内皮细胞间有紧密连接，基膜完整。连续毛细血管分布于结缔组织、肌组织、肺和中枢神经系统等部位。

2. 有孔毛细血管（fenestrated capillary）

结构特点为内皮细胞无核的部位极薄，有许多小孔，孔上有薄的隔膜封闭，血管壁的基膜完整。有孔毛细血管主要分布于胃肠黏膜的固有层、甲状腺滤泡临近的结缔组织中、肾血管球等处。

3. 血窦（sinusoid）

或称窦状毛细血管、不连续毛细血管（discontinuous capillary）。血窦形状不规则，内皮细胞间常有较大的间隙，但有连续的基膜。主要分布于肝（肝窦）、脾（红髓的髓窦）、骨髓、肾上腺（皮质的窦状毛细血管），垂体神经部的毛细血管也为窦状毛细血管。

第三节　心脏常见疾病

能引发心血管系统损伤和导致心血管疾病的物质称为心血管毒物。种类很多，根据其来源可以分为药物、内源性物质、天然物质、环境及工业性心血管毒物等，这些物质通过不同的机制引起心血管功能和结构的改变。在人类体内，上述毒物对心脏的毒性作用相对少见，但是在开发治疗心血管及神经系统疾病的药物过程中，动物实验使用大剂量药物，从而引发动物心脏毒性反应。多数毒性损伤是急性的、短暂的、可逆性的、功能性的反应，如果实验结束后动物仍然存活，损伤可以恢复。功能性损伤，如心动过缓（bradycardia）、心动过速（tachycardia）和不同类型的心律不齐（arrhythmias），严重时可导致心力衰竭。一般认为随着药物毒性反应的出现，药效也相应增强（图7-15）。

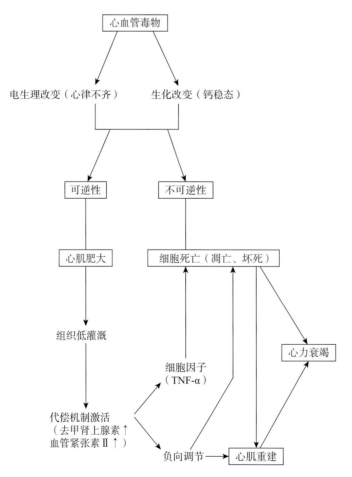

图7-15　毒物引起心脏损伤过程示意图

与毒物引发心脏功能性改变相比，心血管结构改变相对少见。在毒性反应的初期，心肌细胞对损伤发生适应性改变，表现为心肌细胞肥大；损伤因子进一步加重时，心肌细胞将发生变性、坏死，继而机体对坏死组织发生炎症反应，单核巨噬细胞增生，吞噬和清除坏死的细胞，成纤维细胞增生，最后损伤修复。发生变性、坏死的原因可能是毒物对心肌细胞的直接作用，也可能是通过改变心脏的血液供应，间接引起心肌细胞损伤。无论哪种原因，中毒剂量都可以导致心肌细胞坏死。原因不同，坏死发生的部位不同。缺血性损伤坏死区定位较明确，通常位于左心室和乳头肌（图 7-16），而细胞毒性损伤分布范围较为广泛，出现于心脏的各个部位（图 7-17）。

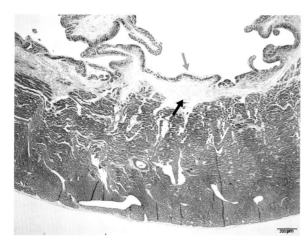

心肌细胞坏死主要发生在左室壁，坏死处已被增生的纤维组织取代，局部纤维化，Masson 染色纤维化处呈蓝绿色（黑箭示），心内膜下薄层心肌细胞未坏死（绿箭示）。（Masson）

图 7-16　心肌缺血性损伤

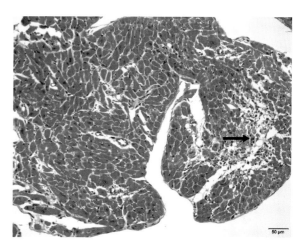

病变发生在心肌乳头肌，照片中乳头肌局部心肌细胞坏死，有少量炎细胞浸润（黑箭示）。（HE）

图 7-17　心肌缺血性损伤

在心脏毒物的作用下心肌细胞形态学改变主要有以下几种类型。

一、心脏发育畸形

在胎儿期心脏发育阶段，由于治疗疾病的需要，母体使用了某些药物，常常与胎儿出生后的心脏畸形有关。例如，在人类孕期使用苯妥英（diphenylhydantoin）、反应停（thalidomide）可以引起心脏房间隔或室间隔的缺损。在实验动物中，大鼠孕期使用苯巴比妥或咖啡因，犬孕期使用阿司匹林（acetylsalicylic acid）和可的松（cortisone）也可以引起房间隔、室间隔的缺损。

二、心肌病变

（一）心脏肥大（cardiac hypertrophy）

正常心脏的重量与动物的性别、年龄、个体有关，心脏肥大是指心肌的体积增大，超过同年龄、同性别和同体重动物应有的标准。这种心脏增大是由心肌细胞体积增大引起的，心肌细胞数量并未增多，因为心肌细胞属于永久性细胞，出生后一般不能经分裂再生或仅有极微弱的再生能力。

肥大通常是对加重的工作负荷所产生的代偿性反应。可以由先天性疾病、后天性瓣膜功能不全、肺血管疾病等引起。全身性高血压及药物也可以引起心脏肥大，例如使用甲状腺激素复制动物模型或自发性甲状腺功能亢进的动物，常伴有心脏肥大。此种病例肥大可能与激素引起细胞蛋白质合成代谢增加有关，光镜和超微结构显示线粒体数目增多，线粒体嵴密集。大鼠出现心脏肥大前，心肌间质内还出现毛细血管再生现象。

除上而外，心肌细胞内其他物质的蓄积也会导致心肌细胞体积增大，但非真性心脏肥大，这些现象可见于醇类、蒽环类抗生素等原因引起的心肌病，或心肌细胞内脂质蓄积。

醇类心肌病的经典临床表现为心肌肥厚、运动力受抑制及心电图异常。在超微结构水平可见肌原纤维和肌浆网的丢失、结构破坏、肿胀，线粒体数量下降，而溶酶体、脂肪小泡及糖原数量增加。在一些损害区可见肌纤维呈小管状凝固性坏死，直、细、无分叉，也可见水肿、空泡、颗粒及异常的核。长期大量饮用啤酒也可以引起心肌病，因为啤酒在制作的过程中加入钴盐，以改进泡沫的质量。饮用大量啤酒的人，心肌细胞有明显的空泡变性、肌纤维溶解、糖原蓄积、肌细胞水肿等病变。啤酒引起心肌病的原因，动物实验显示蛋白缺乏是一个重要的因素，由于蛋白质缺乏，胃肠道对钴的吸收增加，引起心肌细胞发生一系列的病变。蒽环类抗生素对心脏的毒性表现为心室扩张和心肌细胞变性二种病变，心肌细胞变性表现为肌纤维丢失，胞浆空泡，空泡发生是由于肌浆网管的明显扩张。以上几种情况都可以引起心脏体积增大，但不同于真性心脏肥大。

心脏体积增大也可以由其他原因引起，如心肌细胞内脂质蓄积，或其他原因导致的心肌间质黏多糖增多，此时心肌细胞体积并不增大，因而要与真性的心脏肥大相区别。心室扩张时，肉眼观心脏的体积也增大，但剖开心脏时，将发现只有心室腔扩大，心室壁并无增厚。因而对于体积增大的心脏，要大体检查结合光镜、超微结构检查。在大体检查时要剖开心脏，分别测量左、右心室壁的厚度，并称量各自的重量。

（二）心肌细胞变性（cardiac degeneration）

1. 水样变性（hydropic degeneration）

也称细胞肿胀（cellular swelling）或空泡变性（vacuolar degeneration），指心肌细胞内水分增多，致细胞肿胀、胞质淡染，可以引起心脏体积增大、重量增加。光镜下水变性心肌细胞有三种改变，分别是心肌细胞空泡形成（vacuolization）、严重时肌纤维溶解（myocytolysis）和 Zenker 坏死（hyaline necrosis）。空泡变性是内质网扩张所致，病变较轻时，仅累及个别心肌细胞、空泡小，病变加重时空泡体积增大，发生变性的心肌细胞数量增多并趋向融合。肌纤维溶解可以单独发生或与空泡变性同时存在，溶解的肌纤维 Z 带呈现不规则的团块状，糖原颗粒蓄积，细胞核固缩伴有巨噬细胞浸润，间质水肿。浦肯野纤维也可以出现空泡变性和肌纤维溶解。

抗肿瘤药可以对心肌细胞产生毒性作用，长期服用可致心肌细胞变性，但多数动物解剖时可无明显的大体表现，偶尔有纤维素性心包炎，心肌苍白，与正常心脏相比，心腔可能扩张。

2. 脂肪变性（fatty degeneration，fatty change）

心肌细胞内脂肪的异常蓄积，称为心肌脂肪变性，主要成分为中性脂肪（甘油三酯）。轻微的病变无肉眼可见的改变，严重的脂变，大体上心肌颜色变淡、质软。光镜下心肌细胞内有大小不等的圆形空泡，空泡是在制片的过程中，组织经脂溶性试剂（酒精、二甲苯）处理后留下的，它是制片前脂质所在的部位。常见于用含有长链单脂肪酸食物［如菜籽油（rapeseed oil）、芥酸（erucic acid）］饲养的动物。雄性动物较雌性动物更敏感。脂变持续时间长，可以发生心肌细胞坏死、巨噬细胞浸润，之后纤维化。

心肌细胞脂肪变性要与心肌脂肪浸润加以区别（图 7-18）。后者系指心外膜下有过多的脂肪蓄积，并沿组织间隙向心肌内伸入。伸入的脂肪组织位于心肌间质，量过多时可以压迫心肌细胞，使之萎缩。

心肌脂肪浸润多见于肥胖的动物，通常无明显症状。心肌细胞脂肪变性的空泡有时需与其他空泡变性，如水变性引起的空泡区别。在鉴别困难时可以做组织冰冻切片，苏丹Ⅲ等细胞化学染色，脂变空泡为阳性，呈现橘红色，水肿空泡为阴性，不着色。

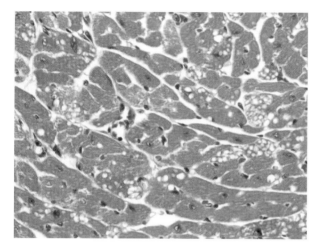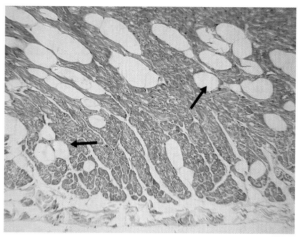

左图大鼠心肌细胞空泡变性，左心室壁部分心肌细胞内可见脂滴空泡，附近的心肌细胞有坏死。
右图大鼠心肌脂肪浸润，下方为心包膜脏层，心包膜下心肌间质内有多量浸入的脂肪细胞，单个或呈簇状分布。（HE）

图 7-18 大鼠心肌细胞脂肪变性与心肌细胞脂肪浸润

3. 脂褐素沉积（lipofuscinosis）

心肌内色素沉积是老龄动物的共同特点，色素存在于心肌细胞的溶酶体内、细胞核的两端，有色素的细胞体积变小，致大体检查时心脏体积减小，颜色变深、明显时呈褐色，因而又称为褐色萎缩。

食物着色剂也可以类似的方式蓄积在细胞内，在常规的 HE 切片中与老龄动物的脂褐素难以鉴别，可以用冰冻切片脂类染料，如苏丹Ⅲ或油红鉴别，脂褐素的主要成分为脂质，因而苏丹Ⅲ或油红染色时呈红色。

（三）心肌细胞坏死（myocardial necrosis）

心脏急性损伤可能伴有心肌细胞坏死，坏死通常有两种类型：凝固性坏死和收缩带坏死。

1. 坏死的类型

（1）凝固性坏死（coagulation necrosis）是心肌细胞常见的坏死类型。早期特征为心肌细胞嗜酸性变，HE 染色切片光镜下细胞质嗜酸性增强，呈深伊红染，细胞核体积变小，染色变深，呈固缩状，或细胞核消失（图 7-19），以后心肌纤维可以发生断裂。坏死局部间质常表现为血管扩张、充血、水肿及炎细胞浸润，早期浸润的炎细胞以中性粒细胞为主，以后出现单核巨噬细胞及淋巴细胞（图 7-20）。有时坏死局部可见含铁血黄素沉积，后期毛细血管、成纤维细胞增生，并产生胶原纤维，坏死区纤维化。根据坏死区组织病理学的光镜表现，可以评估坏死发生的阶段。

凝固性坏死在心肌缺血长于 20 min 时就可以发生。此时线粒体基质可见絮状致密体。坏死的细胞核表现为核固缩、核碎裂或核溶解。轻度灶性心肌坏死（坏死性炎症）或纤维化在老年大鼠心脏十分常见，主要发生于左心室壁心内膜下或乳头肌部位。这种改变可能与老年血管病所致的心肌缺血有关，左心室心内膜下区是缺血的好发部位，血液通过左心室厚壁的心肌后，毛细血管内压力降低，心内膜下区压力最低，因而最易发生缺血性坏死。毛状芽孢杆菌可以引起灶性心肌坏死和炎症，可以在坏死区发现该微生物。

（2）收缩带坏死（contraction bands necrosis）常见于局灶性损伤或大面积坏死的边缘，以Z带和其附着肌纤维的粘连为特征，然后形成丝状连接。其特征为肌纤维过度收缩，线粒体内钙盐沉积，逐渐进展为细胞溶解。甲状腺素对心脏具有急性、慢性毒性作用，据报道可以引起心肌细胞形态学改变，导致线粒体水肿和收缩带坏死。这种坏死的出现与细胞周边部大量的钙离子进入细胞内有关。钙离子进入细胞，引起肌纤维过度收缩。这种情况常与严重而短暂的缺血后再灌注有关。急性中毒性心肌炎的发生多伴有细胞间隙水肿及心肌细胞坏死，超微结构上则出现肌细胞大面积溶解。毒物所致的心肌炎，炎症区域常有炎细胞浸润（图7-21）。

2. 坏死区的形态学改变（morphologic alterations following myocardial necrosis）

肉眼观：坏死区初期颜色苍白，逐渐变为黄白色干燥的凝固体，伴有沙砾样的营养不良性钙化（dystrophic mineralization）。病变范围可以是局灶性、多灶性或弥漫性。坏死区最常位于左心室乳头肌、心内膜下心肌。坏死的原因常与血流灌注紊乱有关，解剖检查时常易被忽略，特别是动物本身，心脏体积不大，因而需要做多个剖面检查。

光镜观：新鲜的坏死肌纤维常表现出肿胀、胞浆嗜酸性增强、横纹不清、细胞核固缩的特征。坏死的细胞常有散在的嗜碱性颗粒，代表线粒体内蓄积的钙盐。损伤后24～48 h，坏死区出现炎细胞浸润，早期主要是中性粒细胞，之后出现巨噬细胞。浸润的炎细胞有吞噬、溶解坏死细胞碎片的作用（图7-22）。炎细胞的出现给鉴别是早期坏死区还是心肌炎带来困难。之后坏死组织溶解，局部由增生的成纤维细胞和新生的毛细血管组成的肉芽组织替代。随肉芽组织的成熟，胶原、弹性纤维及酸性黏多糖沉积，肉眼观局部形成白色的瘢痕而愈合。

心肌坏死的预后与损伤的范围有关，小范围的心肌坏死可以不引起明显的临床症状，大范围的心肌坏死可引起全身血循环障碍，使动物死于急性心力衰竭。

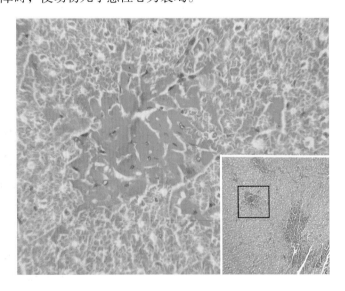

坏死细胞质深伊红染、均质状，细胞核固缩、深染或消失（照片为右下插图黑框中坏死灶的放大观）。（HE）

图7-19　犬心肌细胞凝固性坏死

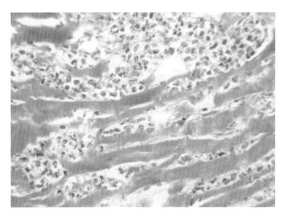

心肌细胞形态不规则或断裂，肌浆淡染，横纹消失，细胞核消失。坏死处有多量中性粒细胞浸润

图 7-20 犬心肌细胞凝固性坏死和炎细胞浸润

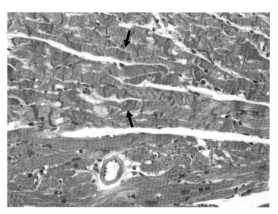

局部心肌细胞为收缩带坏死（箭示），坏死细胞肌浆淡染，呈不规则条纹状，细胞核固缩或消失（后者是与人工假象引起的形态学改变鉴别的主要依据）。（HE）

图 7-21 犬心肌细胞坏死

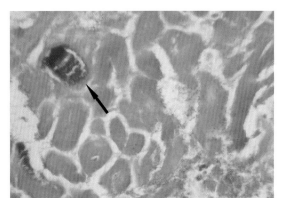

心肌细胞呈凝固性坏死，肌浆失去正常的光泽，混浊，淡染，细胞核消失，局部有钙盐沉积（箭示）。（HE）

图 7-22 犬心肌细胞坏死处钙化

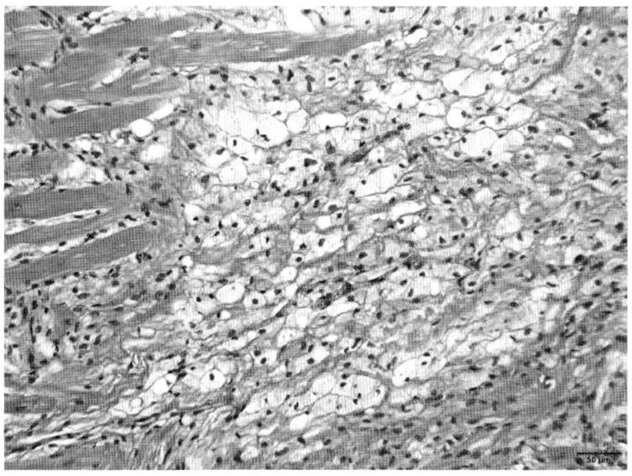

心肌细胞坏死后由增生的巨噬细胞吞噬，周围有少量其他类型的炎细胞浸润。（HE）

图 7-23 兔心肌细胞坏死

（四）心肌炎（myocarditis）

心肌炎是指由各种原因引起的心肌局灶性或弥漫性炎症。

病因分为感染性和非感染性两大类。感染性心肌炎由细菌、病毒、螺旋体、立克次体、真菌、原虫、蠕虫等引起。非感染性心肌炎包括过敏性、化学性、物理性和药物性心肌炎等。化学毒物或药物引起心肌炎是由于直接毒性作用，病变的严重程度与剂量呈相关性，可以是急性中毒性心肌炎或是慢性药物性心肌病。急性中毒性心肌炎病变表现为心肌间质水肿，左心室、室间隔多灶性心肌细胞坏死及炎细胞浸润。浸润的炎细胞有淋巴细胞、浆细胞、中性粒细胞。

过敏性心肌炎（hypersensitivity myocarditis）是一类由常见的药物引起的心脏疾病。临床诊断标准是：有药物服用史，过敏反应严重程度与药物剂量无关联；症状主要表现为变应性疾病、血清病，可以通过血清学检查进行诊断；症状将持续存在，直至药物停止使用。由药物引起的过敏性心肌炎主要以炎细胞浸润为特征，心肌间质有多量嗜酸性粒细胞、局灶性或弥漫性浸润，混有单核巨噬细胞，并见明显的淋巴细胞和浆细胞。病变常累及小动脉、微动脉和微静脉，形成血管炎。本病无心肌纤维化或心肌坏死症状，有助于与其他类型的心肌炎鉴别。

过敏性心肌炎的发病机制不清，可能是药物或其代谢产物作为半抗原，与体内的大分子结合，经由免疫机制介导引发。

在正常长毒实验中，正常动物心肌间质常可见小灶性炎细胞浸润，周围的心肌细胞无明显变性、坏死，并无毒理学意义。

三、心内膜病变

（一）纤维化（fibrosis）

心脏毒性因子引起心内膜病变相对少见，可以表现为心内膜纤维化和肿瘤。

心内膜纤维化表现为覆盖于房室壁或瓣膜的心内膜，由于致密的纤维组织增生而增厚，肉眼观察时颜色较正常淡、发白（图7-24）。在心室壁发生中毒性或缺血性心肌坏死、累及心内膜时，局部心内膜可发生纤维组织增生。纤维化如发生在瓣膜，可引起瓣膜病。纤维化最常见于二尖瓣，也可见于主动脉瓣和三尖瓣。

（二）肿瘤

心脏肿瘤主要是横纹肌瘤、横纹肌肉瘤和含有肌母细胞的中胚叶混合瘤。其次是黏液瘤，偶见原发于身体其他部位的转移性肿瘤。

四、心包炎（pericarditis）

该病常为中毒性心肌炎、过敏性心肌炎或大范围心肌梗死的并发症，于靠近心脏表面的炎症或坏死累及心包膜时发生；胸腔的炎症性疾病累及心包膜时也可以发生。心脏毒性物质引起的心包炎不常见。心包炎与机体他处发生的炎症病变相同，表现为心包膜充血、水肿增厚，有程度不等的炎细胞浸润，严重时纤维蛋白原自血管内渗出，在心包表面形成纤维蛋白性渗出物。恢复期，轻度炎症的上述渗出物逐渐吸收、消失。如不能完全吸收，则有肉芽组织增生，之后产生胶原纤维，心包纤维化（图7-25），于是原来菲薄、透明的心包变为白色、无光泽的厚层心包。

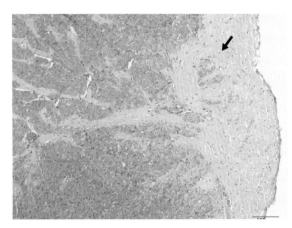

心内膜纤维组织增生，致内膜明显增厚，增生的纤维组织似树根样向心肌内延伸。（HE）

图7-24 大鼠心内膜纤维组织增生（黑箭示）

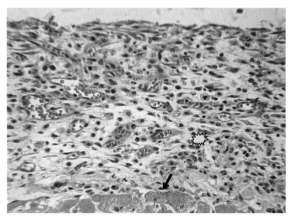

大鼠心外膜下充血水肿，出现大量新生的毛细血管，成纤维细胞和炎细胞组成的肉芽组织（✳示）。炎细胞主要为中性粒细胞和单核巨噬细胞。图下方为心肌纤维（箭示）。（HE）

图7-25 心包炎机化早期

第四节 血管常见疾病

机体内血管毒性物质广泛存在于血管及其分支内，但它们快速被清除，或与血浆中的蛋白质结合，从而在血管壁内浓度很低。只有那些物质达到一定浓度，或由于静脉注射损伤了血管，才能引起血管壁相应组织变性、坏死、炎症等病变。

血管损伤的类型：

一、动脉粥样硬化（atherosclerosis，AS）

动脉粥样硬化（atherosclerosis，AS）是动脉硬化疾病中的一种主要类型，与血脂异常及血管壁成分改变有关的动脉疾病。由于血脂异常，脂质在动脉内膜沉积，继而平滑肌细胞、纤维组织增生，细胞外基质增多，同时局部组织坏死、钙化，形成粥样斑块和动脉壁硬化。本病主要涉及弹力型动脉如主动脉及其一级分支，以及弹力肌型动脉如冠状动脉、脑动脉等。

动脉粥样硬化的确切病因不清，目前认为人类动脉粥样硬化与血脂异常、高血压、吸烟、引起高脂血症的疾病、年龄和遗传等因素有关。发病机制有脂源性学说、致突变学说、损伤应答学说和受体缺失学说等，但任何一种学说都不能单独、全面地解释动脉弱样硬化的发病机制。在动物中，高脂饮食常可以在不同种属的动物中复制动脉粥样硬化模型，提示高脂饮食在动脉弱样硬化的发病中起重要作用。

能引起动脉硬化的血管毒性物质很多，例如一氧化碳，短期暴露可以引起血管内层损伤，长期慢性暴露则导致动脉粥样硬化性病变。又如重金属镉，长时间暴露于低水平的镉，可引起实验动物主动脉粥样硬化和（或）高血压。镉可以导致主动脉内皮发生一系列改变，包括空泡形成、细胞间连接加宽及碎片形成等。镉也可以诱导应激蛋白、金属硫蛋白。多环芳烃（polycyclic aromatic hydrocarbon）等致癌物也可能导致动脉粥样硬化，几种啮齿类动物和鸟类暴露于苯并芘或7，12-二甲基苯蒽，可以在血清胆固醇水平不改变的情况下发生动脉粥样硬化。大剂量儿茶酚胺可使不同物种的动物发生动脉粥样硬化。

动脉粥样硬化病变主要发生于肌型或弹力型血管，猪、家兔、鸡要比犬、大鼠敏感。按病变发生发展可分为4个阶段：① 脂质条纹（fatty streaks）。这是动脉弱样硬化的初期病变，表现为空泡状的泡沫细胞在内膜集聚，泡沫细胞来源于巨噬细胞和血管壁原有的平滑肌细胞（图7-26，图7-27）。肉眼观，内膜面可见淡黄色条纹或斑点，新鲜标本油红O染色呈橘红色。② 纤维斑块（fibrous plaque）。随病变进展，逐渐形成隆起于内膜表面的斑块，肉眼观为隆起于内膜表面的奶黄色斑块，光镜下表面有胶原纤维、散在分布的平滑肌细胞、巨噬细胞，少量的弹力纤维及蛋白聚糖等（图7-28）。深层为泡沫细胞、平滑肌细胞、巨噬细胞及淋巴细胞等成分。③ 粥样斑块（atheromatous plaque）亦称粥样斑（atheroma）。肉眼观，动脉内膜面见明显隆起的黄白色斑块。光镜下纤维斑块表面的纤维组织发生玻璃样变，深部吞噬了脂质的泡沫细胞崩解，形成无定形的坏死崩解物质，含胆固醇结晶（针形、菱形裂隙）（图7-29，图7-30），底部和边缘可见肉芽组织增生，外周残留少许泡沫细胞，淋巴细胞浸润。④ 继发性病变。在原有病变的基础上出现斑块内出血，斑块破裂，血栓形成、钙化和形成动脉瘤（图7-31～图7-33）。由于动脉管腔阻塞或管腔内血栓形成，供血区域器官组织坏死而出现的一系列症状，如脑梗死、急性心肌梗死等。长期缺血导致靶器官组织实质细胞萎缩，间质纤维化而出现的症状，如脑萎缩引起痴呆、精神症状，心肌纤维化引起心脏扩大、心功能不全等。在动物中，继发性改变出现的频率远低于其在人类中出现的频率，因为动物实验周期较自然生命周期短，不等到发生明显的继发性改变，实验已经结束。

　　人类动脉粥样硬化的继发性病变有：① 斑块内出血。斑块边缘和底部有许多薄壁的新生血管，常易破裂出血，可形成血肿，使斑块迅速增大，导致管腔急性阻塞。② 血管壁溃疡形成。由于斑块表层的纤维帽坏死、破溃脱落，局部形成溃疡，溃疡处又容易继发血栓形成。③ 血栓形成，常发生于斑块溃疡处。凝血机制被激活，可以形成血栓，造成动脉阻塞，所供应区域的组织因缺血而坏死，导致梗死。血栓可以机化，也可脱落引起栓塞。④ 动脉瘤形成。病变较严重的动脉壁，由于脂质沉积，中膜坏死，平滑肌细胞萎缩而变薄，在血管内血压的作用下局部扩张膨出，形成动脉瘤。动脉瘤破裂可发生致命性大出血。⑤ 钙化，多见于陈旧斑块中。钙化处动脉壁变硬、变脆，易于破裂。

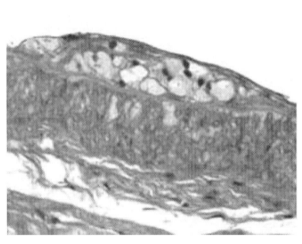

冠状动脉内膜有泡沫细胞集聚，肉眼观局部内膜隆起、淡黄色条纹状。（HE）

图 7-26　动脉粥样硬化

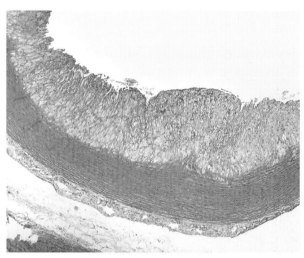

家兔主动脉内膜有大量泡沫细胞集聚，肉眼观内膜隆起，淡黄色，粗条纹状。（HE）

图 7-27　主动脉粥样硬化脂质条纹

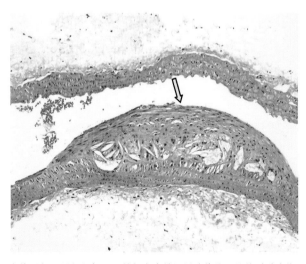

斑块深部可见组织坏死，局部有多量胆固醇结晶，呈针形裂隙状，并可见泡沫细胞和增生的平滑肌细胞。斑块表面为成层排列的纤维结缔组织（黄箭示）。（HE）

图 7-28　动脉粥样硬化纤维斑块

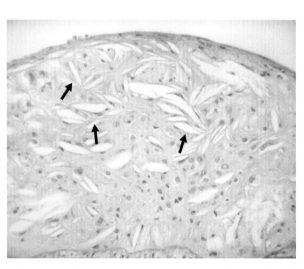

斑块处可见多量典型的胆固醇结晶，呈针形或菱形裂隙状（箭示）。（HE）

图 7-29　动脉粥样硬化

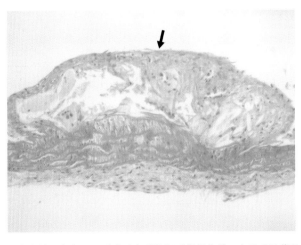

原有斑块深部坏死，形成无定形的坏死崩解物质，表面可见薄层增生的纤维组织（箭示）。（HE）

图 7-30　动脉粥样硬化

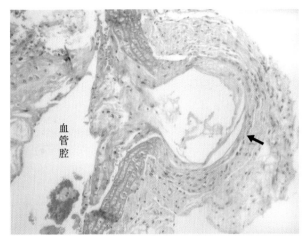

病变处血管壁受损，向外突起，形成动脉瘤（箭示）。（HE）

图 7-31　动脉粥样硬化继发性病变

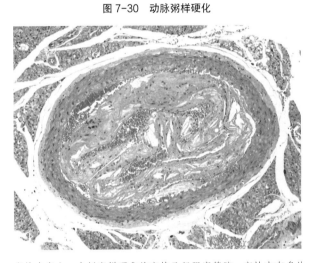

斑块内出血。本例粥样硬化的斑块已经阻塞管腔，斑块内有多处红细胞灶，此为斑块内出血。（HE）

图 7-32　动脉粥样硬化继发性病变

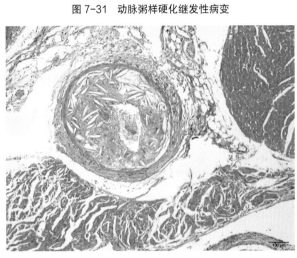

心底部冠状血管粥样斑块内有多量针形的胆固醇结晶，管腔高度狭小。（HE）

图 7-33　冠状动脉粥样硬化

二、血管壁增生

长期服用含有雌激素或孕激素的口服避孕药可以引起动脉内膜增生，增生的成分有肥大的内皮细胞、纤维细胞、肌细胞。

三、钙盐沉积（calcification）

钙盐沉积于正常的或中膜发生退行性变的血管壁（图 7-34）。

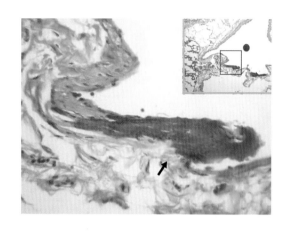

照片显示部分血管，局部有蓝染的钙盐沉积（箭示）。右上图为血管壁整体观，红点示血管腔。（HE）

图 7-34　肺内血管壁钙化

四、血管炎（vasculitis）

与药物有关的血管炎有过敏性血管炎和坏死性血管炎。炎症主要累及小血管壁的各层组织，偶尔累及中等大小的肌型血管，大动脉和大静脉不受影响。引起血管炎的病因不明。

（一）过敏性血管炎（hypersensitivity vasculitis）

过敏性血管炎常与血清病、全身性细菌感染、原虫感染有关。病变的特征为血管壁单核巨噬细胞浸润，偶尔有嗜酸性粒细胞浸润。血管壁无纤维素样坏死或其他坏死性病变。血管壁内皮细胞完整，无血栓形成。很多药物能引起该型血管炎，这些药有氨苄西林（ampicillin）、普鲁卡因胺（procainamide）、葡聚糖（dextran）、肼屈嗪、循环系统药物/周围血管扩张药、青霉素（penicillin）、氨苯磺胺（sulfonamide）、四环素（tetracycline）、丙硫氧嘧啶、丙基硫尿嘧啶（propylthiouracil）、奎尼丁（quinidine）、别嘌呤醇（allopurinol）、保泰松（phenylbutazone）等。过敏性血管炎与药物的剂量及应用时间无关。

（二）坏死性血管炎（necrotizing vasculitis）

坏死性血管炎通常发生于小动脉或中等大小的动脉，血管壁炎和坏死是本病的特征，急性病变和修复性病变常同时存在，急性病变表现为血管壁灶性纤维素样坏死，浸润的炎细胞主要为中性粒细胞，偶尔以嗜酸性粒细胞为主（图 7-35）。由于血管内皮细胞发生明显的变性坏死，使血小板附着并激活凝血系统，因此急性期和愈合期血管腔内常出现闭塞性血栓。血管炎和坏死通常发生在血管壁有损伤（如局部动脉瘤样扩张）的情况下。某些药物也能引起该病变，包括去氧麻黄碱、可卡因、海洛因、吗啡精、去甲麻黄碱（苯丙醇胺）、哌甲酯、中枢神经系统药物/抗精神失常药/抗躁狂抑郁症药/抗抑郁症药等。

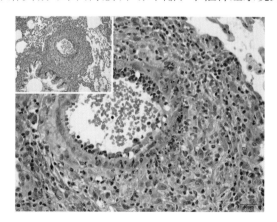

图中血管内皮细胞肿胀、增生、坏死脱落，局部内膜缺失，形成内膜溃疡，血管壁有大量中性粒细胞和单核巨噬细胞，致正常血管壁结构受到破坏。左上图为低倍镜观。（HE）

图 7-35　肺血管炎

五、出血（haemorrhage）

血液从血管漏出称为出血。除局部血管毒性作用外，化学物质直接损伤血管引起的出血是不多见的。化学物质引起的出血最常见于发生变应性血管炎的皮肤和黏膜。

出血是濒临死亡的（agonal）动物常见的自发性病变，也可由死后操作所致。出血也见于颌下淋巴结的生发中心、胸腺髓质，常与腹腔内注射巴比妥钠有关。肉眼观察出血的器官，表面有红色斑点。用二氧化碳处死的动物肺部可出现大范围的出血灶。用脊椎脱白法处死的大鼠，血液进入气道，这个过程称为"（back-bleeding）"血流入胸腔。因而用上述特征区别死后出血还是生前出血是很重要的方法。

六、犬的自发性动脉病变（spontaneous arterial diseases in the dog）

常见于4～9月龄犬。病变累及小到中等大小的肌性动脉，有步态和姿势改变的犬也可累及心脏血管、脑和脊髓的动脉，其他部位有肺、胸腺、胃、肾上腺、睾丸。显微镜下为慢性坏死性动脉炎。纤维素样坏死及炎细胞浸润，浸润的炎细胞主要为单核巨噬细胞，一直延伸到外膜，形成外膜炎。病变愈合后内膜增厚，中膜纤维化。

七、其他病变

如化生，老年大鼠的心肌可以发生灶性软骨样或骨样化生，这是一种老年性退行性变，特别见于心内膜下乳头肌组织。圆形或卵圆形软骨灶也可见于大鼠心脏，常位于主动脉根部或主动脉瓣基部。

瓣膜病在动物中少见。

常见的血管毒性物质有麦角胺，中毒剂量可以引起血管持续性收缩，长期慢性暴露可以引起血管内膜增生、中膜肥大，以及某些外周血管壁玻璃样变。丙烯酰胺（acrylamide）是烷基胺的一种，是许多药物及其他商品合成的中间产物，对血管有特异性毒性作用。投放于大鼠和犬，将引起中等大小动脉（如冠状动脉）或小动脉的纤维肌细胞增生。其毒性机制目前已有所了解，可能是丙烯酰胺被代谢为丙烯醛（acrolein），丙烯醛活性极高，是引起血管毒性损伤的关键性醛类物质。与血管组织的纤维原细胞或内皮细胞相比，心肌细胞对丙烯酰胺的毒性作用更加敏感，用丙烯酰胺后，心肌损伤常发生在血管损伤之前。

参考文献

［1］高英茂.组织学与胚胎学［M］.北京：人民卫生出版社，2005.

［2］彭双清，郝卫东，伍一军.毒理学替代法［M］.北京：军事医学科学出版社，2009.

［3］李娟，丁永芳，葛海燕，等.冠状动脉结扎致心肌纤维化大鼠模型的建立［J］.中国实验动物学报，2012，20（5）：1-4.

［4］王心如.毒理学基础［M］.4版.北京：人民卫生出版社，2006.

［5］庄志雄.靶器官毒理学［M］.北京：化学工业出版社，2006.

［6］Buben Z, Arceo R J, Bishop S P. Non-Proliferative Lesions of the Heart and Vasculature in Rats. CV-1. In Guides for Toxicologic Pathology［J］. STP/ARPI/AFIP, Washington. DC, 2000.

［7］Calara F, Silvestre M, Casanada F, et al. Spontaneous plaque rupture and secondary thrombosis in apolipoprotein E-deficient and LDL receptor-deficient mice［J］. J Pathol., 2001, 195：257-263.

［8］Cimini M, Boughner D R, Ronald J A, et al. Development of aortic valve sclerosis in a rabbit model of atherosclerosis：an immunohistochemical and histological study［J］. J Heart Valve Dis., 2005, 14：365-375.

［9］Jokinen M P, Lieuallen W G, Boyle M C. Morphologic Aspects of Rodent Cardiotoxicity in a Retrospective Evaluation of

National Toxicology Program Studies〔J〕. Toxicologic Pathology, 2011, 39：850-860.

〔10〕Kirsten J M, Schimmel, Richel D J,et al. Cardiotoicity of cytotoxic drugs〔J〕. Cancer Treatment Reviews, 2004, 30：181-191.

〔11〕Meeran M F N, Prince P S M, Basha R H. Preventive effects of N-acetyl cysteine on lipids, lipoproteins and myocardial infarct size in isoproterenol induced myocardial infarcted rats：an in vivo and in vitro study〔J〕. Eur J Pharmacol, 2012, 677：116-122.

〔12〕Van Vleet J F, Ferrans V J, Herman E. Cardiovascular and Skeletal Muscle Systems. In Handbook of Toxicologic Pathology（Haschek-Hock WM, Rousseaux CG, Wallig MA, eds）〔M〕. 2nd Eds. Vol Ⅱ. San Diego：Academic Press, 2002：363-424.

〔13〕Teerlink J R,Pfeffer,J M,Pfeffer M A. Progressive V entricular Remodeling in Response to Diffuse Isoproterenol-Induced Myocardial Necrosis in Rats〔J〕. Circulation Research, 1994, 75（1）：105-113.

〔14〕ZhangW I, He H I, Liu J P, et al. Pharmacokinetics and atherosclerotic lesions targeting effects of tanshinone IIA discoidal and spherical biomimetic high density lipoproteins〔J〕. Biomaterials, 2013, 34：306-319.

（苏　宁）

第八章　呼吸系统

呼吸系统（respiratory system）包括呼吸道（鼻腔、咽喉、气管、支气管）和肺两部分，从鼻腔至肺内的终末细支气管为导气部，有温暖、湿润和过滤吸入气体的作用。肺内终末细支气管以下的分支为呼吸部，有气体交换的功能，在维持血氧和血中二氧化碳浓度中也起重要作用。

第一节　呼吸系统正常组织学

一、鼻腔

鼻腔（nasa cavity）是呼吸道的起始部，有温暖吸入空气的作用，并能湿润空气、除去尘埃，也是外源性化合物进入机体的第一道屏障。

鼻腔被鼻中隔分为左右鼻道，骨性鼻腔壁上具有三对外鼻甲和三对内鼻甲，鼻甲上覆以黏膜。外鼻甲吊板状悬挂于鼻腔之中，根据位置可分为背、中和腹鼻甲，它们与鼻腔壁之间形成背鼻道、中鼻道和腹鼻道。除了外鼻甲之外，大鼠还具有三对内鼻甲。啮齿类动物及犬的鼻甲骨卷曲度较大，有利于增强嗅觉，气体主要由鼻道上部进入，而人和灵长类动物中，气体主要由下 2/3 鼻道进入，因而啮齿类动物及犬只能用鼻呼吸，而人和高等灵长类既可用鼻，也可用口呼吸。由于上述解剖学差异，啮齿类动物中鼻腔上皮细胞的改变，可作为预示受试物对人的较深部位呼吸道是否有影响的形态学佐证。

根据结构与机能不同，鼻腔可分为前庭部、呼吸部和嗅部，鼻腔黏膜也相应地被区分为前庭黏膜、呼吸黏膜和嗅黏膜（图 8-1~ 图 8-6）。

（一）前庭部（vestibular region）

前庭部有三种不同类型的上皮。与皮肤相接的前庭部为复层扁平上皮，组织结构与皮肤相似，近鼻孔处表层角化。近呼吸部为无纤毛的移行上皮（nonciliated transitional），然后过渡为呼吸上皮，即假复层纤毛柱状上皮。与呼吸部黏膜（respiratory mucosa）相接处的固有层中有小型腺体，分泌物有湿润黏膜作用，故又称为湿润上皮。

（二）呼吸部（respiratory region）

呼吸部面积较广，占鼻腔的大部分，从前庭后侧鳞状上皮边缘处开始，直至后方的嗅部，因血管丰富而呈红色。呼吸部由表面的黏膜和其下的固有层组成，黏膜覆有假复层纤毛柱状上皮，其间夹有分泌黏液的杯状细胞，黏膜、基膜明显。中、下鼻甲处固有膜结缔组织中有丰富的血管、发达的薄壁静脉丛。固有层表层静脉管壁薄，无平滑肌，形成海绵状组织。固有层深层的静脉管壁较厚，有环行平滑肌，具有温暖吸入空气、调节血流的作用。固有层中还有腺体，腺体类型与部位有关，鼻中隔前半部的腺体是管泡腺，含浆液腺和黏液腺，后半部与嗅上皮交界处主要是黏液腺。腺体分泌物 PAS 染色呈阳性反应，具有湿润黏膜表面，吸附并清除吸入的灰尘和细菌等作用。电镜下呼吸部有 6 种类型的细胞：纤毛柱状细胞、无纤毛的柱状细胞、杯状细胞、刷细胞、立方细胞和基细胞。

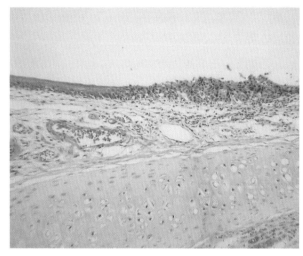

鼻前庭部黏膜被覆复层扁平上皮，组织学结构与皮肤相似。（HE）

图 8-1　正常鼻腔前庭部

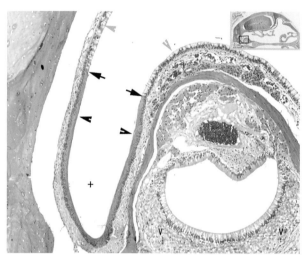

图片为右上方插图黑框内放大，显示鼻道（+）、犁鼻器（V）鼻道表面被覆的复层扁平上皮（黑箭），和呼吸上皮（绿箭）。（HE）

图 8-2　鼻前庭与呼吸部黏膜交界处

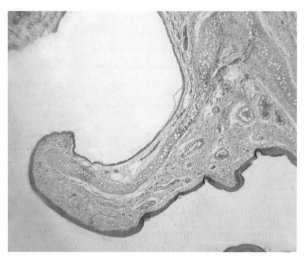

鼻甲起始于骨性鼻腔壁，象吊板状悬挂于鼻腔中。鼻甲表面被覆黏膜上皮，深部由鼻甲软骨组织支持。（HE）

图 8-3　鼻甲

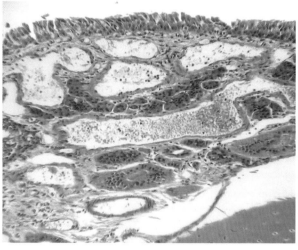

呼吸部黏膜被覆假复层纤毛柱状上皮，其间夹有杯状细胞，固有层中有丰富的血管和浆液腺。（HE）

图 8-4　鼻腔呼吸部黏膜上皮

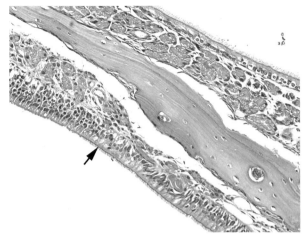

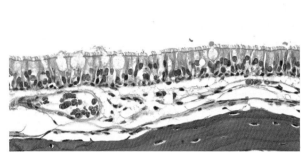

照片下方左侧为嗅上皮，右侧为呼吸上皮（箭示）。（HE）

照片为鼻甲部组织，表被典型的假复层纤毛柱状上皮，夹有杯状细胞。（HE）

图 8-5　鼻部呼吸上皮和嗅上皮交界处

图 8-6　鼻甲呼吸上皮

（三）嗅部（olfactory region）

嗅部浅黄色，包括筛骨迷路、鼻底部的侧壁和背鼻道及后部。

1. 黏膜层（mucous propria）

嗅黏膜层比呼吸部上皮略厚，表面覆有黏膜上皮，主要为嗅上皮（olfactory epithelium），含支持细胞、嗅细胞和基细胞。

（1）支持细胞（sustentacular cell，support cell）数目最多，位于最表层，占据上皮层的浅表 1/3。细胞高柱状，顶部宽，基部较细，游离面有许多微绒毛。胞浆内含有黄色的脂褐素颗粒。细胞核卵圆形，位于细胞的上部。支持细胞有支持、保护和分隔嗅细胞的作用。

（2）嗅细胞（olfactory cell）为双极感觉神经元，位于支持细胞之间，呈梭状，细胞核位于细胞中部（图 8-7），有细长的树突（dendritic process），伸到上皮游离缘，终止于末端呈球状膨大的嗅泡（olfactory vesicle）。树突内充有微丝（microfilaments）。从嗅泡发出数十根不动纤毛，称为嗅毛（olfactory cilia）。嗅毛浸于上皮表面的嗅腺分泌物中，可接受有气味物质的刺激。细胞基部胞质少，形成细长的轴突，穿过基膜进入固有层内，形成神经束，也就是嗅神经（olfactory nerve），基细胞的突起包裹轴突。这些细胞属于胚后期发育阶段的细胞，损伤后具有再生能力。

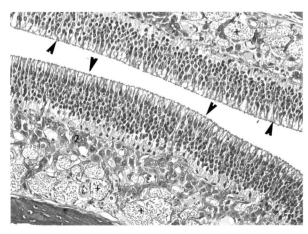

位于鼻底部侧壁的黏膜组织，表被多层嗅细胞，固有层的嗅腺（绿箭头）和神经纤维束（＋示）。（HE）

图 8-7　鼻嗅上皮

（3）基细胞（basal cell）位于上皮基底部，单层排列。基细胞有两种类型：一种称为真正的基细胞，与呼吸道的细胞类似；另一种是淡染的未分化的基细胞，具有干细胞的功能，可分化为支持细胞和嗅细胞。基细胞呈锥体形，体积小，染色较深。

嗅黏膜在不同的物种中结构基本类似，但分布范围随物种不同而变化，如 Beagle 犬嗅黏膜面积可大到 100 cm^2。

2. 固有层（lamina propria）

固有层为薄层结缔组织，内有血管、淋巴管、无髓鞘的嗅神经束和有髓鞘的三叉神经（trigeminal nerve），此外还有分泌浆液的管泡状嗅腺（olfactory gland），又称鲍曼腺（Bowman gland）。腺细胞中含有黄色素，分泌物有溶解化学物质、刺激嗅毛、引起嗅觉的作用。活体嗅黏膜呈浅黄色，可与淡红色的呼吸黏膜相区别。

鼻黏膜缺乏黏膜下层，黏膜固有层直接贴附在鼻腔的软骨或骨上，通过骨膜与骨组织相连接。

鼻黏膜中存在移行黏膜（transitional mucosa），鼻部的移行上皮介于鳞状上皮和呼吸上皮之间，由无纤毛的上皮细胞组成，细胞含有微绒毛，啮齿类动物和犬的移行上皮细胞有丰富的滑面内质网（smooth endoplasmic reticulum，SER），提示该细胞在外源化合物的代谢中有重要作用。移行上皮是毒性因子的靶部位，此区的细胞受刺激时也可以转化为分泌上皮。

二、喉（throat）和咽部（larynx）

喉连接咽腔和气管，既是气体通道，又是发声器官。喉以软骨为支架，软骨之间借韧带、肌肉或关节相连。会厌（epiglottis）主要由弹性软骨构成，舌面及喉面上部的黏膜覆以复层扁平上皮，舌面的上皮内有味蕾，会厌的喉面下部的黏膜上皮为假复层纤毛柱状上皮。会厌各部黏膜的固有层均为疏松结缔组织，内有较多的弹性纤维、混合腺和淋巴组织，深部与会厌软骨的软骨膜相连。

喉的侧壁黏膜形成上下两对皱襞，即室襞和声襞，上下皱襞之间为喉室。室襞黏膜上皮为假复层纤毛柱状上皮，夹有杯状细胞，其固有层为致密结缔组织，黏膜下层为疏松结缔组织，有较多混合腺和淋巴组织。根据部位不同，黏液腺和浆液腺的比例不同，会厌部黏膜含大量的黏液腺、少量的浆液腺，而喉相反，多数为浆液腺。喉室的黏膜和黏膜下层的结构与室襞基本相同。

咽部的大体和镜下结构比鼻腔简单，上皮细胞的类型与鼻腔相似。舌软骨基部的内衬上皮为复层扁平上皮，逐渐移行为尾部的呼吸上皮。两种上皮之间为移行区，有几种中间型上皮，类型则与物种有关。上皮下可见浆液性或黏液性腺体。啮齿类动物中，咽部的移行区是最常见对颗粒状、蒸气状及气溶胶状等状态的外源性化学物质发生反应的部位（图 8-8 ~ 图 8-11）。

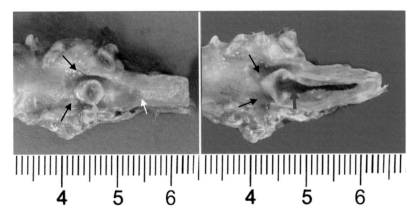

左图自食道壁剖开。黑箭示咽壁，白箭示剖开的食道黏膜面，绿箭示喉部。
右图自气管壁剖开。黑箭示咽壁，蓝箭示剖开的气管
两图左侧均为舌根部。

图 8-8　咽喉部解剖面

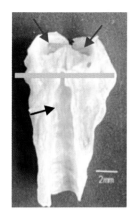 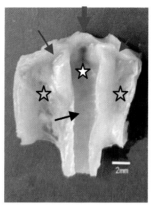 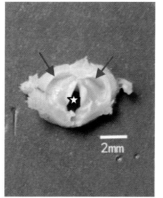

左图自腹侧剖开气管。黑箭示气管，红箭示咽部，食道位气管后方，未显示；中间图自背部食道和气管剖开，绿星示剖开的食道粘膜面，黑箭示气管腔，白星示喉部，蓝箭为冠状侧；右图为左图绿线处横切面，白星示喉腔，红箭示咽部。

图 8-9 咽喉部大体观

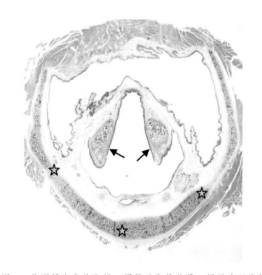
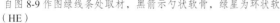

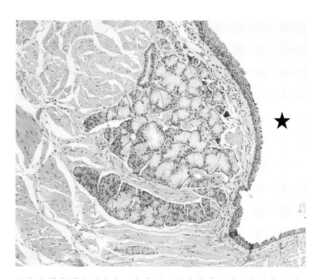

自图 8-9 作图绿线条处取材，黑箭示勺状软骨，绿星为环状软骨。（HE）

图 8-10 咽喉部低倍光镜观

咽部表被复层扁平上皮，上皮下可见多数黏液腺和少数浆液腺，周围为横纹肌。黑色五角星示咽腔。（HE）

图 8-11 咽部光镜观

三、气管和支气管

气管（trachea）位于食道的腹侧面，在大鼠中一般由 24 个背面不相衔接的"U"形软骨环构成，但由于愈合现象的发生，数目有变异。气管下段分为左、右主支气管，由肺门进入肺组织。大鼠右主支气管（一级支气管）发出 4 支肺叶支气管（二级支气管）进入右侧的四个肺叶内，分别是前叶、中叶、后叶和右副叶；左主支气管分为两支，进入左肺叶内。由气管到终末细支气管，一般经过 12～20 次分支，由支气管的传导部移行为呼吸部的过程是突然的，因而呼吸性支气管发育差，有人认为大鼠无呼吸性支气管。气管和支气管的组织学结构基本相似，管壁分为三层，由腔面向外依次为黏膜层、黏膜下层和外膜（图 8-12，图 8-13）。

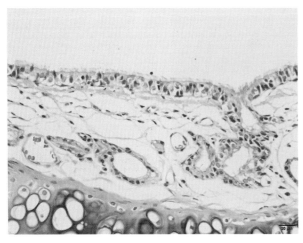

管壁由黏膜层、黏膜下层和外膜组成。黏膜上皮细胞为假复层纤毛柱状上皮，表面纤毛细而密，排列整齐。（HE）

图 8-12　大鼠正常气管

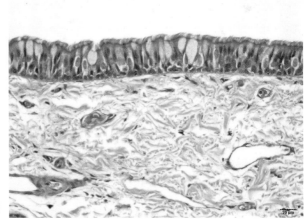

管壁由黏膜层、黏膜下层和外膜组成。黏膜上皮细胞为假复层纤毛柱状上皮，表面纤毛细而密，排列整齐，其间可见杯状细胞。（HE）

图 8-13　犬正常气管

（一）黏膜层（mucosa）

黏膜层由上皮和固有层构成。上皮为假复层纤毛柱状上皮，夹有杯状细胞、刷细胞、基细胞和弥散的神经内分泌细胞。

固有层（亦称固有膜）的浅层为薄层疏松结缔组织，内有较多的血管和淋巴管，还含有许多淋巴细胞、浆细胞和肥大细胞。在固有层和黏膜下层的移行处，弹性纤维较丰富，多为纵行分布，但在 HE 染色切片上不易分辨。物种不同，弹性纤维的数量、疏密程度不等。Beagle 犬弹性纤维数量较多，分布不均匀，大鼠弹性纤维分布松散。

上皮与固有层之间有明显的基膜，是气管上皮的特征之一。

（二）黏膜下层（submucosa）

黏膜下层为疏松结缔组织，与固有层相连，无明显分界。这层组织内含丰富的血管、淋巴管、神经和较多的混合性气管腺（tracheal gland）。这些腺体和上皮中的杯状细胞分泌的黏液共同形成厚的黏液层，覆盖在黏膜表面，保持局部湿润，并可黏着吸入的灰尘、微生物等。附着物借助黏膜上皮纤毛的摆动，被推向咽部排出。气管腺的浆液性腺泡分泌的液体稀薄，位于黏液层下方，有利于纤毛的正常摆动。黏膜下层内还有弥散的淋巴组织和淋巴小结等，其中的浆细胞能合成 IgA，当 IgA 通过黏膜上皮时，与上皮细胞产生的分泌成分（secretory component）结合，形成分泌型免疫球蛋白 A（SIgA），释放入管腔内，发挥免疫防御作用。黏膜下层内腺体肥大及分泌物性质的改变是对刺激物和感染发生的反应方式。

（三）外膜（adventitia）

外膜由结缔组织和软骨环组成。气管后壁为膜性部，位于背侧（食道侧）。膜性部内有平滑肌和弹性纤维，并分布有气管腺。咳嗽反射时平滑肌收缩，气管腔缩小，利于清除痰液及通路中的污物。

支气管（bronchus，B）管壁结构和气管相似，随着分支变细，管腔变小，管壁变薄，黏膜层、黏膜下层和外膜三层结构分界不明显，环状软骨环开始分为片段，逐渐变为不规则的软骨片，黏膜下出现平滑肌束，呈螺旋状排列。

即使是无菌动物，气管分支处或支气管与血管之间均存在淋巴组织。

四、肺脏

肺脏（pulmonary）的重量和体积随动物年龄而增加，在大鼠肺脏重量占体重的0.62%左右。肺的表面有一层光滑的浆膜，即胸膜的脏层。浆膜深部的结缔组织伸入肺内，将肺分成许多肺叶。大鼠的右肺可分为前、中、后三叶和较小的副叶。左肺仅具一叶。不同动物肺组织分叶有所不同（表8-1，图8-14，图8-15）

表 8-1　人及五种动物肺脏的分叶

动物种类	右肺	左肺
人	三叶（上、中、下叶）	两叶（上、下叶）
猕猴	三叶（上、中、下、奇叶）	三叶（上、中、下叶）
小鼠	四叶（前、中、后、右副叶）	一叶
大鼠	四叶（前、中、后、右副叶）	一叶
家兔	四叶（尖、心、膈、心后叶）	三叶（尖、心、膈叶）*
犬	四叶（尖、心、膈、中间叶）	三叶（尖、心、膈叶）

注：* 也有学者认为右肺四叶，左肺两叶。

光镜下肺脏分实质和间质。实质即肺内支气管各级分支和肺泡，间质为肺内结缔组织、血管、淋巴管与神经等。支气管包括左、右主支气管，从肺门进入肺以后，经反复分支，管腔逐渐变小，依次分支形成肺叶支气管（lobar bronchi，secondary B）、肺段支气管（segmental bronchi，tertiary B），进一步分支，分为小支气管（smaller bronchi）、细支气管（bronchiole）和终末细支气管。肺内小支气管及其分支到终末细支气管（terminal bronchiole）构成肺的导气部。呼吸性细支气管、肺泡管、肺泡囊、肺泡为肺脏呼吸部。每一细支气管连同它的各级分支和肺泡组成一个肺小叶（pulmonary lobule）。

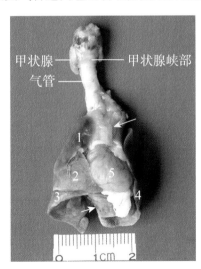

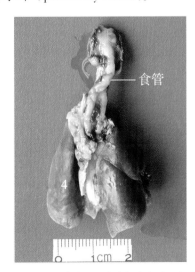

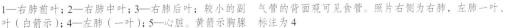

1—右肺前叶；2—右肺中叶；3—右肺后叶；较小的副叶（白箭示）；4—左肺（一叶）；5—心脏。黄箭示胸腺

气管的背面观可见食管。照片右侧为右肺，左肺一叶、标注为4

图 8-14　正常气管和肺大体腹面观　　　　图 8-15　正常气管和肺大体背面观

（一）肺导气部（the conductive portion of the lung）

气管、支气管和细支气管为气体进入肺实质的通道。在肺内，支气管反复分支呈树枝状，故称为支气管树（bronchial tree），见图 8-16。

1. 肺导气部的结构特点

肺内小支气管壁由腔面向外分为三层，即黏膜层、黏膜下层和外膜层。黏膜层上皮为假复层纤毛柱状上皮，上皮下为结缔组织和血管。入肺后，支气管不断分支变细，上皮逐渐变薄，杯状细胞及腺体逐渐减少，软骨由整块变为零散的小块，并逐渐减少、消失。正常气管分支处或支气管与血管之间有大量的淋巴组织，并随分支入肺，致肺内分支周围也存在不等量的淋巴组织。和小鼠一样，气管和支气管腺体不发达，只有喉部有气管腺，支气管以下无气管腺。

肺导气部的各段管道随支气管分支，管径逐渐变小，管壁变薄，结构愈趋简单。

（1）肺叶支气管至小支气管（lobar bronchi and smaller bronchi）：管壁结构与主支气管基本相似，但管径渐细，管壁渐薄，管壁三层结构分界渐不明显。主要结构变化是：

① 黏膜上皮：为假复层纤毛柱状上皮，随管径变细，上皮由厚变薄，杯状细胞逐渐减少。小鼠肺段支气管开始出现分泌细胞（Clara 细胞）。

② 固有层：变薄，其外侧出现少量环形平滑肌束。

③ 黏膜下层：气管腺逐渐减少。

④ 外膜：结缔组织内的软骨由完整的气管软骨变为不规则的软骨片。

（2）细支气管（bronchiole）：黏膜上皮由起始段的假复层纤毛柱状上皮逐渐变为单层纤毛柱状上皮，杯状细胞很少或消失。管壁内腺体和软骨片逐渐减少至消失，环行平滑肌逐渐增加，黏膜皱襞逐渐明显。在大鼠及犬支气管中均可发现 Clara 细胞。

（3）终末细支气管（terminal bronchiole）：内衬单层柱状纤毛上皮，无杯状细胞。管壁内腺体和软骨片完全消失，出现完整的环行平滑肌层，黏膜皱襞更明显。电镜下，终末细支气管的上皮由两种细胞组成，即纤毛细胞和分泌细胞。纤毛细胞数量少，分泌细胞数量多。分泌细胞又称为 Clara 细胞，哺乳动物的终末细支气管中有大量 Clara 细胞，对吸入的带氧的气体（如臭氧）特别敏感。

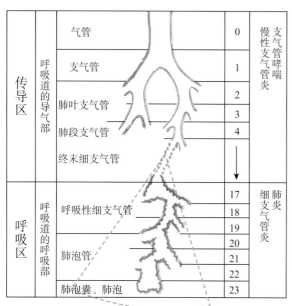

蓝色虚线示肺小叶范围，肺小叶以细支气管为中心，连同它的各级分支，包括终末细支气管、呼吸性细支气管、肺泡管、肺泡囊和肺泡

图 8-16　支气管树及其与发生疾病类型的关系

2. 气道、小气道和肺内导气管道的上皮细胞类型

（1）纤毛细胞（ciliated cell）：为上皮中数量最多的细胞，胞体呈柱状，游离面有纤毛，纤毛向咽部定向摆动，将黏液及其黏附的尘埃和细菌等异物推向咽部，然后排出，因而纤毛细胞有清除异物和净化吸入空气的作用。

纤毛细胞的比例、每个细胞的纤毛数目和纤毛的长度随管径的减小而变少变短。纤毛的活性受组胺、5–羟色胺，以及湿度、温度的影响。纤毛对毒性因子如二氧化氮、二氧化硫、低氧、吸烟等敏感。纤毛受损的形态学表现为纤毛静止、倒伏、粘连，甚至脱落，从而损伤纤毛–黏液排送系统的自净功能。这种损伤是可逆的，损伤因子消除后，纤毛细胞及表面的纤毛可以恢复正常。

（2）黏液性上皮细胞（杯状细胞）和浆液性上皮细胞（mucous and serous epithelial）：见于气管和大气道的黏膜下层。杯状细胞（goblet cell）散在于纤毛细胞之间，分泌黏液，黏液内含有酸性糖缀合物（acidic glycoconjugates）。杯状细胞分泌的黏液覆盖在黏膜表面，与气管腺的分泌物共同构成黏液屏障，可黏附和溶解气体中的尘埃颗粒、细菌和其他有害物质。当胞浆内充满分泌物后，细胞呈灯泡状突入腺腔缘。浆液性上皮细胞较黏液性上皮细胞体积小，分泌黏稠度较低的浆液，在受某些刺激的情况下，浆液性上皮细胞化生为黏液性上皮细胞。黏液性和浆液性上皮细胞受损时，可以由未分化的分泌型干细胞分裂再生而修复。

（3）基细胞（basal cell）：位于上皮的深部，细胞矮小、锥体形，核大，胞浆量少，含有不等量的微丝和纤维。细胞顶部未达到上皮的游离面。基细胞是一种未分化的细胞，有增殖分化的能力，可分化形成纤毛细胞和杯状细胞。

（4）刷细胞（brush cell）：为无纤毛的柱状细胞，游离面有许多长而直的微绒毛，无分泌颗粒。此种细胞的功能尚无定论，有人认为是过渡阶段的细胞，可分化为纤毛细胞；也有人发现刷细胞的基底面与传入神经末梢形成上皮树突突触（epitheliodendritic synapse），故认为刷细胞具有感受刺激的功能。在大鼠中有纤毛的柱状细胞与无纤毛的柱状细胞比例近似。

（5）弥散神经内分泌细胞（diffuse neuroendocrine cell）：属于体内弥散的内分泌系统。细胞数量不随年龄增长而减少，主要位于气道上皮内，呈锥体形，单个或组合成小群，与神经接触，称为神经上皮体（neuroepithelial bodies）。HE 染色标本中不易与基细胞相区别，可以通过银染或免疫组织化学的方法识别这些细胞。电镜下胞质内有许多小的、膜包裹的有致密核心的颗粒，所以又称为小颗粒细胞（small granule cell），具有生物活性的肽，如铃蟾肽（bombesin）、降钙素（calcitonin）、脑啡肽（enkephalin）、5–羟色胺、神经元特异性烯醇化酶（neuron-specific enolase）等物质储藏在颗粒内。小颗粒细胞的功能尚不清楚，可能与监控气道的气体或分泌有关，颗粒可能通过旁分泌方式释放或经血液循环，调节呼吸道和血管壁平滑肌的收缩和腺体的分泌，但在生理过程中的确切作用尚未完全清楚。慢性缺氧、吸入二氧化氮能增加颗粒的数量。人类的燕麦细胞癌可能来源于此类细胞。在肺叶支气管至细支气管的上皮内，特别是小支气管分支处，小颗粒细胞成群分布，与神经纤维构成神经上皮小体（neuroepithelial body）。

（6）无纤毛的支气管上皮细胞（non-ciliated bronchiolar epithelial cell，Clara cell）：Clara 细胞为高的圆顶形细胞，其游离面略高于纤毛细胞，呈圆顶状凸向管腔。不同的物种该细胞的形态特征基本相似，但超微结构有明显的差异。啮齿类动物 Clara 细胞顶部胞质内含有大量的滑面内质网。多数动物 Clara 细胞含有多量的卵圆形的、膜包裹的电子致密的分泌颗粒，含有蛋白水解酶，可分解管腔中黏液，降低分泌物的黏稠度，利于排出。猫 Clara 细胞缺乏分泌颗粒，犬 Clara 细胞分泌颗粒稀少。Clara 细胞主要有三种功能：① 合成、贮存和分泌支气管上皮细胞外的蛋白成分。多数分泌物的确切性质和功能不明，体外研究发现它具有调节炎症的功能，因而认为它可能具有免疫防御作用。又由于分泌物可以在血浆、尿，以及支气管肺泡的灌洗液中发现，因而认为它的出现可能是肺损伤的生物标志。② Clara 细胞可能是支气管纤毛细胞的祖细胞（progenitor），在气道受到持续性刺激、气道上皮损伤时，Clara 细胞可以化生为黏液分泌细胞。③ Clara 细胞在外源性化合物的代谢中起主要作用，因为这些细胞有丰富的滑面内质网和酶，包括 Ⅰ 相和 Ⅱ 相代谢酶、抗氧化酶（antioxidant enzymes）等，可对吸入的毒物进行生物转化和解毒。哺乳类动物细支气管（bronchioles）存在大量的 Clara 细胞，有些动物的气管和支气管也存在 Clara 细胞。

表 8-2　肺内导气部和呼吸部的主要结构特点

结构＼组织	导气部				呼吸部			
	肺叶、肺段支气管	小支气管	细支气管	终末细支气管	呼吸性细支气管 *	肺泡管	肺泡囊	肺泡
上皮	假复层纤毛柱状上皮		单层纤毛柱状上皮		单层纤毛柱状移行为单层柱状或立方	立方形或扁平状	立方形或扁平状	Ⅰ型、Ⅱ型肺泡细胞
杯状细胞	有	少	少或消失	无	无	无	无	无
Clara 细胞	小鼠有 #	有	大鼠有	大鼠、犬有	—	—	—	—
腺体	有	少	少或消失	无	无	无	无	无
软骨	软骨片	断片或无	无	无	无	无	无	无
平滑肌	有	有	少或消失	相对增多	少量	少量	少量，肺泡开口处无	无
弹性组织	较丰富				少量			

注：# 小鼠肺段支气管出现 Clara 细胞；
　　* 啮齿类动物和猪无呼吸性细支气管。

（二）肺呼吸部

终末细支气管以下为肺的呼吸部，由呼吸性细支气管、肺泡管、肺泡囊和肺泡组成（表 8-2，图 8-17，图 8-18）。

1. 呼吸性细支气管（respiratory bronchiole）

呼吸性细支气管是终末细支气管的分支，管壁细胞由单层纤毛柱状移行为单层柱状或立方上皮，上皮下方为薄层结缔组织和少量平滑肌。人类、犬、多种猴、猫等呼吸性细支气管十分完善，啮齿类动物、牛、羊和猪等呼吸性细支气管基本退化。

2. 肺泡管（alveolar duct）

肺泡管是呼吸性细支气管的分支，是由肺泡形成的管道，其自身的管壁结构很少，只存在于相邻肺泡开口之间的部分，除肺泡外，几乎没有另外的管壁。肌纤维环形围绕于肺泡开口处，故切片中所见的肺泡管断面表现为肺泡隔末端呈结节状膨大，Beagle 犬比大鼠明显。呼吸性细支气管和肺泡管连接的部位，是低浓度和中等浓度的有毒气体或颗粒物最易损伤的部位。

3. 肺泡囊（alveolar sac）

肺泡囊是几个肺泡共同开口的囊状空隙，并非真正的管壁。其结构与肺泡管相似，但在肺泡开口处无平滑肌，因而肺泡隔末端不出现结节状膨大。

4. 肺泡（pulmonary alveolus）

肺泡是不规则的球状或半球状的囊泡，是执行气体交换机能的结构，数目很多。大鼠肺泡直径约为（70.2 ± 6.6）μm。肺泡壁很薄，表面覆以完整的单层肺泡上皮。相邻两个肺泡之间为薄层结缔组织，称肺泡隔。肺泡隔内含肺泡上皮、丰富的毛细血管、少量胶原纤维、弹性结缔组织。

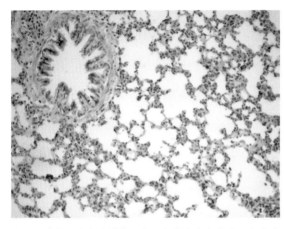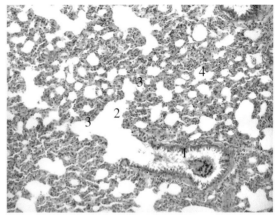

肺泡腔清晰，肺泡壁厚薄正常。左上角为大鼠的一个终末细支气管横切面，单层柱状上皮细胞排列成花环状。（HE）

光镜下肺呼吸部由下列结构组成：1—终末细支气管（纵切面）；2—肺泡管；3—肺泡囊；4—肺泡。（HE）

图 8-17　正常大鼠肺呼吸部　　　　**图 8-18　正常大鼠肺呼吸部**

（1）肺泡上皮（alveolar epithelium）：主要包括Ⅰ型和Ⅱ型两种肺泡细胞（图 8-19），此外还有Ⅲ型肺泡细胞，即刷细胞（brush cell），刷细胞占肺泡上皮细胞的 5% ~ 10%，其功能至今不明。Ⅰ型肺泡上皮细胞（type Ⅰ alveolar cell）占泡上皮细胞的 8% ~ 11%，覆盖 90% 以上的肺泡表面，细胞扁平，胞质延展至很薄，大鼠为 0.1 μm 厚，常超出光镜的分辨率，故光镜下看不到，有核部分略厚（不超过 3 ~ 4 μm）。Ⅰ型肺泡细胞是高分化细胞，不能分裂再生，细胞器简单，缺乏产能和合成大分子物质的细胞器，故损伤后难以自身修复。其功能是为肺泡提供一个完整而薄的表面，参与构成气-血屏障，使气体易于通过。Ⅱ型肺泡细胞（type Ⅱ alveolar cell）散布于Ⅰ型肺泡细胞之间，占肺泡上皮细胞的 13% ~ 16%，光镜下细胞体积较大，立方形或圆形，突入肺泡腔。这种细胞多位于肺泡转角处，细胞核染色较深，细胞质呈泡沫状或空泡状，着色较浅。这些细胞的功能是合成、储藏和分泌肺表面活性物质。表面活性物质有降低肺泡表面张力的作用。呼气时肺泡缩小，表面活性物质密度增加，表面张力减小，使肺泡不致过度塌陷；吸气时肺泡扩张，表面活性物质密度减小，肺泡回缩力增大，可以防止肺泡过度扩张。表面活性物质合成和分泌障碍，将使肺泡表面张力异常，引起病变。例如某些早产儿肺泡上皮Ⅱ型肺泡细胞未发育完善，不能产生表面活性物质，婴儿出生后肺泡不能扩张，致肺不张、呼吸困难而死亡。Ⅱ型肺泡细胞是祖细胞或干细胞，有进行自我更新的能力，在Ⅰ型肺泡细胞受到损伤发生坏死后，Ⅱ型肺泡细胞可以分裂增殖转化为Ⅰ型肺泡细胞，这种转变在Ⅰ型肺泡细胞脱落后 48 ~ 96 h 即可完成。Ⅱ型肺泡细胞还能合成花生四烯酸代谢物、血小板活化因子、基底膜中的Ⅵ型胶原，并能代谢外源性生物因子。但是由于Ⅱ型肺泡细胞有发达的内质网、线粒体、高尔基复合体等细胞器，胞质内还有丰富的磷脂、黏多糖、蛋白质等，因而不利于气体通过，在大面积肺泡损伤，肺泡壁被Ⅱ型肺泡细胞修复替代后，可造成肺泡壁气－血屏障增厚，气体交换功能障碍。

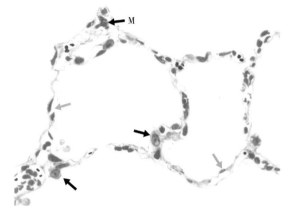

福尔马林灌注固定的肺组织，肺泡壁Ⅰ型肺泡细胞（绿箭示）和Ⅱ型肺泡细胞（黑箭示），M—巨噬细胞。（HE）引自 Wheater P R . Functional histology:a text and colour atlas ［M］.2nd eds. Churchill, 1979.

图 8-19　肺泡上皮细胞

（2）肺泡孔（alveolar pore）：是相邻肺泡之间的小孔，利于空气流通于肺泡之间，在肺部感染时，病原生物可经肺泡孔扩散，使炎症蔓延。肺气肿时肺泡腔增大，肺泡孔扩大。当某个终末细支气管或呼吸性细支气管阻塞时，可通过肺泡孔建立侧支通道，防止肺泡萎陷。肺泡孔的数目随年龄增长而增加。

（3）肺泡隔和气－血屏障：肺泡隔（alveolar septum）是相邻肺泡之间的薄层结缔组织，属肺的间质。肺泡隔内的毛细血管内皮细胞与Ⅰ型肺泡细胞紧贴，各有一层基膜。肺泡细胞、血管内皮细胞及各自的基膜等四层结构组成气－血屏障（blood-air barrier）。两层基膜大多融合为一层，但也有部分上皮基膜与血管内皮基膜之间有少量结缔组织。

肺毛细血管内皮细胞约占肺所有细胞的30%～42%，细胞内有很多吞饮空泡（pinocytic vesicles），它的功能是穿细胞转运大分子物质。内皮细胞对很多毒性因子，如内毒素、缺氧、类生物碱、肿瘤化疗因子敏感，博莱霉素等可以改变内皮细胞的生化活性，影响细胞间连接，严重时导致细胞坏死。这些损伤可以引起肺水肿，或免疫介导的疾病，包括过敏反应或免疫复合物病。

值得注意的是大、小鼠在出生时肺为囊泡状，此后逐渐发育，6～10个月时方发育成熟（虽然大鼠3月龄时性成熟）。Beagle犬2岁时肺发育成熟，在此之前肺未成熟。

（三）肺间质和肺巨噬细胞

肺间质（pulmonary mesenchyme）指肺泡壁、肺小叶间隔及细支气管周围组织，其内有结缔组织、血管、淋巴管和神经，还有多量弹性纤维。随着支气管树分支变细，间质逐渐减少。间质细胞约占组成肺所有细胞的35%，包括间质中的巨噬细胞、淋巴细胞、浆细胞和肥大细胞等。

肺巨噬细胞（pulmonary macrophage）属于单核巨噬细胞，在肺脏主要位于间质、肺泡和毛细血管腔，在细支气管以下的管道周围及肺泡隔内更多。大鼠和犬肺内的巨噬细胞可以分为以下两种。

（1）肺泡巨噬细胞（alveolar macrophage）（图 8-20，图 8-21）研究最多，数量较多，体积大，外形不规则，内含发达的滑面内质网、丰富的高尔基复合体及线粒体。肺泡巨噬细胞来自间质，有分裂及自我更新的能力，这些细胞可以沿着肺泡表面移动，参与肺脏的防御、炎症反应和免疫反应。这些细胞的主要功能是吞噬、杀死、清除细菌等病原微生物，也是摄入和清除颗粒的第一道防线。活化的巨噬细胞能释放各种酶、氧自由基、细胞因子，对其他炎细胞有阳性趋化作用。这些释放产物也是介导炎症反应、致肺纤维化和引起肺气肿的重要介质。某些因子抑制肺泡巨噬细胞功能时，则将增加肺组织对感染的易感性。其他原因引起巨噬细胞功能异常时，也可能释放毒性产物，损伤周围的组织细胞。肺泡巨噬细胞吞噬了大量进入肺内的尘埃颗粒后，称为尘细胞（dust cell），经常出现于肺泡腔和肺泡隔内。在左心衰竭导致肺淤血时，大量红细胞穿过毛细血管壁进入肺间质内，被肺巨噬细胞吞噬，此时肺巨噬细胞胞质中含大量血红蛋白分解产物——含铁血黄素颗粒，称为心力衰竭细胞（heart failure cell）。烟尘或其他刺激物都有增多巨噬细胞数目的作用。

（2）肺泡间质的巨噬细胞（interstitium macrophage）被认为是无活性的、固定的巨噬细胞，它们来自骨髓，能分裂，有吞噬能力。在颗粒样物质的刺激下可以原位增生，或由骨髓释放，进入肺间质，当它们穿过肺泡壁进入肺泡腔时称为肺泡巨噬细胞。另一种存在于间质的肺巨噬细胞样细胞称为树突状细胞（dendritic cell），几乎无吞噬能力，是抗原呈递细胞，具有免疫辅助功能。

肺内巨噬细胞形态多样，泡沫细胞、心力衰竭细胞或吞噬有含铁血黄素的吞噬细胞，均来源于肺巨噬细胞。

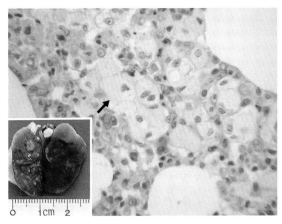 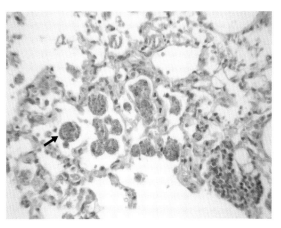

肺泡壁明显增厚，巨噬细胞增生、集聚（箭示）。巨噬细胞体积大，胞浆丰富，淡染。肉眼观为灰白色的斑点。左下插图为肺的大体标本，左肺可见多个小的、灰白色斑点状病灶。（HE）

肺泡腔内可见多个体积大，胞浆内充有大量棕黄色的色素（含铁血黄素）颗粒的巨噬细胞（箭示其中之一）。（HE）

图 8-20　肺泡壁单核巨噬细胞

图 8-21　心力衰竭细胞

第二节　呼吸系统常见疾病

呼吸系统主要承担动物机体呼吸、嗅觉、发音及与外界进行气体交换的功能。肺是空气进出机体的唯一器官，因而空气中的粉尘微粒，各种病原生物，具有毒性作用的化学物质、药物均能随空气流入，产生毒性反应，并可到达机体各组织和器官，引发损害。呼吸系统与循环系统关系密切，肺作为机体血液循环和外环境间联络的器官，循环系统的疾病或经其他途径进入机体的毒物也可以经过血液循环到达肺，引起肺损害，引发多种呼吸系统疾病，是毒理学试验中重要的靶器官之一。进入呼吸系统的各种有害物质不一定引起损伤，因为呼吸系统利用多种防御机制进行自我防护，只有这些防御机制受到损伤后，才发生疾病。

一、正常呼吸系统的防御机制

正常情况下，呼吸系统主要有非特异性和特异性两种防御机制。

（一）肺部的非特异性防御机制

非特异性防御功能主要由纤毛黏液排送系统和巨噬细胞完成。

1. 纤毛黏液排送系统

纤毛黏液排送系统是呼吸道的主要防御结构之一，气管、支气管上皮具有纤毛黏液运行装置，纤毛向喉部方向快速定向摆动，慢速回摆，从而将黏液形成的"凝胶带"向咽部运送。吸入的颗粒性物质及其他毒物可被呼吸道表面的"凝胶带"所黏附，在纤毛的推动下移向口咽部排出，或被唾液等消化液消化后由胃肠道清除。

2. 巨噬细胞

进入肺泡的颗粒性物质的清除主要靠肺泡巨噬细胞。当吸入物沉积到达下呼吸道时，刺激释放巨噬细胞趋化因子，吸引巨噬细胞在局部集聚。噬入的颗粒等碎片在巨噬细胞溶酶体内，经蛋白消化酶的作用被分解清除。部分未被消化的颗粒物经巨噬细胞吞噬后，移行到具有纤毛的细支气管，再经黏液纤毛运动向外输送，或进入肺泡间隔，再进入淋巴管，输送到肺门淋巴结，甚至可以进入血液。巨噬细胞可以消化的物质包括病毒、细菌、化学毒物、小于 5 μm 的颗粒等致毒因子或潜在的致毒因子。有些物质如二氧化硅微粒被巨噬细胞吞噬后，非但不被消化，而且二氧化硅表层与水作用，产生具有强烈细胞毒性作用的胶体硅酸，导致含硅尘的巨噬细胞死亡，蛋白水解酶释出，损害肺组织。

（二）肺部特异性防御机制

特异性防御机制包括细胞免疫和体液免疫。抗原作用数小时就可以引起呼吸道局部的，甚至全身的免疫反应。体液免疫反应在上呼吸道形成的免疫球蛋白主要是分泌型 IgA，它具有中和病毒与毒素、凝集微生物、减少细菌与上皮表面附着等免疫作用。免疫细胞有 T 淋巴细胞和巨噬细胞，呼吸系统对付微生物的主要效应细胞是巨噬细胞，而不是 T 细胞。肺泡巨噬细胞功能多样，除具有"清道夫"的功能外，还可摄取和处理抗原，将抗原信息传递给 T 细胞，增强淋巴细胞的免疫活性，引起特异性免疫反应等功能。此外，呼吸道分泌物中的溶菌酶、补体系统、干扰素等也具有增强局部免疫力的作用。

二、呼吸系统毒物及毒性反应

（一）呼吸系统吸入毒物的常见形态

1. 气体和蒸气（gas and vapor）

气体和蒸气是呼吸系统毒物的常见形式，通常是由简单扩散经呼吸道进入体内。不同的气体和蒸气浓度、水溶性、分配系数等理化性质不一，再加上呼吸道各部位的气流、组织灌注、局部代谢等生理情况不同，因而机体对不同气体和蒸气的吸收能力和吸收部位不同。高水溶性的气体和蒸气可以在鼻腔内直接被吸收，如氟化氢（hydrogen fluoride，HF）在上呼吸道鼻腔内可以完全吸收，而低水溶性的二氧化氮（nitrogen dioxide，NO_2）只能在下呼吸道被吸收，在上呼吸道不能被很好地吸收。

2. 颗粒物质（particulate matter）

空气中悬浮的许多化合物和放射活性物质以固体颗粒或液滴状态（又称为气溶胶）被吸入，一部分随呼气运动呼出，一部分沉积于呼吸道或肺泡上皮表面，以防御机制将其清除。颗粒的大小、形状和重量不同，沉积在呼吸道的不同部位。直径大于 5 μm 的颗粒多沉积在上呼吸道，尤其是鼻咽部。通常吸气时上呼吸道流速大，颗粒向前运动的惯性也大，在鼻咽部气道内急转弯，颗粒相互间碰撞，黏着于咽后壁，之后被吞咽或排出。直径为 1～5 μm 者，多沉积在肺内小支气管。气体在小支气管中流速较慢，颗粒可因重力作用而沉积并黏着于管壁。极细小颗粒，主要是直径小于 1 μm 者，可进入终末呼吸单位，由于布氏运动碰撞并黏着于肺泡壁。直径小于 0.1 μm 的超细微粒子可以通过简单扩散，沉积在肺组织内。超细微粒子对人类健康的影响越来越受到关注（图 8-22，图 8-23）。

颗粒物主要有烟尘（fume），在有升华、燃烧等现象的生产过程中产生；烟（smoke）产生于有机物的燃烧；雾（mist）是水凝结于一定的附着物形成的气溶胶；烟雾（smog）在阳光充足、温度周期性变化等某些特定的环境中由气体和固体颗粒混合而成。

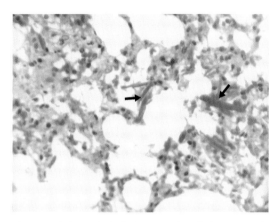

雾化吸入药物后，局部出血，红细胞释放的血红蛋白在肺内重新聚集成针形的结晶（箭示），沉积在肺泡壁或肺泡腔内。（HE）

与图 8-22 为同一肺叶的不同部位，局部肺泡壁坏死，失去正常肺泡壁结构，伊红染（箭示）。（HE）

图 8-22　肺内血红蛋白结晶　　　　　　　**图 8-23　肺泡壁坏死**

3. 纤维（fibre）

按来源，纤维可以分为自然来源的和人工合成的两大类，人工合成的纤维又分为无机纤维和有机纤维。天然纤维如棉花、麻类植物的韧皮部分，以及动物的毛发和矿物中的石棉等。合成纤维是用高分子化合物制成的。一般认为纤维长于 200 μm、直径大于 3 μm 的不能进入肺的深部组织。长度达到 2 μm 的纤维在人类体内可以引起石棉沉着病，长达 5 μm 的可以引起胸膜间皮瘤，而长达 10 μm 的可以引起肺癌。

（二）血液来源的呼吸系统毒物

血液来源的呼吸系统毒物是指自呼吸系统以外的途径进入机体，然后经血液循环到达肺的毒物，又称为呼吸道外肺毒物。常见的有：① 百草枯（paraquat），百草枯是广泛使用的除草剂，属于双吡啶类化合物，人摄入后可能发生广泛性肺损伤。② 抗肿瘤类药物（anticancer agents），较为常见的有野百合碱（monocrotaline），是一种双稠吡咯啶型生物碱，它在肝脏中代谢，主要引起肝细胞坏死，在肺中引起迟发性损伤。博来霉素（bleomycin）系日本学者梅泽滨夫自轮状链丝菌培养液中提取的一种碱性、水溶性糖肽类抗肿瘤抗生素，含有 13 种组分的复合物，广泛用于肿瘤化疗，适用于皮肤癌、头颈部癌、食道癌、肺癌、恶性淋巴瘤、子宫颈癌等。博来霉素可以在 10%~20% 的用药患者中引起肺间质性纤维化，具有潜在性致死性肺毒性作用。由于其有严重的致纤维化毒副作用，是常用的复制动物肺纤维化的化学试剂。③ 阳离子双亲和性药物（cationic amphophilic drugs，CADs）这些药物有抗心律失常药胺碘酮（amiodarone）和食欲抑制药对氯苯丁胺（chlorphentermine），通过影响脂质代谢，使脂质在肺中沉积。

三、呼吸系统毒性反应常见的部位及类型

呼吸系统中鼻道、呼吸性细支气管、终末细支气管和肺泡是吸入性物质沉积的重要部位。肺是一个具有活跃生物转化及合成功能的器官，生物代谢酶的活性高，其中嗅觉黏膜内的生物代谢酶活性较呼吸道黏膜内更高。例如小型啮齿类动物呼吸系统中细胞色素 P450 的活性与肝脏接近，有些物质如乙酰氨基酚、甲呋喃需在细胞内径 P450 酶代谢活化后，才能产生毒性产物损伤细胞，而嗅神经细胞内有较高活性的 P450 酶，因而这些物质经鼻道吸入后或经血液吸收后都可以引起嗅神经细胞的损伤。细支气管处的 Clara 细胞和 II 型肺泡上皮细胞内也含有高活性的 P450 酶。此外嗅觉上皮细胞和呼吸上皮细胞内还含有黄素单氧化酶，可以对含氮、磷、硫等外源性化学物质进行代谢。当某些药物毒性因素在肺内积聚至一定量时，或当空气中的粉尘微粒和病原微生物入侵的数量或毒性超过动物肺的免疫防清除能力，或致肺产生超敏反应时，均可导致肺的毒性损伤。

化学物质在呼吸系统中引起的毒性反应可以分为急性反应和慢性病变。急性反应主要是由氨水、甲醛或过敏原引起的各种过敏反应。过敏反应有四种类型，其中 I 型、III 型和 IV 型反应在肺中尤为重要。急性刺激性反应还能引起呼吸道及肺泡的炎症。慢性病变包括各部位的慢性炎症、气肿、纤维化和肿瘤（图 8-24，表 8-3）。

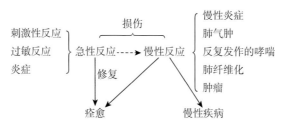

图 8-24　组织损伤后可能产生的疾病

肺组织内最易受损伤的细胞是大气道的纤毛柱状上皮细胞、I 型肺泡上皮细胞和肺泡壁毛细血管的内皮细胞。

表 8-3　呼吸系统非肿瘤性病变的分类

	病变	外源性因素
鼻腔和气道	变性/坏死	氨水、甲呋喃、二氧化硫、臭氧
	炎症	乙醛、甲醛、吸烟、氨
	化生/增生	二氧化氮、异氰酸甲酯
	纤维化	长期吸烟、刺激性气体
	慢性支气管炎	感染、粉尘、烟熏
肺实质	充血、水肿	光气、内毒素、低蛋白血症
	炎症	辐射、博来霉素、百草枯、二氧化硅、各种病原生物感染
	纤维化	辐射、博来霉素、百草枯、二氧化硅
	气肿	吸烟
	肿瘤	致癌物

四、毒物引起的呼吸系统的病变

（一）呼吸道的病变

1. 急性病变

呼吸道的急性炎症，包括急性鼻炎、急性咽喉炎（图 8-25，图 8-26）、急性气管、支气管炎（图 8-27，图 8-28）等呼吸道的感染性疾病，与病原微生物、刺激性气体及有毒粉尘有关。引起感染的病原微生物有肺炎球菌、肺炎克雷伯菌、腺病毒、衣（支）原体等。含有焦油、尼古丁和镉等有害物质的烟雾有诱发作用。吸入性毒物，如氨、砷、氧化铁、光气、二氧化硫、烟雾、钴、矾等也可以引发局部损伤，引起支气管上皮细胞变性、坏死，平滑肌反射性收缩，从而导致气道阻力增加。许多具有刺激性作用的外源性化学物质均有这种作用。

受损的上皮细胞发生变性、坏死，继而鳞状上皮化生、增生。这些病变需要与老年动物的自发性病变相区别，因而在实验过程中要用相同年龄的动物作为空白对照。

咽部移行区，即柱状上皮和鳞状上皮交界处，是臭氧的毒性靶部位。嗅黏膜也是最易受损伤的部位，经血液吸收的毒性物质可以引起嗅神经细胞的损伤，如乙酰氨基酚、甲呋喃等在细胞内由 P450 酶代谢活化后产生有毒的代谢产物，引起损伤，嗅神经细胞内 P450 酶的活性高，因而是毒物的靶部位。轻微损伤表现为纤毛柱状上皮的纤毛脱落或嗅神经细胞空泡变性。较严重的损伤表现为上皮细胞脱落，局部形成糜烂、溃疡，固有层甚至深部的骨和软骨也可以同时受到损伤。严重的损伤表现为上皮细胞全层坏死、脱落，形成溃疡，溃疡区渗出物中有不等量的炎细胞。溃疡损伤基底膜时，也可以造成基底膜节段性丢失。

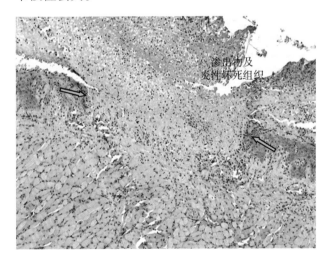

2% 氨水吸入后 24 h，局部黏膜全层坏死，形成溃疡（箭示），坏死处有多量中性粒细胞、纤维素渗出。浅表黏膜充血、水肿，有中性粒细胞浸润。（HE）

图 8-25　咽部溃疡

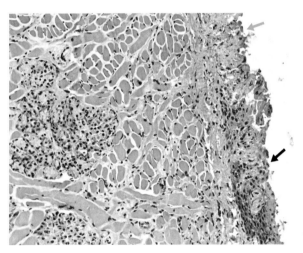

2% 氨水吸入后 24 h，局部黏膜浅表上皮细胞糜烂（黑箭示）或全层上皮细胞坏死，形成溃疡（蓝箭示）。（HE）

图 8-26　咽部糜烂及溃疡

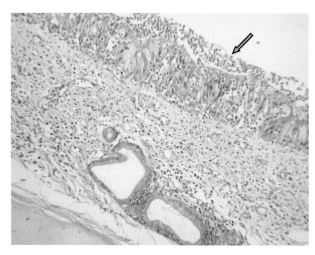

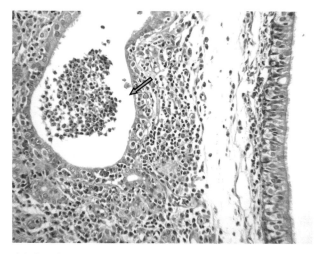

气管壁充血、水肿，有多量中性粒细胞浸润。中性粒细胞已浸及上皮层，并渗出到气管腔内（箭示）。（HE）

图 8-27 Beagle 犬急性气管炎

支气管壁充血、水肿，有大量中性粒细胞浸润，并出现腺腔积脓（箭示）。（HE）

图 8-28 大鼠急性支气管炎

2. 慢性病变

（1）鼻腔：鼻腔内嗅黏膜在吸入刺激性物质如乙醛、甲醛、烟草、丙烯醛后，可以引起嗅神经和嗅腺萎缩，萎缩的细胞将被呼吸上皮替代。鼻腔背中线区是最易受损伤的部位，停止接触刺激性物质后，局部组织结构可以恢复，但再生的嗅上皮细胞排列不规则，厚度较正常薄。慢性臭氧接触不仅可引起上皮增生和炎症，而且还会引起鼻甲萎缩。

上述刺激性物质的吸入也可以引起黏膜上皮细胞或黏膜下腺体增生及鳞状化生。增生可以是单纯性增生、乳头状增生或结节状增生。单纯性增生为黏膜局限性增厚，细胞排列轻度不规则。乳头状增生表现为增生的黏膜向外生长、呈乳头状，间质为纤维血管组织。结节状增生表现为增生的组织向黏膜下生长，伴有囊性皱褶，或偶尔有腺体形成。黏液细胞也可以增生，这些细胞产生的黏液中酸性黏液糖蛋白（acidic mucous glycoproteins）含量多，因而黏液的性质发生改变，影响气道的自净功能。在腺体发生鳞状化生时，化生的鳞状细胞无论是否伴有角化过度，都将影响气道黏液纤毛系统的自净功能。过度角化在伴有或不伴有炎性渗出的情况下，都可以因鼻腔阻塞致动物死亡。损伤的组织在不能由同种细胞再生修复时，将由纤维结缔组织代替，进而局部纤维化，局灶性或广泛性纤维化可以导致鼻道渐进性阻塞。

化学因子引起的鼻道上皮的损伤在病变后期可以完全修复，恢复原有的上皮结构，但嗅上皮损伤后只能由呼吸上皮替代，或发生鳞状化生、增生或纤维化。在啮齿类动物中，持续的黏膜损伤引起的增生或化生应考虑为肿瘤的前期（prelude）病变。

呼吸道有时会出现偶发病变（incidental lesions），表现为未受任何外源性处理的动物固有层出现小灶性矿化、淋巴样细胞浸润、呼吸上皮形成皱褶，有时甚至与腺体相似。大鼠体内，圆形或长圆形嗜酸性小球也可以出现在细胞内或细胞外，小球的大小和数目不等，直径一般为 2～10 μm，可以出现在呼吸上皮和嗅上皮内，吸入刺激物后可以增加。

啮齿动物鼻腔对环境中的致癌因子极为敏感，咽部也是外源生物的靶部位，因而在各种致癌实验中都应该检查鼻腔和咽部。大鼠鼻腔的肿瘤有腺瘤、腺癌、鳞状细胞癌、嗅神经瘤等，主要起源于内衬上皮，也可以起源于黏膜下腺体。

（2）气道：对气道的损伤可以是非特异性的，影响上皮细胞或局限于单个细胞。轻度的损伤是可逆性的，伴有轻度的炎症，通过上皮再生完全愈合。较重的损伤伴有非特异性坏死，引起严重的炎症和纤维化，是不可逆的（图 8-29）。小支气管的黏膜上皮细胞对化学组成带氧的气体，如二氧化氮、二氧化硫、臭氧和甲基吲哚等特别易感。

气道上皮损伤有两种形态学表现，一种是损伤黏液纤毛排送系统，另一种表现为黏液细胞及黏液分泌量变化。黏液纤毛排送系统的形态学改变首先发生于上皮的纤毛，包括纤毛静止、粘连、倒伏、脱落，进而纤毛上皮细胞坏死、脱落。黏液分泌量变化与黏液自表面上皮细胞过度分泌有关，气体对上皮的直接刺激，或副交感神经受到刺激，或乙酰胆碱之类的副交感神经类药物会使黏膜下腺体分泌过多或黏液内糖蛋白含量增加，糖蛋白将影响黏液的黏稠度。过多的黏液对感觉神经的末梢有刺激作用，引起咳嗽反射。当黏液分泌量增加时，光镜下正常不见黏液的小气道或黏膜下腺体内都可以看到黏液。当气道受到慢性刺激时，黏液细胞增生或发生黏液化生，原不应该有黏液细胞的部位出现黏液细胞。如果上述病变持续存在，黏液可以引起腺体和导管闭塞，或气道阻塞。坏死细胞的碎片及蓄积的黏液将引起炎症反应，初期中性粒细胞渗出，随之出现单核巨噬细胞，在伴有过敏的情况下也可以出现嗜酸性粒细胞。炎细胞出现在气道壁内或管腔内。病变累及上皮细胞时，细胞可以发生变性、坏死及脱落，继而引起炎症和修复。在基底膜未受损伤的情况下，致病因子消除后，几天内上皮可以通过干细胞或小气道的 Clara 细胞增生而修复，进一步分化形成和损伤前相同的正常细胞。如果基底膜受到损伤，局部坏死组织脱落后形成溃疡，溃疡底部及周围的成纤维细胞快速增生，特别是有纤维素性渗出物时，由成纤维细胞组成的肉芽组织将生长入渗出物中，7~10 d 内发生机化，引起管腔内纤维化，又称为闭塞性支气管炎（bronchiolitis obliterans），这种情况常见于高度挥发性物质如异氰酸甲酯（methyl isocyanate）引起的损伤。成纤维细胞的增生也可以发生于固有层或支气管的周围组织内。严重的炎症损伤支气管壁而引起支气管扩张、脓肿等病变。

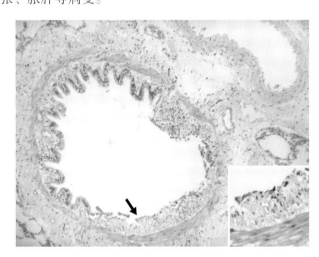

图示大鼠的细支气管（"+"示管腔），约 1/2 管径的黏膜皱褶消失，上皮细胞及固有层坏死，局部已有肉芽组织增生。右下图为坏死区（箭示）放大图，正常支气管的黏膜组织结构紊乱，上皮细胞坏死，局部可见少数固缩的细胞核和核碎片。（HE）

图 8-29　肺内细支气管黏膜层坏死

3. 过敏反应性气道疾病（hyperreactive airway disease）

气道过敏反应可能是小气道损伤的结果，也可能是瞬息间的改变或继发性的非致病性病毒感染。接触某些过敏原，或摄入有毒物质，或持续吸入灰尘颗粒，上调肺泡巨噬细胞产生的细胞因子 IL-8 和 MIP-2（monokine-inducible protein），吸引中性粒细胞浸润支气管肺泡区域，引起小支气管损伤。气道过敏反应的特征是在接触轻微的刺激如冷空气后，气道剧烈缩窄，肥大细胞、嗜酸性粒细胞的数量增多，气道黏膜内出现淋巴细胞。

过敏反应有四种类型，其中 I 型、III 型和 IV 型反应在肺部尤为重要。I 型过敏反应是在首次接触过敏原时，机体受刺激产生特异性免疫球蛋白E（IgE），IgE吸附于肥大细胞表面，使机体处于致敏状态，再次接触过敏原时，过敏原与肥大细胞、嗜碱性粒细胞膜表面的IgE结合，引起肥大细胞、嗜碱性粒细胞活化，并释放生物活性介质，包括组胺、缓激肽、白三烯、血小板活化因子、前列腺素D2等，使肺部毛细血管扩张、血管通透性增加，支气管壁的平滑肌收缩，腺体分泌增加，出现一系列临床症状。Ⅲ型过敏反应常与肺多次吸入霉菌、植物和动物性抗原（过敏原）有关。这些过敏原初次吸入时，机体产生IgG和IgM抗体，再次吸入时，抗体与相应可溶性抗原结合形成抗原–抗体复合物（免疫复合物），沉积在肺血管壁及间质中，免疫复合物激活补体系统，产生血管活性胺类、过敏毒素、趋化因子、细胞因子等，吸引中性粒细胞在局部浸润，使血小板聚集或形成血栓。结果引起以肺组织充血水肿、局部坏死和中性粒细胞浸润为特征的炎症反应和组织损伤。Ⅳ型过敏反应（delayed type hypersensitivity）简称DTH，又称为细胞介导的超敏反应，可以分为两个阶段。第一阶段是机体受到抗原刺激后，细胞摄取、加工处理和提呈抗原。第二阶段是效应反应期，与效应T细胞和巨噬细胞及其产生的细胞因子或细胞毒性介质有关。于致敏T细胞再次接触相同抗原24～72 h后发生，形成以单个核细胞浸润和组织损伤为主要特征的炎症反应。此型超敏反应发生与抗体和补体无关。Th1细胞识别抗原，释放多种细胞因子，如IFN-γ、TNF-α、TNF-β、IL-3、GM-GSF和MCP-1等，促进巨噬细胞和淋巴细胞局部聚集和活化，形成肉芽肿。愈合期肉芽肿机化，局部纤维组织增多。

4. 哮喘（asthma）

临床表现为间歇性、可逆性支气管腔缩窄。病变主要表现为慢性炎症，临床症状加重时则有急性炎症性改变。形态学特征为黏液分泌过多、支气管壁和腔内有嗜酸性粒细胞。哮喘发作时支气管黏膜上皮细胞变性、坏死、脱落，上皮间的杯状细胞增生（图8-30，图8-31）；黏膜下组织内黏液腺增生和肥大，间质充血、水肿，黏膜和黏膜下炎细胞浸润。慢性哮喘反复发作时，基底膜内胶原组织沉积，气道纵行弹力纤维束重构，平滑肌肥大、增生。整个气道的平滑肌增生，以肺段支气管和终末细支气管（segmental airways and terminal bronchioles）最明显。哮喘发作时炎细胞类型有嗜酸性粒细胞、淋巴细胞、中性粒细胞、巨噬细胞和肥大细胞。其中以嗜酸性粒细胞最多，占浸润炎细胞的5%～50%，因而可以根据嗜酸性粒细胞比例将哮喘与其他气道的慢性炎性疾病加以区别。

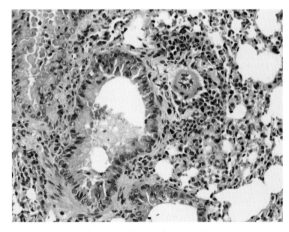

照片显示肺内小支气管分支，上皮细胞变性，排列紊乱，上皮内分泌黏液的杯状细胞明显增多，胞浆内充满淡蓝染色的黏液，管腔内也有多量黏液，形成黏液栓，堵塞半个管腔。支气管周围有嗜酸性粒细胞、巨噬细胞及淋巴细胞等炎细胞浸润。右上方小动脉管壁明显增厚，管腔狭小。（HE）

图8-30　哮喘肺

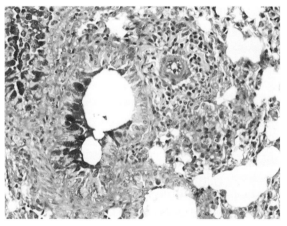

照片显示肺内小支气管分支上皮内分泌黏液的杯状细胞明显增多，PAS染色胞浆为玫瑰红色。（PAS）

图8-31　哮喘肺

5. 慢性支气管炎

慢性支气管炎属于慢性阻塞性肺疾病。人类慢性支气管炎的临床诊断标准是：临床上以咳嗽、咳痰或伴有喘息为主要症状，每年持续发病至少 3 个月，并至少连续 2 年发病。动物生命周期短，临床症状不如人类那么明显，但在显微镜下支气管都具有慢性炎症的形态学改变。

形态学表现：① 上皮病变。支气管黏膜上皮细胞变性、坏死、脱落，表面纤毛倒伏、粘连、减少，甚至消失。黏膜上皮下血管充血，组织水肿。上皮再生时，杯状细胞增多，并可发生鳞状上皮化生。② 黏液腺增多。气管、支气管黏膜下层黏液腺肥大、增生，部分浆液腺黏液化，从而使黏液分泌亢进，甚至在小支气管内形成黏液栓。正常的黏液腺厚度约占支气管壁的 10%，慢性支气管炎时可厚达 20%，这在用平面几何测量法比较准确。黏液性导管扩张也是其特征之一。黏液腺与浆液腺的比值增大，大气道内可以出现黏液细胞化生。③ 炎症。炎症是慢性支气管炎的重要形态学表现，炎症累及管腔、黏膜，延伸入周围的黏液腺及导管。痰液内含有大量的中性粒细胞、巨噬细胞和上皮细胞，气道壁也含有数量增多的中性粒细胞、T 淋巴细胞和巨噬细胞。肥大细胞和嗜酸性粒细胞在慢性支气管炎患者的气道壁中也增加，但数量较哮喘少（图 8-32，图 8-33）。④ 其他改变。基底膜由于慢性炎症而增厚。管壁因慢性炎症而充血、水肿，淋巴细胞、浆细胞浸润。由于炎症反复发作，病变向管壁及周围组织甚至肺泡蔓延，破坏管壁平滑肌、弹力纤维和软骨，同时结缔组织增生、纤维化，引起管腔狭窄、变形。喘息型患者管壁平滑肌可能出现增生、肥大，管腔狭窄。当炎症急性发作时，黏膜层出现充血、水肿，中性粒细胞及嗜酸性粒细胞浸润，管腔内有大量脓细胞。

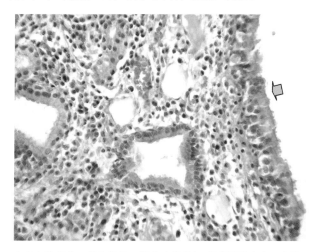
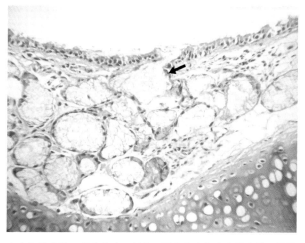

上皮细胞变性，纤毛粘连、倒伏（箭示），黏膜下层充血、水肿，有巨噬细胞、淋巴细胞及嗜酸性粒细胞等炎细胞浸润。（HE）

图 8-32　大鼠慢性支气管炎

上皮细胞变性，纤毛粘连、倒伏。照片中大部分为黏液腺，数量明显增多，分泌亢进（箭示）。浆液腺数目减少，致黏液腺与浆液腺比值增大。黏膜下层水肿，有巨噬细胞、淋巴细胞等炎细胞浸润。（HE）

图 8-33　慢性支气管炎

6. 增生性病变（proliferative lesions）

大鼠的气道可以发生鳞状化生和增生性病变（图 8-34），最常见于咽部，特别是腹侧和外侧。大鼠的咽部对各种工业性化学物、药物和催化剂等敏感。鳞化和乳头状增生部位可以进展为肿瘤，乳头状瘤是唯一被报道的大鼠气道自发性肿瘤。

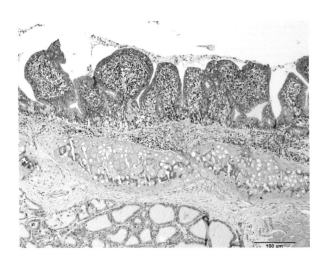

气管上皮乳头状增生，乳头折叠处大量炎细胞浸润，包括单核巨噬细胞、浆细胞、淋巴细胞，炎细胞向上已侵入黏膜表皮内，向下侵及黏膜下层。气管腔内含有少量中性粒细胞的炎性渗出物。照片下部可见甲状腺组织。（HE）

图 8-34 慢性支气管炎

（二）肺实质的病变

肺对致病因子，包括各种感染性或毒性因子的反应方式基本类似。病毒性或化学因子常引起间质性肺炎，而颗粒性物质如二氧化硅则引起肉芽肿样反应，类似于结核病或某种类型的霉菌病。反应的强度不一，与病因的性质、损伤严重程度和持续时间，以及受影响的细胞类型有关。血管内皮细胞和Ⅰ型肺泡细胞对损伤特别敏感，当Ⅰ型肺泡细胞变性或坏死时，肺泡壁血管通透性增加，血小板黏附于暴露的基底膜，引起血管活性因子释放。在基底膜重构前活化补体、抗凝血和纤维蛋白溶解机制，从而使血管壁通透性增加，使液体漏出到肺间质和淋巴管内，再到达肺泡腔。损伤严重时，不仅液体从血管内渗出，引起水肿，炎细胞也从血管内渗出到损伤区域，形成炎细胞浸润。因此上皮损伤的急性期表现为炎性渗出，包括浆液、纤维素和中性粒细胞。在损伤的 12～24 h 内，Ⅱ型肺泡细胞开始增生，几天内就可以排列成行，衬覆肺泡壁。光镜下肺泡上皮细胞为立方形。随着时间的推移，炎性成分中单核巨噬细胞的数量增加。如果损伤不太严重，基底膜是完整的，几天后渗出物开始吸收，Ⅱ型肺泡细胞转变为Ⅰ型肺泡细胞，炎性成分逐渐消失。如果损伤严重，基底膜受到破坏，成纤维细胞快速进入损伤的肺泡隔及渗出的纤维素内，引起肺泡壁纤维化。肺间质内如出现炎性渗出，后期也可以出现间质纤维化。成纤维细胞的增生发生在损伤后 72 h 内，7 d 内就可以发生纤维化，不典型的Ⅱ型肺泡细胞可以在纤维化局部存留一段时间。

肺泡壁的持续性炎症提示致病因子或损伤机制持续存在，是慢性间质性肺炎的重要特征。

1. 肺水肿

肺水肿是血流动力学或气－血屏障紊乱的结果。血流动力学紊乱与心力衰竭引起的静脉压升高，或者是神经损伤引起的神经性水肿有关，也可能与血浆蛋白降低引起的低蛋白血症有关。炎症发作时水肿的发生也与细胞性或体液性炎症介质有关，如白三烯、血小板活化因子、细胞因子和血管活性胺等都具有增加血管通透性的作用。许多吸入的或循环中的毒性物质、细菌毒素、药物可以直接作用于Ⅰ型肺泡细胞，引起细胞破坏，液体直接进入肺泡腔内，形成肺水肿。Ⅰ型肺泡细胞对多种气体特别易感。

肺水肿的形态学特征为肺泡腔内有淡伊红染的水肿液积聚，肺间质疏松，血管周围间隔增宽，其内的淋巴管扩张（图 8-35）。严重水肿，水肿液自胸膜渗出，积聚于胸腔，形成胸腔积液。

肺水肿将影响肺部气体交换。如为轻度水肿，水肿液经吸收消失而恢复；严重水肿，特别是伴有纤维素渗出时，局部肺组织将发生纤维化。

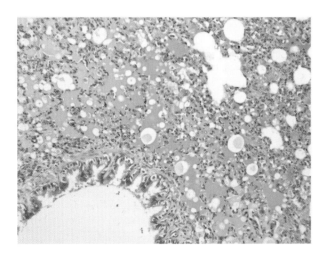

图中多数肺泡腔内充有淡伊红染的水肿液。（HE）

图8-35 大鼠肺水肿

2. 肺炎（pneumonia）

肺炎是肺组织炎症疾病的总称。其病变多为急性渗出性炎症，常由病原微生物引起。肺炎种类繁多。按病变范围分为大叶性肺炎、小叶性肺炎及间质性肺炎（图8-36）；按病变性质可分为浆液性、纤维素性、化脓性肺炎；按病因分为细菌性、病毒性、支原体性、霉菌性肺炎等不同类型。

感染是引起肺炎的主要原因，虽然下呼吸感染不是威胁大鼠健康的主要原因，但要提高警惕。在人类中，肺炎球菌感染可以引起大叶性肺炎，病变累及肺大叶的大部或全部，病理上以纤维素渗出为主要特征，肺泡壁的结构通常未受破坏。在年老、体弱者和小儿中，细菌感染后常引起以细支气管为中心，以小叶为范围的小叶性肺炎，病变以大量中性粒细胞渗出为主要特征，病变处肺泡壁结构常被破坏。病毒或支原体感染时，典型的病变发生在肺间质。肺间质包括肺泡壁、肺小叶间隔及细支气管周围组织。肺泡间隔明显增宽，间质内血管充血，水肿，淋巴细胞、巨噬细胞浸润，肺泡腔内无渗出物或仅有少量混有单核细胞的浆液性渗出液。在大鼠、小鼠中，上述典型的病变较为少见。临床上以间质性肺炎和混合性肺炎为多见，病变范围不等，病变性质不一。病变可以发生于间质、肺泡、肺小叶范围，或数个肺小叶，严重的也可累及一个肺叶。除间质性肺炎外，混合性肺炎通常起始于肺泡炎。

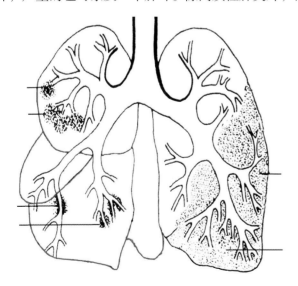

1—小叶性肺炎
2—融合性小叶性肺炎
3—间质性肺炎
4—大叶性肺炎

图8-36 肺炎类型模式图

（1）肺泡炎（alveolitis）：肺泡炎急性期，毛细血管内皮细胞和肺泡上皮细胞受损，之后肺泡出现浆液纤维素性渗出，在特别严重的情况下，可以形成透明膜。透明膜来自血清蛋白，贴附于肺泡内壁，在光镜下 HE 染色的切片中呈现为嗜酸性、均质、无定形的透明样外观。在肺泡腔和间质内也可以出现白细胞浸润，偶尔局部炎症加重，出现多量中性粒细胞集聚，形成肺脓肿（图 8-37）。肺泡炎常为肺炎的早期症状，如大叶性肺炎、博来霉素肺炎的早期，肺组织病变以肺泡炎为主要症状。肺泡炎存留时间较短，很快进展为其他类型的肺炎，如大叶性肺炎。

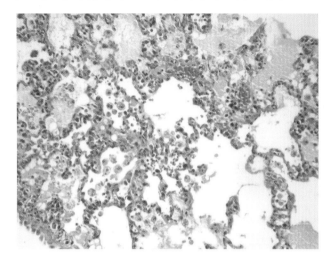

照片中多数肺泡壁增厚、充血、有炎细胞浸润，部分肺泡腔内有伊红染的浆液，并见巨噬细胞。部分肺泡腔内无明显渗出物，肺泡腔增大、空虚，呈气肿状。（HE）

图 8-37　肺泡炎

（2）大叶性肺炎（lobar pneumonia）：大叶性肺炎是肺组织的急性渗出性炎症，病变特征为大量纤维素渗出。病变从肺泡开始，迅速扩展到肺段乃至整个大叶，故称为大叶性肺炎。病变早期表现为肺泡壁毛细血管高度扩张充血，肺泡腔内充满浆液，混有少数红细胞、炎细胞和纤维素，肉眼观肺叶肿大、暗红色、质实如肝，切开时有血性浆液自切面流出。之后肺泡腔内纤维素性渗出及中性粒细胞继续增加，光镜下肺泡腔内充满大量纤维素及中性粒细胞，红细胞大部分破坏、溶解，中性粒细胞和巨噬细胞增多。由于肺泡腔内渗出物的压力，肺泡壁毛细血管受压而处于贫血状态，此时肺叶仍然肿胀，肉眼观质实如肝，但色泽由暗红色转变为灰白色、灰黄色。最后肺泡腔内渗出物开始溶解消散，镜下观中性粒细胞大多变性、坏死，释放的溶蛋白酶逐渐将纤维素溶解、液化，部分经淋巴管吸收或被巨噬细胞吞噬清除。肺泡腔逐渐排空，重新充气。肉眼观肺叶质地变软，色转灰红（图 8-38 ~ 图 8-40）。

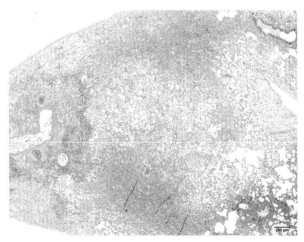

照片中显示病变范围广，累及左肺叶的大部分区域。病变区肺组织实变，肺泡腔内充满炎性渗出物。（HE）

图 8-38　大叶性肺炎低倍镜观

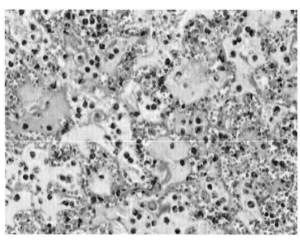

肺泡壁血管充血，肺泡腔内有大量浆液和炎细胞，以中性粒细胞为主，并见单核巨噬细胞。肺泡壁未受明显破坏。（HE）

图 8-39　大叶性肺炎高倍镜观

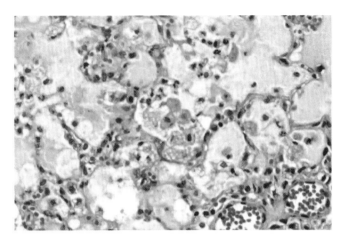

肺泡壁血管充血程度减轻，肺泡腔内仍有浆液和炎细胞，以单核巨噬细胞为主。肺泡壁未受明显破坏。（HE）

图 8-40 大叶性肺炎高倍镜观

（3）小叶性肺炎（lobular pneumonia）：也称支气管肺炎（bronchopneumonia），是以细支气管为中心、肺小叶为范围的肺组织化脓性炎症。小叶性肺炎多见于体质差、供试品引起机体抵抗力下降的动物，细菌乘虚进入细支气管内生长繁殖，并向纵深扩张，延及所属肺泡；或向支气管周围发展，先引起支气管周围炎症，后延及邻近肺泡，引起小叶性肺炎。因此，临床上小叶性肺炎常为其他疾病，如麻疹后肺炎、吸入性肺炎、坠积性肺炎等的并发症，有时成为病人的直接死亡原因，故又有临终性肺炎之称。

小叶性肺炎是以细支气管为中心，所属肺小叶组织化脓性炎症。肉眼观，病灶常散布于两肺各叶，以背侧和下叶较为严重（图 8-41 ～ 图 8-43）。切面病灶质实，呈暗红色、灰黄色，略隆起，挤压时可有脓样物溢出。病灶大小、形状不一，人类病灶直径多在 1 cm 左右（相当于小叶范围），呈梅花瓣状。病灶常融合形成大片实变区，甚至延及整个大叶，又称融合性小叶性肺炎。镜下观，病灶中央处肺组织坏死，病变区肺泡腔内充满中性粒细胞和浆液，混有少量红细胞及脱落的肺泡上皮细胞，纤维素一般较少。病灶内发炎的细支气管壁充血、水肿，有中性粒细胞浸润，管腔内可见崩解、脱落的上皮细胞及大量中性粒细胞。病灶附近的肺泡常呈代偿性气肿状，肺泡壁充血，有浆液渗出（图 8-43）。

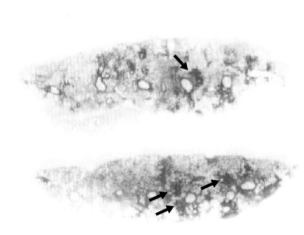

肺组织内多发性病变，小灶性。（HE 染色切片扫描图）

图 8-41 小叶性肺炎

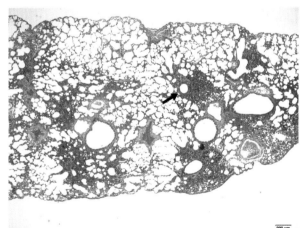

图 8-41 下部肺叶低倍镜下，肺组织内病变呈小灶性，围绕在小支气管的周围。（HE）

图 8-42 小叶性肺炎

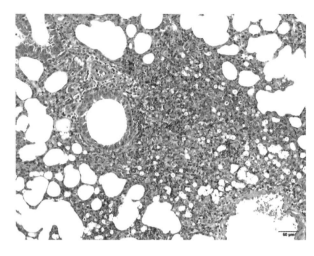

图 8-42 箭示处放大观。肺组织内病变围绕在小支气管周围，病灶处肺泡壁破坏、消失、融合，肺泡腔内有大量炎细胞。病灶一侧可见呼吸性细支气管，上皮细胞变性坏死，排列紊乱。（HE）

图 8-43　小叶性肺炎

（4）间质性肺炎（interstitial pneumonia）：间质性肺炎指发生于肺间质的炎症，以淋巴细胞、巨噬细胞浸润为特征。肺间质包括肺泡壁、肺小叶间隔及细支气管周围组织。间质性肺炎的病变及临床症状与大叶性肺炎、小叶性肺炎均不相同，故临床上称之为原发性非典型性肺炎（primary atypical pneumonia），主要由肺炎支原体和病毒引起，其肺部的病理变化大致相似。

引起实验动物间质性肺炎的原因很多：传染性因子或化学因子，食入百草枯（paraquat），服用抗肿瘤的化疗药物如博莱霉素（bleomycin）、白消安（busulfan），辐射等损伤了上皮细胞、内皮细胞或基底膜。肺的过敏反应可以表现为间质性肺炎；氧过多也可以引起间质性肺炎。不同原因引起的间质性肺炎，组织病理学无特异性，少数情况下也可能出现独特的病变。

肉眼观：病变常位于一侧肺叶，偶有累及两肺者，以肺下叶较多见。病灶表现随病原而异。镜下观：肺泡隔弥漫性或斑片状损伤，病变处肺泡壁增厚、充血、水肿，常有多量淋巴细胞、巨噬细胞浸润，偶见浆细胞。在动物中，急性期肺泡壁可见中性粒细胞、单核巨噬细胞浸润，支气管周围的淋巴组织也可以增生。肺泡腔一般无明显渗出物（图 8-44）。严重病例病变可波及肺泡腔，肺泡腔内可出现多少不等的浆液、纤维素、单核巨噬细胞等，甚至肺内支气管分支或肺泡壁发生坏死。渗出明显时，浆液纤维素性渗出物浓缩在肺泡腔内形成一层均匀红染的膜状物，即透明膜（图 8-45)。

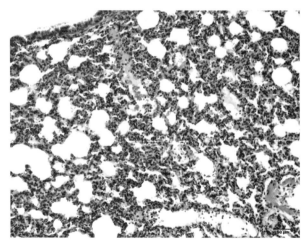

肺泡壁增厚、充血，有多量炎细胞浸润。肺泡腔清晰，腔内无水肿液或炎性渗出物。（HE）

图 8-44　间质性肺炎

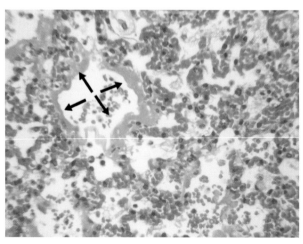

肺泡壁结构存留，有透明膜形成，其中一个肺泡壁特别明显（箭示），呈现红染、均质的透明样外观，贴附于肺泡内壁。其他肺泡壁充血，右上区域肺泡壁血管呈串珠状。（HE）

图 8-45　肺透明膜形成

在损伤严重或病变反复发作，或慢性暴露情况下，炎症将持续存在，病变转为慢性。慢性期的特征是含单个核的细胞蓄积于肺泡内，多数为巨噬细胞，肺泡Ⅱ型肺泡细胞持续增生，数目增多，淋巴细胞、纤维细胞蓄积、胶原的沉积致肺泡壁增厚。纤维化一旦发生，将不可逆，渐进性发展。严重的慢性间质性肺炎，肺组织被破坏，外表呈蜂窝状（honeycomb），此时纤维化、瘢痕、肺气肿等病变同时存在。

（5）其他类型的炎症：按病程长短来分，可以分为急性、慢性炎症。在动物实验中多数为急性炎症（图 8-46～图 8-49）。

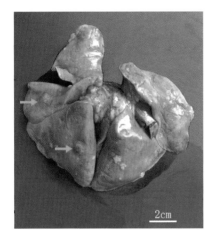

肺组织内有多个病灶，暗红色，轻度隆起，手触之质地较实。（HE）

图 8-46　Beagle 犬肺部急性炎症大体观

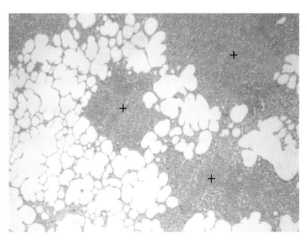

局部肺组织实变区（"+"示）肺泡腔消失，充有大量的炎性渗出物。实变区周围肺组织呈代偿性肺气肿。（HE）

图 8-47　Beagle 犬肺部急性炎症光镜观

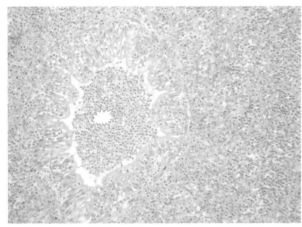

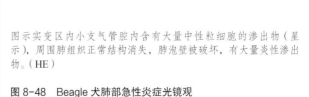

图示实变区内小支气管腔内含有大量中性粒细胞的渗出物（星示），周围肺组织正常结构消失，肺泡壁被破坏，有大量炎性渗出物。（HE）

图 8-48　Beagle 犬肺部急性炎症光镜观

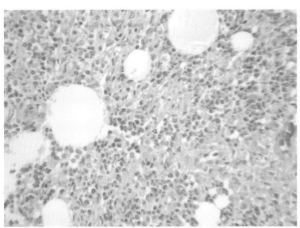

部分肺泡腔消失，充有中性粒细胞为主的炎性渗出物，周围肺泡腔扩大，呈代偿性肺气肿。（HE）

图 8-49　Beagle 犬肺部急性炎症光镜观

3. 肺纤维化（fibrosis）

纤维化的确切定义用文字描述是困难的，常表现为胶原数量增加，或胶原的性质改变，胶原沉积的部位组织结构也发生异常。肺纤维化在功能上表现为肺弹性降低，难以膨胀，严重影响气体在肺组织内的交换。形态学：光镜下可见结缔组织数量增加、胶原纤维沉积，沉积的胶原可以通过特殊染色加以识别，也可以通过估计肺组织内羟脯氨酸（hydroxyproline）的含量，或根据不同类型胶原的相对浓度来测定。肉眼观察，严重病例的肺组织在开胸后不塌陷，颜色苍白，比正常质实。纤维化可以弥散分布，也可以灶性分布（图8-50，图8-51）。

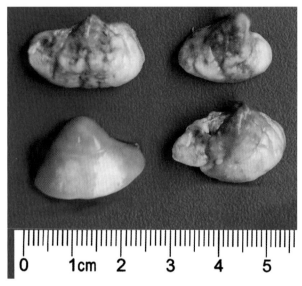

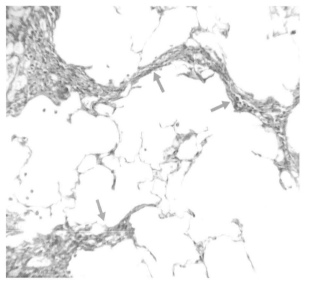

左下方为正常肺叶，其他3叶肺为博来霉素肺炎1个月后肺组织大体观。肺叶体积较同龄大鼠同叶肺小，颜色淡，表面不平，皱缩状，仔细观察可见灰白色条索。质地较正常变实

博来霉素肺炎后局部肺纤维组织增生、纤维化（箭示）。周围肺泡壁变薄、断裂，肺泡腔增大、融合，呈代偿性肺气肿。（HE）

图8-50 大鼠肺泡壁纤维化大体观　　　　　　图8-51 大鼠肺泡壁纤维化

纤维化的机制是复杂的，与多种因素有关，巨噬细胞在肺纤维化中起关键作用，中性粒细胞、肥大细胞也与之有关。在炎症发生时巨噬细胞能快速迁徙到炎症部位，并能分泌各种趋化因子吸引白细胞进入炎症区域，分泌多种介质，如溶酶体酶、白三烯，后者能增强炎症反应。巨噬细胞分泌成纤维细胞生长因子、纤维连接蛋白等激活成纤维细胞。巨噬细胞还能分泌IL-1，刺激T细胞和成纤维细胞增生。活化的T细胞又能产生大量的淋巴因子，这些因子包括巨噬细胞活化因子、巨噬细胞迁徙阻断因子和巨噬细胞趋化因子，淋巴因子活化巨噬细胞和单核细胞。其他的淋巴因子也能影响成纤维细胞增生、合成和分泌胶原。在慢性炎症情况下，大量的纤维连接蛋白产生，成纤维细胞合成和释放大量的细胞外基质，最后导致纤维化，完全闭塞正常的肺泡结构。

纤维化可以由慢性间质性水肿和炎症引起。在病变的初期，间质血管扩张、充血，间质水肿，炎细胞浸润，同时有少量成纤维细胞增生。在恢复期，炎症大部分消失，成纤维细胞产生胶原纤维，引起间质增厚，导致纤维化。

纤维化也可以是反复接触抗原引起的过敏反应的一种后果，是IV型过敏反应的一种表现。在过敏反应过程中，增生的巨噬细胞释放纤维连接蛋白（fibronectins），有调节成纤维细胞的再循环、黏附和增生的作用。

纤维化也是肉芽肿（granuloma）或肉芽肿性炎症（granulomatous inflammation）的结局。在老年大鼠

中，常见的肉芽肿为胆固醇肉芽肿，伴有泡沫细胞集聚。吸入异物或感染也可以引起异物肉芽肿或感染性肉芽肿。Ⅳ型过敏反应为细胞介导的过敏反应，表现为大量的巨噬细胞局部集聚、增生。当巨噬细胞被激活时，体积增大，表面绒毛突起增多，并转化为上皮样细胞。上皮样细胞胞体大，胞浆丰富，细胞边界不清，胞核呈圆形和卵圆形、淡染，呈空泡状，可见核仁，因其细胞形态类似上皮，排列较紧密，故而得名。上皮样细胞之间散在体积大、细胞核多的多核巨细胞（图8-52）。病理学家可以根据肉芽肿的形态做出病因诊断。肉芽肿中的巨噬细胞最终消失，为成纤维细胞所取代，肉芽肿发生纤维化。

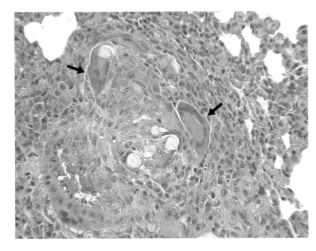

肉芽肿主要由上皮样细胞及多核巨细胞组成（黑箭示），围绕灰蓝色的类圆形异物（蓝箭示）。肉芽肿的外围有炎细胞及增生的成纤维细胞。在肺内，异物肉芽肿常见，异物可为吸入的角化物、毛发片段、食物残渣等。（HE）

图8-52　肺异物肉芽肿

粉尘如二氧化硅（silicon dioxide）可以引起渐进性肺部病变，广泛分布于肺实质内，引起肺肉芽肿病变和广泛的纤维化，在临床中属于职业性疾病。吸入的二氧化硅颗粒到达肺泡后，可以被肺泡巨噬细胞吞噬，或穿过Ⅰ型肺泡细胞进入肺间质，然后随淋巴流经支气管周围、小血管周围、小叶间隔或胸膜到达肺门淋巴结。当吸入的硅尘过多，超过肺组织的清除力，或肺组织的清除功能降低，或肺内淋巴回流障碍时，均可出现硅尘在肺组织中沉积，并逐步引起硅肺的病理改变。二氧化硅微粒被肺泡的巨噬细胞摄入，形成吞噬溶酶体（phagolysosomes）。与其他粉尘相比，二氧化硅可以保留在吞噬溶酶体内，破坏溶酶体膜，释放的介质及其他的坏死细胞产物将趋化其他的巨噬细胞迁徙到病灶处，并刺激成纤维细胞增生，合成过量的胶原。二氧化硅也能活化巨噬细胞，使之释放介质，包括IL-1、肿瘤坏死因子（TNF）、氧自由基和纤维源性细胞因子。二氧化硅结节最后融合成较大的病灶，并发生透明变性。

一般认为，在肺组织中沉积的硅尘量多时，主要引起肺巨噬细胞灶性集聚，形成硅结节。若硅尘散在分布，增生的肺巨噬细胞也弥散分布，之后形成以弥漫性肺间质纤维化为主的病变。单个硅结节为巨噬细胞灶性集聚所成，圆形或椭圆形，灰白色，质硬，触之有砂粒感。随着病变的发展，单个结节可以融合成团块，团块的中央可以发生坏死，形成空洞。硅结节的形成过程大致可以分为三个阶段：早期的硅结节由吞噬了二氧化硅的巨噬细胞组成，称为细胞性矽结节；随着病变的进展，硅结节内巨噬细胞逐渐减少，成纤维细胞逐渐增多，因而硅结节逐渐变为由成纤维细胞、纤维细胞和胶原纤维构成，称为纤维性硅结节；之后胶原纤维发生玻璃样变，因而典型的晚期硅结节由呈同心圆状或旋涡状排列的已发生玻璃样变的胶原纤维组成。硅结节的中心或一侧常可见到管壁显著增厚，甚至管腔闭塞的肺小血管（图8-53～图8-55）。用偏光显微镜观察，可以发现沉积在硅结节中的硅尘微粒。硅结节内也可能有钙盐沉积，发生钙化。肺间质纤维化可以发生在小血管周围、小支气管周围以及胸膜下肺小叶间隔，呈网状、片状，重者可融合为大片，并可发生玻璃样变。发生硅肺时，胸膜和肺门淋巴结均可发生不同程度的纤维化、玻璃样变。

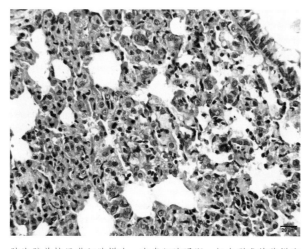

肺泡壁单核巨噬细胞增生，有炎细胞浸润，但未形成结节样病变。（HE）

图 8-53　硅肺早期

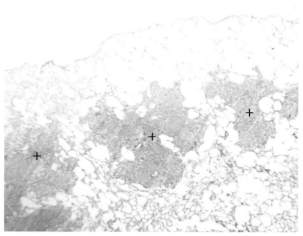

大鼠肺胸膜下可见多处融合的硅结节病灶（"+"示），周围肺泡呈代偿性肺气肿。（HE）

图 8-54　融合的硅结节

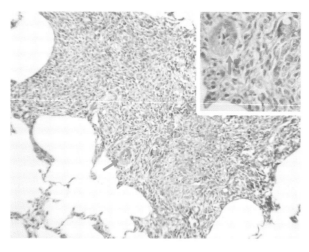

大鼠肺组织内硅结节主要由巨噬细胞和成纤维细胞组成，单个硅结节已融合成片块状。硅结节的一侧见有管壁显著增厚、管腔狭小的肺小动脉（蓝箭示）。周围肺泡呈代偿性肺气肿。右上图为肺内小动脉及周围巨噬细胞放大观。（HE）

图 8-55　细胞性硅结节

　　除了二氧化硅等粉尘外，广泛存在的环境与职业污染的重金属如镉，经呼吸道或消化道进入体内后，在肺可以引起肺间质纤维化（详见本书中篇第十章中肾脏相关内容）（图 8-56，图 8-57）

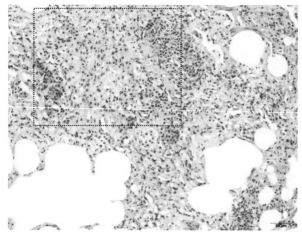

局部肺组织实变，肺泡腔消失，周围肺泡腔增大，呈肺气肿的形态学改变。（HE）

图 8-56　镉引起肺组织改变

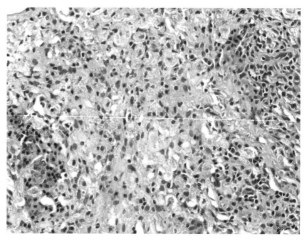

图 8-56 黑框内实变组织放大观。实变区域可见多量炎细胞浸润和成纤维细胞增生。（HE）

图 8-57　镉引起肺组织改变

4. 肺气肿（emphysema）

肺气肿通常称为慢性阻塞性肺气肿（chronic obstructive pulmonary emphysema），是指终末细支气管以远的肺组织过度充气、膨胀，同时伴有气道壁破坏的一种病理状态。在人类临床上多为慢性支气管炎的并发症。

有两个原因引起气道阻塞：第一，肺实质破坏，弹性降低，因而呼气的末期肺组织不能回弹；第二，小气道的支撑组织破坏，弹性降低，因而在呼气的末期提早塌陷。

在动物解剖时肉眼观气肿的肺，体积比正常增大，开胸后在外界大气压增加的情况下不能完全塌陷，气肿的肺边缘圆钝，呈灰白色，质地变软，弹性降低，较大动物如 Beagle 犬或猴的气肿的肺指压后会留有压痕。光镜下肺泡扩张，肺泡腔增大、融合，肺泡间孔（pores of Kohn）扩大，间隔变窄、断裂，扩张的肺泡可融合成较大的囊腔。纤维化不是肺气肿的病变，但在人类中，由吸烟引起的肺气肿，肺中常可见纤维化，因为吸烟引起支气管炎，伴有纤维化，肺气肿是慢性支气管炎的并发症。气肿的肺泡壁变薄，其内毛细血管数目明显减少，可以发现肺小动脉内膜纤维性增厚。

根据扩张的肺泡在肺叶内的部位，可以将肺气肿分为小叶中央型和全小叶型二种。

（1）小叶中央型肺气肿（centrilobular emphysema）：小叶中央型肺气肿又称为腺泡旁肺气肿（proximal acinar emphysema），病变主要累及小叶中央区（图 8-58），呼吸性细支气管呈囊状扩张，较少累及肺泡管，肺泡囊受累更少。人类有症状的肺气肿 95% 属于此型，常与慢性支气管炎相关，尤其与吸烟有关，也见于煤工尘肺患者。肺上叶常较肺下叶严重。

（2）全小叶型肺气肿（panacinar emphysema）：此型肺气肿肺泡管、肺泡囊、肺泡扩张。其特点是气肿囊腔较小，均匀分布于肺小叶内，以肺叶下部为重。此型肺气肿与 α_1- 胰蛋白酶阻断剂（α_1-protease inhibitor, α_1-AT）缺乏有关（图 8-59）。

除上两种类型肺气肿外，在动物实验中最常见的类型是代偿性肺气肿（compensatory emphysema），局部肺组织因炎症而实变，肺不张或肺泡壁增厚，纤维化等，使部分肺组织失去呼吸功能，病灶旁健康肺泡代偿性扩张，呈气肿状（图 8-60）。

复制肺气肿动物模型的方法最常用的是将弹性蛋白酶（elastases）经气管吸入或滴入，滴注后 24 h 肺的弹性蛋白水平明显降低，并伴有明显的急性炎症和出血，啮齿动物在滴入后 3 周可以形成肺气肿。

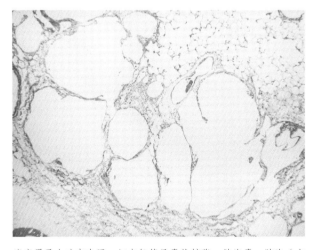

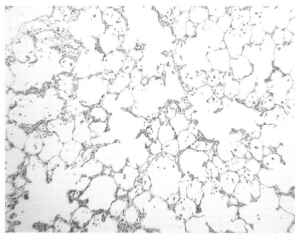

病变累及小叶中央区，细支气管呈囊状扩张，肺泡囊、肺泡（右上方）未受累及。（HE）

弥漫性肺泡管、肺泡囊、肺泡扩张。气肿囊腔较小，均匀分布于肺小叶内。（HE）

图 8-58　小叶中央型肺气肿

图 8-59　全小叶型肺气肿

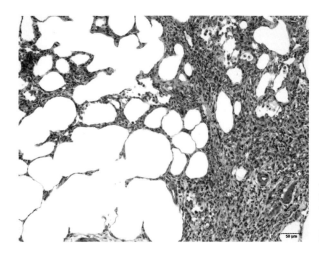

气肿的肺泡腔体积明显增大，肺泡壁变薄、断裂，融合成较大的肺泡腔。其内毛细血管数目减少，气肿周围的肺组织发生炎症性病变，部分区域肺泡腔消失，呈实变状态，呼吸功能受到明显损伤。（HE）

图 8-60　代偿性肺气肿

5. 肺腺瘤

动物自发性肿瘤极其少见，A/J 株小鼠肺肿瘤的发病率相对高些。在小鼠中，常见的自发性肿瘤是起源于外周肺 II 型肺泡细胞或小支气管 Clara 细胞的肿瘤，主要细胞学类型是腺瘤（图 8-61，图 8-62）和腺癌，腺癌又称支气管肺泡癌、鳞状细胞癌。大鼠暴露高浓度的柴油机的废气（diesel exhaust）、油页岩渣（oil shale waste）或黑烟末（carbon black）可以引起腺瘤、腺癌、鳞状细胞癌或腺鳞癌。啮齿类动物肺肿瘤在起源部位及转移率上与人类不同。动物肿瘤多起源于肺的周围区，而不像人肿瘤多起源于中央区。人类的肺癌常发生器官转移，常见的转移部位有肝脏、骨、脑等脏器，但啮齿类动物的肺肿瘤局部浸润性生长，很少转移到远距离器官。Beagle 犬常见的肺肿瘤类型是细支气管 - 腺泡癌，其他类型的肺肿瘤则较少发生。更多关于肿瘤的内容请见本书上篇中各系统肿瘤部分。

淋巴样增生，正常情况下在支气管的近心端可以出现小的淋巴细胞集聚灶，这些被认为是正常支气管相关的淋巴组织（bronchial-associated lymphoid tissue），属于黏膜免疫防御系统。关于细胞的来源，半数可能来源于 B 细胞、T 细胞，半数细胞的免疫标记不明。支原体或病毒感染时，支气管周围的淋巴组织也发生增生。

杯状细胞增生见于肺部慢性炎症性疾病，或吸入刺激性物质，包括吸烟，组织学特征为载有黏液的杯状细胞增生。

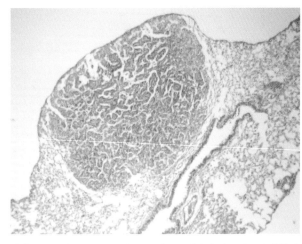

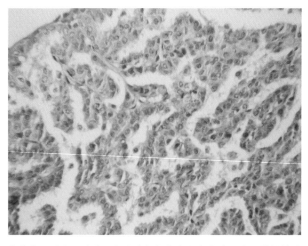

肿瘤起源于肺的周围区，位于胸膜下。肿瘤与周围肺组织分界清楚，但无明显包膜。一般认为这种类型的肿瘤来源于 II 型肺泡细胞或 Clara 细胞。（HE）

高倍镜下肿瘤细胞为无纤毛的低柱状或立方上皮细胞，单层排列成乳头状。肿瘤细胞异型性不明显，细胞大小、形态较为一致，核分裂象不明显。（HE）

图 8-61　肺腺瘤　　　　　　　　　　　　　　　　**图 8-62　肺腺瘤**

但多数情况下其病因不清，可能为肺尘埃沉着病或其他肉芽肿性疾病的病变之一，一旦本病发生，纤维化将是最明显的特征。

大鼠肺部炎症在 SPF 级动物中不常见。不同的物种对不同的感染因子易感，不同的感染因子可以引起不同类型的炎症，因而组织切片中所出现的病变可以提示感染因子的类型，病毒感染可以干扰吸入性毒理实验，病毒和细菌的混合感染可以使病情复杂化。

药物毒理学试验中，受试动物可由于药物毒性作用而出现肺的各种毒性损伤。值得重视的是，实际观察中啮齿类动物的肺经常出现程度不一的肺组织结构损伤，甚至出现肺纤维化，其原因与动物饲养环境有密切关系。垫料中的粉尘颗粒及动物粪便产生的有害气体长期刺激，均可导致动物肺出现干扰药物毒性评价的各种毒性病变，尤其是肺间质纤维组织增生和肺纤维化。整体动物试验中，当环境因素发生异常时，常能引发动物出现上呼吸道黏膜损伤（纤毛上皮受损、杯状细胞数量增多）、慢性支气管炎、肺气肿，甚至肿瘤等，分析实验结果时必须对此高度重视。实践中，实验动物肺常能见到较多与年龄及动物种系有关的各种自发性病变，如小鼠肺炎衣原体及大鼠肺炎支原体引起的间质性肺炎及气管炎等。在药物毒理学试验和动物模型研究工作中，这些自发性病变对受试动物呼吸系统毒性病理学观察结果常有误导作用，研究者在分析实验结果时应把它们考虑在内。

参考文献

［1］Nne R A, Dungworth D L, Keenan C M, et al. Non-proliferative lesions of the respiratory tract in rats［M］//Guides for Toxicologic Pathology. Washington DC: STP/ARP/AFIP, 2003.

［2］王心如. 毒理学基础［M］. 4 版. 北京：人民卫生出版社，2006.

［3］杨安峰，王平. 大鼠的解剖和组织［M］. 北京：科学出版社，1985.

［4］来茂德. 病理学高级教程［M］. 北京：人民军医出版社，2013.

［5］邹仲之，李继承. 组织学与胚胎学［M］. 北京：中国医药科技出版社，2018.

［6］Buchweitz J P, Harkema J R, and Kaminski N E. Time-dependent airway epithelial and inflammatory cell responses induced by influenza virus A/PR/8/34 in C57BL/6 mice［J］. Toxicol Pathol, 2007, 35：424–35.

［7］Chamanza R, Wright J A. A Review of the Comparative Anatomy, Histology, Physiology and Pathology of the Nasal Cavity of Rats, Mice, Dogs and Non-human Primates, Relevance to Inhalation Toxicology and Human Health Risk Assessment［J］. J.Comp. Path., 2015, 153：287–311.

［8］Dungworth D L, Ernst H, Nolte T, et al. Nonneoplastic lesions in the lungs. In Pathobiology of the Aging Rat, Vol. 1 (U. Mohr,C. C. Capen, and D. L. Dungworth, eds.)［M］. Washington：ILSI Press, 1992：143–160.

［9］Glaister J R. Principles of Toxicologica Pathology［M］. Taylor & Francis London and Philadelphia, 1986.

［10］Gong L K, Li X H, Wang H, et al. Effect of Feitai on bleomycin-induced pulmonary fibrosis in rats［J］. Journal of Ethnopharmacology, 2005, 537–544.

［11］Haschek-Hock W M, Witschi H P. Respiratory system//Handbook of Toxicologic Pathology (W. M. Haschek-Hock and C. G. Rousseaux)［M］. San Diego, CA：Academic Press, 1991：761–827.

［12］Jones T C, Dungworth D L, Mohr U. Respiratory System［M］. 2nd Eds. Berlin Heidelberg：Springer-Verlag, 1996.

［13］Kittel, B. Goblet cell metaplasia, rat//Monographs on Pathology of Laboratory Animals. Respiratory System (T. C. Jones, U. Mohr, and R.D. Hunt, eds.)［M］. 2nd Eds. Springer, 1996：303–307.

［14］Michetti C, Coimbra R, Hoyt D B, et al. Pentoxifylline Reduces Acute Lung Injuryin Chronic Endotoxemia［J］. J of Surgical Research, 2003,115：92–99.

［15］Miller D L, Karen Welty-Wolf, Carraway M S, et al. Extrinsic Coagulation Blockade Attenuates Lung Injury and

Proinflammatory Cytokine Release after Intratracheal Lipopolysaccharide［J］. American J of Respiratory cell and Molecular Biology, 2002.26：650-658.

［16］Renne R A, Dungworth D L, Keenan C M, et al. Non-proliferative lesions of the respiratory tract in rats. R-1.// Guides for Toxicologic Pathology［M］. Washington DC：STP/ARP/AFIP, 2003：1-26.

［17］Renne（Chair）R, Brix A, Harkema J,et al. Proliferative and Non-proliferative lesions of the in rat and mouse respiratory tract［J］. Toxicologic Pathology, 2009, 37：5S-73S.

［18］Sogut S, Ozyurt H, Armutcu F et al. Erdosteine prevents bleomycin-induced pulmonary fibrosis in rats［J］. European J. of Pharmacology, 2004：213-220.

［19］Wanda M, Haschek, Hanspeter R,et al. Respiratory Systems//Handbook of Toxicologic Pathology（Haschek W M, Rousseaux C G, Wallig MA, eds）［M］. 2nd eds, Vol Ⅱ. San Diego：Academic Press, 2002：3-76.

［20］Wheater P R . Functional histology:a text and colour atlas［M］.2nd eds. Churchill, 1979.

（苏　宁）

第九章 消化系统

消化系统（digestive system）由消化管和相关的消化腺组成。消化管是一条粗细不等的长管道，根据机能和结构的不同，分为口腔、咽、食管、胃、小肠和大肠。消化腺包括三对大唾液腺、胰、肝，以及散布于消化管壁内的小消化腺。口腔及消化管道黏膜及管壁中的淋巴组织构成了机体的第一道防线，防御细菌等有害物质的侵入。

第一节　消化管正常组织学

消化管的管壁（除口腔外）由四层组织构成。从腔面向外，依次分为黏膜层、黏膜下层、肌层、浆膜层（或外膜）。消化管各部分在构型上的差异主要在黏膜层，具体差异见以下相关内容。

一、口腔

口腔（oral tissues）由唇、腭、舌等几部分组成。

（一）口腔黏膜的一般结构

口腔黏膜面覆以复层扁平上皮，表面角化，固有层为结缔组织，无黏膜肌，可见黏液腺；黏膜下层为疏松的结缔组织，含有脂肪细胞和散在分布的黏液性或浆液性腺体，深部为横纹肌（图9-1）。地鼠口腔内两侧各有一个很深的颊囊（图9-2），一般深度为 3.5~4.5 cm，直径为 2~3 cm，一直延续到耳后颈部。颊囊可以储存食物，有利于地鼠将食物搬到巢中。金黄地鼠对移植瘤接受性强，瘤组织接种于颊囊中易于生长，利用颊囊观察其对致癌物的反应，进行肿瘤移植、筛选、诱发和治疗等研究。

（二）舌（tongue）

舌为肌性器官，由表面的黏膜和深部的舌肌组成。舌肌为横纹肌，呈纵行、横行及垂直方向排列。黏膜由复层扁平上皮及固有层组成，表面粗糙，可见许多乳头（图9-3，图9-4）。舌乳头有四种类型：① 丝状乳头（filiform papillae），在舌前部和中部，数量最多，浅层细胞角化，在人类中形成薄层白色舌苔；② 菌状乳头（fungiform papillae），在舌的尖端和舌背隆起的黏膜上，数量较少，肉眼观为淡红色小点,常含有味蕾;③ 轮廓乳头(circumvallate papillae),在舌根前约 4 mm 处,体积大,呈柱状,顶部膨大,四周深陷,形成一个环沟,味蕾就在沟壁的上皮内,沟底有味腺的开口。大鼠只有 1 个轮廓乳头;④ 叶状乳头(foliate papillae),位于第三臼齿水平处,只有 1 对,每个含有数列上皮沟,沟壁有丰富的味蕾。味蕾是味觉感受器,由 20~30 个上皮细胞分化形成的卵圆形小体,顶端有小孔,与口腔相通。

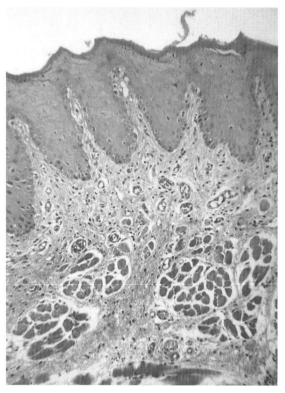

大鼠颊黏膜被覆复层扁平上皮,表面角化,上皮下为致密结缔组织和肌肉。(HE)

图 9-1 大鼠颊黏膜

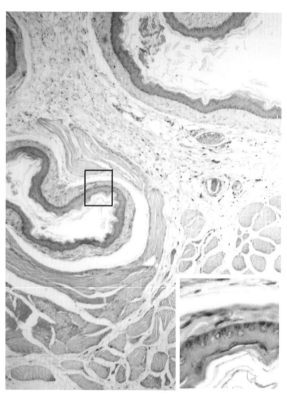

地鼠颊囊表被覆复层扁平上皮,表面角化,上皮下为致密结缔组织和肌肉。右下图为上皮组织放大观。(HE)

图 9-2 地鼠颊囊

舌腹面(ventral surface)没有乳头,表面被覆复层扁平上皮。舌根部、臼齿水平处、颌舌骨肌和舌内肌之间有小舌下腺。

Beagle 犬的舌乳头分布与大鼠略有不同,舌的表面有一层丝状乳头,短而尖;菌状乳头数量少、小,轮廓乳头 4~6 个,叶状乳头只有 1 对。

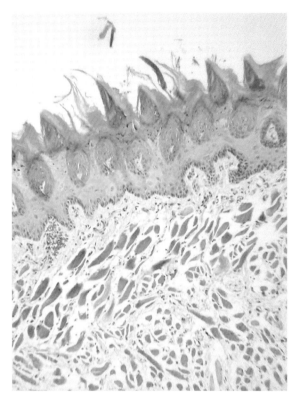

舌中部的丝状乳头，呈圆锥状。（HE，100×）

图 9-3　大鼠舌

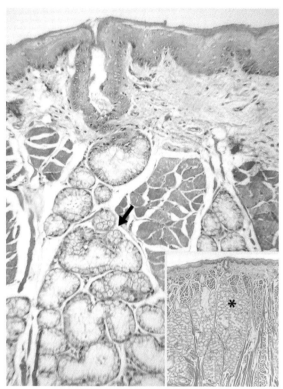

小舌下腺位于舌根部两侧上皮下，肌纤维之间，由黏液性腺泡组成。照片为右下图局部放大观。（HE，200×）

图 9-4　舌根部小舌下腺

二、食管

食管（esophagus）可分为颈、胸、腹三部分，食管是口腔及胃之间的食物通道，沿气管背侧走行，成年大鼠食管颈、胸段长约 75 mm，穿过横膈食管裂孔后的腹段长约 15 mm。

显微镜下各物种的食管壁均由黏膜层（mucosa）、黏膜下层（submucosa）、肌层（muscularis）及外膜（adventitia）组成，食管外膜又称纤维膜（fibrosa）。

（一）黏膜层

1. 黏膜上皮

大鼠食管黏膜上皮为复层扁平（鳞状）上皮（stratified squamous epithelium），由多层细胞组成，最深部细胞附着于基膜，该层细胞为低柱状，靠近表面的细胞胞质内可见角质颗粒，HE 染色的切片中呈强嗜碱性，表面上皮有中度到高度角化，肉眼观呈白色（图 9-5）。

2. 固有层

固有层致密，主要由纤维结缔组织、纤细的胶原纤维和弹性纤维组成。犬的固有层有来自黏膜下层的食管腺导管通过，在食管的下端近贲门处有分泌黏液的贲门腺（图 9-6）。

（二）黏膜下层

黏膜下层为疏松结缔组织。大鼠黏膜下层无腺体。犬黏膜下层有发达的食管腺，分布于食管全长。

（三）肌层

肌层由横纹肌和平滑肌组成，排列疏松。不同物种食管平滑肌和横纹肌的数量不同，而横纹肌的数量又与动物呕吐能力有关。大鼠的食管横纹肌不多，胃内有一条皱褶，接近食管，收缩时会堵住贲门口，使胃内容物不能排出，小鼠也缺乏呕吐能力，因而大、小鼠都不适于做呕吐实验。犬的食管全部由横纹肌组成，豚鼠食管横纹肌数量也多，可用于呕吐实验。此外犬食管的黏膜上皮与大鼠不同，表面无角化，前半部缺乏黏膜肌层，食管腺数量多，分布于全食管的黏膜下层，食管上皮下有明显的导管与腺体相连。

不同物种间食道结构的差异主要在三方面：① 食道黏膜是否角化，角化的程度；② 胃和食道连接处有无囊状结构或前胃；③ 管壁平滑肌和横纹肌的数量。

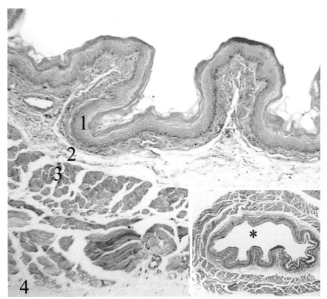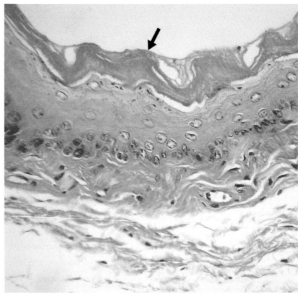

左图为食管低倍镜观，由腔面向外：1—黏膜层（复层扁平上皮）；2—黏膜下层（疏松结缔组织）；3—肌层；4—外膜（纤维模）。右下图为食管全貌观；

右图为黏膜上皮放大观，浅表细胞胞浆内有强嗜碱性的角质颗粒，表面角化明显（箭示）

图 9-5 大鼠食管

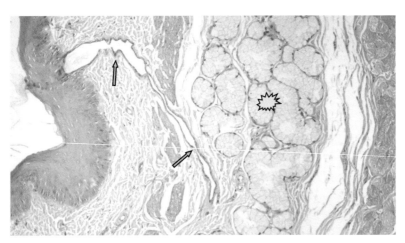

黏膜表被复层扁平上皮，无角化，上皮下可见多量食管腺（黏液腺，星示）和明显的导管（绿箭示）。（HE）

图 9-6 Beagle 犬食管

在食管穿孔的情况下，唾液、食物可以进入食管黏膜下，甚至进入胸腔，引起严重的炎症反应、纤维化和管腔狭窄。食管损伤后愈合的速度通常较胃肠道的其他部位缓慢，因为食管的血液供应差，供血血管为边缘血管，外膜结缔组织数量少。

三、胃

大鼠胃的重量为体重的0.5%，按部位分为四个部分：贲门部（cardia）、幽门部（pylorus），皮区（cutaneous zone）和腺区（glandular zone）。胃上内侧缘为胃小弯（lesser curvature of stomach）、下外侧缘为胃大弯（greater curvature of stomach）。贲门部位于食道下端的远侧，该区较小，没有明确的界限，大鼠贲门部位常可见少量炎细胞。幽门部是胃进入十二指肠的区域。胃黏膜的分区随物种的不同而异。根据黏膜组织学的不同，大鼠胃皮区又称为皮胃或前胃（forestomach），腺区又称为腺胃（glandular stomach）或后胃，两区之间有明显的、肉眼可见的嵴状隆起加以分隔。皮区胃壁薄、半透明，黏膜层灰白色。腺区胃壁富有平滑肌及血管，呈灰红色（图9-7）。腺胃在幽门处逐渐狭窄，在向十二指肠过度处形成清晰的缩细部。Beagle犬胃无皮区、腺区之分，其他分区名称与人类相同，即分为贲门部（cardia）、胃底部（fundus）、胃体部、幽门区、胃窦部（antrum）（图9-8）。

沿胃大弯剪开胃壁后，可见贲门部有胃小凹、迂回的黏液腺。胃体部、胃底部有回旋的黏膜皱褶（rugae），胃充盈时，皱襞变扁平。幽门部的皱褶较胃体部小，胃窦部的黏膜皱褶方向变为斜行，较胃体部平坦，腺体较深，约为黏膜厚度的50%，更加牢固地固定于黏膜下层。

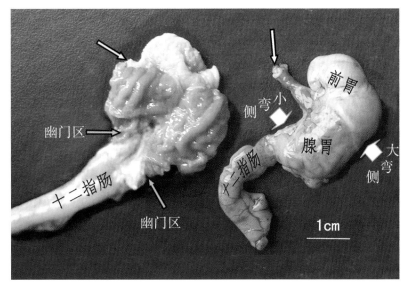

右图示胃浆膜面，左图胃壁已沿胃大弯剖开，显示黏膜面。白箭示食管，黄箭示前胃、腺胃交界处的嵴状隆起

图9-7　大鼠胃解剖观

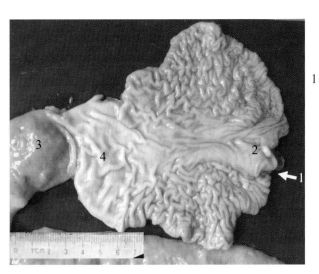

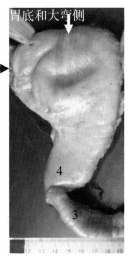

左图胃壁已沿胃大弯剖开，显示黏膜面。1. 食管（长箭示）起始部；2. 贲门区；3. 十二指肠；4. 幽门区。右图胃未切开，从浆膜面看胃各部位，上方为胃底和大弯侧。

图9-8　犬胃解剖观

尽管物种不同，胃大体观有差异，但光镜下组织学结构基本相似，分为黏膜层、黏膜下层、肌层和浆膜层。

大鼠的前胃黏膜层被有复层扁平上皮，表面角化，固有层薄，黏膜肌层很发达。其他啮齿类动物、马、猪等的胃底部或贲门部也被无腺体的复层扁平上皮；黏膜下层为疏松结缔组织，富含血管、神经和淋巴管。2 mm 宽的皮区由伸入的食管黏膜覆盖。大鼠腺区黏膜被覆单层柱状上皮，固有层由细密的结缔组织组成，内有大量腺体、紧密排列，黏膜肌层发达；黏膜下层比皮区厚；肌层很发达，厚度均匀一致。

根据部位、组织结构和功能的不同，胃腺分为贲门腺、胃底腺和幽门腺三种类型（图 9-9 ~ 图 9-13）。

（1）贲门腺（cardiac gland）轻度分支并盘曲，分布于沿皮区过度线的狭窄区域内。腺细胞主要为柱状黏液细胞，偶尔可见夹杂的嗜银细胞和壁细胞。贲门腺内偶见囊性腺体。

（2）胃底腺（fundic gland）为分支管状腺，上段比较直，开口于小而浅的胃小凹（gastric pits）。胃底腺占胃腺的大部分，是胃黏膜中数量最多、功能最重要的腺体。胃底腺在组织学上由五种细胞组成：① 颈黏液细胞（mucous neck cell）数量较少，分布在腺顶部，单个或成堆分布于壁细胞间，低柱状，分泌黏液，常因受周围细胞的挤压，细胞形状不规则。颈黏液细胞在 HE 染色切片中常不易识别，用 PAS 染色很易识别，它类似于贲门腺和幽门腺的黏液细胞，分泌中性或酸性黏液，pH2.5 的阿尔新蓝染色时，呈蓝色的阳性反应。颈黏液细胞分布于胃的所有腺体中，主要功能是参加黏膜的增生和再生，具有干细胞的功能，寿命通常为一周。② 主细胞（chief cell）即胃酶细胞（zymogenic cell），数量最多，主要分布在腺的下半部。细胞低柱状或立方形，核呈圆形或椭圆形，位于细胞基部（基位核）。胞质嗜碱性，呈淡蓝色，这是因为胞质内存在含有 RNA 的粗面内质网，顶部充有酶原颗粒。主细胞的功能是分泌胃蛋白酶原，进入胃腔消化食物。③ 壁细胞（parietal cell）即泌酸细胞，数量较主细胞少，分布在腺体各部位，以腺的上半部较多。细胞体积较大，呈圆锥状，锥底朝向基底膜，细胞核位于细胞的中部。胞浆内有丰富的滑面内浆网及线粒体，因而在 HE 染色的切片中，胞浆染色呈嗜酸性，颗粒状。壁细胞释放盐酸和内因子，盐酸能维持胃的酸碱度。年幼动物的壁细胞还能分泌凝乳酶，促进乳汁消化。主细胞、壁细胞寿命约 200 d。④ 肠内分泌细胞（enteroendocrine）即肠嗜铬细胞（enterochromaffin），不少于 10 种，散布于腺上皮细胞间。此细胞起源于神经嵴，通常位于基底膜和主细胞之间。肠内分泌细胞颗粒可以用银染组织化学方法显示。这些细胞能对自身或管腔内的刺激发生反应，从而合成、储存、分泌激素，如 5-羟色胺（肠嗜铬细胞、组胺）、肠高血糖素、胃泌素（G 细胞分泌）等。⑤ 干细胞（stem cell）存在于胃底腺顶部到胃小凹深部一带，在常规制备的切片中不易辨认。贲门腺分泌中性黏液为主，还可以分泌少量唾液酸。

（3）幽门腺（pyloric gland）为分支少的管状腺，大鼠幽门腺分布于幽门附近约 5 ~ 10 mm 的区域内。幽门腺开口于较深长的胃小凹，腺腔较宽，主要由柱状的黏液细胞组成，细胞质淡染，核位于基部，黏液细胞间有时可见少量泌酸细胞。幽门腺仅分泌中性黏液，分泌物较黏稠。

多数胃腺分泌胃酸和胃蛋白酶，胃窦部的胃腺细胞也能分泌黏液，胃腺也能分泌花生四烯酸的代谢产物，例如前列腺素 E 系列，它们有保护黏膜，避免胃腔内胃酸和酶的自我消化的作用。淋巴结的出现是胃过渡到十二指肠黏膜的标志。健康的动物体内，贲门部和幽门部的固有层内有大量的淋巴细胞和浆细胞，在黏膜层和黏膜下层也较丰富。在啮齿类动物体内，出现上述类型的炎细胞，属于正常的组织学表现，不要误认为是炎症反应。在动物受到抗原刺激等病理情况下，这些部位的淋巴组织明显增多。

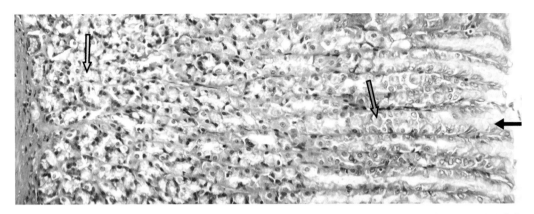

图示胃黏膜层胃小凹（黑箭示），粉红色的壁细胞（绿箭示）主要分布于腺体的上部，淡紫蓝色的主细胞（黄箭示）主要分布于腺体的基底部

图 9-9　大鼠胃黏膜层光镜观

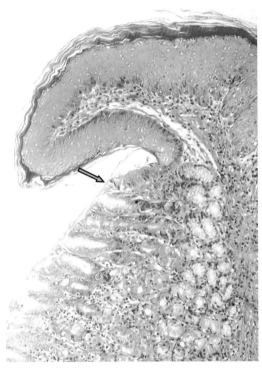
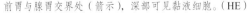
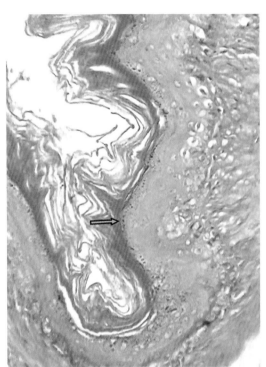

前胃与腺胃交界处（箭示），深部可见黏液细胞。（HE）

前胃被有复层扁平上皮，角化明显，浅表细胞浆内有强嗜碱性的角质颗粒（箭示），与食管黏膜相似。（HE）

图 9-10　大鼠胃光镜观

图 9-11　大鼠前胃光镜观

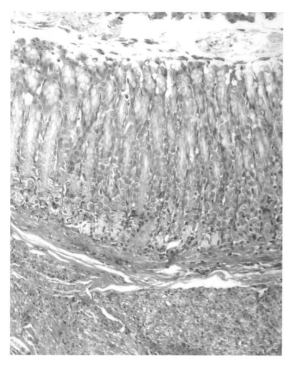

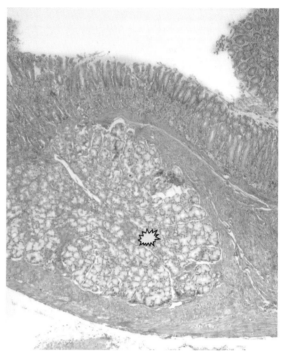

幽门部胃小凹较深长，主要由柱状的黏液细胞组成。大鼠幽门腺分布于幽门附近。（HE，100×）

图9-12 大鼠腺胃（幽门区）

图右侧为胃幽门部，左上方为十二指肠，深部为胃、肠交界处黏液腺（黄星示）。（HE，40×）

图9-13 大鼠胃和十二指肠交界处

四、小肠

小肠是食物的通道，具有重要的消化和吸收功能，在生物转化过程中还有解毒的功效。小肠的长度、黏膜皱褶、环形瓣、绒毛和微绒毛等结构都有助于增大肠道的面积。大鼠小肠相对于身长较长，十二指肠长约100 mm，空肠是小肠的最长部分，大约有700～1 000 mm 长，回肠较短，其长度约40 mm(图9-14)。

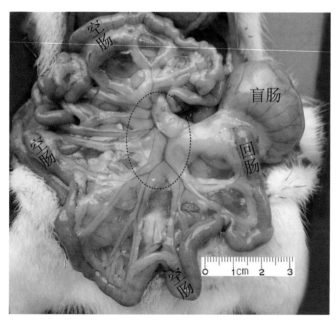

黑色虚线范围内组织为肠系膜淋巴结所在部位

图9-14 空肠、回肠的大体解剖图

Beagle 犬的小肠较短，约为身长的 4~5 倍，全长约 3~4 m。

小肠分十二指肠、空肠和回肠三段。光镜下组织学结构由黏膜层、黏膜下层、肌层和浆膜层等四层组成，主要的结构特征在物种间变化很小。

（一）黏膜层

小肠的黏膜层由黏膜上皮、固有层和黏膜肌层组成，表面有许多细小的肠绒毛（intestinal villus）。绒毛是肠黏膜上皮和固有层向表面突起而成，表覆柱状上皮细胞和分泌黏液的杯状细胞，中心是固有层。绒毛中轴固有层的结缔组织内有纵行的毛细淋巴管，称中央乳糜管（图 9-15，图 9-16）。它以盲端起始于绒毛顶部，向下穿过黏膜肌层，进入黏膜下层，形成淋巴管丛，也与黏膜下层的血管丛相连，与肠系膜动脉相通。绒毛的高度和宽度由近段小肠到远段小肠逐渐降低。相邻绒毛基部的上皮下陷到固有层内，形成管状的肠隐窝（intestinal crypt），又称肠腺（intestinal gland），开口于相邻的绒毛间。绒毛和隐窝是小肠的 2 个重要的功能结构。绒毛是表面上皮向上的突起，有吸收和释放酶的功能，而隐窝为表面上皮的下陷，有分泌和增殖的功能。犬近段小肠隐窝的深度和绒毛的长度比为 1：2；猪该比例为 1：7。隐窝深度与绒毛长度的比值随动物不同而变化，随肠腔伸缩而改变，也随毒性化合物引起的肠损伤的程度而异，可作为毒性物质造成肠损伤程度的观察指标。

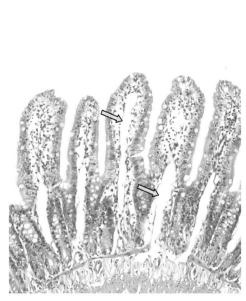 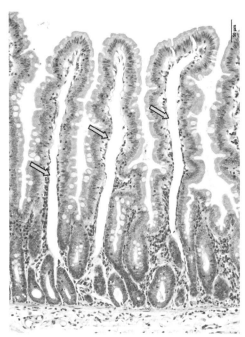

口服腺嘌呤、乙胺丁醇复制痛风性肾病模型过程中，小肠绒毛中央的乳糜管扩张（绿箭示乳糜管）。正常情况下，大鼠小肠乳糜管光镜下不易看见。图 9-15 与图 9-16 正常猕猴的小肠放大倍数相同。（HE）

正常小肠绒毛中央的乳糜管扩张（绿箭示乳糜管）。（HE）

图 9-15　大鼠小肠绒毛乳糜管扩张　　　　图 9-16　猕猴小肠绒毛乳糜管

1. 上皮

由柱状细胞、杯状细胞和肠内分泌细胞组成，被覆在肠绒毛和肠隐窝的表面。

（1）柱状细胞（columnar epithelium）或称吸收细胞（absorptive cell），是被覆小肠绒毛的主要细胞，数量最多。细胞呈高柱状，核椭圆形，位于细胞基部。细胞游离缘有明显的纹状缘（striated border），在光镜下 HE 染色的切片中为平行纵列细纹的薄带，深伊红染，有折光，PAS 染色阳性。绒毛腔面有很多参与生物转化和代谢的酶类。

（2）杯状细胞（goblet）分泌黏液，散布于具有吸收功能的柱状细胞之间，呈高脚杯状，核扁、位于细胞的基部，细胞游离端含有黏原颗粒，HE 染色淡。杯状细胞可分泌中性或酸性黏液，阿辛蓝－PAS 染色黏液呈蓝紫色。黏液对黏膜有保护和润滑作用。从近段到远段小肠，杯状细胞和潘氏细胞（Paneth's cell）的数量逐渐增多。

（3）肠内分泌细胞（enteroendocrine cell）分布在绒毛、隐窝、十二指肠腺的上皮间，有多种类型，分泌的激素具有十分广泛和重要的作用，但在 HE 染色的切片上难以识别。

2. 固有层（lamina propria）

由细密的结缔组织所组成，富含血管、神经和淋巴组织，其中有大量的隐窝。隐窝是肠黏膜增生的单位，表面覆盖低柱状或立方形细胞，此外还有少量杯状细胞、肠内分泌细胞、潘氏细胞和未分化的干细胞。

隐窝上皮的主要功能是更新肠上皮细胞，因此隐窝内常见核分裂，其中的干细胞能快速增殖形成子细胞，隐窝下部和中部的子细胞也能分裂几次。这些细胞从隐窝向绒毛尖部迁徙的过程中，在结构和功能上也逐渐分化成熟。一旦细胞到达绒毛的尖部，细胞就开始脱落。增生、迁移，直至脱落的整个过程约需 2～5 d。每个隐窝每天产生 300～400 个细胞，每个上皮细胞的平均寿命约 3 d。

潘氏细胞是小肠的特征性细胞，常三五成群分布于隐窝底部，细胞呈锥形，胞质顶部有粗大的嗜酸性颗粒（图 9-17），内含防御素和溶菌酶（lysozymes），释放后能杀灭肠道中的微生物。可用伊红或橙黄G 染色。大鼠、小鼠、豚鼠和反刍动物此种细胞多。实验证明，饥饿时潘氏细胞内嗜酸性颗粒增多，肠腔充盈后则减少。潘氏细胞在隐窝的下部，生存 21 d。灵长类动物在甲基汞慢性中毒的情况下，潘氏细胞将死亡。犬、猫、猪等缺乏潘氏细胞。

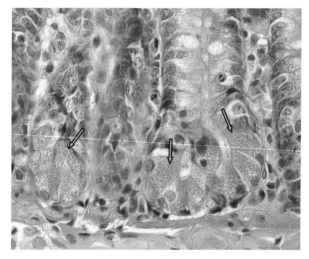

图示肠腺基底部潘氏细胞，成群分布，细胞质中含有大而圆的嗜酸性颗粒（箭示）。(HE)

图 9-17　小肠的潘氏细胞

肠道的固有层内尚有大量的浆细胞、淋巴细胞和嗜酸性粒细胞，少量的巨噬细胞、树突细胞和肥大细胞。这些细胞分布于绒毛的固有层和隐窝的周围，细胞的数目随年龄增长而增加。小肠固有层免疫活性细胞也很丰富，弥散的免疫细胞分布于整个小肠黏膜固有层，淋巴细胞还聚集形成派尔集合淋巴结（Peyer's patches）和孤立淋巴滤泡（isolated lymphoid folicles），起免疫作用。

（二）小肠的黏膜下层、肌层和外膜

1. 黏膜下层

由疏松结缔组织组成，内含较大的血管、淋巴管和神经。在黏膜下层和肌层之间有黏膜下神经丛，神经节细胞胞体大，卵圆形，胞质丰富、淡伊红染，具泡状核，可见单个嗜酸性核仁。

2. 肌层

在横切面上由内环外纵两层平滑肌组成，肌层间有肌间神经丛，较黏膜下更明显。神经丛在空肠和回肠肌层中较多。

3. 外膜

小肠的外膜为浆膜，为单层扁平的间皮细胞，其下为薄层的疏松结缔组织带。

（三）小肠各段组织学结构比较

光镜下鉴别小肠各段较为困难，各段结构间的移行是逐步的，无截然的分界（表9-1）。一般说来可以根据十二指肠腺鉴定十二指肠（duodenum），但是许多动物不是十二指肠全长都有黏膜下腺，大鼠在十二指肠起始部0.6～0.8 cm内的黏膜下层中有十二指肠腺（图9-18），犬十二指肠腺分布在胃幽门与十二指肠交界处。理论上小肠各段绒毛的高度及形状不同，十二指肠绒毛最高（图9-19，图9-20），回肠绒毛最低（图9-21～图9-24），但是还随食物的种类、肠腔的扩张状态和物种而变化。集合淋巴小结的出现常作为辨认回肠组织结构的特征，但是大鼠小肠的各部位都可以看到同样的结构。因而区分小肠各段最好结合解剖部位、组织学结构综合分析。比如大鼠的十二指肠长约6～10 cm，可分为降支（向右后行）、横支（水平部）和升支（向前行），它们构成一个不完全的环，包围着部分胰脏。大鼠的空肠（jejunum）长度约70～100 cm，回肠（ileum）短，长度只有4 cm左右。因此要准确地取到某段肠管，最好是根据解剖部位。取十二指肠时首先找到胰腺，在靠近盲肠的部位取回肠，其他肠段多半为空肠。

表9-1　各段小肠的主要差别

组织结构	十二指肠	空肠	回肠
绒毛	多、长、叶状或柱形	较十二指肠中的短，长指状	最短，短指状
固有膜中的淋巴小结	较少，孤立淋巴小结	同十二指肠	多，集合淋巴小结
黏膜下层内腺体	有十二指肠腺	无	无

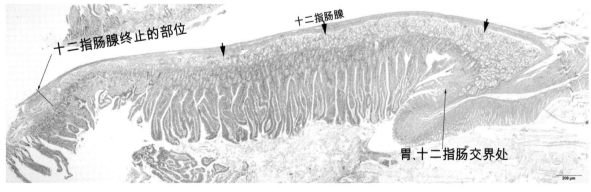

图中大部分区域为十二指肠，可见长而密集的十二指肠绒毛及十二指肠腺（黑短箭示）。图右下方小部分区域是胃的幽门部，幽门部（区）内存在有较宽的移行区，其内胃黏膜和十二指肠黏膜相混合。（HE）

图9-18　十二指肠

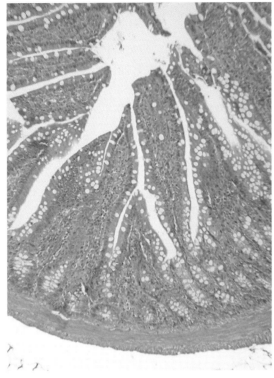

图示十二指肠的黏膜层和黏膜肌层。黏膜上皮和固有层向肠腔突出，形成叶状或柱形绒毛。（HE）

图 9-19　十二指肠

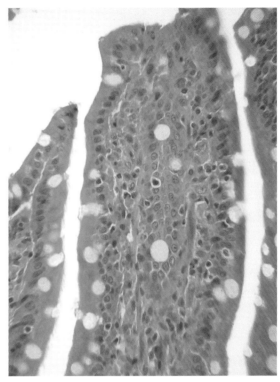

肠绒毛表面具有红染、折光的纹状缘，黏膜上皮可见杯状细胞，绒毛中心为结缔组织的固有层。（HE）

图 9-20　十二指肠绒毛

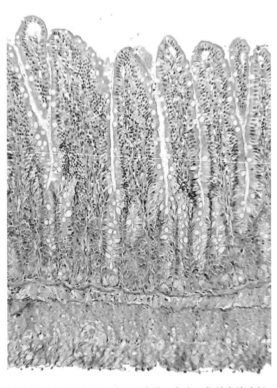

图示空肠壁四层组织，绒毛呈指状，较十二指肠中绒毛短。（HE）

图 9-21　正常空肠壁

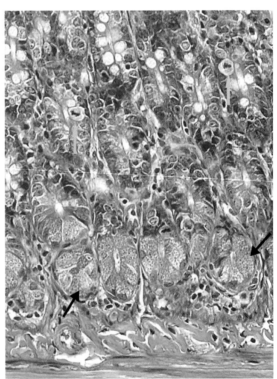

肠隐窝上皮中见多个核分裂细胞（蓝箭示），底部见潘氏细胞（黑箭示）。（HE）

图 9-22　肠隐窝的增殖细胞

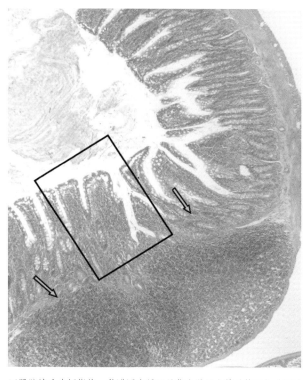

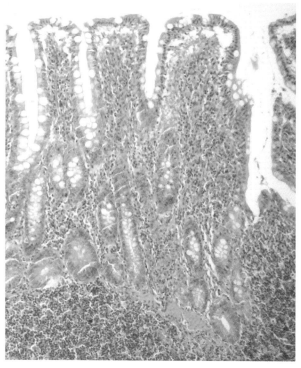

回肠壁绒毛为短指状，黏膜固有层可见集合淋巴小结（箭示）。（HE）

图 9-23　正常回肠壁

图 9-23 局部放大观，绒毛为短指状，照片下方为部分淋巴小结。（HE）

图 9-24　回肠绒毛

五、大肠

　　大肠可分为盲肠、结肠和直肠三部分。大鼠大肠长度约 24 cm，犬大肠平均长度为 60～75 cm。肠壁由黏膜层、黏膜下层、肌层和浆膜层组成。大肠的主要功能是吸收水分、电解质和维生素，将消化的食物残渣形成粪便（图 9-25，图 9-26）。大肠黏膜固有层内有大量的集合淋巴结，在盲肠中分布密度最高，其他节段内散在分布。除了集合淋巴结，正常大肠还含有成熟的 B 淋巴细胞、浆细胞、T 淋巴细胞、嗜酸性粒细胞、肥大细胞和巨噬细胞，这些细胞协同起抗原摄取、加工和免疫作用。

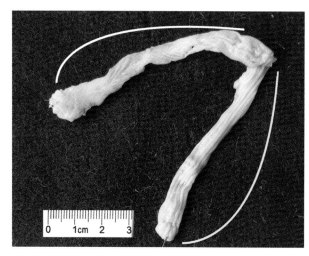

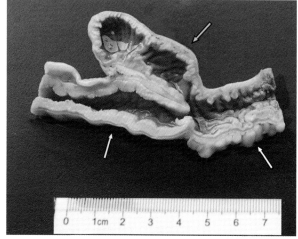

白线区域示结肠，可见斜向平行排列的黏膜褶，似"人"字形。黄线区域示直肠，可见纵行排列的黏膜褶

白箭示回肠，黄箭示结肠，二者相通连。绿箭示盲肠

图 9-25　大鼠大肠黏膜面观

图 9-26　Beagle 犬盲肠、回肠和结肠的关系图

1. 盲肠（caecum）

不同的物种盲肠结构变异很大，单胃的食草动物如兔，盲肠很大，犬、猪的盲肠较小，小鼠的盲肠也不发达。盲肠的黏膜与结肠相似，黏膜下含有淋巴组织，功能与小肠的派尔集合淋巴结类似。盲肠腔内含有很多细菌，在解毒、维生素吸收过程中起重要作用，抗微生物化合物将直接影响盲肠的微生物群体。有大的、功能活跃盲肠的动物与具有发育不全盲肠的动物，食物通过速度明显不同，大鼠和犬就是两个明显的例子。大鼠盲肠比较发达，是介于小肠和结肠之间的一个大的盲囊，长约 6 cm，直径约 1 cm。而犬的盲肠平均长度为 12.5～15 cm，直接开口于结肠的起始部位，与结肠相连，后端形成一个尖形的盲端，因而盲肠不发达。上述盲肠的特点，在设计毒代动力学和研究药物代谢特点的动物实验中具有参考价值。

2. 结肠（colon）

大鼠结肠长约 10 cm。可分为升结肠、横结肠和降结肠三部分。升结肠始自盲肠，呈粗管状，先弯向后方，然后再度弯向背前方。横结肠沿十二指肠由右向左横过腹腔，在腹腔左侧突然转折向后为降结肠。结肠起始部有斜向平行排列的黏膜褶，由粗变细时黏膜褶随之成为纵行排列。光学显微镜下黏膜上皮为单层柱状上皮，纹状缘不明显，杯状细胞多，固有层内有多量肠腺，长而密，含多量杯状细胞（图9-27）。黏膜下层为疏松结缔组织。肌层较厚。浆膜外有较多脂肪细胞。在大鼠结肠黏膜固有层和黏膜下层内有很多核呈环形的嗜酸性粒细胞，数量较肠道的其他部分多。

3. 直肠（rectum）

直肠是大肠的末端部分，位于腹膜后，表面无浆膜覆盖。大鼠直肠长约 8 cm，沿身体中线直行，内有不连续的内容物，是一粒粒粪便的前体。显微镜下组织学结构同其他消化管道，也由四层组成。直肠黏膜的单层柱状上皮间夹有大量的杯状细胞（图9-28），其末端 2 mm 为无腺体的皮区，上皮由单层柱状上皮移行为复层扁平上皮，并逐渐出现角化。皮区有皮脂腺，又称为肛门腺（anal gland）。

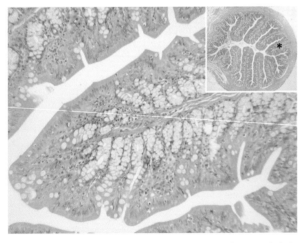 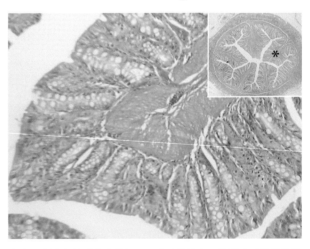

右上图为整个结肠管的横切面，黑星处放大示黏膜层向腔内突起形成皱褶，杯状细胞位于黏膜层的中下部。（HE）

右上图为整个直肠管的横切面，黑星处放大示皱褶表面被覆单层高柱状上皮，其间有大量杯状细胞，固有层致密。（HE）

图9-27　结肠组织　　　　　　　　　　　　　图9-28　直肠组织

第二节 消化腺正常组织学

消化腺主要指大唾液腺、胰腺和肝脏。

一、大唾液腺（major salivary glands）

大唾液腺包括腮腺、下颌下腺和舌下腺 3 对，位于口腔周围，其导管开口于口腔内。

肉眼观　下颌下腺（或称颌下腺）位于颈浅部腹侧面，长达 1.6 cm，宽约 1～1.5 cm，两侧腺体在腹中线几乎相接，向后几乎抵胸骨柄。大鼠舌下腺可分为大舌下腺及位于舌根部的小舌下腺两类，大舌下腺宽约 0.4 cm，厚 0.1～0.2 cm，位于下颌下腺的前外侧面，灰白色，有光泽，似眼球的晶状体。腮腺呈扁平状，分为 3～4 叶，位于颈部腹侧面、下颌下腺的最外侧，弥散状似脂肪，略带暗红色，向上达耳根后方，下抵颈部腹侧面。大唾液腺表面包以薄层结缔组织，并伸入腺体内将腺体分隔成小叶（图 9-29，图 9-30）。

光学显微镜下 3 对唾液腺的组织结构相似，但又各具特点。

（一）一般特点

唾液腺为复管泡状腺，每个小叶均由导管分支及其末端的腺泡组成，组织学上腺泡可分为浆液性腺泡、黏液性腺泡和混合性腺泡 3 种。

1. 浆液性腺泡（serous acinus）

由单层立方或锥体形腺细胞组成，细胞质致密，顶部胞质内含有嗜碱性的酶原颗粒，核呈圆形，位于细胞基部。

2. 黏液性腺泡（mucous acinus）

由黏液性细胞组成，细胞质着色较浅，核多为扁圆形，位于细胞底部。

3. 混合性腺泡（mixed acinus）：由浆液性和黏液性细胞共同组成，通常黏液性细胞组成腺泡，腺泡的末端附有几个浆液性细胞，呈半月（demilune）状。

导管分四段：闰管、纹状管、小叶间导管及总导管。闰管（intercalated duct）与腺泡相连，管径细，管壁为单层立方或扁平上皮。纹状管（striated duct）又称分泌管（secretory duct），与闰管相连续，管径粗，管壁为单层高柱状上皮，核位于细胞上部，胞质嗜酸性，细胞基部可见垂直纵纹。纹状管汇合成小叶间导管，位于小叶间结缔组织内。小叶间导管汇合形成管径粗的总导管，衬覆假复层柱状上皮，近口腔开口处转变为复层扁平上皮，与口腔上皮相接。

（二）各唾液腺的特点

1. 下颌下腺（submandibular gland）

下颌下腺为混合腺，但以纯浆液性腺泡为主，闰管短，纹状管长，分泌物含唾液淀粉酶及黏液（图 9-31～图 9-34）。

2. 大舌下腺（sublingual gland）

大舌下腺是以黏液性腺泡为主的混合腺，无闰管，纹状管较短，分泌物以黏液为主（图 9-35）。

3. 腮腺（parotid gland）

腮腺为纯浆液性腺，闰管较长，纹状管较短，分泌物含大量唾液淀粉酶（图 9-36）。

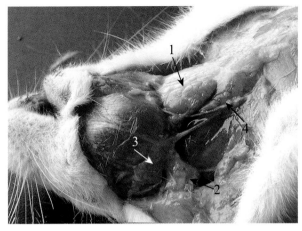

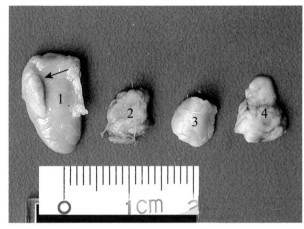

1—左侧下颌下腺；2—腮腺；3—眶外泪腺；4—大舌下腺（右侧颌下腺与大舌下腺已分离）

1—下颌下腺；2—腮腺；3—眶外泪腺；4—眶内泪腺。箭示大舌下腺。眶外泪腺不属于唾液腺，但因腮腺的前缘紧贴眶外泪腺，取材时要加以识别

图 9-29　正常大鼠大唾液腺解剖部位

图 9-30　正常大鼠大唾液腺肉眼观

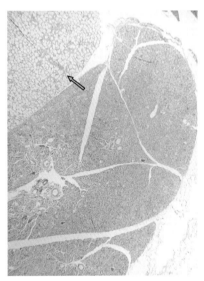

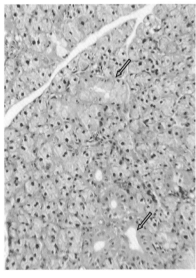

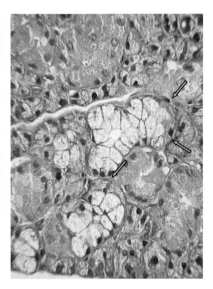

低倍镜下颌下腺体呈分叶状（左上方为大舌下腺，箭示）。（HE）

图示大鼠下颌下腺的浆液性腺泡和导管（箭示）。（HE）

腺体中混合性腺泡，由黏液腺腺泡和浆液性腺泡构成，与犬相比，大鼠半月状的混合性腺泡较少（箭示），其他为浆液性腺泡。（HE）

图 9-31　大鼠下颌下腺

图 9-32　大鼠下颌下腺

图 9-33　大鼠下颌下腺

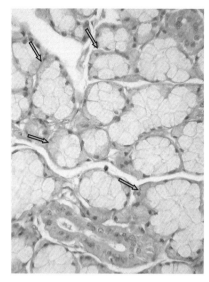

腺体中混合性腺泡,主要由黏液性细胞组成,腺泡中可见少数浆液性细胞,呈半月状结构,数量较大鼠的多。(HE)

图 9-34 Beagle 犬下颌下腺图示

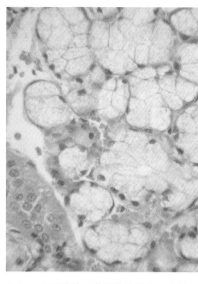

大鼠大舌下腺是以黏液性腺泡为主的混合腺,黏液性腺细胞着色较浅,核扁圆形,位于细胞底部。(HE)

图 9-35 大鼠大舌下腺

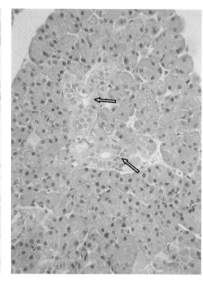

大鼠腮腺为纯浆液性腺,腺泡由单层立方或锥体形腺细胞组成,顶部胞质内含有嗜伊红的分泌颗粒,核呈圆形,深染,位于细胞基部(箭示导管)。(HE)

图 9-36 大鼠腮腺

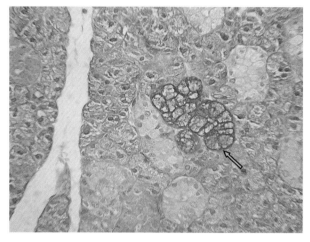

染成紫红色的为腺体中的黏液性腺泡(箭示),其他为浆液性腺泡及导管。(PAS)

图 9-37 大鼠下颌下腺 PAS 染色

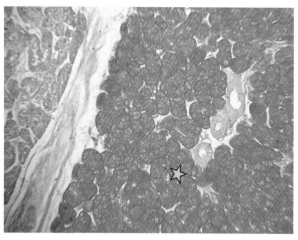

所有腺细胞呈 PAS 阳性染色反应(星示),胞浆紫红色。左上方为下颌下腺,呈阴性染色反应。(PAS)

图 9-38 大鼠大舌下腺 PAS 染色

　　与人和其他物种相比,犬的腮腺是混合腺体,除了上面 3 对唾液腺外,犬还有一对颧腺(zygomatic gland),也是混合腺;家兔除了上述 3 对外,还有一对眶下腺(infraorbital gland);大鼠还有一对眶外泪腺,组织学属黏液腺。

二、胰腺

　　大鼠胰腺(pancreas)呈淡粉色,分叶甚多,新鲜标本质地较脂肪组织稍坚实,可与腹膜脂肪组织相区别。重量从 550 mg(体重为 100 g 的大鼠)到 1 000 mg(体重 300 g 的大鼠)。

　　大鼠、小鼠胰腺十分分散,从十二指肠袢延伸到胃脾韧带及脾门处。把胃和脾之间的薄膜去除后,可见十二指肠系膜上树枝状、肉色的胰腺，较脂肪组织硬。胰腺可以人为地分为右叶（头部）、左叶（尾部）和体部。在描述时可以用头、体、尾来代表不同的部位。大鼠和小鼠胰腺头部组织较松散，位于十二指肠祥的系膜内，体部包埋在中段十二指肠和中段空肠的起始处，其扁平的尾部组织较致密，沿胃的背面走行，埋在大网膜的背部，并沿着脾动脉到脾的小肠面（图9-39）。体部和尾部无明显的解剖学分界。

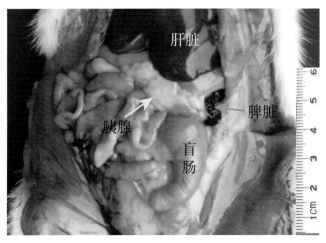

胰腺淡粉色，黄箭示胰腺体部

图9-39　胰腺原位大体观

胰管的数目和路径因个体而异，数个小导管汇合成2条或多条，在不同位置（如肝管）开口，或小导管直接开口于十二指肠。

Beagle 犬的胰腺呈小叶状，也分为右叶、体部和左叶。右叶位于十二指肠降部的背内侧，右肾的腹侧，包在十二指肠系膜内；体部位于幽门附近；左叶位于胃和肝脏之后，横结肠之前，网膜囊深层的二层腹膜之间。

光学镜显微镜下，胰腺由外分泌部和内分泌部两个部分组成。

1. 外分泌部

胰腺的外分泌部是浆液性的复管泡状腺，由腺泡和导管组成。

腺泡约占胰腺组织的80%，导管占2%～4%。大鼠胰腺内结缔组织很少，但腺实质分叶明显。腺泡细胞（acinar cell）呈锥体形，顶部胞质含有许多嗜酸性染色的酶原颗粒。细胞核位于细胞基部，核仁明显，细胞核周围有嗜碱性染色的粗面内质网，因而基部胞质偏嗜碱性染色。在酶原颗粒和粗面内质网之间的胞质内有线粒体和发育完好的高尔基复合体。酶原颗粒数量因细胞的功能状态而异。饥饿时，数量多；进食后消化活动旺盛时，颗粒减少。腺泡无肌上皮细胞。

胰腺内导管分为闰管、小叶内导管、小叶间导管和总导管。导管细胞体积较腺泡细胞小，胞浆淡染、嗜酸性，电镜下胞浆内含有少量粗面内质网、滑面内质网，丰富的线粒体，黏蛋白分泌颗粒。各段导管的组织学结构不一，闰管为单层扁平和单层立方上皮组成。小叶内导管由单层立方或低立方上皮组成，外围基底膜，周围无明显的胶原组织。小叶间导管和总导管上皮细胞为单层立方或低柱状，周围有多量胶原组织包绕。小叶间导管的胶原组织厚度与总导管上皮的高度相似，总导管胶原组织厚度约为导管上皮高度的2～3倍。多条总导管汇合而成两条主导管，开口于十二指肠，此外还有多根小导管，也从邻近的胰腺直接进入十二指肠。

2. 内分泌部

内分泌部细胞组成小的、卵圆形丛状的结构，称为胰岛（islet of Langerhans），分布于腺泡之间。多数动物内分泌部细胞数占胰腺细胞数的 1%～2%。HE 染色切片中胰岛色浅，细胞排列呈团索状，细胞间有丰富的毛细血管，细胞的分泌物直接进入血流。胰腺尾部及相邻部位胰岛数量最多，密度高于头部。大鼠胰岛直径约 50～100 μm，雄鼠胰岛数目多于雌鼠，孕期胰岛增大、数目增多。每个胰岛大小不一，小的只有数个或 10 多个细胞组成，大的有数百个细胞。每个胰岛被一层薄的结缔组织鞘包围（图 9-40）。犬的胰岛形态不甚规则，数量明显较大鼠多，但每个胰岛的体积小、胰岛细胞数量少（图 9-41）。用特殊染色法（如 mallory 三色法）染色，根据细胞质内颗粒的性质，或电子显微镜下观察到的特征，可以将胰岛细胞分为四种类型，各具有不同的分泌功能。

多数为 β 细胞：又称 B 细胞，β 细胞约占胰岛细胞的 80%，数量最多，为胰岛的主要细胞成分。β 细胞多位于胰岛中央部，细胞质内含有大小不等、中等电子密度的颗粒，颗粒内常见杆状或不规则的结晶小体，结晶结构内常含有胰岛素。细胞内还有大的、分布广的高尔基体，线粒体圆、数量多，这是 β 细胞的超微结构特征。胰岛素颗粒易溶于水，HE 染色着色淡，用 mallory 三色法染色，细胞质呈橘黄色。

β 细胞分泌胰岛素（insulin），故又称胰岛素细胞。胰岛素的生理作用广泛而复杂，血中葡萄糖含量的升高对 β 细胞有直接刺激作用，引起胰岛素大量分泌，从而刺激肝细胞和肌细胞对葡萄糖的吸收，并合成糖原，使血糖浓度降低。若 β 细胞退化，胰岛素分泌不足，可致血糖升高，并从尿中排出，即为糖尿病。醛品红化学法染色可以显示分泌胰岛素的 β 细胞。

其他内分泌细胞：α 细胞（又称 A 细胞），约占胰腺内分泌细胞的 15%～20% 左右，电镜下细胞核呈不规则锯齿状或分叶状，线粒体细长，高尔基体小是它的超微结构特征。α 细胞体积较大（直径约 12.5 μm），mallory 三色法染色，胞质呈鲜红色，细胞主要分布在胰岛的外周。银染色也可以显示 α 细胞。α 细胞分泌胰高血糖素（glucagon）。另一种内分泌细胞为 δ 细胞，占胰腺内分泌细胞的 4% 左右，与 α 细胞相邻，比 α 细胞稍大，胞浆内分泌空泡大小不等，通常大于 α 细胞和 β 细胞。用 Hellerstrom-Hellman 银染色可以显示 δ 细胞。δ 细胞分泌生长抑素（somatostatin），以旁分泌的方式作用于邻近的 α 细胞、β 细胞和 PP 细胞，调节其分泌功能。PP 细胞占胰腺内分泌细胞的 1% 左右，分泌胰多肽（pancreatic polypeptide），具有抑制胰液分泌、胃肠道运动及胆囊收缩等多种功能。

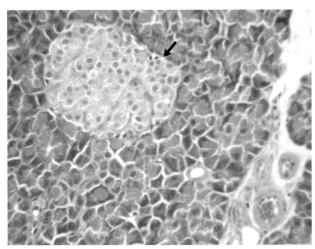

胰腺分叶状，由外分泌部腺泡和胰岛组成（箭示胰岛）。（HE）

图 9-40　大鼠胰腺低倍镜观

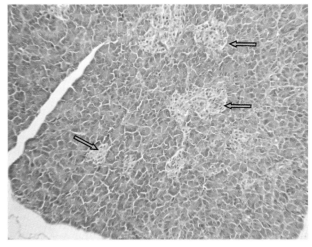

胰腺，由腺泡和胰岛组成，胰岛小，数量较大鼠多，边缘不甚规则。照片中有多个胰岛，箭示其中的部分胰岛。（HE）

图 9-41　Beagle 犬胰腺低倍观

三、肝脏（liver）

肝脏暗红色，由镰状韧带将其附着在横膈上。大鼠、小鼠肝脏的重量约为体重的4%。大鼠肝脏分叶明显，由6叶组成，即左外叶、左中叶、中叶、右叶、尾叶（尾状突、乳头突，共2叶）。不同学者对肝小叶的划分方式及命名不同，但基本如上。中叶有不完整的叶裂，镰状韧带附着在中叶上。小鼠肝脏分为4叶：左叶、右叶、中叶和尾叶。中叶的叶裂处有胆囊，经胆囊管收集来自肝管的胆汁。胆囊起贮存和浓缩胆汁的作用，经由胆总管将胆汁排送到十二指肠。大鼠在发育的过程中保留中叶的叶裂，但缺少胆囊，未经浓缩的胆汁经肝细胞分泌后，由胆总管收集，输送到十二指肠。胆总管是由肝管在肝门处汇集而成，长度12～45 mm，直径约1 mm，全长几乎都为胰组织所包围，开口于距幽门9～35 mm的十二指肠乳突上（图9-42，图9-43）。胆总管不具有浓缩和储存胆汁的功能。

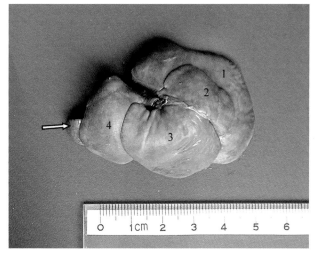

1—左外叶；2—左中叶；3—中叶；4—右叶。白箭示尾状突

图9-42　大鼠肝脏大体形态腹面观

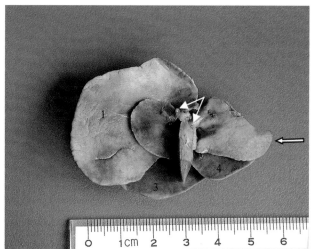

1—左外叶；3—中叶；4—右叶。"Y"形箭示尾叶，白箭示尾状突

图9-43　大鼠肝脏大体形态背面观

Beagle犬肝脏较大，占体重的3%，新鲜时呈紫褐色，有6叶：左外叶、左内叶、右外叶、右内叶、方叶、尾叶。左外叶最大，游离缘有一些小的缺口；右外叶较右内叶小，与尾叶相连；右内叶脏面上有胆囊窝；方叶较小，位于左内叶和右内叶之间，构成胆囊窝的左界，胆囊位于肝脏右内叶及方叶之间的胆囊窝内；尾叶呈横向位于肝脏主体的右侧背侧。肝内有2个主裂，一裂将左内叶与右内叶及方叶分开，另一裂将左外侧叶与左内叶分开。尾叶的中部缩细，两端分别形成乳头突和尾状突（图9-44，图9-45）。

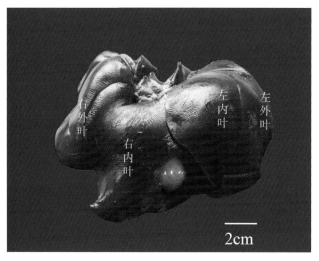

左右各2叶，胆囊位于胆囊窝内，呈蓝绿色

图9-44　Beagle犬肝脏大体形态腹面观

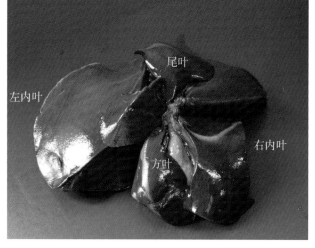

示左内叶和右内叶之间的方叶和尾叶（尾状突）

图9-45　Beagle犬肝脏大体形态背面观

表9-3　人类和几种主要实验动物肝脏分叶表

叶名		人	猴	犬、猪	大鼠	小鼠
左叶	左叶		左外叶	左外叶 *	左外叶 *	左外叶 *
			左中央叶	左内叶	左中叶	左中叶
右叶	右叶 *		右中央叶 *	右内叶	中叶	右中叶
			右外叶	右外叶	右叶	右外叶
方叶	方叶		方叶	方叶	—	—
尾叶	尾叶及乳头突、尾状突		尾状叶	尾叶及乳头突、尾状突	尾叶及乳头突、尾状突	尾叶及乳头突、尾状突

注：* 示本叶最大
Ref.：最新动物解剖，猕猴的解剖，犬体解剖学，大鼠的解剖

肝脏的基本结构为肝小叶，肝小叶之间的区域为门管区（汇管区，或门管三联体）。

（一）肝小叶（hepatic lobule）

肝小叶是肝脏的基本结构单位，为不规则的多边柱体，略呈六边形，中央有一条中央静脉，周围由单层肝板围绕。肝板又称肝细胞索，由单排肝细胞排列所成。肝板之间是血管腔隙，称窦状隙。血液经肝窦自门管区流向中央静脉。肝小叶是肝包膜的结缔组织伸入肝实质，分隔肝脏所成。不同物种结缔组织发达程度不等。猪肝包膜伸入肝实质的结缔组织发达，小叶界限明显，甚至肉眼可见。兔及鸟类肝小叶之间的结缔组织少，小叶界限不清。大鼠属于中间型，小叶间的结缔组织也不多，故光学显微镜下相邻的肝小叶分界不清，常互相连接，只能根据中央静脉（central vein）、门管区（portal area）来区分肝小叶（图9-46～图9-49）。

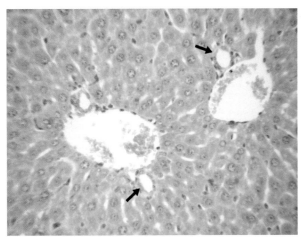
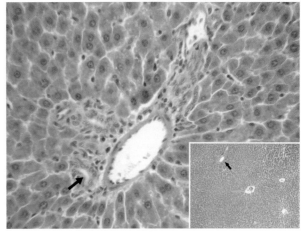

图中显示 2 个门管区，门管区的形状与大鼠及犬明显不同，结缔组织少，静脉腔相对较大，胆管小，紧贴静脉（黑箭示）。（HE）

为右下图黑箭处放大观，图示门管区及周围的肝细胞，门管区可见小叶间胆管（黑箭示）。右下图蓝箭示中央静脉。（HE）

图 9-46　正常肝小叶（小鼠）

图 9-47　正常肝小叶（大鼠）

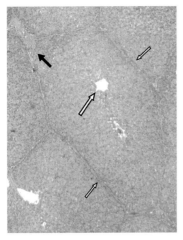
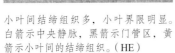
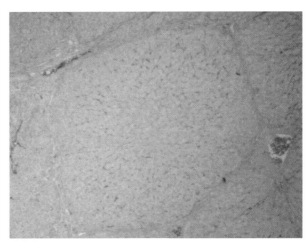

小叶间结缔组织多，小叶界限明显。白箭示中央静脉，黑箭示门管区，黄箭示小叶间的结缔组织。（HE）

小叶间结缔组织着亮绿色，包绕肝小叶。（Masson）

图 9-48　正常肝小叶（猪）

图 9-49　正常肝小叶（猪）

　　Rapapport 等人在研究肝微循环、肝病理和肝细胞再生能力的关系时，于 1954 年提出肝腺泡作为肝结构单位的理论。根据这个理论，肝腺泡以门管区的血管和胆管分支为中轴，两端以临近的中央静脉为界，中轴的血管将血液输入肝腺泡，位于肝腺泡的中心，肝小叶的中央静脉位于肝腺泡的外周。根据血流方向及肝细胞距中轴血管的远近，将肝腺泡分为三个区带：一区（zone 1）或外周区（periportal lobular），最接近中轴血管，是血液最早进入肝脏的区域，血液中的营养成分和氧供应最好，细胞代谢活跃，再生能力强，该区带与呼吸相关的酶最丰富，肝细胞抵御有害因素的能力最强；二区（zone 2）相当于中间区（midzonal lobular），离血管渐远；三区（zone 3）围绕中央静脉，相当于肝小叶的中央区（central lobular），离血管最远，该区带氧分压低，血液成分已发生了改变，营养条件差，肝细胞对某些有害物质毒性作用的敏感性比前两区强，最易受缺血和毒性损伤，而损伤后再生能力较差。肝腺泡的概念有利于解释某些类型的肝脏损伤。进入肝脏的有毒物质由小叶外周流向中央区，故首先接触到毒物的是外周区的肝细胞，而缺氧则对中央静脉附近（中央区）的肝细胞影响最大。因而，现今关于肝脏的基本组织结构有两种不同的概念：经典的肝小叶（lobule）结构和肝腺泡（acinus）结构（图9-50）。

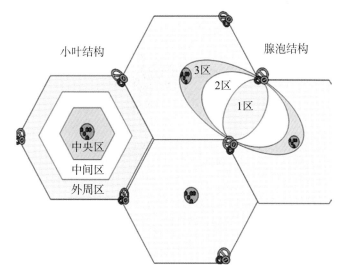

经典的肝小叶结构呈六边形，中心部为中央静脉，门管区的血管和胆管位于小叶的周边部。腺泡结构以门管区的血管和胆管分支为中轴。小叶间动脉着红色，静脉着绿色，胆管着黄色

图9-50 肝小叶及肝腺泡结构模式图

功能上1区（外周区）氧化功能强，包括糖异生、脂肪酸 β‐氧化和胆固醇合成能力强。该区带磷酸烯醇式丙酮酸激酶、果糖1，6‐二磷酸酶及葡萄糖6‐磷酸酶的活性高于3区（中央区）。糖异生主要发生在1区，因而1区呼吸氧化酶活性也特别高。

3区（中央区）糖酵解、脂肪生成和依赖细胞色素P450酶的药物解毒作用强于1区。3区有最高浓度的生物转化酶系统——细胞色素P450系统；NADPH（还原型烟酰胺腺嘌呤二核苷酸磷酸，还原型辅酶Ⅱ）依赖性酶系含量3区较高，而1区较低；3区葡萄糖激酶和丙酮酸激酶的活性比1区高2~3倍。因而3区是糖酵解的主要区域，是大量药物和其他化学物质生物转化的场所，有最强的解毒作用。基于上述条件，3区也可以成为药物在肝内经过细胞色素P450代谢生成毒性产物的最初靶部位，药物中毒、酒精中毒或病毒性肝炎时往往首先引起中央区（3区）肝细胞变性、坏死。因而上述两种肝小叶基本结构单位的划分，从不同的角度阐明了肝组织结构与功能的关系。

无论哪种结构单位，肝脏均由实质细胞（parenchyma cells）和非实质细胞（nonparenchyma cells）组成。肝实质细胞只有一种，即肝细胞，是肝小叶的主要组成细胞；非实质细胞包括肝窦内皮细胞、肝巨噬细胞（Kupffer细胞）、储脂细胞（Ito细胞）、胆管上皮细胞、成纤维细胞等。肝窦内皮细胞、肝巨噬细胞位于肝窦内，储脂细胞位于窦周隙，胆管上皮细胞构成胆管。

1. 肝细胞（hepatocyte）

肝细胞占肝脏所有细胞的60%，肝体积的80%。肝细胞呈多角形，胞浆丰富、嗜酸性、HE染色较红，核圆形、居中，含有一个或多个核仁。每个肝细胞表面呈多维结构的功能面，分别与肝血窦、相邻肝细胞及胆小管相接，一个肝细胞至少有2~3个面与血窦相邻，表面有发达的微绒毛，使表面积增大5~6倍。

肝细胞的体积差异大，细胞核大而圆，常见双核及体积大的多倍体肝细胞，核分裂象罕见。不同物种间双核肝细胞比例存在差异，小鼠可多达50%~60%，大鼠较小鼠明显少，豚鼠只有6%左右。多倍体肝细胞意义不明，多见于中间区，比例随年龄增长而增加（图9-51，图9-52）。

肝细胞的大小、细胞核结构、细胞器的形态与数量都因生理条件及解剖分布而有所不同，例如小叶中央区的肝细胞体积较外周区大，在超微结构水平上，滑面内质网较丰富，胞浆脂质含量较少。

肝细胞器极为丰富、多样。粗面内质网和滑面内质网很发达，约占细胞质体积的14%～20%。HE染色的切片中，光镜下肝细胞质内的粒状或小块状的嗜碱性物质在电镜下可辨别出为粗面内质网。肝细胞线粒体较其他细胞丰富、数量多，约占细胞质体积的20%左右，线粒体遍布于细胞质内，在需要能量的1区尤为丰富。线粒体是细胞生物氧化产生能量的主要场所。肝细胞富有溶酶体，结构多样、功能活跃。溶酶体是单层膜围成的小颗粒，含多种酸性水解酶，是细胞内的"消化器官"。肝细胞中微粒体较多，约为线粒体的1/4。在经过适当固定、PAS染色的切片中，胞质内显示有较多的糖原颗粒，HE染色切片中糖原的存在使细胞质表现为细网状或泡沫状。此外，肝细胞中还有少量的脂滴。肝细胞内的高尔基体也很发达，约占细胞体积的10%，主要分布在细胞核的附近，以及胆小管之间的部位。肝小叶外周区肝细胞的高尔基体体积较中央区的大，胆汁分泌也比较旺盛。

大鼠肝细胞的寿命约200 d，虽然肝细胞是高分化的稳定细胞（stable cells），但仍能通过再生替代正常耗损或由于损伤而失去的肝细胞。孤立的嗜酸性小体和罕见的凋亡小体代表肝细胞的正常更新。在啮齿类动物中，干细胞是肝细胞的祖细胞。动物实验显示在肝脏切除2/3后，经由肝内干细胞再生，6周内就可恢复原有的肝脏体积。轻度损伤时以门管区周围肝细胞再生为主，重度损伤时整个肝实质可见再生现象。肝细胞再生时出现核分裂和多核细胞，门管区周围肝板内肝细胞拥挤，细胞大小一致、深染或嗜碱性增强，深染的细胞核偏向血窦侧，门管区周围的肝板增厚。

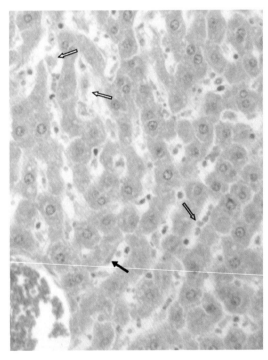

图示肝细胞索，左下角为中央静脉，绿箭示肝窦及其内的红细胞，黑箭示窦内皮细胞，白箭示巨噬细胞。（HE）

图9-51　大鼠肝小叶结构组织图

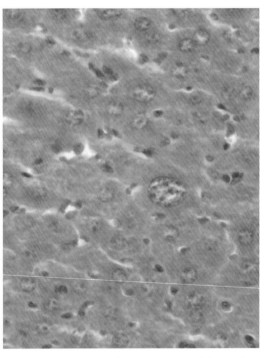

照片中部可见一个体积增大的肝细胞，细胞核体积为周围肝细胞核的2倍以上。（HE）

图9-52　多倍体肝细胞

肝内干细胞或祖细胞是指那些具有多潜能分化能力的细胞，其来源、性质、分化方向尚不明确，有研究人员将其分为3类：① 随意性肝细胞干细胞，来自肝腺泡1区，是成熟肝细胞有丝分裂后亚群，大鼠在2/3肝切除后或静脉周的肝细胞溶解性坏死后，肝小叶的再生就是经由该种干细胞再生而补偿的；② 胆管性卵圆细胞，此种细胞位于门管区，它既能分化为肝细胞，也能分化为胆管上皮细胞，在广泛性肝细胞坏死后，初始形成小胆管的上皮细胞，随后分化为肝细胞（图9-53）；③ 来自骨髓的干细胞，骨髓的全能干细胞进入门静脉，定居于肝内小胆管周围，通过胆管性卵圆细胞的中间阶段，再向肝细胞分化。肝脏干细胞的理论和实验开创了肝脏重度损伤后的治疗前景。关于卵圆细胞（oval cell）的来源还要追溯到1944年，它是由 Opie 首先描述的，在用大鼠做奶油黄诱癌实验的过程中发现这种细胞具有干细胞的功能，后称之为祖细胞（progenitor cell），形态上类似胆管上皮细胞，体积小，略呈长形，胞浆少、呈弱嗜酸性，核卵圆形，染色质均匀分布，细胞排列成条索状或细管状结构。祖细胞和小胆管细胞呈谷氨酰转肽酶强阳性，肝细胞及胆管上皮细胞角蛋白（CK8，CK18，CK7 和 CK19）均呈阳性。祖细胞具有向肝细胞和小胆管上皮细胞双向分化的能力，甲胎蛋白（AFP）和 CK20 呈阳性。

胎儿的肝脏有造血功能，初生大鼠肝脏可见髓外造血现象。虽然出生后肝脏造血量明显下降，但在贫血和炎症的情况下，成年动物的肝脏也可以恢复一定的造血能力，再现造血细胞。在化学致癌因子的作用下，偶尔也出现造血细胞灶。乳腺癌细胞能分泌克隆形成因子，使肝脏内再现造血细胞。

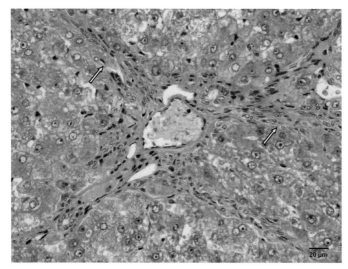

干细胞位于近门管区。纵切面细胞卵圆形，核卵圆形（黄箭示）。（HE）

图 9-53 肝脏干细胞（大鼠）

2. 肝血窦和窦内皮细胞、库普弗细胞

肝血窦（hepatic sinusoid）位于肝板之间，相互吻合成网状。血窦腔宽大而不规则，血液从肝小叶周边的门管区流向中央，汇入中央静脉。肝窦壁有许多大小不等的小孔，孔上无隔膜。故肝血窦壁通透性大，又称窦状毛细血管、不连续毛细血管。血浆中除乳糜微粒外，其他大分子物质（包括脂蛋白、胆固醇等）均可以自由通过，肝细胞合成的低密度脂蛋白亦可直接由窦周隙进入血窦，故而肝窦在血浆与肝细胞间的物质交换中起重要作用。肝窦壁由扁平的窦内皮细胞（sinusoidal endothelial cell，SEC）整齐排列组成，SEC 外无基膜，胞质薄而扁，有许多长突起，含胞核部分微隆向窦腔。SEC 胞质内有大量吞饮小泡及溶酶体。SEC 还能合成多种细胞因子，其中包括内皮素、前列腺素及一氧化氮等。此外，窦内皮细胞还有丰富的受体。上述窦内皮细胞的特殊结构使其在净化血液，清除血液中的毒素、微生物，稳定内环境，促进肝细胞再生中发挥重要作用。

除窦内皮细胞外，肝血窦内有散在的巨噬细胞或称库普弗细胞（Kupffer 细胞，KC）。该细胞来源于血液中的单核细胞，有许多板状或丝状的伪足，细胞常以其伪足锚于窦内皮细胞的表面，但两者间没有细胞连接。KC 可以自由活动，突入血管间隙内。库普弗细胞胞质内有较多的吞噬和吞饮小泡，多种溶酶体，并有活跃的吞噬能力，可以吞噬由胃肠道进入血液的异物和细菌，还能处理抗原，将抗原信息传递给淋巴细胞，参与免疫应答。KC 可被 CD68 免疫染色。

3. 贮脂细胞和窦周隙

窦周隙（perisinusoidal space）又称 Disse 间隙，是窦内皮细胞与肝细胞之间的狭窄间隙，窦周隙内充满来自血窦的血浆成分，肝细胞与血窦连接面的微绒毛浸润其中。窦周隙互相连通，它是肝细胞与血液之间进行物质交换的场所。窦周隙内含有散在的 Ito 细胞，胞浆内含有脂滴，贮存维生素 A，又名贮脂细胞（fat storing cell）。该细胞体呈星形，具有多数带分支的长突起，故又称为肝星状细胞（hepatic stellate cell，HSC）。细胞突起包绕于肝窦外，分支与窦内皮细胞、肝细胞表面接触，维持肝血窦及窦周隙的立体结构。贮脂细胞的细胞器较少，在损伤的情况下有增生能力，此时在结构和功能上类似于成纤维细胞，并产生大量的胶原纤维，因而与肝脏纤维组织增生、肝纤维化有关。贮脂细胞呈 α-SMA 阳性。

4. 肝相关淋巴细胞（liver associated lymphocytes，LAL）

肝相关淋巴细胞又称为 Pit 细胞、大颗粒淋巴细胞、隐窝细胞或斑点细胞，附着于窦内皮细胞或肝巨噬细胞，可在肝血窦内移动。该细胞来自外周血的 NK 细胞，有 NK 细胞的抗原标志，CD57 阳性。细胞圆形或卵圆形，核肾形、偏位，胞质含较多的溶酶体，在抵御病毒感染和抗肿瘤肝转移方面起重要作用。

5. 胆小管（bile canaliculi）

相邻肝细胞在连接面处，局部胞质凹陷形成胆小管。肝细胞分泌的胆汁注入胆小管中，由胆小管汇集到小叶间胆管，即门管区的胆管，最后汇集到胆总管。胆小管很小，在 HE 染色的切片中看不到，但可用银染法或 ATP 酶组织化学法等显示，肝细胞性黄疸时，胆小管处可以显示淤积的胆汁，提示胆小管的部位。

（二）门管区（portal area）

门管区又称为汇管区、门管三联体（portal triads），位于肝小叶之间，有较多的结缔组织，其中主要含有小叶间静脉、小叶间动脉、小叶间胆管，此外还有淋巴管和神经纤维，其外有结缔组织包绕。横断面见三角形或椭圆形，每个肝小叶周围可见数个门管区。门管区的小叶间静脉是门静脉的分支，管腔较大而不规则，管壁薄，有少量散在的平滑肌。小叶间动脉是肝动脉的分支，管腔较小叶间静脉小，管壁有环形平滑肌。小叶间胆管衬有立方形到低柱状的上皮细胞，线粒体较肝细胞少。大鼠小叶间胆管的数目为一根或两根，并随年龄增加而增多。门管区周围肝细胞也就是所谓的肝细胞界板（limiting plate），某些化学毒物如四氯化碳首先损伤该区的肝细胞。正常情况下门管区含有一些淋巴细胞、巨噬细胞和肥大细胞，但无中性粒细胞或浆细胞。

（三）肝内血液循环和胆汁排出途径

肝脏是有双重血液循环的器官，同一个血管分支担负 14 个肝小叶的血液供给和引流。进入肝脏的血管有肝动脉和门静脉。肝动脉血富有氧，门静脉血来自胃肠道、脾、胰腺，富有营养物质。肝动脉、门静脉在肝内经过反复分支，形成小叶间动脉和小叶间静脉，经肝血窦流入中央静脉。若干个中央静脉汇合成小叶下静脉，进而汇集成数条肝静脉，出肝后流入下腔静脉，再回流到右心室（图 9-54）。

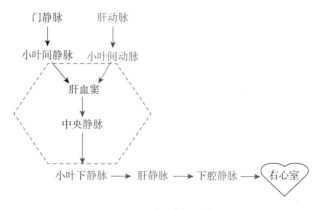

图9-54 肝脏血液循环模式图

胆汁有两种排出方式，其中一种方式以大鼠为代表，大鼠无胆囊，肝细胞形成的胆汁经小叶间胆管→肝管→胆总管→十二指肠。

有胆囊的物种，如 Beagle 犬，胆汁排出的管道起自肝细胞之间的胆小管，经小叶间胆管汇合成肝管，胆囊颈延续为胆囊管（cystic duct），与肝管汇合成胆总管，穿行于降十二指肠壁，与胰管共同开口于距离幽门部约 5～8 cm 的十二指肠大乳头上，多数 Beagle 犬还有一条较粗的副胰管，开口于十二指肠小乳头，小乳头在大乳头后方约 2～3 cm 处。因而另一种方式以小鼠、犬等为代表，肝细胞形成的胆汁经小叶间胆管→肝管→胆囊管→胆囊→胆总管→十二指肠。

四、胆囊和胆管

胆囊壁分为黏膜层、肌层和外膜三层（图9-55，图9-56）。黏膜上皮为单层高柱状上皮，细胞游离面有微绒毛，细胞核位于基部，细胞间有少量散在分布的杯状细胞，固有层为薄层结缔组织，内有黏液腺。黏膜常向表面突起，形成黏膜皱褶。肌层较薄，肌纤维排列不甚规则。外膜和肝脏相接处为纤维膜，游离面覆以浆膜。胆囊主要有浓缩胆汁的功能，肝胆汁进入胆囊后，由于胆囊壁分泌大量黏液物质以及对部分盐水的重吸收，胆汁浓缩呈暗褐色不透明黏稠状。胆囊壁也有吸收少量水分和分泌的作用，故黏膜上皮内可见少量杯状细胞。

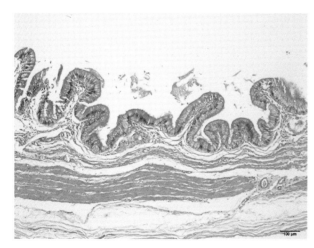

各层结构清晰，固有层为疏松结缔组织，无炎细胞浸润。（HE）

图9-55 正常 Beagle 犬胆囊壁

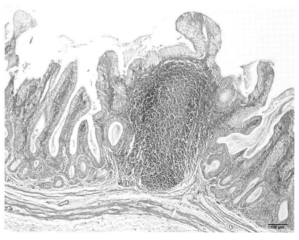

黏膜层上皮细胞无变性、坏死、脱落，固有层无炎细胞浸润，但出现一个形态规则的淋巴滤泡。（HE）

图9-56 正常 Beagle 犬胆囊

胆管也由黏膜层、肌层和外膜三层组成。上皮为单层柱状上皮，固有层含疏松结缔组织、小血管和淋巴管，还有弹性纤维和神经纤维，少量淋巴细胞、浆细胞，也可以有巨噬细胞和肥大细胞。巨噬细胞和肥大细胞可见于正常或有轻微炎症的胆囊。胆囊平滑肌层发育不如肠道充分，排列疏松，不规则。外膜为间皮，单层扁平状，上皮下层为薄层疏松的结缔组织。

大鼠无胆囊（gall bladder），胆总管全长被胰腺包绕，开口于距幽门远端 1~3 cm 处的十二指肠内。小鼠胆管开口于十二指肠降支与横支交界处，Beagle 犬、豚鼠等均有胆囊。犬胆囊位于肝脏右内叶及方叶之间的胆囊窝内，呈蓝绿色。胆囊延续为一胆囊管，胆囊管和肝管汇合为胆总管，与胰管共同开口于距幽门 5~8 cm 处的十二指肠大乳头，胆汁和胰液注入十二指肠。

第三节　消化系统常见疾病

一、消化管的正常保护机制

食物和水中的有毒物质主要通过消化管吸收，毒物经消化管吸收主要通过被动扩散、膜孔滤过、载体中介、吞噬或胞饮等机制。毒物的吸收可以发生于整个消化管，而消化管道内衬黏膜是最先接触摄入的毒性因子的部位，应该是经常受到损伤的部位，但在常使用的实验动物中发生毒性反应的频率较人们预料的要低，其原因是多方面的，前上皮层的扩散屏障、肠黏膜上皮细胞的迅速再生，以及消化管特有的解毒系统等多种因素，使消化道免于损伤。

由水和黏液层形成的前上皮层是黏膜屏障之一，比黏膜层上皮细胞还要难以通过，因而消化管黏液层的破坏是黏膜损伤的开始。在胰酶、胆酸、乙醇或其他机械性损伤的早期，可以不出现明显的形态学改变，但是用 PAS 染色时，可以显示黏膜表面糖蛋白丢失，糖蛋白是黏液的成分之一。

肠黏膜的迅速再生是消化管的又一正常保护机制。消化管上皮细胞属于不稳定细胞（labile cells），具有活跃的再生能力，在消化管道的不同部位其再生速度不一，再生速度也随物种、饮食和疾病状态而变化。在正常饮食和健康状态下，活跃分裂的黏膜细胞的再生率是 3~6 d。在肠道接触有害因子的情况下，半衰期缩短。如果损伤是短暂的，3 d 内损伤的黏膜就可以被正常的组织替代，微细结构在 3 d 内也可以恢复。尽管再生的早期细胞绒毛较短，但当再生形成足够数量的上皮细胞后，绒毛重新恢复到原先的长度。

消化管的正常保护机制还与肠道特有的解毒系统有关。肠上皮细胞的滑面内质网含有细胞色素 P450，能代谢亚硝胺和其他外源物质，如黄曲霉毒素 B_1 和多环芳香胺。这种酶系统在肠黏膜上皮细胞暴露外源毒物的部位，也就是小肠绒毛的顶端高表达。胃、肠黏膜表面积大，使毒性化合物能和多种毒素代谢酶广泛接触，另外有毒物质和肠腔内容物混合，也能起到稀释毒素、降低有害物质毒性的作用。只有损伤因子的力量超过局部保护机制的保护力时，才能引起胃肠道的病理变化（病变）。

二、消化管

化学物质可以作为药物、酒精或食物等进入消化管道，如食物中残存的杀虫剂、添加剂、药物等也常可以在人类消化管道中引起副作用，因而虽然有自我防御机制，但仍存在损伤组织的可能性。多数情况下损伤主要表现为直接刺激反应，引起消化管道组织细胞增生、变性、坏死、炎症等病理变化。消化管道覆盖上皮细胞类型多样，食道、大鼠的前胃及近肛门处上皮为复层扁平上皮，胃及大肠黏膜有皱褶及隐窝，小肠黏膜有绒毛，因而同一因子引起的损伤程度与接触部位有关，也和接触的剂量及时间有关。

（一）食管

食管病变较少见，病变类型与前胃基本相似，主要表现为食管平滑肌萎缩或变性，其他病变有食管炎、溃疡、角化过度、上皮增生或肿瘤（图 9-57）。在动物自发性食管癌罕见。

（二）前胃

在毒理实验中，大鼠是最常使用的动物，前胃是最常也是最先受刺激的部位，对损伤的反应基本与皮肤相同。在化学物的作用下，轻微的损伤引起黏膜上皮轻度增生，导致前胃棘细胞层增生、肥厚，又称棘层肥厚（acanthosis），或表面上皮角化过度（hyperkeratosis）或角化不全（parakeratosis）（图 9-58）。较强的刺激可以引起上皮细胞坏死，间质产生明显的炎症反应。在损伤持续的情况下，上皮增生明显，形成解剖可见的疣状，甚至乳头瘤样，进而发展为肿瘤。

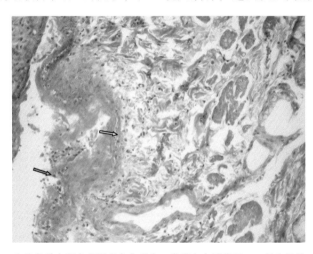

食管黏膜表面出现厚层角化现象，黏膜上皮厚薄不一，部分区域上皮细胞变性（黄箭示），上皮内及浅表黏膜层有中性粒细胞浸润（绿箭示）。（HE）

图 9-57　Beagle 犬食管角化过度

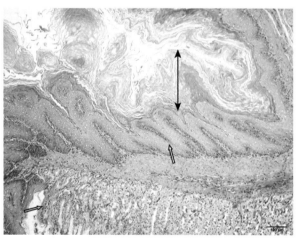

前胃黏膜上皮增厚，表面出现厚层角质层（黄箭示），绿箭示腺胃，双箭示角质层厚度。（HE）

图 9-58　大鼠前胃上皮增生角化过度

（三）腺胃

1. 糜烂或溃疡

糜烂（erosion）是指浅表黏膜缺损（图 9-59），常多发，通常首先发生于黏膜皱褶的顶部，早期黏膜上皮有出血，解剖时局部呈棕色线状，从损伤处向周围发散。光镜下浅表黏膜上皮及间质坏死、脱落，可见炎症反应，即使在反复损伤的情况下，糜烂病变也很快修复，这与胃黏膜的自我防御机制有关。因此在摄入化合物后数天再检查局部组织，原有的糜烂处已经修复，常找不到原发病变。如果损伤因子较强，上皮坏死加重，脱落后留下的缺损大而深，则引起溃疡。

溃疡（ulcer）是深在的黏膜上皮缺损，通常单发，胃黏膜上皮细胞坏死、脱落，局部黏膜全层缺损，形成溃疡（图9-60）。溃疡周围组织常有充血、水肿，急性、慢性炎细胞浸润。胃和十二指肠溃疡是人类的常见病，其病因和发病机制尚未完全清楚，在动物中可以由多种方式引起，如给动物施加一定强度的应激刺激，包括冷冻、饥饿、创伤、水浸拘束、幽门结扎、乙酸涂抹，或非类固醇类抗炎因子等均可以引起急性或慢性溃疡。溃疡的肉眼观表现为局部黏膜层缺损，有时可以穿过黏膜肌层，深及黏膜下层，严重的溃疡穿透肌层，引起胃壁穿孔、腹膜炎。溃疡累及血管时可造成局部出血。光学显微镜下，溃疡面由表（近腔面）及深可见四层结构。最表面为炎性渗出层，由纤维素及以中性粒细胞为主的炎细胞组成。其下方为坏死组织层，原有的组织坏死，正常结构消失。再深部为新鲜的肉芽组织层，由新生的毛细血管和成纤维细胞组成，内有多少不等的炎细胞。新生的毛细血管内皮细胞体积较大，向血管腔内突出，其数量较多，血管腔的长径与溃疡面垂直。成纤维细胞为胖梭形，胞浆丰富，淡染。最深部是随病程延长、肉芽组织机化形成的纤维瘢痕层。随肉芽组织的成熟，成纤维细胞的周围出现胶原纤维，溃疡内的成纤维细胞变为长梭形，胞浆越来越少，核逐渐深染，成为细长的纤维细胞。瘢痕组织主要由大量胶原纤维组成，血管数量少，纤维细胞少（图9-61，图9-62）。在人类瘢痕层内常见增殖性动脉内膜炎导致的小动脉管壁增厚、管腔狭窄现象，甚至可见血栓形成，这种形态学改变可避免当溃疡向深部组织进展时，破坏血管引起大出血。瘢痕层内还常见神经纤维断端呈小球状增生等病变。在动物中，这些病变不明显，可能与动物溃疡多为化合物引起，病期较短有关。

2. 胃矿化（mineralization）

胃矿化又称为钙化（calcification），灶性钙盐沉积在胃腺上皮内称为钙化，如混有其他金属类物质，如铁、铜等则称为矿化。受影响的腺体下部可以发生囊性扩张，多见于转移性钙化的情况。大鼠转移性钙化常在甲状旁腺功能亢进的情况下发生，伴有严重的肾小球病变。

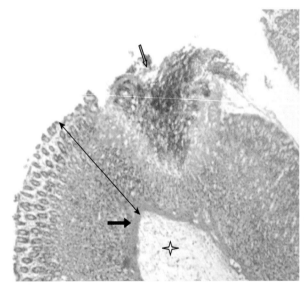

图中央胃黏膜部分上皮细胞变性坏死，呈三角形（绿箭示），约占黏膜厚度的2/3，坏死细胞被胆汁浸染，着棕黄色。糜烂深部黏膜组织存留，黏膜肌层完整（黑箭示）（双箭示黏膜层，星示黏膜下层）。（HE）

图 9-59 胃黏膜糜烂

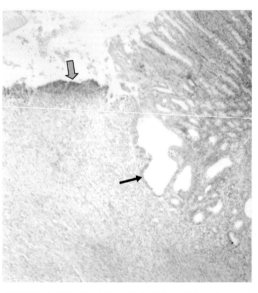

绿箭示部分溃疡面，右侧为溃疡边缘，胃腺体增生，部分腺腔扩张呈囊状（黑箭示）。（HE）

图 9-60 胃溃疡光镜低倍镜观

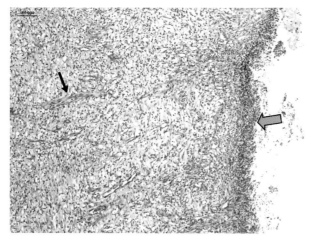

溃疡低倍镜观。绿箭示溃疡面,溃疡底部血管和溃疡面垂直排列（黑箭示）。（HE）

图 9-61 胃溃疡光镜观

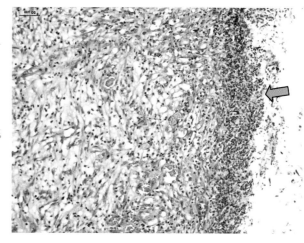

图 9-61 溃疡底部放大观,由黏膜面向浆膜面,溃疡表面为炎性渗出层及坏死层,其下为炎性肉芽组织层,浅表肉芽组织血管和炎细胞较多,成纤维细胞和胶原较少。深部的肉芽组织较成熟,成纤维细胞与溃疡面平行排列,有胶原纤维沉积,血管和炎细胞数量减少。（HE）

图 9-62 胃溃疡光镜观

3. 胃黏膜肥大（gastric hyperplasia）

胃黏膜肥大伴有腺体增生、囊性变、慢性炎症。溃疡的边缘,黏膜常有胃小凹增生。肥大常见于胃底部、胃体部,贲门部和幽门部较少发生。胃腔内有线虫类（nematode）感染的动物可发生肥大性胃炎。

4. 胃炎（gastritis）

胃炎是局限于胃黏膜的炎症,在无糜烂或溃疡存在的情况下,胃黏膜出现散在的炎细胞浸润,称为胃炎,隐窝内有中性粒细胞集聚时,称为隐窝积脓（crypt abscess）。胃炎通常为卡他性炎,伴有大量黏液分泌,也可引起溃疡、出血或淋巴组织增生。腺性胃炎（gastritis glandularis）是一种原发性疾病,特征性病变为黏膜上皮增生,黏膜固有层内或黏膜下层形成充有黏液的囊腔,这种病变可以由摄入聚氯联二苯（polychlorinated biphenyls）引起。乙醇、甲醇、汽油、氯仿等可以引起溃疡和胃炎,其他情况下胃组织内也可以出现炎症反应,在糜烂或溃疡周围的组织常伴有急性、慢性炎症。轻度、非特异性炎症反应常见于黏膜下,有时还可出现明显的淋巴组织增生,这些为动物的自发性病变。

（四）小肠

按表面积计算,小肠是身体最大的器官,也是能够快速分裂增生的组织之一。对损伤的反应以功能紊乱,例如水电介质平衡紊乱、吸收异常、呕吐、腹泻等为主。较少发生溃疡、绒毛萎缩等形态学改变。

1. 糜烂或溃疡

小肠黏膜被覆单层柱状上皮,理论上应该是糜烂、溃疡易发的部位,但是化合物经过胃后浓度降低,在肠液中又被稀释,再加上肠黏膜表面积大,因而小肠中单位面积上的化合物浓度明显降低。肠内容物被快速转运、肠道酸碱度的改变及肝肠循环等都影响化合物对肠黏膜的损伤作用。因而小肠糜烂、溃疡的发病率明显低于胃组织。肝肠循环对糜烂、溃疡的影响可以用 Beagle 犬来说明:许多非固醇类抗炎因子主要分泌在胆汁中,进入肠道,吸收后再经肝脏随胆汁进入肠道,因而肝肠循环使黏膜反复受到化合物的刺激,故犬的胃肠道对这种化合物较敏感。小肠溃疡的肉眼观及镜下观与胃溃疡相似,可以是浅表性,也可以为穿透性,取决于损伤的深度。十二指肠是消化道溃疡的好发区,发生在胃的溃疡也可影响十二指肠，但远段小肠糜烂、溃疡的发生率低。

2. 绒毛萎缩（villous stunting）

大鼠长期摄入乙醇和碘乙酰胺等化合物时，可以发生小肠的绒毛萎缩。绒毛萎缩与化合物阻断绒毛底部隐窝处前体细胞分裂增生有关。例如氨甲蝶呤（methotrexate）作用于二氢叶酸还原酶，阻断细胞DNA合成。绒毛萎缩可以急性发生，也可以慢性发生。急性绒毛萎缩的特点为隐窝细胞的核分裂象数目减少，因而绒毛变短。如果化合物使绒毛顶部细胞快速丢失或脱落，超过隐窝细胞分裂增生的速度，也可能引起绒毛萎缩（图9-63，图9-64）。在后一种情况下，由于隐窝细胞分裂增生使隐窝正常伸长，但绒毛细胞快速丢失或脱落使绒毛较正常变短，绒毛长度与隐窝深度的比例缩小。绒毛萎缩也可以因免疫机制产生，例如人类发生肠吸收不良综合征的原因就是肠道对小麦中的谷蛋白过敏，引起空肠绒毛萎缩，将谷蛋白从食物中去除后，空肠绒毛恢复正常。

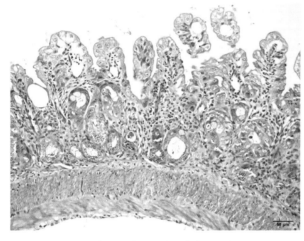 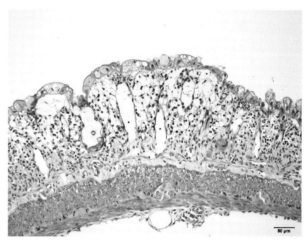

回肠绒毛短缩，上皮细胞变性，绒毛中央乳糜管扩张，间质水肿。隐窝腺腔扩张，间质有少量炎细胞浸润。（HE）

回肠绒毛短缩，黏膜上皮细胞变性，绒毛乳糜管扩张，固有层间质高度水肿，有少量炎细胞浸润。（HE）

图9-63　抗肿瘤药伊立替康应用后1周　　　　　　图9-64　抗肿瘤药伊立替康应用后1周

小肠除发生绒毛短缩、黏黏、变形等病变外，间质也常易发生水肿。水肿的形态学表现为间质疏松、淡染，但无明显的境界，常需要与扩张的乳糜管（淋巴管）区别。后者呈管状，境界清晰，仔细观察可见内衬的单层扁平上皮。

3. 脂质蓄积（lipid accumulation）

化合物也可以引起肠黏膜脂质蓄积。如同肝脂变一样，四环素可以引起肠黏膜上皮细胞脂变。大环内酯类抗生素及表面活性剂类物质可以穿过黏膜上皮，被该处间质的巨噬细胞吞噬，在绒毛固有层中形成丛状的泡沫细胞（图9-65，图9-66），从而干扰溶酶体的消化功能。在持续吞噬的情况下，泡沫细胞也可以出现于肠系膜淋巴结和肝脏等组织内。

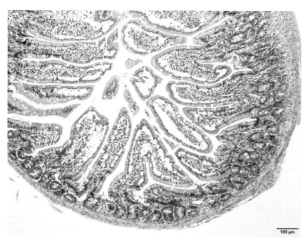

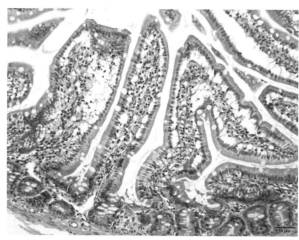

高脂饮食1个月后小肠绒毛间质巨噬细胞增生（绒毛淡染处）。（HE）

图9-65　小肠黏膜脂质蓄积

图9-65放大观。增生的巨噬细胞胞浆清亮，似泡沫状，丛状分布。（HE）

图9-66　小肠黏膜脂质蓄积

4. 肠炎（enteritis）

胃肠道腔内有大量细菌及其特殊性生理生化成分，因而许多胃肠道病变都伴有炎症，但与原发性细菌性疾病相比，毒性因子通常不引起严重的炎症反应。

肠道任何部位的炎症都可以称为肠炎，炎症可以发生于小肠（小肠炎，enteritis），也可以发生于结肠（结肠炎，colitis）。直接刺激物通常引起近段小肠（十二指肠）发生炎症，回肠、大肠较少发生。汞能引起大肠黏膜损伤，因为汞可以从血液中进入肠腔，引起炎症。

慢性炎症反应可以是原发性的或继发性的，免疫介导的炎症以慢性炎细胞（淋巴细胞、浆细胞和巨噬细胞）蓄积为特征。慢性炎症急性变时也可以出现中性粒细胞或嗜酸性粒细胞。

引起黏膜固有层或淋巴管损伤的慢性炎症可以引起脂肪酸吸收异常、体重丢失。慢性炎症或胃肠道溃疡也可以引起全身性败血症或菌血症，肝脏可以出现继发性肝脓肿，慢性腹泻可以继发肛门周围皮肤溃疡，雌性动物慢性腹泻可以引起尿路上行性感染。

4. 腹泻（diarrhea）

病变早期或化合物剂量小时，对小肠的损伤未引起形态学改变，而以功能性改变为主，表现为腹泻。有腹泻的大鼠或小鼠或其他小动物，肛门周围发现稀薄的或稠厚的粪便，颜色不一，可能是灰白色的或淡黄色的。化合物引起腹泻的原因有多种，可能是对肠黏膜上皮的直接刺激，或对肠壁平滑肌的作用，或是形成肠腔内的高渗状态，或影响了细胞膜上控制水、电解质转运的机制，或破坏了小肠上皮的刷状缘等原因，从而导致营养物质和水吸收异常，发生腹泻。腹泻发生时病理表现不一，有些情况下伴有肠炎，而另一些情况下可能只有少量甚至无黏膜损伤的证据。

5. 其他病变

肿瘤在小肠不常见，但淋巴瘤也可能起源于黏膜上皮。

（五）大肠

1. 溃疡

脱氧胆酸、非类固醇类抗炎因子等可以引起结肠黏膜急性糜烂或溃疡。活性氧代谢产物引起黏膜表面上皮损伤时，在 8 min 内表面上皮细胞可以完全脱落、消失。病因消除后，肠黏膜形态结构和功能迅速恢复，损伤的柱状上皮恢复后 40 min，黏膜的通透性和肠道的吸收功能也将迅速恢复。修复溃疡的组织是从黏膜表面的增生区迁移而来，如果损伤严重，影响干细胞，修复过程将被延缓或不能正常进行，于是局部上皮缺损形成的溃疡将持续存在，溃疡周边的炎症反应过于严重，累及肠壁全层，进而局部形成贯穿肠壁的通道，引起溃疡穿孔。大肠溃疡病理形态学表现与胃溃疡基本相似。用 DSS 或 TNBS 常可复制溃疡性结肠炎模型，详见本书下篇第二十章溃疡性结肠炎动物模型相关内容（图 9-67，图 9-68）。

2. 增生反应

结肠黏膜上皮增生可形成息肉，息肉分为炎性息肉和增生性息肉。结肠或直肠的淋巴组织增生也可以形成良性淋巴样息肉，突入肠腔内，息肉常伴有明显的炎症（图 9-69）。

增生性息肉可以分为腺瘤样息肉（adenomatous polyps）和腺瘤（adenomas）。腺瘤样息肉由腺管样肿瘤性上皮组成，间质量少；相比之下绒毛状腺瘤有多发性突起，表面被覆上皮，上皮下为固有层。无论哪种息肉，其细胞黏液分泌减少，细胞核分裂象常见。啮齿类动物出现多发性息肉时，则应该认为是早期肿瘤，结肠腺瘤到癌是连续发展的过程。

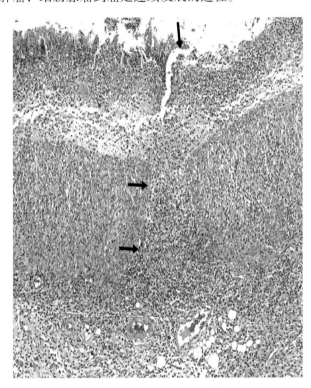

TNBS 引起大肠黏膜全层坏死，形成溃疡，表面被覆多量炎性坏死组织。炎症累及深部组织，黏膜下层、肌层有多量炎细胞浸润，局部肌肉坏死（黑箭示）。粗黑箭示溃疡面，黑箭示炎症严重区，肌层坏死，炎细胞浸润。（HE）

图 9-67　结肠溃疡穿孔

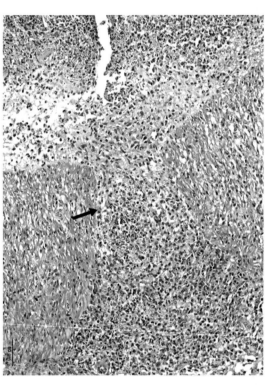

图 9-67 局部放大，穿孔处有以中性粒细胞为主的大量炎细胞浸润。（HE）

图 9-68　结肠溃疡穿孔

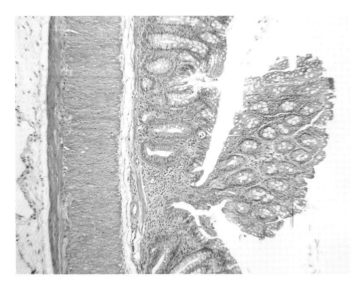

黏膜上皮和固有层增生形成息肉，蒂和黏膜层相连接。（HE）

图 9-69 结肠息肉

（六）盲肠增大（cecal enlargement）

盲肠增大指盲肠体积增大、肠腔扩张，有时也可伴有实质细胞体积增大或数量增多。盲肠增大是对各种化学因子和食物添加剂或抗生素的反应，常见于啮齿类动物。引起盲肠增大的物质包括抗体、改良的淀粉、多元醇（山梨醇、甘露醇）、某些纤维和乳糖。啮齿类动物盲肠增大被认为是中毒性、适应性现象。

除盲肠外，大肠其他部位增大也是一种常见的现象，出现于消化不良、吸收差的情况下，存留于肠腔内的物质被微生物代谢，因而胶体性增加，使粪便变软、肠腔扩张。

（七）胃肠道功能性改变和组织学变化的关系

胃肠道对毒性因子损伤的反应在组织病理学中常表现为增生、变性，或溃疡、炎症。多数情况下，损伤是由刺激直接引起的，损伤的类型与接触的化合物的性质、数量及接触部位有关。值得注意的是胃肠道功能变化常发生在组织学变化之前，临床上多数表现为呕吐（具有呕吐能力的动物）、腹泻、便秘或营养吸收障碍，此外尚有隐血或大量出血等症状，其中以腹泻最常见，有时甚至威胁生命。但毒性因子损伤的胃肠道常常几乎没有或只有轻微的形态学改变，这类似人类霍乱，细菌内毒素引起肠道功能异常，大量液体进入胃肠道，超过大肠的吸收能力，导致严重的腹泻，如不及时调整水、电解质平衡，可以致死，但是几乎没有黏膜损伤的形态学证据。

再则，在检查的过程中，因检查部位的局限性，病变容易被忽略，因而在临床上出现明显的消化道功能紊乱的动物，应对其整个消化道进行系统解剖，肉眼仔细观察，以免遗漏病变。胃肠道黏膜上皮组织极易发生自溶性改变，因而在动物处死后 1 ~ 2 min 之内就需要将组织迅速地放入固定液中，否则黏膜上皮细胞，特别是绒毛组织会发生不同程度的自溶，与化合物引起的病变难以区分。

正常消化道黏膜固有层内有嗜酸性粒细胞、浆细胞、中性粒细胞、巨噬细胞和淋巴细胞等多种炎细胞，任何一种类型的细胞数量增多，都提示有炎症反应，在黏膜损伤中起一定作用。

胃黏膜上皮细胞和肠道绒毛尖部细胞脱落是上皮增生过程中的正常现象。引起黏膜损伤的化合物则将直接加剧细胞的丢失。除直接病理检查外，也可以通过测量胃肠腔道内液体中细胞 DNA 的含量而得出丢失量。

三、唾液腺

1. 炎症和纤维化（inflammation and fibrosis）

涎腺炎在 1961 年已有报道，多为涎腺炎腺病毒（sialodacryoadenitis virus）引起，其他引发涎腺炎的病毒有大鼠细小病毒（parvovirus）和巨细胞病毒（cytomegalovirus）。涎腺炎腺病毒是一种 RNA 病毒，主要感染上呼吸道，也不同程度地累及头颈部的腺体。感染呼吸系统时出现灶性间质性肺炎（focal interstitial pneumonitis）、鼻炎（rhinitis），通常无明显的症状；感染腺体时常出现明显的症状。涎腺炎腺病毒对大鼠的唾液腺导管和腺体有特异的亲嗜性，唾液腺导管和腺体也是感染常发生的部位，使腺体肿胀而引起颈部肿大。病变在急性期以导管和腺泡上皮细胞坏死为特征，有多量的急性、慢性炎细胞浸润。严重病例唾液腺体及周围结缔组织充血、水肿、肿胀。炎症后期组织很快修复，导管上皮可以发生鳞状细胞化生和纤维化，即使发生严重的炎症，组织也能以惊人的速度修复。

涎腺炎腺病毒也可以引起眼哈德（氏）腺（harderian gland）炎和角膜结膜炎（keratoconjunctivitis），动物眼周围出现红肿，因而涎腺炎与角膜结膜炎等病变常并存。此外唾液腺中常可见散在的、小灶性的炎性病灶，这也可能与涎腺炎腺病毒感染有关（图 9-70）。

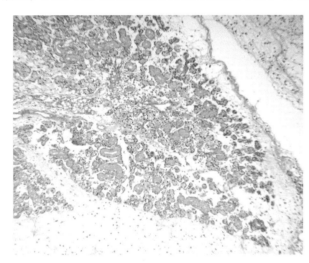
低倍镜下腺泡体积减小，间质水肿，有炎细胞浸润。（HE）

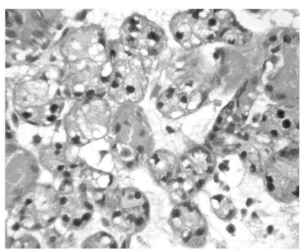
左图局部级大观，腺泡数量减少，体积变小，腺细胞空泡变性，间质疏松、水肿，有慢性炎细胞浸润。（HE）

图 9-70　唾液腺炎

2. 结石（calculi）

唾液腺导管中偶见钙盐沉积，或称结石。唾液腺导管中沉积的钙盐和其他组织中沉积的钙盐一样，在 HE 染色的切片中表现为嗜碱性颗粒状。

3. 腺体萎缩（atrophy）

大鼠唾液腺萎缩偶有发生。病变表现为腺泡数量减少、体积变小，导管扩张，导管内衬上皮由柱状或立方形变为扁平状。腺体萎缩的同时脂肪组织增生，局部还可以出现轻度慢性炎细胞浸润。炎细胞的出现也可能与腺体萎缩前发生的涎腺炎有关。

四、胰腺

胰腺是个缄默的器官，并不直接影响外源物质的吸收，与肝脏相比，外源物质对胰腺的毒性作用低，但是一旦发生，对机体的健康将产生重大影响。胰腺外分泌部的主要病变是急性、慢性胰腺炎，癌症和囊性纤维化。内分泌部的主要病变是糖尿病。除了囊性纤维化，其他病变都可以用外源化学物或致癌剂造模。

1. 萎缩

胰腺萎缩的组织学表现为外分泌腺泡体积减小，腺上皮细胞变得低平或呈立方状，细胞数量减少、体积变小。发生严重的萎缩时，腺体被胰腺内外的脂肪组织代替。间质纤维组织增生，常有炎细胞浸润，炎细胞类型主要为淋巴细胞和巨噬细胞。在非炎症性胰腺萎缩，通常不伴有炎症反应。萎缩的腺泡与周围正常组织有明显的分界。萎缩分布方式从散在的小灶性分布到弥漫性分布、几乎累及整个胰腺组织。胰腺萎缩时导管和胰岛一般正常，有时导管扩张（图 9-71，图 9-72）。

大鼠胰腺萎缩常与自发性炎症性疾病相关联，也可以由各种非炎症性疾病引起。饥饿，营养不良，蛋白质缺乏或由于治疗需要使用了蛋白质阻断剂、非代谢性的氨基酸类似物如乙硫氨酸（ethionine），缺锌、缺铜都可以引起胰腺腺泡组织单纯性萎缩。结扎胰腺导管也可以引起胰腺分泌部非炎症性退行性变。上述萎缩的组织内无炎症反应，主要与蛋白质合成紊乱有关。

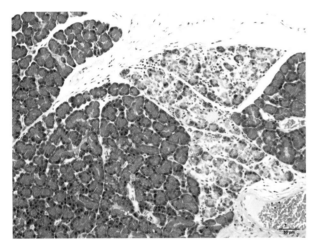

胰腺腺泡体积变小，形态不规则。腺细胞体积变小，胞浆嗜碱性增强，酶原颗粒减少。此为自发性萎缩，常见于正常大鼠，小灶性分布，数量少。黄星为萎缩区，周边腺泡正常。（HE）

图 9-71　胰腺萎缩

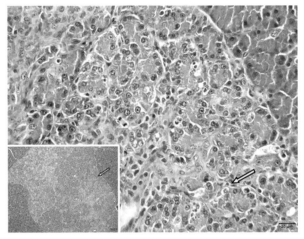

左下图黄箭处放大观。胰腺腺泡体积变小，形态不规则。腺细胞体积变小，立方状，胞浆嗜碱性增强，酶原颗粒减少。间质纤维组织增多，有少量炎细胞浸润。右上角为正常腺泡组织。左下图低倍观，示萎缩区全貌，和周边非萎缩腺泡组织分界清，部分区域分界欠清。（HE）

图 9-72　胰腺萎缩

胰腺自发性萎缩的出现率和严重程度与年龄有关。3 个月以下的大鼠胰腺萎缩少见，即使出现，病灶小、程度轻；1 岁以上时病变常见而广泛。有研究显示 2 岁以上的大鼠，萎缩出现率 100%，严重程度不一。

2. 肥大和增生

用实验室标准饮食饲养的大鼠胰腺重量增加，称为肥大。胃泌素、五肽胃泌素及肠促胰酶肽对胰腺也有促进增生的作用。五肽胃泌素对正常大鼠的胰腺并无促增生的作用，但对脑垂体切除的大鼠有促进腺泡组织增生的作用。

3. 脂肪变性

脂肪变性主要见于长期服用乙醇的大鼠，胰腺腺泡和导管上皮细胞内脂滴蓄积，即脂变，其他有毒化合物也可以引起脂变。

4. 灶性嗜酸性变

胰腺组织内可以出现小的、不规则的非肿瘤性腺泡细胞灶，细胞质嗜酸性强。病灶初期累及单个小叶，进而影响多个小叶。发病机制不清，可能与局灶性轻度功能紊乱有关。

5. 胰管扩张（囊肿）

在正常的胰腺中偶有发现，常伴有胆管扩张，胰管扩张明显时称为胰管囊肿。本病偶尔伴发急性胰腺炎。

6. 炎症

（1）急性胰腺炎（acute pancreatic necrosis）：胰管内注入血液、细菌、胆汁、表面活性剂、酶，或联合应用上述成分都可以引起胰腺炎。组织学表现为腺泡细胞坏死和炎症。坏死常发生在炎症之前，可能是上述因子活化了磷脂酶。结扎十二指肠引起胰腺炎的模型提示坏死也可能与胰腺的血液供应减少有关。引起胰腺炎的原因不同，组织病理学表现也不一致。缺血引起的胰腺炎影响小叶周围组织，因而坏死主要位于腺泡周围，伴有炎症反应。导管型胰腺炎，病变主要累及导管和小导管，属于导管炎。急性胰腺炎也有自发性的，但极少见。

炎症的表现为间质充血、水肿，有中性粒细胞及单核巨噬细胞浸润，并见少量成纤维细胞增生，间质血管扩张，但无明显的血管炎表现，也可以出现脂肪坏死，胰岛基本不受影响。自发性胰腺炎可伴有上行性胆管炎，胰腺导管也可以异常扩张（图9-73，图9-74）。

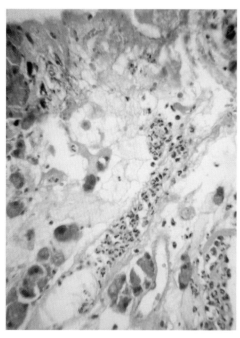 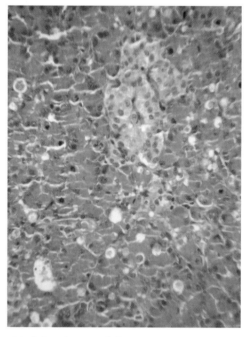

胰腺腺泡细胞变性、坏死，残存少量分散的腺泡细胞。间质高度水肿，有中性粒细胞浸润　　腺泡结构不清，可见散在的核固缩细胞，部分腺泡腔内见伊红染的浓缩分泌物。胰岛未见明显病变

图9-73　急性胰腺炎　　　　　　图9-74　化合物造成的胰腺外分泌腺泡损伤

（2）慢性胰腺炎：慢性胰腺炎的发病经常难以预测，反复发作的急性胰腺炎可以转变为慢性胰腺炎。病变早期表现为小叶间质有炎细胞浸润，炎细胞类型主要为单核巨噬细胞，常伴有胰腺外分泌部萎缩。严重病例或病变进展时，腺泡的嗜碱性程度降低，腺泡上皮变为扁平状，或细胞消失，腺泡发生明显的囊性变；导管和小导管扩张，有蛋白管型阻塞；间质明显纤维化，腺组织内的脂肪增多，甚至完全被脂

肪组织替代；有时，间质有色素沉着。

慢性胰腺炎主要发生于胰体和胰尾部，胰头部常不受影响，也不影响胰岛，当病变进展，发生纤维化时，胰岛数目减少（图9-75）。

慢性胰腺炎发生的原因不明，可能与导管阻塞或病毒感染有关。大鼠无胆囊，胰腺的许多导管直接进入胆总管，容易引起阻塞性损伤。结扎胰腺导管，可以引起类似的组织病变表现：结扎胰腺导管后，由于细胞死亡，腺泡细胞消失，常见小导管增生。Long-Evans大鼠较SD大鼠容易发生此种现象。

7. 胰腺的自发性病变

胰腺细胞空泡变性：外分泌部腺泡细胞胞浆内出现大小不等的空泡，通常具有局限性。导管上皮细胞无明显改变，也不影响胰岛（图9-76）。

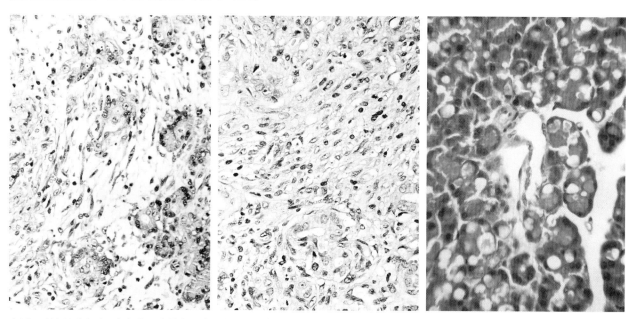

左图示胰腺间质水肿，成纤维细胞增生，并见少量慢性炎细胞浸润，左图右侧可见残存的腺泡，上皮细胞变性坏死。右图显示纤维组织增生明显区域。（HE）

图9-75　慢性胰腺炎纤维组织增生

胰腺外分泌部腺泡上皮细胞胞浆内出现大小不等的空泡，细胞无坏死。HE

图9-76　腺泡细胞空泡变性

五、胆囊

1. 炎症

胆囊炎：大鼠无胆囊，小鼠虽有胆囊但生命周期短，犬胆囊炎发病率不高，可以发生单纯性胆囊炎和化脓性胆囊炎。单纯性胆囊炎光镜下可见胆囊壁黏膜固有层充血，水肿增厚，可见中性粒细胞浸润。化脓性胆囊炎时，胆囊明显增大、充血水肿较单纯性明显，胆囊固有层有大量中性粒细胞浸润，并可波及肌层和浆膜层。浆膜表面可附有纤维素性脓性分泌物。黏膜发生坏死脱落后局部形成溃疡（图9-77）。

2. 胆囊增生性病变自发性病变

12岁以上的Beagle犬胆囊均有改变，解剖时可见胆囊增厚，黏膜肥大、囊性变，胆囊内有黏稠的暗绿色胆汁，其内可见絮状物（图9-78）。

3. 黏膜杯状细胞增多

正常犬胆囊黏膜上皮细胞有吸收水分和分泌胆盐的作用，光镜下可见少量杯状细胞（图9-79，图9-80）。

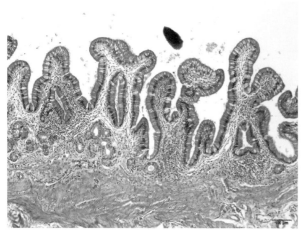

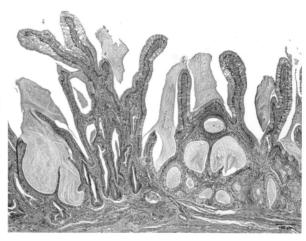

胆囊黏膜层有炎细胞浸润。黏膜上皮相对完好，肌层无病变。（HE）

图 9-77　Beagle 犬胆囊炎

胆囊黏膜腺体数量增多，囊性扩张。胆汁黏稠。间质无纤维组织增生，无炎细胞浸润。（HE）

图 9-78　Beagle 犬胆囊黏膜增生和囊性变

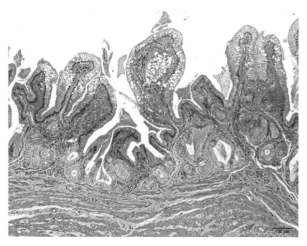

胆囊黏膜上皮细胞内杯状细胞增多，其他各层正常。（HE）

图 9-79　Beagle 犬胆囊杯状细胞增多

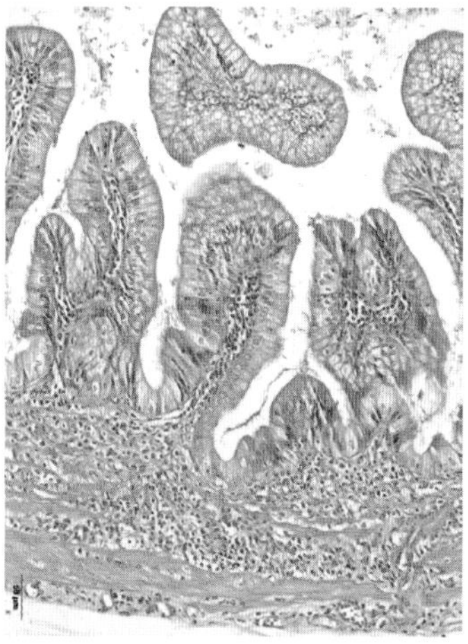

黏膜层上皮细胞无明显变性、坏死、脱落，固有层有多量炎细胞浸润，并侵入肌层。（HE）

图 9-80　犬胆囊炎

六、肝脏

肝脏是体内最大的腺体，正常情况下它从血液中摄取主要来自小肠的物质，并进行代谢和"解毒"。此外肝脏还对红细胞崩解后的血红素进行分解，以利于胆固醇随胆汁排出。由于肝窦内的肝巨噬细胞（kupffle cell）有吞噬功能，因而肝脏又属于单核巨噬细胞系统的脏器，在某些先天性物质代谢障碍性疾病中也会被累及。在不同病因和病原体的作用下，肝脏可以出现不同类型的炎性损伤，导致瘢痕组织形成，进而导致肝组织结节状改建和肝内微循环通路异常，从而发生肝硬化。某些致癌物质可以导致肝细胞异形增生，进而发展成肿瘤。

引起肝脏病变的原因很多，包括化学因子、生物因子等，许多全身性毒物在损伤其他器官或系统的同时也可以引起不同程度的肝脏结构和功能改变。有些毒物对肝脏，特别是肝细胞有亲和力，因而这些毒物引起的病变主要出现在肝脏，这类毒物称为趋肝毒物或嗜肝毒物。趋肝毒物种类繁多：无机物，如锑、砷、硼、铬、铜、铁、铅、汞、磷；天然的植物毒素，如苏铁素、黄樟素等；天然的真菌毒素，如黄曲霉毒素、红霉素、灰黄霉素、四环素等抗生素；细菌的外毒素，如白喉杆菌毒素、溶血性链球菌的毒素；合成的工业品，如偶氮化合物、芳香族硝基化合物、有机胺、乙醇等。这些趋肝毒素对肝细胞均有不同程度的亲和力，能引起肝脏内各种细胞的病变，因而造成肝损伤的类型多种多样。

轻微的损伤在代偿适应范围之内，肝细胞发生适应性改变。较重的损伤引起细胞质内或细胞外间质某种物质蓄积（变性）或色素沉积。上述损伤多半是可逆的，在致病因子消除后，肝细胞的结构、功能可以恢复正常。严重的损伤将引起肝细胞新陈代谢停止，肝细胞死亡。死亡方式包括细胞坏死和凋亡。

（一）肝细胞的适应性反应

肝脏接触外源物（xenobiotic）早期或接触量少时，肝脏可出现结构和功能上的适应性反应。这种反应有别于毒性效应，是肝脏对变化的外界环境的一种适应性过程，使肝细胞逃避损伤，在新的环境中取得新的平衡，从而维持正常的生理功能。肝细胞的适应性反应主要表现在代谢特征和超微结构上，光学显微镜下可以出现萎缩、肥大、增生等形态学改变。

1. 适应性反应在超微结构上的表现

（1）滑面内质网（smooth endoplasmic reticulum，SER）增生：内质网是细胞质中由生物膜构成的腔隙或管道系统，根据表面有无核糖体附着，又分为粗面内质网和滑面内质网（光面内质网）。不同细胞内质网的种类有所不同，如平滑肌细胞只有滑面内质网，胰腺细胞只有粗面内质网，多数细胞具有两种类型的内质网，肝细胞两种类型的内质网都很丰富。肝细胞的滑面内质网主要功能是合成胆汁、进行脂肪和激素代谢、解毒等。滑面内质网的多种功能与其膜上含有的多种酶系有关，这些酶有脱甲基酶、脱羧酶、脱氨酶、葡糖醛酸酶及混合功能氧化酶，还原型辅酶Ⅱ（NADPH），末端有单加氧化酶P450，因而滑面内质网能分解甾族化合物，不仅能灭活药物和毒物，而且还能使其排出。它所含的混合功能氧化酶还有活化致癌物质的作用。内质网是对许多损伤因子都很敏感的细胞器，在病理情况下，内质网的数目和形态将发生改变，发生内质网扩张（dilatation）和囊泡形成（vesiculation），也可因功能变化而出现肥大、增生和萎缩的病变。内质网肥大和增生表现为内质网分支小管和小泡的数目增多。发生病变的部位和病因有关，苯巴比妥和一些化合物如3-甲基胆蒽等化学致癌剂可引起SER增生和P450单加氧酶体系活化，P450和滑面内质网在小叶中央区（3带）最丰富，因而SER增生首先发生在3带，并逐渐扩展到2带和1带。SER增生时光镜下可见小叶中央的肝细胞体积增大，胞浆嗜酸性增强，呈深伊红染。滑面内质网与粗面内质网相连，散布于胞浆内。粗面内质网富有核糖体，参与蛋白质合成，在1带肝细胞内丰富，在3带肝细胞内较少。上述适应性改变发生在细胞光镜形态学改变之前。

（2）过氧化物酶体增生（peroxisome proliferation）：过氧化物酶体（peroxisome）又称微粒体，球形或卵圆形，含有过氧化氢酶和多种氧化酶，具有催化、破坏细胞内的过氧化氢，防止细胞中毒的作用。微粒体是由包膜与RER（粗面内质网）和SER（滑面内质网）相连的小细胞器。许多外源物，包括某些降血脂药（hypolipidemic drug）、增塑剂（plasticizers）、除草剂（herbicides）、有机溶剂（solvents）等可导致肝脏过氧化物酶体增生，过氧化物酶化体相关酶的活性升高。形态学表现为小叶中央区（3带）的肝细胞数量增多（增生），胞浆颗粒状、嗜伊红染增强。电镜观察见过氧化物酶体数量增加，有时还伴有体积增大，经较长时间处理后可见小胆管周围（pericanalicular）脂褐素增多。现已证实，啮齿类动物长期接触过氧化物酶体增生剂，也与肝细胞恶性肿瘤的发生有关。

（3）线粒体肥大（mitochondria）、增生和崩解：线粒体是细胞生物氧化产生能量的主要场所，也是对许多损伤因子很敏感的细胞器之一，易出现形态、数量和结构的改变，表现为线粒体肥大、增生和崩解。肝细胞内线粒体较身体内其他细胞丰富，各带肝细胞的线粒体形态不一，1带肝细胞的线粒体大而多，3带肝细胞的线粒体小而少。病理情况下线粒体肥大又名巨线粒体（megamitochondria），可由许多不同的化合物引起，包括乙硫氨酸（ethionine）和乳清酸（orotic acid），水溶性维生素B缺乏的早期。增大的线粒体是由原先的线粒体融合而成。线粒体肥大在光学显微镜下不能识别。在电子显微镜下，肥大的线粒体仍保留完整的嵴和正常的基质密度，这与线粒体肿胀在形态上有所区别，后者往往出现线粒体嵴肿胀、基质密度不规则，出现透光区，故基质呈斑点状。在生化功能上二者也有区别，肿胀线粒体常出现氧化磷酸化的解偶联，而肥大线粒体仍具有正常的氧化磷酸化功能。线粒体也可通过与细胞分裂无关的分裂而倍增，引起线粒体增生，线粒体增生是细胞及组织对持续性功能负荷过重产生的适应性反应。细胞受损后也可引起线粒体崩解增多，或因线粒体形成受阻而导致线粒体数目减少。线粒体减少也是细胞未成熟和（或）退分化的表现，可以引起组织细胞萎缩，例如肌肉萎缩。

2. 适应性反应在形态结构上的表现

肝细胞适应性反应在形态结构上表现为萎缩、肥大、增生或再生。

（1）萎缩：指肝细胞体积变小，致整个肝脏体积减小、重量减轻，严重萎缩时细胞颜色变深。光学显微镜下萎缩的肝细胞体积和细胞核较正常小，胞浆嗜酸性增强、伊红染变深；肝细胞索变狭窄，肝窦增宽（正常肝窦的宽度相当于半个肝细胞的厚度）（图9-81），有时可伴有变性和（或）单个细胞坏死。引起萎缩的原因有多种，如营养不良。在使用抗肿瘤药期间，药物导致的消化道反应影响食物的摄入和吸收，从而导致全身脏器包括肝脏萎缩。

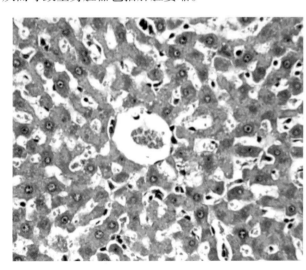

中央静脉周围肝细胞小，肝窦增宽，其宽度大于半个肝细胞厚度，甚至与肝细胞厚度基本相同。（HE）

图9-81　肝细胞萎缩

（2）肥大：指肝细胞体积增大，致整个肝脏体积增大、重量增加。肝细胞肥大时，数量通常不增加。光镜下肥大的肝细胞体积增大，胞浆内细胞器增多，线粒体肥大。肝细胞肥大也可能继发于微粒体酶增多。HE染色肥大的肝细胞，核仁大而明显，细胞核密度减少，即单位面积内细胞核的数量减少，肥大的线粒体呈粗块状，嗜碱性增强。与萎缩相反，肝细胞肥大致肝细胞索增宽，肝窦受挤压，变狭窄，显得小叶结构不清。受影响区域的肝细胞分裂象有可能增加（图9-82，图9-83）。一般认为肝脏重量增加20%时，组织学才能检测到肝细胞肥大。肥大常弥漫影响肝小叶的各部位，或见于小叶中央区，然后延伸到中央带，偶尔只见于小叶周边区而不出现中央区肝细胞肥大。如果肝细胞肥大是由酶增多引起，过度肥大的肝细胞继而变性和坏死。在识别肝细胞肥大时要注意，正常情况下门管区周围的肝细胞较中央静脉周围的肝细胞要小。

（3）增生和再生：增生是指肝细胞数量增多，单位面积内细胞密度增加，肝细胞的体积通常无明显改变。肝细胞增生时肝窦也受到挤压，变狭窄，显得小叶结构不清。肝细胞属于稳定细胞，所以肝细胞数量增多是通过再生来实现的。在生理状态下肝细胞处于细胞周期的 G_0 期，再生现象不明显，但具有潜在的再生能力。在损伤刺激下，G_0 期的肝细胞可以进入细胞周期，分裂形成 2 个子细胞。再生常发生于坏死的肝细胞周围，周围存留的肝细胞分裂再生而修复坏死区域。再生的肝细胞也可能由肝脏内干细胞（卵圆细胞）分化而来。再生的肝细胞体积较周边肝细胞大，胞质略呈嗜碱性，细胞核大、深染，可见双核现象。

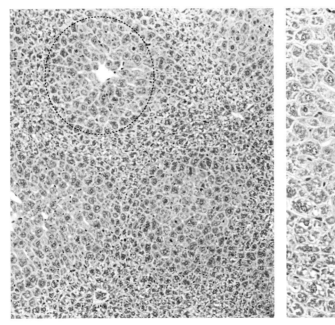

肥大的肝细胞主要位于肝小叶中央区，周围或外围的肝细胞胞质体积小于中央静脉周围的肝细胞（虚线示肥大区）。（HE）

图 9-82 黑虚线处放大观，中央静脉周围肝细胞肥大，胞浆丰富，细胞器增多，肝窦变窄。周边部为相对正常的肝细胞（"+"示）。（HE）

图 9-82　肝细胞肥大　　　　　　　　图 9-83　肝细胞肥大

（二）变性（degeneration）

肝细胞变性常发生在细胞坏死前，或见于坏死区域周围。服用亚致死剂量的毒性化学物质或轻度毒性因子也可以在无坏死的情况下引起肝细胞变性。发生这种损伤时物质代谢产物、分泌物或合成产物在一定范围内可以在肝脏堆积，或引起病理性细胞器增多，因而变性有时又称为肝细胞内物质储积。

肝细胞常见的变性有水样变性、嗜酸性变和脂肪变性。

1. 水样变性（hydropic degeneration）

水样变性又称细胞水肿、细胞肿胀（cellular swelling）。这种变性在人类中常与病毒性肝炎有关，可能为溶解性坏死的前期改变。肉眼观轻度变性可无明显改变，明显的水样变性肝脏体积增大，颜色变淡。HE 光镜下，变性的肝细胞体积增大，胞浆疏松、淡染，细胞核体积也可增大（图 9-84）。水肿严重时，肝细胞体积极度增大，变圆，胞浆极度疏松、淡染，整个细胞似吹胀的气球，故称作气球样变性

（ballooning degeneration）。电镜下变性的肝细胞粗面内浆网扩张、囊泡变，核糖体脱落；线粒体肿胀、断裂、嵴消失。由于粗面内浆网扩张、囊泡变致 HE 染色的切片中胞浆内出现空泡样结构，故又称为空泡变性，但肝细胞水肿的空泡和脂变、糖原的空泡形态不同，水肿的空泡常不规则；脂变空泡张力大、呈圆形；糖原沉积时空泡透亮、细胞核居中，水肿细胞的胞质疏松呈网状、核位置不一。在鉴别困难时可以做 PAS 糖原染色和油红等脂肪染色，有助于确定空泡的性质。弥漫性肝细胞水肿常伴有转氨酶升高，包括丙氨酸氨基转移酶（ALT）和天冬氨酸氨基转移酶（AST）水平升高。

水样变性是可恢复的，病变加重时细胞内水分积聚日益增多，胞浆高度疏松、淡染，肝细胞高度肿胀可以导致细胞膜的完整性被破坏，细胞质膜破裂，细胞器膜、溶酶体膜溶解破裂，最后细胞轮廓不清，进展为溶解性坏死，仅留下些细胞碎屑。

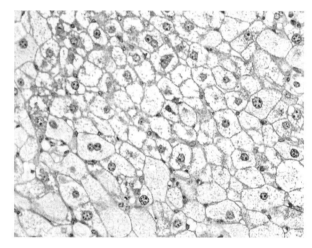

肝细胞体积增大，胞浆疏松淡染，部分肝细胞肿胀似气球样（气球样变）。肝窦变窄，肝细胞索排列紊乱。（HE）

图 9-84 小鼠肝细胞水肿

2. 嗜酸性变（acidophilic degeneration）

嗜酸性变在病理形态上表现为肝细胞体积减小，胞浆嗜酸性增强，细胞核体积也变小，最后细胞核消失，形成深伊红染、无细胞核的小体，称为嗜酸性小体（acidophilic body 或 councillman body）（图9-85，图9-86）。嗜酸性小体实为单个肝细胞坏死，常出现于轻度急性 CCl₄ 损伤的肝组织内。嗜酸性小体也可出现于摄入大量酒精、服用某些药物或化学物后的病例的肝细胞内。嗜酸性变的细胞质内含有致密的嗜酸性、透明样物质，这些物质似纤维样、无一定排列方向，可能是胞浆内丝。

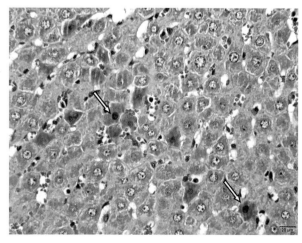

照片中多个肝细胞嗜酸性变，箭示其中 2 个。发生嗜酸性变的肝细胞体积变小，胞浆深伊红染，核体积变小，结构不清，呈固缩状。（HE）

图 9-85 肝细胞嗜酸性变

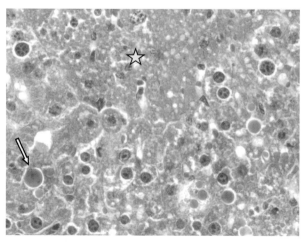

照片中见多个嗜伊红染的小体，核结构消失（箭示）。照片上方肝组织灶性坏死（黄星示）。（HE）

图 9-86 嗜酸性小体

3. 脂肪变性（fat degeneration，lipidosis，steatosis）

肝细胞浆内甘油三酯的积聚称为肝脂肪变性，当1/2肝细胞发生脂变时，称为脂肪肝（各机构脂肪肝诊断标准不一）。肉眼观，轻度脂变可以不出现明显的形态学改变，随着脂变程度加重，肝脏体积渐增大，质地变软，边缘变钝，颜色变黄（图9-87）。初始脂质蓄积在内质网（endoplasmic reticulum），达到一定量时才能在光镜下显现。根据脂滴的大小，光镜下脂变可以分为小泡性（微泡脂变、小滴性脂变）和大泡性（或大滴性）两种类型（图9-88，图9-89）。小泡性脂变（microvesicular steatosis）的特点是胞质内挤满了很多细小的脂滴，致使胞质呈泡沫样，脂滴空泡大小较均一，最大的脂滴不超过肝细胞核大小。小泡性脂变危险性大，它是由线粒体氧化障碍引起的，脂滴的成分不仅有甘油三酯，还有游离脂肪酸，后者对肝细胞有毒性，故肝细胞广泛性小泡性脂变是肝病危重的标志。小泡性脂变可以由多种化合物，如乙硫氨酸、四环素、治疗免疫缺陷病毒感染的抗病毒核苷类似物等引起。大泡性脂变（macrovesicular steatosis）时肝细胞质内出现单个脂滴空泡或少数圆形的脂滴空泡，单个脂滴空泡是由多个脂滴空泡融合而成。肝细胞因胞质被脂滴占据将细胞核推挤到细胞的一边，酷似脂肪细胞，大者可达数个肝细胞大。严重脂变时，脂滴空泡互相融合，形成脂囊（fatty cyst）。

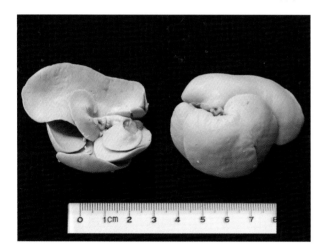

左侧为背面观，右侧为腹面观。肝脏呈土黄色，体积明显增大，边缘变钝，手触之质地变软

图 9-87 脂肪肝大体观

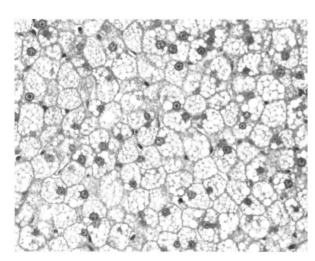

肝细胞胞质内出现许多细小的脂滴空泡，致使肝细胞浆似泡沫样，脂滴空泡小于肝细胞核。（HE）

图 9-88 肝脂肪变性（小泡性）

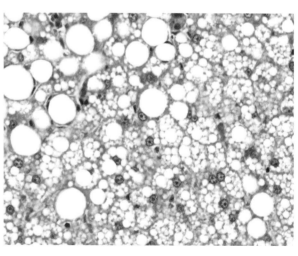

照片中肝细胞出现脂滴空泡，部分体积较小，多个脂滴空泡位于同一肝细胞内，少数空泡体积大，肝细胞核被推挤，移向细胞的一侧。（HE）

图 9-89 肝脂肪变性（混合性）

大泡性脂变发生主要是由于肝细胞脂质摄取、合成和输出间失衡。在糖尿病动物模型中，脂库脂肪大量被动员、输入肝脏，引起甘油三酯在肝内合成增加，并蓄积在肝细胞内，从而引起肝细胞脂变。乙醇、氨甲蝶呤等可引发大泡性脂变。

在常规酒精 / 二甲苯脱水、石蜡包埋、HE 染色的切片中，因脂质被溶解，脂变区域表现为张力强的圆形空泡。在冰冻切片，苏丹Ⅲ染色的切片中，脂变区呈橘红色。也可以用其他染料染色，如苏丹Ⅳ、油红、苏丹黑（脂滴空泡染成黑色）等。

肝细胞毒物种类不同，引起脂变的部位及程度不同。磷中毒引起的脂变首先发生于肝小叶的外周区；四环素、乙醇引起的肝脂变首先发生于肝小叶的中央区。某些毒物同时引起的脂变与坏死，如犬和兔乙硫氨酸中毒时脂变和坏死同时发生；CCl₄ 引起的肝脏损伤以坏死为主，脂变程度较轻；丙戊醇、抗病毒药等可以引起严重的脂变，并伴有肝细胞坏死。有的化学毒物如乙硫氨酸、嘌呤霉素和放线菌酮等生物毒素只诱导可逆性脂变，一般不引起肝细胞致死性病变。

脂变时生化指标改变一般不明显，转氨酶水平升高程度较坏死或水肿时轻微，胆红素水平可能轻度增高。

血浆脂质减少及凝血酶原时间延长可能是较为特征性改变。在急性中毒性脂变时可能出现明显的低血糖。

有时脂变发生，但不出现任何明显的生化改变。

4. 糖原蓄积（glycogen accumulation）

糖原蓄积在肝细胞内，形成不明显的空泡。肝脏内糖原蓄积过多可能与糖代谢有关的酶受到损伤、引起糖代谢异常有关。如动物处死前未禁食或禁食不充分，在常规处理、HE 染色的病理切片中，肝细胞内也可见数量多少不等的糖原（图 9-90，图 9-91）。

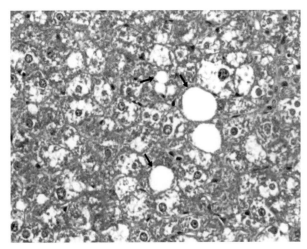

脂肪空泡圆形，透亮，边界清（黑箭示）。糖原位于胞浆内，细胞核中位，空泡界限不清。绿箭示有糖原的肝细胞。（HE）

图 9-90　肝糖原和肝脂肪空泡

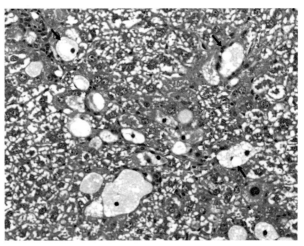

照片来自四氯化碳诱导肝损伤模型小鼠的肝脏，部分肝细胞水样变，细胞高度肿大、胞浆疏松淡染，但其中出现大小不等的张力性脂滴空泡（黑箭示），这在四氯化碳诱导的肝损伤模型中经常可见。（HE）

图 9-91　肝细胞水肿和脂肪空泡

糖原蓄积形成的空泡样变经常规的组织学染色，与细胞水肿和脂肪变性形成的空泡有时难以区别，在鉴别困难时可以采用细胞化学的方法，脂变空泡苏丹Ⅲ等染色呈阳性反应，糖原蓄积形成的空泡 PAS 染色呈阳性反应，细胞水肿形成的空泡两种染色均呈阴性反应。

5. 肝磷脂沉积症（phospholipidosis）

肝磷脂沉积症（phospholipidosis）是脂肪变性的特殊类型，由于磷脂在肝细胞内积聚，形成脂肪肝。磷脂是具有阳离子表面活性剂结构的外源性化合物和磷脂结合形成的复合物，蓄积于溶酶体内，引起脂质蓄积紊乱。因为空泡小，很像微泡性脂变，但它比微泡性脂变对人体的危害性更大。

有些化合物，例如胺碘酮和对氯苯丁胺等能与磷脂结合，抑制其分解代谢，致使磷脂在肝细胞内积聚。与肝脂肪变性不同的是磷脂不仅蓄积于肝细胞内，也可出现于库普弗细胞内。有磷脂积聚的细胞体积增大，胞浆泡沫状，特征与遗传性代谢性脂质沉积症相类似。光镜下难以对此病进行诊断，怀疑患此病时需要做电镜检查和免疫组织化学检查（lysosome-associated membrane protein-2，溶酶体相关膜蛋白2免疫组化检测）。电镜下病变的细胞溶酶体扩张，其内可见结晶状和层状的包含物；LAMP-2检测结果为阳性。根据这些特点可将肝磷脂沉积症的空泡与普通脂变空泡加以区别。用HE染色法确诊肝磷脂沉积症是不可能的，在缺少电镜的情况下可进行描述性诊断。

6. 肝细胞包涵体

肝细胞包涵体位于胞浆内或细胞核内，又名嗜酸性包涵体、透明滴（体）、细胞核内陷或内褶。

（1）核内包涵体（nuclear inclusions）：指细胞核内出现正常成分以外的物质或结构，称核内包涵体或包涵物（图9-92）。肉眼观察不可见，光镜下核内包涵体特征为圆形，偏位，约占细胞核的1/4～1/3，轮廓清楚，单个或多个。包涵体内容物嗜酸性，有时呈颗粒状或絮状，与同一细胞的细胞质相似，包涵体内偶尔有散在的空泡。

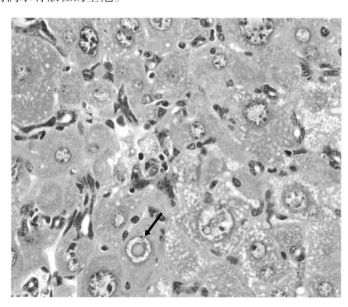

糖尿病大鼠肝脏，肝细胞核内出现嗜伊红圆形小体，位于细胞核中央部（黑箭示）。（HE）

图9-92　核内包涵体

电镜下肝细胞核内包涵体是胞质内陷入核形成，这种称为胞浆性包涵体，又名假包涵体。它的成分为线粒体、内质网、溶酶体等细胞器，也可以是胞浆内带糖原颗粒和脂质空泡随核膜内陷入核内形成。胞浆性包涵体外有两层核膜包绕，内层膜为核膜的外层，外层膜为核膜的内层，外表面的周围有浓集的异染色质包绕。胞浆性包涵体可以据此识别，但有时由于上述成分降解，包涵体发生退行性变化，表现为膜碎裂、膜螺纹或髓鞘样结构，则包涵体内容物的成分难以识别。

核内包涵体要注意与核仁鉴别。根据光镜下特征，结合免疫组织化学和电镜下特征鉴别：核仁嗜碱性强，缺少明确的界膜。有时误认为病毒来源，最常见的可引发核内包涵体的大鼠病毒是细小病毒（parvovirus），感染病毒后可以出现核内包涵体。在断乳或哺乳期，雌鼠的肝细胞内可因感染出现核内包涵体。这种核内包涵体嗜碱性强，体积大，常充满核，伴肝细胞坏死。常见的大鼠病毒一般不会与肝细胞胞浆性包涵体同时出现。

另一种核内包涵体为非胞浆包涵体，又名真包涵体。非胞浆包涵体内容物为异物，游离在核基质中，外围无双层膜结构，大小不等，大的几乎和正常细胞核相当。

（2）胞浆内包涵体：偶见于正常肝细胞或肝肿瘤细胞内，通常是圆形、均质、无折光的嗜酸性结构，单个或丛状出现于细胞浆内，类似于透明小滴，PAS染色呈强阳性（图9-93）。包涵体周可以出现空晕，直径几微米至核仁大小或更大。有关胞浆内包涵体的超微结构资料少于核内包涵体，它由肥大的滑面内质网组成。

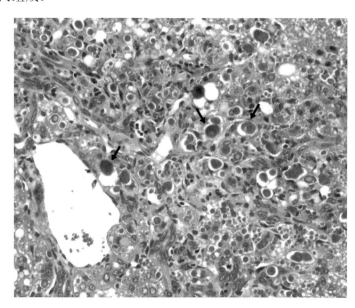

致癌剂诱导的大鼠肝肿瘤，肝细胞浆内出现深伊红染的球形嗜酸性小体（黑箭示）。（HE）

图9-93 胞浆内包涵体

7. 髓外造血（extramedullary hematopoiesis）

胎儿期、分娩前期或出生后，大鼠的肝窦内含有很多造血细胞，这是正常现象。成年大鼠肝脏仅在病理情况下出现造血细胞，小灶性、不同成熟阶段的红细胞系或髓细胞系造血细胞散布于肝脏内。在出血情况下，出现的造血细胞灶主要由红细胞组成；在感染或肿瘤坏死的情况下，造血细胞灶以髓细胞系造血细胞为主。通常两个系统的造血细胞不会混合出现在同一造血细胞灶内。除肝脏外，其他器官如肾脏、脂肪组织、淋巴结、肾上腺内也可以出现髓外造血细胞灶（图9-94）。

肝脏内髓外造血细胞灶需要与肝脏的炎症灶和白血病细胞鉴别。炎症时出现成熟的粒细胞，细胞核通常有2～3个核节，还混杂有其他类型的炎细胞，周围的肝细胞常有变性、坏死的病变。白血病发生时白血病细胞也可以出现在肝脏，早期少量位于肝窦内、中央静脉或门管区周围。如是急性白血病，以原始幼稚白血病细胞为主；如是慢性白血病，则以中晚期白血病细胞为主。细胞形态和正常时髓细胞有所不同，可以据此加以鉴别。

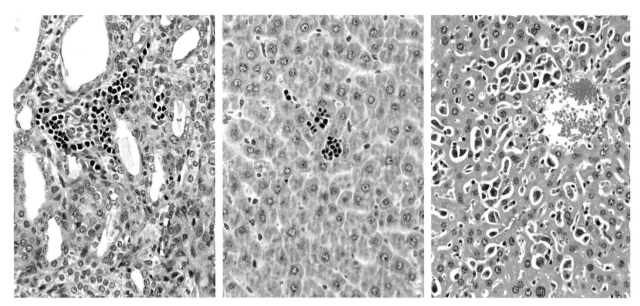

左图为肾脏髓外造血细胞灶；中图为肝脏内髓外造血细胞灶；右图为肝脏内白血病细胞浸润，急性髓性白血病细胞 HL-60 浸润肝窦，白血病细胞体积大、核大，成群或散在出现于肝窦内，肿瘤细胞有不同程度的异型性。（HE，同等放大倍数）

图 9-94　髓外造血细胞和肝脏白血病细胞浸润

（三）坏死（necrosis）

肝细胞死亡有坏死和凋亡两种模式。坏死是有生命的动物体内局部组织细胞的死亡。引起坏死的原因繁多，但在多数情况下是由缺血造成梗死（infarction）。肝脏血液供给丰富，具有肝动脉和门静脉双重血液供应，在肝动脉或门静脉其一阻塞，而另一支血管供应基本正常的情况下，肝细胞可以不发生坏死。坏死也可以由肝脏内大结节样病灶或肿瘤压迫引起，人或大鼠体内，偶发的肝动脉的病变也可以阻塞血管引起坏死。坏死累及的范围随化学因子类型、接触时间的不同而变化，可以是大块性、弥漫性或灶性的。坏死发生的部位常与中毒机制有关，不同的化合物对肝脏的不同部位有不同的亲嗜力，因而有其特定的好发区域，这些部位可以是小叶的中央区、中间区或小叶的外周区。按不同分类方法，坏死的名称不同，肝细胞坏死可以按照以下方式分类：

1. 按坏死部位在小叶内的分布分类

（1）中央区坏死（central lobular necrosis）：小叶中央区（3 区，中央静脉周围）坏死是肝脏最常见的坏死类型。按照肝腺泡结构的观点，也就是肝小叶的中央部最常发生坏死。血液首先流入门管区，然后流入中央静脉，因而小叶中央区的肝细胞最后接受血液供应，在休克的状态下，小叶中央区缺氧现象较小叶外周区（1 区）明显，因缺氧而发生坏死。在动物急性接触各种肝毒性因子的情况下，包括 CCl₄ 复制肝损伤模型时也常发生这种类型的坏死。中央区坏死以中央静脉周围最明显，坏死部位遍布于肝脏。在每个小叶中，坏死细胞的比例取决于诱发因子的种类和剂量，初期病变范围局限于中央静脉周围单排的肝细胞，随着毒性因子剂量的增加，病变累及范围扩大，渐向门管区延伸，但是即使采用最大的药物剂量，病变通常也不会跨越中间区。光学显微镜下，坏死的肝细胞和相邻的形态正常的肝细胞之间的分界是明显的、突然的，在某些情况下，两者间可以出现"过渡区"，该区的肝细胞发生脂变或水肿。即使在严重坏死的情况下，肝组织被广泛破坏，坏死区炎症现象也通常不明显。

坏死影响的细胞类型也因化学物质而异。CCl₄ 这类肝毒性因子只影响肝细胞，坏死部位周围的窦内皮细胞和库普弗细胞形态基本正常。由于变性肿胀的和坏死的细胞压迫血管间隙，因而坏死部位红细胞少。而有些肝细胞毒因子，如各种亚硝胺引发的坏死，坏死区附近的窦内皮细胞也被破坏，坏死区会发生出血。肝小叶内多种类型细胞的破坏将引起小叶结构的毁损，形成分支状的病变，修复后局部纤维组织增生，正常的肝小叶结构受到破坏。氟烷等卤代物、对乙酰氨基酚等也可以引起小叶中央区坏死。

坏死的大体（巨检）表现与坏死区是否有出血有关，在出血明显的病例中，可见直径小于 1 mm 的暗红色出血区，与相对正常的肝组织相间，呈斑点状。如肝细胞出现脂变，巨检时也可以出现人类肝脏慢性淤血时红、黄相间的槟榔状改变，红色花纹提示淤血、出血，黄色条纹为坏死或脂变。

光学显微镜下可见坏死的类型通常为凝固性坏死，可见坏死肝细胞、肝细胞索或肝小叶的轮廓残影，肝细胞胞浆深伊红染、颗粒状或崩解，细胞核表现为核固缩、核碎裂或核溶解消失（图 9-95，图 9-96）。

在损伤 24 h 后，坏死周围的肝细胞开始再生，并形成细胞索向坏死区移行，因而小叶中央区坏死一般修复快，在损伤后一周，光镜下组织结构恢复正常。在修复的过程中，肝窦内皮细胞完整性是重要的，肝窦内皮细胞完整说明肝脏内网状支架完好，因而在窦内皮细胞完整性未受到破坏、网状支架完好的情况下，坏死可以完全被修复，恢复原有肝小叶的形态结构。如果窦内皮细胞受到破坏，也就提示肝脏内网状支架受到破坏，再生的肝细胞不能恢复原有的正常小叶结构，同时伴有纤维组织增生，引起中央静脉周围纤维化或形成再生的肝细胞团块，周围被增生的纤维结缔组织包绕（假小叶）。

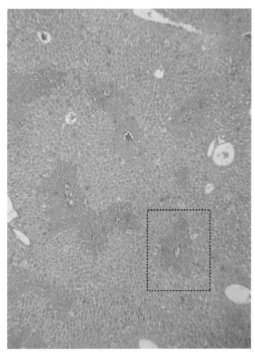 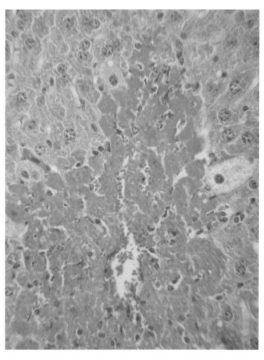

照片中见多个坏死灶，围绕在中央静脉周围。（HE）

图 9-95 黑框内组织放大观，中下部中央静脉周围肝细胞坏死，但细胞结构的轮廓尚可见（凝固性坏死），肝巨噬细胞存留。（HE）

图 9-95 中央区坏死　　　　　　　　图 9-96 中央区坏死

（2）中间区坏死（midzonal necrosis）：中间区坏死很少见（图 9-97），出现于呋喃妥因处理的小鼠或黄曲霉毒素处理的兔肝。坏死发生于门管区和中央静脉之间。坏死区较薄，只影响 2～3 个肝细胞的厚度，因而不出现肉眼可见的病变，在严重的病例中，肝脏也可以呈斑驳状。恩盖酮、呋塞米（速尿）等化合物可引起中间带坏死。

（3）外周区坏死（periportal necrosis）：较中央区坏死少见，这种类型的坏死用烯丙醇研究的较多，其次是 N- 羟基 -2- 乙酰胺基芴和黄曲霉毒素。坏死的肝细胞围绕门管区，坏死带的宽度从单排肝细胞到肝小叶的 1/3 区域。出血不常见，炎症反应也很轻，有时不明显。

坏死后修复快，轻度纤维化可从门管区向外延伸，同时伴有胆管增生，增生的胆管上皮为立方状，坏死后一周就可以出现在门管区或坏死区内。甲酸烯丙酯、苏铁素、某些药物可引起中间带坏死。

急性坏死的一周内，门管区出现少量卵圆细胞。光镜下卵圆细胞核小而圆，形态一致，胞浆量少，不明显。增生的卵圆细胞位于门管区，分布于再生的肝细胞之间。当肝细胞再生被阻断时，卵圆细胞再生则明显。在用 N- 羟基 -2- 乙酰胺基芴处理的动物肝脏中，卵圆细胞增生较用烯丙醇处理的动物明显，增生的卵圆细胞进入肝小叶的外周区。

门管区发生坏死的原因与门管区肝细胞最先接触有毒物质、染毒浓度高有关，当血液流到小叶中央区时，毒性因子的浓度已经降低，再则外周区库普弗细胞的净化能力低。但是要注意某些肝脏毒性因子引起的坏死可能不是以外周区为主，而是以肝小叶的中央区为主，发生这种现象的原因可能是某些毒性因子不直接对肝细胞产生毒性作用，而是经过代谢活化后才对靶细胞产生毒性作用。与小叶周边肝细胞相比，中央区肝细胞有较高浓度的细胞色素 P450 和相关的酶，因而小叶中央区形成较高浓度的终末毒性产物，引起肝细胞坏死。

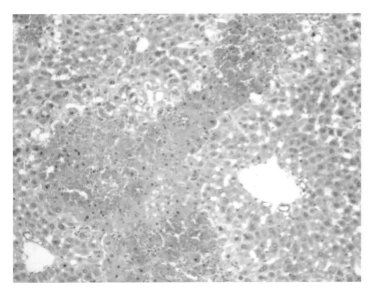

照片中见 2 个门管区，坏死灶位于门管区之间的肝组织。（HE）

图 9-97　中间区坏死

2. 按坏死灶的范围分类

（1）大块坏死（massive necrosis）：大块坏死的特点是坏死范围大，累及大部分肝组织，坏死范围常超过肝实质的 2/3，甚至 90% 以上。各小叶肝细胞几乎同时坏死，偶见散在变性肝细胞残留，呈小岛状，或仅在门管区周围有少量残余肝细胞或小胆管。这种坏死常从小叶中央（腺泡Ⅲ带）开始，迅速向小叶周边扩展，累及中间区（腺泡Ⅱ带）和周边区（腺泡Ⅰ带）。溶解、坏死的肝细胞迅速被清除，由于坏死发生迅猛，网状纤维染色可见小叶网状支架保存，坏死区肝窦明显扩张、充血、出血，库普弗细胞增生肥大，吞噬活跃。肝小叶和门管区大量炎细胞浸润，以淋巴细胞和单核巨噬细胞为主。坏死数日后肝组织内网状支架塌陷。度过危险期后，肝细胞再生，不能恢复原有的小叶结构，形成肝硬化。大块坏死肉眼观，早期表现为肝体积缩小，被膜皱缩，质地变软。切面呈黄色或红褐色，如有出血，局部呈红黄相间的斑纹状。

（2）灶状坏死和点状坏死（focal and spotty necrosis）：灶状坏死的范围较小，一般不超过小叶（腺泡）的1/3。肝接触毒性因子可以引起灶性坏死。人类灶性坏死研究较多。小叶内单个或几个肝细胞坏死为点状坏死，由于坏死肝细胞溶解，坏死区常有淋巴细胞、单核巨噬细胞浸润，或有小簇肥大的库普弗细胞聚集（图9-98）。

（3）桥接坏死（bridging necrosis）：大块坏死一般见于接触高剂量毒性因子的动物，也见于毒性因子直接进入血液系统的情况下。在某些区域，坏死灶可以从中央静脉延伸到门管区（图9-99），形成小叶内较广泛的融合性坏死，即桥接坏死。根据坏死连接部位的不同，桥接坏死分为三类：一个小叶的门管区连接相邻小叶的门管区、一个小叶的中心连接相邻小叶中心、一个小叶的门管区连接相邻小叶的中心。桥接坏死常导致后续的桥接纤维化，累及邻近的多个小叶，形成多小叶坏死（multilobular necrosis）。

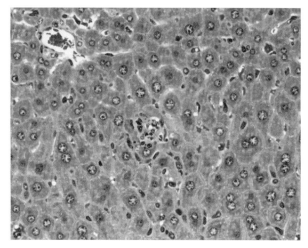

数个肝细胞坏死，局部有炎细胞浸润（图中央）。（HE）

图 9-98　肝细胞点状坏死

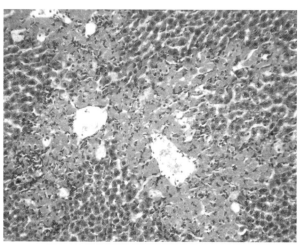

坏死灶位于相邻的两个门管区之间，或中央静脉和门管区之间，或中央静脉之间。（HE）

图 9-99　肝细胞桥接坏死

（4）碎片状坏死（piecemeal necrosis），界面性肝炎（interface hepatitis）：碎片状坏死发生于门管区周围的肝细胞和有炎症的门管区之间，肝小叶周围的界板肝细胞被破坏（图9-100），这种坏死以后发生纤维化的概率高于其他类型的肝细胞坏死。

肝细胞坏死后，由于细胞膜破损，原存在于肝细胞内的酶如丙氨酸氨基转移酶（ALT）、天冬氨酸氨基转移酶（AST）溢出细胞外，在血清中的浓度骤然升高，通过测定血清酶水平可以了解肝细胞坏死程度。

3. 按坏死灶的病变分类

（1）凝固性坏死：肝细胞坏死后，组织结构的轮廓犹在，为凝固性坏死。

（2）网状坏死：肝腺泡1区肿胀的肝细胞内细胞骨架浓缩，呈筛网状（图9-101），此型坏死见于长期、持续性胆汁淤积。其发病机制不清，可能由于淤积胆汁的表面活性作用，导致含角蛋白的细胞骨架缩成一缕缕的筛网状结构而被胆红素浸染。病变进展时，损伤的细胞骨架转变为胆汁性马洛里小体（Mallory body），最后细胞死亡。

（3）液化性坏死（溶解性细胞坏死）：肝细胞坏死后，细胞高度肿胀，细胞膜和细胞器膜破裂溶解，细胞结构渐消失。坏死碎片很快被巨噬细胞和库普弗细胞吞噬清除，坏死存在的时间短暂。

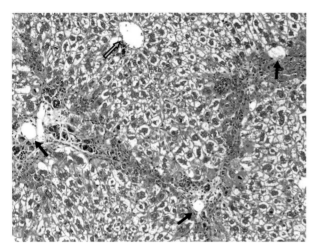
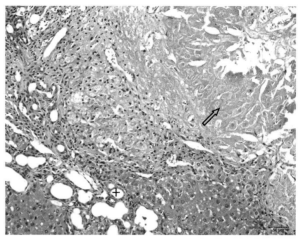

坏死发生在有炎症的门管区之间。黑箭示 3 个门管区，蓝箭示中央静脉。（HE）

大鼠胆管结扎后肝组织大片网状坏死（绿箭示），坏死区域周边有炎细胞浸润。照片左下角门管区胆管再生（"+"示）。（HE）

图 9-100　碎片状坏死

图 9-101　网状坏死

（四）凋亡（apoptosis）

化合物引起肝细胞死亡的第二种方式为凋亡。与坏死不同的是凋亡的肝细胞内容物不释放，因而凋亡细胞的周围也不出现炎症反应。组织学上，发生凋亡的肝细胞体积变小，呈皱缩状，胞浆致密、嗜酸性增强，又称为嗜酸性小体或凋亡小体。凋亡小体一般见于形态正常的肝细胞附近，局部缺少炎细胞浸润。一些凋亡小体被临近的肝细胞吞噬。在正常肝脏中，凋亡率很低，凋亡仅在生理性老化的肝细胞中发生。对肝脏有毒性作用的化合物可以促进或抑制细胞凋亡的过程，例如一定剂量的镉注入小鼠腹腔内，肝细胞凋亡增加，并呈剂量－反应关系；萘苯丁酸（萘酚平）可以抑制大鼠肝细胞凋亡。

凋亡和坏死可以同时或先后发生。坏死是被动的过程，而凋亡是主动的过程，许多引起坏死的肝毒物如对乙酰氨基酚、CCl_4、1，1－二氯乙烯和硫代乙酰胺在低剂量接触时或接触的早期引起凋亡，而在高剂量接触时或接触的晚期引起细胞坏死。镉、电离辐射、抗肿瘤药物、CCl_4、对乙酰氨基酚等也可以引起细胞凋亡。

（五）肝脏炎症

1. 急性炎症（acute inflammation）

包括急性坏死性炎症（acute necrotizing inflammation）。在散发性病例中，肝脏偶尔出现小的、界限清楚的急性炎症灶或坏死灶，又称为灶性急性炎症（focal acute inflammation）或灶性急性坏死性炎症（focal acute necrotizing inflammation），有时称为灶性坏死（focal necrosis）或凝固性坏死（coagulative necrosis）。有时伴有胃肠道的炎性病变，特别是 Tyzzer's 病（bacillus piliformis infection，毛状芽孢杆菌感染）。灶性肝炎偶尔也见于假结核病（pseudotuberculosis，corynebacterium kutscheri infection，库氏棒杆菌感染）。假结核病的诊断，依据病理形态学，在小叶中央发现有界限清楚的坏死性炎症病灶，用吉姆萨染色、PAS 染色或银染时坏死灶的周边部可以找到细菌。药物也可以引起肝细胞的急性炎症性反应，但很少见。然而药物或化学因子偶尔可在人类中引起囊性炎症反应或诱导肉芽肿形成。

2. 慢性炎症 (chronic inflammation)

肝脏也可以出现慢性炎症，炎细胞以淋巴细胞和单核巨噬细胞为主，有时出现嗜酸性粒细胞。炎症病灶常位于门管区。慢性炎症出现时要注意与肝脏的髓外造血相区别。在造血需要增加的情况下，成年动物肝脏出现髓外造血。此时出现各种类型的造血细胞，偶尔发生巨核细胞（megakaryocytes）灶性坏死和纤维化。

3. 肝脏内白细胞灶 (leucocyte foci)

肝脏在无特定病变的情况下，小叶内、门管区或中央静脉周围，光学显微镜下有时可见白细胞灶，出现此现象的原因不明，可能是由于 PVM 或仙台病毒感染，属于地方性动物病，在临床上可以无任何症状，常在种属相同的动物群体中流传，病变轻微。病灶中的炎细胞以单核巨噬细胞为主，也可以出现中性粒细胞或淋巴细胞，有时出现嗜酸性粒细胞，甚至局部出现坏死的肝细胞。注意不要与真性感染相混淆（图 9-102 ~ 图 9-104 ）。

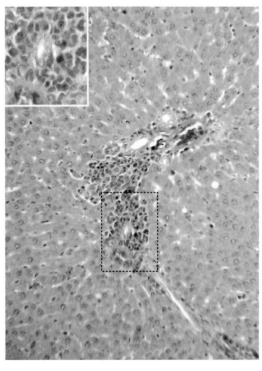

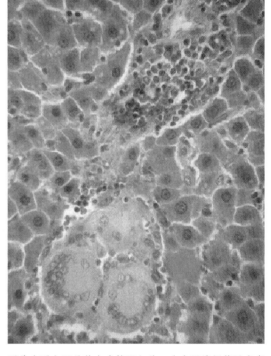

门管区有多种类型的炎细胞浸润，包括中性粒细胞、嗜酸性粒细胞和少量单核巨噬细胞。左上图图为黑框内局部组织放大。（HE）

照片左下方可见数个多核巨细胞，右上区域门管区有炎细胞浸润。（HE）

图 9-102　门管区慢性炎

图 9-103　肝脏肉芽肿

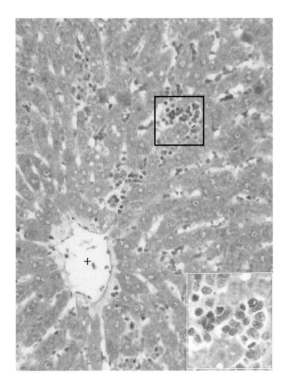

照片左下方为中央静脉（"+"示），高倍镜下炎细胞主要为淋巴细胞和少量单核巨噬细胞（右下插图为黑框内组织局部放大）。（HE）

图 9-104　肝脏内白细胞灶

（六）色素（pigmentation）和异常物质在肝内的蓄积

和其他器官一样，肝脏可以出现各种色素及异常物质，如脂褐素、胆色素、铁、铜等。

1. 脂褐素（lipofuscin pigment）

正常的肝细胞胞浆内可以有少量脂褐素，并且含量随大鼠年龄增大而增加，如果量多则为病理状态，此时过氧化物酶（peroxisome）小体增生。光镜下脂褐素为棕色、颗粒状，位于近胆管部位的肝细胞浆内，常规染色方法难以与其他色素区别，可以采用脂褐素铁还原法，在紫外灯下脂褐素有自发性荧光。脂褐素为溶酶体内未完全消化的脂质。

2. 胆色素

偶尔在未经处理的大鼠的胆管或胆道结石内出现胆色素。施用引起胆汁淤滞的某些药物或化学试剂，肝细胞内也可出现胆色素，但不引起细胞损伤。在胆色素鉴别困难时，可使用 Van Gieson 染色，胆色素染成亮绿色。

3. 铁（Iron）

经饮食摄入过量的铁或应用肝细胞毒物，可以引起肝细胞内蓄积过多的铁。铁在肝细胞内以铁蛋白的形式储存，过量则表现为金黄棕色的含铁血黄素颗粒。超微结构为膜包绕的铁蛋白体（siderosomes），来自次级溶酶体，常位于胆管周围，胆汁分泌来自溶酶体的铁，可能是过多铁排出的重要途径。损伤后组织内也可以出现铁色素。饮食中铁的含量或影响饮食的某些化学因子也可以增高组织中铁的含量，达到可显色的阈值。

4. 铜（copper）

铜在肝细胞内蓄积与饮食摄入过多或毒物有关。铜蓄积于门脉外周区，有时出现于肝小叶的中间带。过多铜蓄积引起肝脏体积增大、色素增多，甚至肝细胞坏死，局部出现中性粒细胞和单核巨噬细胞等炎细胞。在小鼠中，铜的毒性作用可以引起肝细胞出现马洛里小体。其他物种如羊，在蓄积的后期，铜可以从肝脏释放进入血液，引起致死性溶血性危象（hemolytic crisis）。

（七）肝硬化和肝纤维化

肝硬化（cirrhosis）是指多种原因引起肝细胞弥漫性变性、坏死及炎症，以及随之而发生的肝细胞结节状再生和纤维结缔组织增生，形成假小叶（pseudolobule），引起肝小叶结构及血管的破坏和改建。肉眼观察到肝脏变形，质地变硬，故称肝硬化。

肝硬化早期肝脏体积增大，色泽黄褐色或灰黄色。随着病变进展，肝脏体积逐渐变小，晚期体积明显缩小，重量减轻，质地变硬，边缘变锐（图 9-105）肝脏表面呈大小不一的结节状。切面可见再生结节弥漫性地分布于整个肝脏，大小与肝表面的结节一致。结节周围为灰白色的纤维间隔包绕。

镜下观察，正常肝小叶结构被破坏，由增生的纤维组织将肝小叶和再生结节分割、包绕形成大小不一的肝细胞团，称为假小叶。假小叶内肝细胞索排列紊乱，中央静脉偏位、缺如或有多个，也可以见到门管区结构。假小叶的周围被增生的纤维组织间隔包绕，其中常有数量不等的淋巴细胞和巨噬细胞浸润，并有小胆管增生。如果病因持续存在，假小叶内的肝细胞常出现不同程度的变性、坏死，周边再生的肝细胞可表现为细胞体积增大，核深染，出现双核。

肝脏内纤维组织增多，目前认为主要是在慢性肝病修复过程中肝星状细胞被激活，引起细胞外基质（extracellular matrix，ECM）生成过多，降解相对不足，胶原等 ECM 在肝内大量沉积所致。在我国，肝纤维化和肝硬化的主要病因是病毒性肝炎、血吸虫病、酒精中毒、工业毒物摄入、药物摄入、胆汁淤积、循环障碍和代谢紊乱等，因而用上述的各种化学物质或免疫学方法，包括用 CCl_4、乙醇、黄曲霉毒素、氯丙嗪、氨甲蝶呤等可以复制肝纤维化和肝硬化的动物模型。

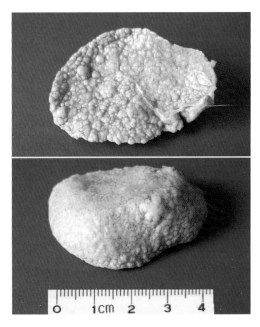

肝脏体积缩小，质地变硬，边缘变锐，表面密布结节

图 9-105　大鼠肝硬化大体观

从具有正常小叶结构的肝脏进展为肝硬化是一个连续发展的过程。在肝硬化的早期，肝脏病变处增生的纤维组织常位于门管区或中央静脉周围，表现为门管区扩大，中央静脉壁增厚。以后纤维组织逐渐增多，从中央静脉周围或门管区向外延伸，呈不连续的条索状。病变进一步发展，条索状的纤维组织不断增多、延伸，并互相连接，形成纤维隔，分割正常的肝小叶，将其完全包裹和分隔，这种周围包绕了纤维组织的再生肝细胞团（再生结节）称为假小叶（图 9-106 ~ 图 9-113）。

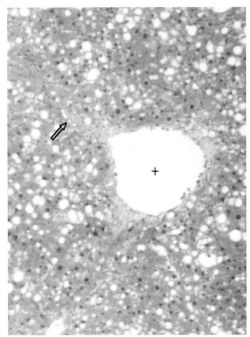

增生的纤维组织主要位于中央静脉（"+"示）周围，并向周围轻度延伸（箭示）。部分肝细胞脂变。（HE）

图 9-106 肝纤维化早期

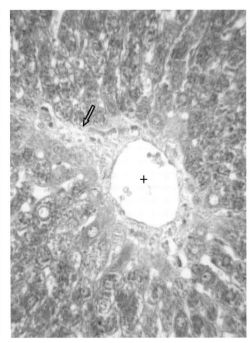

增生的纤维组织主要位于中央静脉（"+"示）周围，并向周围轻度延伸（箭示）。部分肝细胞脂变。（Masson）

图 9-107 肝纤维化早期

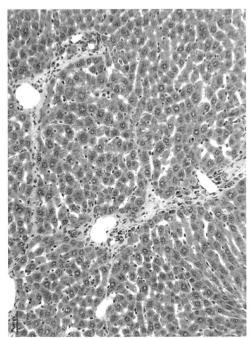

肝小叶结构紊乱，增生的纤维自门管区向周围延伸，分割正常的肝小叶。（HE）

图 9-108 肝纤维化进展期

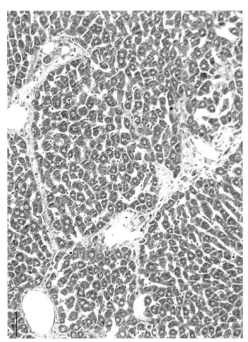

肝小叶结构紊乱，增生的纤维自门管区向周围延伸。（Masson）

图 9-109 肝纤维化进展期

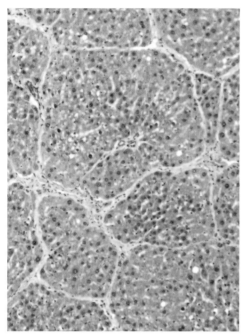

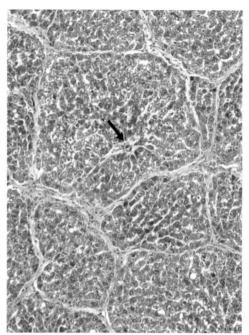

照片中多个肝细胞再生结节，周围有完整的结缔组织包绕，形成假小叶。（HE）

图 9-110 中央部组织放大。照片中假小叶内肝细胞排列紊乱，无中央静脉，有 1 个偏位的门管区（箭示）。（Masson）

图 9-110　肝硬化假小叶

图 9-111　肝硬化假小叶

　　当增生的纤维组织尚未完全分隔、包绕肝小叶或再生结节，则称为肝脏纤维化（fibrosis），这类似人类血吸虫病晚期，大量血吸虫虫卵在肝脏门管区沉积，引起局部大量纤维结缔组织增生，但增生的纤维结缔组织未完全分隔肝小叶，一般无再生结节形成，因而称为"血吸虫病肝纤维化"。

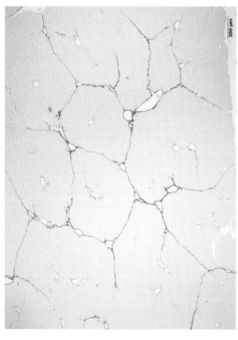

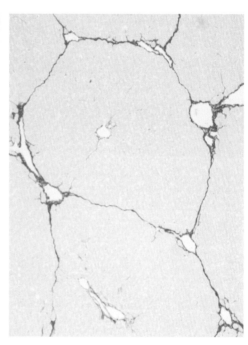

增生的纤维组织形成大量的纤维隔，照片中央纤维组织已互相连接、包绕形成假小叶。（天狼猩红）

图 9-112 局部放大，假小叶周围有完整纤维组织包绕。（天狼猩红）

图 9-112　肝硬化假小叶

图 9-113　肝硬化假小叶

在动物中，肝硬化常存在于用化学试剂复制出来的动物模型，如小鼠、大鼠口服或腹腔注射CCl_4、TAA 等后初期发生肝细胞脂肪变性、坏死，局部炎细胞浸润，久之纤维组织增生，肝细胞结节状再生，形成由纤维组织包绕的再生结节，即假小叶，发生肝硬化。小鼠肝硬化也可由二乙基亚硝胺（diethylnitrosamine）引起。黄曲霉毒素可以引起地鼠肝硬化，但对小鼠、大鼠却无类似作用。

（八）肝脏非实质细胞的病变

肝脏主要由肝细胞组成，但在肝脏中还存在其他类型的细胞，也就是肝脏的非实质细胞，如窦内皮细胞、储脂细胞（Ito 细胞）、库普弗细胞、卵圆细胞等。肝脏毒物对这些细胞的影响远不如对肝细胞明显和常见，但在肝毒性反应中时有出现，其病变常与肝细胞损伤相联系。

1. 窦内皮细胞病变

大鼠一次性腹腔内注射二甲基亚硝胺，可以出现内皮细胞坏死。窦内皮的损害是大体和显微镜下所见出血的主要原因，但无法确定内皮细胞损伤是由于直接与亚硝胺接触所引起，还是由活化的亚硝胺代谢物所引起。当窦内皮细胞破坏时，修复过程除再生外也包括纤维化。此外双稠吡咯啶生物碱（pirrolizidine alkaloids）也可能对内皮细胞有损伤作用。有些毒素虽然不直接引起窦内皮细胞坏死，但可以引起肝窦内皮细胞孔隙扩大，这种看起来是相对轻微的改变，但由于增加了肝细胞与毒物的接触，也可以引起明显的出血。紫癜性肝病（peliosis hepatis）就是其例之一，病变部位可见显著扩张的窦状隙，其内充有血液。紫癜性肝病通常为实验动物的自发性损害，但也有报道它的发生与肝毒物，特别是引起窦内皮细胞损害的毒素有关。

2. Ito 细胞病变

位于肝细胞和窦内皮细胞之间的 Ito 细胞，也称为星状细胞、储脂细胞或窦状隙周边细胞。虽然仅占肝脏总细胞数的 5%，但它在胶原生成、维生素 A 储存和代谢中起重要作用。Ito 细胞有对各种不同的肝毒物发生反应的能力，例如 CCl_4 引起小叶中心肝细胞坏死或乙硫氨酸引起门脉周围组织坏死时，Ito 细胞在损害的局部区域蓄积（图 9-114），形成胶原，参与修复过程。现已明确，发生在小叶内的肝纤维化与 Ito 细胞产生的胶原有关，而化学物引起胆管损伤时，出现的门管区纤维化与潜居于门管区的成纤维细胞活化后产生的胶原有关。

一种与 Ito 细胞有关的病变称为海绵层细胞间水肿样肝病（spongiosis hepatis）或囊样变性（cystic degeneration），是啮齿类动物独有的肝脏损害，超微结构提示这种损害是由增生和异常的 Ito 细胞组成的。囊样变性表现为多房的囊样结构，每个囊样结构的直径可以从单个肝细胞直径到单个肝细胞直径的几倍不等，病变区域范围通常小于一个小叶，囊腔内充填有细小的颗粒状嗜酸性物质。在许多假性囊肿之间可观察到正常的肝细胞。本病在未处理的成年啮齿动物中很少发现，但常见于用肝致癌剂处理的动物肝脏中。维生素 A 过多对 Ito 细胞有明显的影响。

3. 库普弗细胞病变

库普弗（Kupffer）细胞是肝脏主要的吞噬细胞，在吞噬微小颗粒性物质和外来异物中起重要作用。由小肠释放的内毒素一般由库普弗细胞清除和解毒。因此，任何化学毒物引起的库普弗细胞改变都可导致潜在的肝细胞和机体其他组织的损害。化学毒物引起的库普弗细胞损害的类型不一，许多化学物可损害或降低库普弗细胞活性，如 CCl_4 和半乳糖胺能降低库普弗细胞的内毒素清除活性，由此而引起的内毒素血症在随后发生的肝毒性反应中起一定作用。但也有些化学物可提高库普弗细胞活性，例如外源性雌激素可引起库普弗细胞肿大和增生（图 9-115），并增强其吞噬活性。

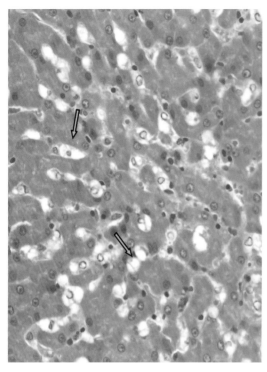 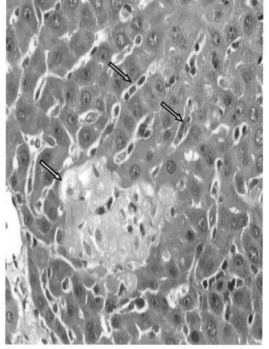

Ito 细胞位于门管区，胞浆内多个空泡是脂质空泡（绿箭示），并有向外延伸的趋势。（HE）

肝窦内见数个库普弗细胞（绿箭示），附件见有一个坏死灶（黄箭示）。（HE）

图 9-114 肝 Ito 细胞

图 9-115 库普弗细胞增生

一般而言，化学毒物引起的肝毒性常先作用于肝细胞，但也有一些毒物例如蓖麻蛋白，首先损害肝脏的库普弗细胞，使库普弗细胞活化或失活，从而影响某些化学毒物对肝脏的急性毒性反应，例如对乙酰氨基酚对肝脏的毒性可因使用库普弗细胞活化或失活的物质而提高或降低。同样，维生素 A 活化库普弗细胞后，将显著促进小剂量 CCl_4 引起急性肝坏死。活化的库普弗细胞加剧肝损害的原因可能与活性氧的释放有关，应用抗氧化酶可减弱维生素 A 对 CCl_4 肝毒性的促进作用。

4. 胆道损伤性病变

（1）急性胆管坏死（acute necrosis of bile ducts）：急性胆管坏死并不常见，用 α–萘异硫氰酸酯（α-naphthyl isothiocyanate）处理的大鼠或小鼠，肝内胆管或门管区的胆管上皮细胞在 24 h 内坏死，脱落到管腔内，胆管上皮下结缔组织水肿，局部有中等量的炎细胞浸润。如果胆汁漏出胆管外，将引发胆管周围的肝细胞坏死。急性坏死后，胆管上皮很快修复，最初形成单层扁平状上皮，几天内上皮分化为正常的单层立方状，1 周后再生基本完成，此时门管区胆管数量较正常多。再生的胆管可能来自坏死区周围残存的上皮细胞，也可能来自坏死周围闰管的上皮细胞。

（2）胆管增生（bile duct hyperplasia）：在年轻的啮齿类动物的肝脏中，胆管增生是一种常见的形态学表现。正常情况下每个门管区含有 1～2 个胆管，如果数目增多则为胆管增生（图 9-116）。

胆管增生可以分为 2 种类型：单纯性胆管增生（simple bile duct hyperplasia）和胆管纤维组织增生（cholangiofibrosis）。应用胆管毒素处理动物后几周，可以引起单纯性胆管增生，增生前胆管坏死过程通常难以发现，增生的胆管可以保持静止状态，或退变，局限于门管区，也可能向门管区周围肝组织内延伸，或进展为纤维组织增生，最后病变区转为瘢痕组织（纤维性修复）。

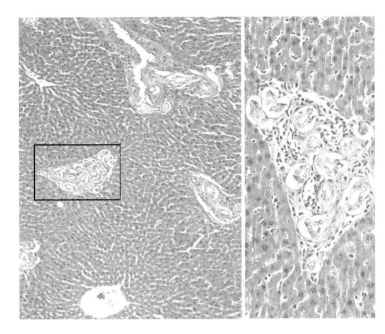

左图为低倍观，低倍镜下门管区数目明显增多，体积增大。
右图为上图黑框内放大观，门管区内小叶间胆管数目多于10个，有炎细胞浸润。（HE）

图9-116　胆管增生

　　胆管纤维组织增生光镜下表现为增生的胆管周围有胶原结缔组织包绕，胆管上皮的形态多样，可为典型的立方状，也可为扁平状、复层鳞状上皮，或柱状上皮，后者类似于肝外胆管的上皮细胞，并可以出现杯状细胞，或出现小肠细胞分化的特征。经过一段时间，随着致病化学物的消除，增生的胆管数目减少，上皮的高度降低，最后形成衬有扁平上皮的囊腔，也可能胆管完全消失，形成局灶性小瘢痕，也有研究发现病变进展为胆管细胞癌（cholangiocarcinoma）。

　　但要注意，随动物年龄的增加，门管区胆管的数量也将增多，但是胆管始终局限于门管区内。此外，老年大鼠也可以出现胆管纤维组织增生，光镜下典型的形态学表现为门管区含有多个形态正常的胆管，每个胆管被薄层的成熟的胶原结缔组织包绕，炎细胞罕见。

　　（3）卵圆细胞增生（oval cell hyperplasia）：卵圆细胞轻度或中度增生时，增生的细胞局限于门管区，增生明显时，则向外延伸，穿插于肝细胞间。增生的卵圆细胞很少形成结节状。卵圆细胞的特征是核卵圆形、嗜碱性，胞浆量极少，胞界不清。电镜下胞浆内细胞器稀少，仅有少量小的线粒体，内质网数量也少，有桥粒和紧密连接，因其超微结构的特点很像正常的胆管上皮，因而认为卵圆细胞是上皮起源的。也有人认为它起源于末梢胆管的上皮细胞，或起源于闰管。

（九）其他

横膈疝气（diaphragmatic herniation）

　　部分肝组织形成结节状向横膈面突起。该异常在肝中叶发生的可能性较大，可以自发性产生或为药物所引起。应注意不要与肿瘤混淆，光镜下疝突入横膈的组织为肝细胞，其形态及组织结构正常，无细胞异型性，也无组织结构异型性。

参考文献

［1］金泰廙.毒理学基础［M］.上海：复旦大学出版社，2003.

［2］王捷.毒性病理学［M］.沈阳：辽宁科学技术出版社，2004.

［3］Thoolen B, Maronpot R R, Harada T, et al. Proliferative and nonproliforative lesions of the rat and mouse hepatobiliary system［J］. Toxicologix Pathology, 2010, 38：5S–38S.

［4］里德，维尔纳，舍费尔，等.里德病理学［M］.武忠弼，主译.上海：上海科学技术出版社，2007.

［5］于世风.口腔组织病理学［M］.6版.北京：人民卫生出版社，2007.

［6］Atzori L, Congiu L. Effect of verapamil on allyl alcohol hepatotoxicity［J］. Drug Metabol Drug Interact, 1996, 13：87–98.

［7］Cullen J M. Mechanistic classification of liver injury［J］. Toxicol Pathol, 2005, 33：6–8.

［8］Engelhardt N V. Oval cells in rodent liver, mouse, rat// Digestive System（T C Jones, J A Popp, U Mohr, eds.）［M］. 2nd eds. Springer-Verlag, 1997：162–166.

［9］Graham M J, Lake B G. Induction of drug metabolism：Species differences and toxicological relevance［J］. Toxicology, 2008, 254：184–191.

［10］Greaves P, Edwards R, Cohen G M, et al. "Have you seen this?" Diffuse hepatic apoptosis［J］. Toxicol Pathol,2001, 29：398–400.

［11］Greaves P. Liver and pancreas. In Histopathology of Preclinical Toxicity Studies［M］. 3rd eds. Oxford：Elsevier, 2007. 457–514.

［12］Hall A P, Elcombe C R , Foster J R. Liver Hypertrophy：A Review of Adaptive（Adverse and Non-adverse）Changes- Conclusions from the 3rd International ESTP Expert Workshop［J］. Toxicologic Pathology, 2012, 40：971–994.

13, Harada T, Enomoto A, Boorman G A, et al. Liver and gallbladder// Pathology of the Mouse（Maronpot R R , ed.）［M］. Vienna Cache River Press, 1999：119–183.

［14］Jones T C, Popp J A, Mohr U. Digestive System［M］. 2nd eds. Berlin Heidelberg：Springer-Verlag, 1996 .

［15］Kanel G C , Korula J. Atlas of Liver Pathology［M］. 2nd eds. Los Angeles：Elservier Saunders, 2005.

［16］Kurt Aterman. The stem cells of the liver-a selective review［J］. J Cancer Res Clin Oncol ,1992, 118：87–115.

［17］Levin, S. Commentary：Implementation of the STP recommendations on the nomenclature of cell death. Society of Toxicologic Pathologists［J］. Toxicol Pathol,1999, 27：491.

［18］Martignoni M, Groothuis G M, de Kanter R. Species differences between mouse, rat, dog, monkey and human CYP-mediated drug metabolism, inhibition and induction［J］. Expert Opin Drug Metab Toxicol；2006,（2）：875–894.

［19］Nolte1 T, Brander-Weber P, Dangler C,et al. Nonproliferative and Proliferative Lesions of the Gastrointestinal Tract, Pancreas and Salivary Glands of the Rat and Mouse［J］. J Toxicol Pathol, 2016; 29（1 Suppl）：1S–124S.

［20］Abrahams N, Devries K, Watts C C, et al. Apoptosis：A review of Programmed Cell Death［J］. Toxicol. Pathol. 2007, 35, 495–516.

［21］Satoh M, Kobayashi K, Ishii M, et al. Midzonal necrosis of the liver after concanavalin A-injection［J］. The Tohoku J Exp Med, 1996, 180：139–152.

［22］Sasse D , Maly I P. Studies on the periportal hepatotoxicity of allyl alcohol［J］. Prog Histochem Cytochem, 1991, 23：146–149.

［23］Thoolen B, Maronpot R R, Harada T,et al. Proliferative and Nonproliforative lesions of the rat and mouse hepatobiliary system［J］. Toxicologic Pathology, 2012, 38（7 Suppl）：5S.

［24］van Zwieten M J and Hollander C F.. Intranuclear and intracytoplasmic inclusions, liver, rat// Monographs on Pathology of Laboratory Animals：Digestive System（Jones T C, Popp J A, Mohr U, eds.）［M］. New York：Springer, 1997：133–139.

［25］Wright P F, Stacey N H. A species/strain comparison of hepatic natural lymphocytotoxic activities in rats and mice［J］. Carcinogenesis, 199, 112：1365–1370.

（苏 宁）

第十章　泌尿系统

泌尿系统由一对肾脏、一对输尿管、单个膀胱和尿道组成，是机体最重要的排泄器官，其生理功能是排泄代谢产物及毒物，以维持机体内水、电解质、酸碱平衡，维持内环境稳定。此外，肾脏还能产生多种生物活性物质，如合成、分泌促红细胞生成素、肾素、前列腺素等；肾脏在调节红细胞的生成、血压、钙–磷代谢等方面也具有重要作用。

第一节　泌尿系统正常组织学

一、肾脏

肾脏（kidney）为致密的实质性器官，大鼠肾表面平滑，背腹略扁，似蚕豆形，新鲜时呈红褐色，质实。左、右两肾位于腹膜外，紧贴在腰部脊柱两侧。右肾位置靠前，其前缘在第一腰椎水平处，后端位于第三腰椎水平处；左肾位置稍向后，比右肾低。每个肾的内侧凹入部为肾门（hilus renalis），是神经、血管、淋巴管和输尿管通过的部位（图 10–1）。营养良好的大鼠，肾门部和外侧部常有大量脂肪包绕，又称为肾周围脂肪，是用以诊断是否肥胖的检查部位之一。肾的背、腹面缺少脂肪。大鼠肾脏长约 15 ~ 25 mm，宽约 10 ~ 15 mm，厚约 10 mm，双肾的重量约占体重的 0.76%。

犬的肾脏重量约占体重的 0.5% ~ 0.6%，右肾靠前，比较固定，一般位于 1、2、3 腰椎体的下方。左肾位置变化较大，当胃近于空虚时，相当于第 2、3 或第 4 腰椎椎体的部位，当胃充盈时左肾则向后推移。

各种动物肾脏的大体形态结构不完全相同，有的动物肾脏只有一个乳头，呈单乳头肾，大鼠（图 10–2）、马、羊、兔、猫和犬属于此类，因而也只有一个肾叶。犬的肾在纵切面上可以看到皮质和髓质，但皮质部有中间带（界带），与髓质部的分界清楚。犬肾无肾盏，肾盂的形状与髓质部相适应，肾盂在肾门处变窄，与输尿管相接。

尽管肾脏的大体形态结构不完全相同，不同物种肾脏的组织结构基本一致，表面被有致密结缔组织构成的纤维膜（tunica fibrosa renis），切面可分为皮质和髓质。

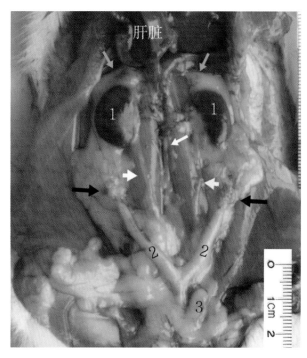

1—肾脏；2—子宫；3—膀胱。蓝箭示肾上腺（右侧清楚，左侧埋入脂肪组织内，隐约可见）；白长箭示腹主动脉；白短箭示输尿管；黑箭示卵巢

图 10-1　大鼠肾脏原位大体图（雌性）

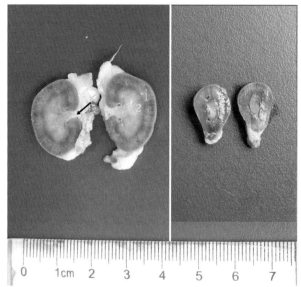

左图为肾脏纵切面，可见：1—外层为皮质，暗褐色；2—内层为髓质，浅褐红色。箭示单个肾乳头。右图为横切面

图 10-2　大鼠肾脏大体切面图

肾皮质（cortex）：新鲜标本皮质呈深褐红色、厚度约 1.3～1.7 mm，仅为成人肾皮质厚度的 1/6 左右，主要由大量的肾单位及与其相连的肾小管组成。髓质呈浅褐红色，肉眼观呈条纹状，外观呈锥体形，故称肾锥体。锥体之间的皮质称肾柱，一个肾锥体和与其相连的皮质组成肾叶。髓质的肾小管从锥体底部呈辐射状伸入皮质，形成髓放线，呈条纹状。髓放线之间的皮质称为皮质迷路，每个髓放线与其周围的皮质组成一个肾小叶。锥体的尖端突入肾盏内，称为肾乳头。大鼠、小鼠只有一个肾乳头，属单乳头肾动物，肾乳头上有许多小孔，开口于肾盏内。

髓质（medulla）：厚度约为皮质的 3 倍，又可分为外区和内区。外区（outer zone）由外带和内带组成，外带（outer band）条纹较致密，厚度约为髓质的 1/10，内带（inner band）条纹较稀、厚度约为髓质的 2/10；内区（inner zone）形成肾乳头（renal papilla），厚度约为髓质的 7/10。髓质的每个髓放线含有 6～10 个集合小管（collecting tubule）、30～60 个近曲小管和同样多的远曲小管（直部）。

髓质由近曲小管、远曲小管和集合小管组成。近曲小管在髓质外带和内带交界处，由厚壁弯曲段过渡到薄壁的直部。短髓袢的薄壁段很短，升支由薄壁过渡到厚壁出现在袢顶部附近，长髓袢的过渡则出现在内带和内区的连接部位。多数短髓袢（总数的 2/3）的袢顶只伸到内带的内 1/3 处。长髓袢的袢顶则终于内区的不同部位，愈近肾乳头尖顶部愈少。肾乳头尖顶部主要是由集合管汇合形成的乳头管（papillary duct），开口于肾盂。

在髓质中，肾小管直部平行排列于血管束周围。一般情况下，髓袢降支接近血管，集合管则位于外围。

光学显微镜观，按组织学结构肾脏可以分为实质和间质。肾脏实质主要由肾单位和集合管系构成，此外还包括球旁复合体。

（一）肾脏实质

1. 肾单位

肾单位是肾的功能单位，包括肾小体和肾小管。

（1）肾小体（renal corpuscle）

肾小体由肾小球和包围在肾小球外面的肾小囊组成。成年大鼠每个肾脏约有 30 000～35 000 个肾小体，为成人的 1/20～1/30；肾小体直径 100～140 μm，为成人的 2/3 左右。根据肾小体在皮质中的位置可将肾单位分为浅表肾单位和髓旁肾单位：浅表肾单位又称皮质肾单位（cortical nephron），占大多数，发生较晚，位于皮质的表层和中间层，在尿液形成中起主要作用；髓旁肾单位（juxtamedullary nephron）的肾小体靠近髓质，占肾单位总数的 15% 左右，发生较早，肾小体体积大（直径比短袢肾小体略大20%），髓袢长，有相当长的细段，伸到髓质内带的不同部位，在尿液浓缩过程中起重要作用。肾小体有两极：微动脉出入的一端称为血管极，与血管极相对的一端称为尿极（图 10-3）。

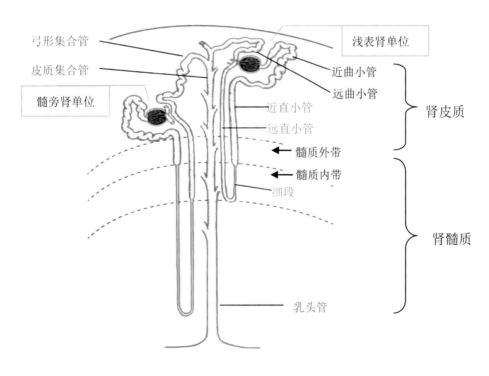

图 10-3　肾单位及结合小管模式图

① 肾小球（glomerulus）：又称血管球，分布于肾脏皮质部，是一团盘曲成球的毛细血管。一条入球小动脉自血管极处进入肾小体，分为数支，每支又分成许多小支，相互吻合后形成网状的毛细血管襻，每个分支形成的袢状结构为小叶，最后汇成出球小动脉，在血管极处离开肾小体。入球小动脉比出球小动脉粗短，从而保持肾小球内较高的压力，有利于肾小球的滤过。

肾小球是肾脏的滤过单位，滤过膜由薄层毛细血管内皮细胞、毛细血管基底膜和肾小囊腔脏层上皮细胞（足细胞）等三层结构组成。内皮细胞位于毛细血管基底膜内侧，细胞扁平，人类毛细血管内皮细胞胞体有许多直径约为 50 ~ 100 nm 的窗孔。除血细胞外，血浆内大分子物质可经窗孔自由通过。一个毛细血管横断面可见内衬的 1 ~ 2 个内皮细胞。基底膜厚约 300 nm，其主要成分为 Ⅳ、Ⅴ 型胶原蛋白，多种糖蛋白和带多聚阴离子的蛋白多糖（以硫酸肝素为主）等。基底膜依赖其机械及电荷屏障作用有效地阻止血浆内带负电荷的白蛋白等物质的漏出，故它是滤过膜中最重要的屏障。肾小囊腔脏层上皮细胞（又称足细胞）（podocyte）位于基底膜外侧，胞质形成许多足突，足突间有直径为 20 ~ 30 nm 的裂孔，其间有一层如筛孔状的滤过隙膜覆盖，人类每一个筛孔的直径约为 4 ~ 14 nm，与白蛋白分子的大小接近。足突表面也带负电荷，不仅阻挡蛋白分子的漏出，也有助于足突相互排斥，保持其形状和相互之间的距离。肾小球滤过膜调节肾小球滤过，其特殊结构有利于肾小球毛细血管的选择性通透作用。

毛细血管丛小叶的轴心组织即系膜区，由系膜细胞和基质组成，光镜下系膜细胞形态不规则，核小而圆，染色深，与血管内皮细胞不易区别。每一个终末端的系膜区只含 1 ~ 2 个系膜细胞和少量基质。系膜区不仅对毛细血管襻起支持作用，系膜细胞还具有收缩、吞噬和合成激素（如促红细胞生成素）、酶类（如肾素、中性蛋白酶）、细胞因子（如 IL-1、IL-6 等）、血小板源性生长因子（PDGF）以及细胞外基质等，参与肾小球血流量调节、摄取和清除进入系膜区的异常物质（如沉积的免疫复合物）以及肾小球损伤后的修复过程等其他生理功能。系膜基质主要为 Ⅳ 型胶原、蛋白多糖和其他类型的蛋白，填充在系膜细胞之间，在血管球内起支持和通透作用。血管系膜内还有少量巨噬细胞。

② 肾小囊（renal capsule）：又称肾球囊（Bowman's capsule），是肾小管盲端凹陷而成的杯状双层囊，外层为壁层，内层为脏层，两层间的腔隙称肾小囊腔，或球囊腔，腔内盛有原尿。在肾小体发育过程中，壁层保留着扁平多边形上皮细胞的结构，在肾小体尿极处与近端肾小管的立方上皮相接。脏层的细胞即足细胞，其胞体大，凸面向肾小囊腔，细胞核染色淡。电镜下足细胞胞体发出几个大的初级足突，每个初级突起又分出许多指状的次级足突，有的又分出三级足突。足突互相穿插相嵌，呈栅栏状，紧贴在肾小球毛细血管基膜外。足突之间的空隙称滤过隙，上覆有一层带负电荷唾液酸糖蛋白滤过隙膜，该膜是

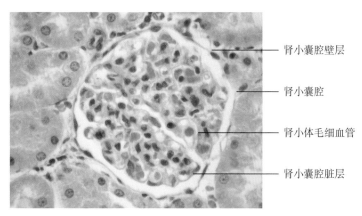

图 10-4　正常肾小体光镜图

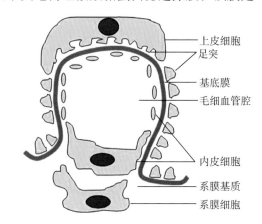

图 10-5　肾小球毛细血管和系膜区组织结构模式图

肾小体滤过作用的主要屏障。足突末端内的微丝收缩可以改变滤过隙的宽度，起调节肾小球滤过的作用。此外足细胞还参与基膜形成和更新（图10-4～图10-7）。

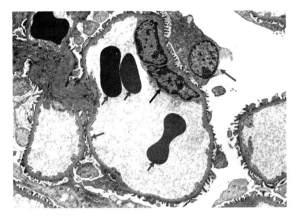

紫箭示基底膜，红箭示足细胞，黑箭示内皮细胞，蓝箭示红细胞。（电镜图）

图10-6　肾小球毛细血管电镜观

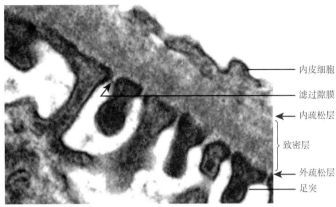

内皮细胞
滤过隙膜
内疏松层
致密层
外疏松层
足突

图中可见上皮细胞足突、足突间滤过隙膜、基底膜外疏松层、基底膜致密层、基底膜内疏松层、内皮细胞。（电镜图）

图10-7　肾小球毛细血管壁基底膜电镜观

（2）肾小管

肾小管（renal tubule）是一条细长、迂回曲折的管道，由单层上皮组成，从皮质开始走向髓质，再由髓质上升、折回到皮质。肾小管可分为近端小管、细段和远端小管。

① 近端小管（proximal tubule）：近端小管直接和肾小体连接。是肾小管中最粗最长的一段，它又分为曲部和直部。a. 近端小管曲部又称为近曲小管（proximal convoluted tubule），盘绕在肾小体附近，基膜明显。近曲小管管腔小而不规则，上皮细胞体积大，单层立方或锥体形，分界不清，胞质嗜酸性较强，HE染色呈深伊红染，细胞核呈球形。细胞的游离面有刷状缘（图10-8），由大量整齐排列的微绒毛构成，故有扩大细胞吸收面积的作用，此外刷状缘的细胞膜中有丰富的碱性磷酸酶和ATP酶，参与细胞的重吸收功能。刷状缘只有在固定好的标本上才能清楚显示，细胞基部有强嗜碱性的基纹，基部质膜内还含有丰富的 Na^+-K^+-ATP 酶（钠泵），可以将细胞内的钠离子泵出。b. 近端小管直部（近直小管）位于髓放线及髓质，构成髓袢的降支粗段，结构基本上与曲部相同，但小管变直，上皮较低，管腔较大，微绒毛等不如曲部发达。

近端小管是对肾小体滤液选择性重吸收的重要场所，其中85%的水分和营养物质被重吸收，因而原尿中的葡萄糖、钠盐、钾、磷酸、氨基酸、尿素、维生素等均可被近曲小管重吸收而不出现在尿中。另外，该段还有向腔内分泌和排出某些物质，如氨、氢离子、马尿酸、肌酐、肌酸、青霉素、酚红等的功能。许多有机物从血浆被主动转运到近端小管细胞，再扩散到小管腔内，因此近端小管将暴露于比血浆中浓度更高的化合物中。临床也常用马尿酸和酚磺肽排泄试验检测近端小管功能。

② 细段（thin segment）：与近端小管直部相接，构成髓袢的第二段，位于髓袢降支与升支之间。皮质肾单位的肾小管细段很短，髓旁肾单位的细段较长。肾小管细段管径细，与大的毛细血管相似，管壁为单层扁平上皮，游离面无刷状缘，电镜观察管道腔面，有少量微绒毛。细段上皮薄，有利于水和电解质吸收。

③ 远端小管（distal tubule）：远端小管包括与细段相接的直部及与集合管相接的曲部（远曲小管）。与近端小管相比，远端小管较近端小管细，管腔相对较大，细胞界限较清楚，核位于近腔侧，游离缘无

刷状缘，微绒毛少而短，基部纵纹明显。a. 远端小管直部（远直小管）（straight portion distal tubule），即髓袢升支粗段，直行于髓质或髓放线，进入皮质肾小体附近。远端小管直部细胞质嗜酸性较强，染色和近曲小管相似，胞间有闭锁小带和中间连接。电镜下细胞表面有少量短而小的微绒毛，基底质膜上也有钠泵，能主动地向间质泵出钠离子，但水不能通过。近年来的研究还显示远直小管和远曲小管起始端的上皮细胞膜上有 T–H 蛋白，这是一种凝胶状、不通透水的酸性糖蛋白。上述机制造成了从肾椎体底到肾乳头间质内渗透压逐渐增高，有利于在集合管内形成浓缩尿。b. 远端小管曲部，又称远曲小管（distal convoluted tubule），在肾小体附近迁回曲折，与近曲小管分布在一起，位于皮质内，小管较短，弯曲度不如近端小管，因此切片上的断面数少于近曲小管。与远直小管相比，细胞比直部细胞略高，基部纵纹不如直部细胞明显，线粒体和质膜内褶不如直部细胞发达。远曲小管是肾小管的最后一段，与水分和无机盐的重吸收有关，具有分泌钾、无机磷和 H^+ 等作用，控制尿的正常成分，对维持血液的酸碱平衡起重要作用。该过程受醛固酮作用，促进此段重吸收钠和排钾；也受抗利尿激素的作用，促进此段继续吸收滤液中的水分，从而使尿液浓缩，尿量减少。

近端小管直部、细段、远端小管的直部共同构成"U"形的髓袢。

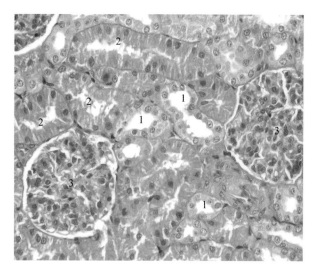

照片中标记了数个近曲小管和远曲小管。1—远曲小管；2—近曲小管；3—肾小球。（HE）

图 10-8　Beagle 犬肾脏近曲小管和远曲小管

2. 集合管（collecting tubule）

上接远曲小管，下接乳头管，依次分为弓形集合管、直集合管和乳头管三段。弓形集合管位于皮质迷路内，与远曲小管相接，呈弓形，至髓放线向髓质方向行走，成为直集合管，继续沿髓放线直行，向下达肾锥体，在锥体内下行至锥体乳头处称为乳头管。从弓形集合管到乳头管，管径由细逐渐变粗，管壁内衬上皮细胞逐渐增高，在皮质部为低立方形，到乳头管成为高柱状。光镜下细胞界限分明，细胞质清明、着色浅，核圆形，位于细胞中央，着色深。集合管细胞的超微结构简单，细胞器少，游离缘有少量微绒毛，也有少量侧突和短小的细胞内褶。

弓形集合小管和直集合管也有与远端小管类似的功能，并受醛固酮和抗利尿激素的调节。集合管也受心房钠尿肽的调节，减少对水分的重吸收，使尿量增加。

3. 乳头管（papillary duct）、肾盏（renal calyce）、肾盂（renal pelvis）

集合小管在肾乳头末端汇合成乳头管（papillary duct），开口于肾盂。乳头管管壁由单层高柱状上皮过渡到双层，在靠近肾乳头开口部变为变移上皮，管径也随之变粗。在肾盂远端 1/3 处开始有平滑肌，走向输尿管时很快增多。

肾单位和集合管的分布：在皮质中有肾小体、近曲小管、远曲小管、弓形集合管等，肾小球排列成串；在髓质外区中，有近端小管直部、远端小管直部和直集合管；在髓质内区中，有细段、髓袢升支和髓袢降支、大的直集合管和乳头管（图10-9，表10-1）。

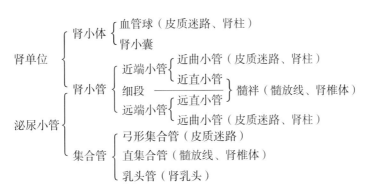

图 10-9　肾实质的组成和各段的位置

表 10-1　肾实质的组成和各段的组织学结构

| 特征 | 近端小管 | | 细段 | 远端小管 | | 集合管 | | |
	近曲小管	近直小管		远直小管	远曲小管	弓形集合管	直集合管	乳头管
细胞形状	胞体积大单层立方或锥体形	基本同左，细胞较近曲小管低	单层扁平上皮		上皮细胞较矮小立方形	单层低立方形，逐渐增高		高柱状
胞界	分界不清					由单层立方渐增高为单层柱状，高柱状，细胞界限分明，着色淡，核圆形，位于细胞中央		
胞质	细胞质嗜酸性较强			细胞质嗜酸性较强，与近曲小管相似	胞质嗜酸性较弱、着色浅	细胞质清明、着色浅		
胞核	细胞核呈球形，中位				细胞核位中央或近腔面	核圆形、位于细胞中央、着色深		
管腔直径	小、不规则	管腔较大	小，与大的毛细血管相似	管腔较大	管腔较大		小，与大的毛细血管相似	
表面刷状缘	有	有，无曲部发达	无	无	无，有小而短的微绒毛	无，少量微绒毛		
电镜	杆状线粒体丰富	滑面内质网较多	腔面有少量微绒毛	胞间有闭锁小带和中间连接	丰富的核蛋白体和粗面内质网和微管，高尔基体明显	细胞器少		

4. 球旁复合体

球旁复合体又称肾小球旁器（juxtaglomerular complex）由球旁细胞、球外系膜细胞、致密斑组成，位于肾小体血管极处，略呈三角形。是机体调节血压，水和电解质平衡的装置，还有产生促红细胞生成因子的作用。

（1）球旁细胞（juxtaglomerular cells，简称 JG 细胞）：球旁细胞为特化的入球小动脉平滑肌细胞，入球小动脉进入肾小体血管极处，血管壁平滑肌细胞变得肥大，细胞质染色浅，核呈圆形，似上皮细胞，切面细胞呈立方形和多边形，细胞质中充满分泌颗粒（PAS 染色呈阳性）。主要功能是合成、储存和释放肾素。

（2）球外系膜细胞（extraglomerular mesangial cells）：或称毛细血管间细胞、极垫细胞。是位于致密斑和入球小动脉与出球小动脉间的成堆淡染的小细胞，有突起，并与肾小球内的系膜细胞相延续，可能起信息传递作用，也具有收缩、吞噬和产生肾素的作用。

球外系膜细胞位于出、入球小动脉及致密斑之间，具有收缩、吞噬和产生肾素的作用。

（3）致密斑（macula densa）：是远曲小管起始部（位于入球小动脉与出球小动脉间），与小球相贴的一侧上皮细胞变高，密集排列，形成一个椭圆盘状结构（图10-10）。一般认为致密斑是一种离子感受器，可以感受到远端小管内钠离子浓度的变化，并将信息传递给球旁细胞和系膜细胞，改变两种细胞肾素的分泌，从而促进远端小管和集合管对钠离子的重吸收。

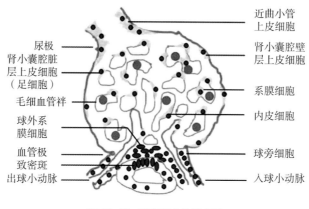

图10-10　球旁复合体模式图

（二）肾间质

肾间质（renal interstitium）包括肾脏内结缔组织、血管、神经等。肾脏内间质结缔组织较少，分布不均。在皮质部少，髓质部增多，肾锥体近乳头处较多。大鼠的肾脏，皮质间质略占体积的7%，髓质部直至乳头顶部，间质占到体积的29%。间质内的纤维分别由Ⅰ型、Ⅲ型和Ⅳ型胶原蛋白组成，基质主要由黏多糖（主要是透明质酸）和间隙液（主要是组织液）组成。肾间质细胞主要有三种：成纤维细胞、巨噬细胞、载脂细胞（或称载脂间质细胞）。成纤维细胞数量多，细胞有长突起和分支，主要功能是合成间质内的纤维和基质，还能产生促红细胞生成素，该细胞表达5′外切核苷酶（ecto-5′-nucleotidase，5′-NT）。巨噬细胞分布于整个肾脏内，细胞呈圆形，表面有微皱褶，其功能除吞噬外，还包括参与硫酸氨基葡萄糖的降解。载脂细胞呈星形，又称为星形细胞（stellate），胞浆内有脂溶性染料染色呈阳性的脂滴，载脂细胞产生前列腺素和髓质血管降压素，同时也产生细胞外基质。

肾盂

肾乳头覆以单层立方上皮，与肾盏、肾盂的变移上皮相延续，上皮下有少量结缔组织，在向输尿管延续过程中，逐渐出现平滑肌。

二、膀胱（urinary bladder）

膀胱是一个储存尿液的肌性囊袋，其大小和形状均随着尿液在其中的充盈程度而改变。当膀胱尿液排空时，呈梨形，当其充盈时，几乎呈圆形。雄性大鼠前列腺的腹叶贴附在膀胱的腹外侧。

膀胱由黏膜层、肌层和外膜组成。黏膜上皮为变移上皮（transitional epithelium），细胞层次及形状随膀胱的收缩或充盈而变化。固有层为结缔组织，内有丰富的血管。肌层由平滑肌组成，内层排列为纵行，中层为环形、外层为纵行，三层相互交错。中层的环形肌在尿道内口处增厚形成括约肌。外膜为疏松结缔组织（图 10-11，图 10-12）。

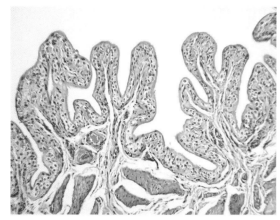

图示膀胱黏膜层及部分肌层，排空时黏膜形成皱褶凸向腔内。（HE）

图 10-11　正常膀胱壁

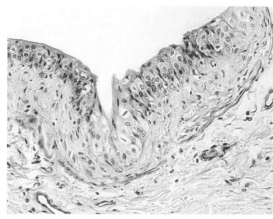

膀胱黏膜层表被变移上皮，细胞层次多。表层细胞大、立方形，中间数层细胞呈倒梨形，底层细胞呈低柱状。（HE）

图 10-12　正常膀胱黏膜层

第二节　泌尿系统常见疾病

一、肾细胞毒性损伤的主要机制

外源化合物通过各种途径进入机体，从肾脏以原形或代谢产物形式排泄。肾脏具有转化外来化合物的能力，在肝脏中存在的代谢酶，多数也可以在肾脏中发现，因此肾脏是化学物毒性作用的主要靶器官之一。外源性化合物对肾脏的损伤可以是直接的作用，也可能是间接效应。

（一）毒物对肾脏的直接损伤

许多化合物或其代谢产物进入肾组织，直接损伤肾细胞，导致细胞死亡（坏死或凋亡）。很多毒物，在低浓度时主要引起凋亡，涉及个别细胞，凋亡的细胞体积缩小，细胞质及核变得致密，细胞器保持完整，细胞核 DNA 被钙依赖的核酸内切酶切割成长度为 200 bp 或其倍数的片段，在琼脂胶电泳上呈现为阶梯状。凋亡细胞形成凋亡小体，最后被周围同种类型的细胞或巨噬细胞吞噬而清除，因而凋亡的细胞在肾脏中不引起周围组织的炎症反应。在正常肾组织中也存在细胞正常更新而发生的凋亡，组织发生萎缩时凋亡细胞数目增加。坏死是细胞死亡的另一种方式，当毒物的浓度增加时，如铅、氨基糖苷类药物暴露，常引起细胞大片状溶解坏死。坏死的细胞因肿胀而体积增大，细胞器膨胀、崩解，最后细胞破裂、溶解，在细胞破裂的过程中溶酶体内的多种酶被释放，引起坏死周围组织的炎症反应。坏死的主要的原因是缺血和中毒。

（二）毒物对肾脏的间接损伤

有的化合物进入肾细胞，需要经过生物转化，变成具有活性的中间体才能发挥毒性作用。中间体可能被灭活而不引起毒性反应，如果未被灭活，就可能产生毒性作用，损伤肾组织。转化可以发生于肾细胞内，也可以发生于肾细胞外。肾内转化与肝脏内生物转化作用类似，因为肾细胞内质网上也有细胞色素 P450 混合功能氧化酶系、谷胱甘肽 S-转移酶等多种酶，能催化外源化合物的生物转化，形成具有活性的中间代谢产物、自由基等，或与 DNA、蛋白质等生物大分子共价结合，从而影响大分子的生物活性，造成脂质过氧化，改变酶的活性、膜的流动性和通透性等而损伤细胞。有的外源化合物在肾外代谢生成稳定的代谢产物并进入肾细胞，直接损伤肾细胞，或者在肾内进一步代谢活化，间接损伤肾组织。

外来化合物引起全身性病变，在一定条件下，也能导致不同程度的肾脏损害。例如：中毒性休克会导致肾脏血液供应严重失常；中毒引起的胃肠道反应，如剧烈呕吐、腹泻等可造成严重脱水、电解质平衡障碍；中毒性或过敏性溶血，大量血红蛋白、肌红蛋白释放；中毒性血管病变如小动脉炎、血栓形成等，均可导致不同性质、不同程度的肾脏损害；中毒引起的心脏、血管损害，可造成血压下降、心排出量减少，导致全身血液重新分配，外周血管收缩，以保证心、脑等重要器官得到相对多的血液供应，肾脏血管也会收缩，致使肾脏血液供应量减少，严重时可能减少 30% ~ 50%。肾脏缺血程度不严重时，虽然肾功能已发生异常改变，但肾实质不一定出现明显的病理变化；如发生较长时间严重程度的缺血，则肾实质细胞将出现变性、坏死等形态结构性病变。

二、肾脏对毒物的易感性

肾脏是最重要的排泄器官，其体积小于机体总体积的 1%，质量小于机体总重量的 2%，但是心脏静息每搏输出量的 20% ~ 25% 进入肾脏，全身约 1/3 的血浆经肾滤过。因此，进入血液循环的任何化合物都被带到肾脏，增加了其接触毒物的机会。维持正常的肾功能需要将大量的氧及代谢底物运输到肾，而肾组织，尤其是近端小管的直部，对可导致细胞缺氧的毒物特别敏感，因而缺氧是造成肾损伤的重要原因。

解剖上肾脏可分为皮质、髓质和肾乳头三部分，不同部位对毒物的敏感性不一。皮质接受肾血流总量的 90% 左右，因而血源性毒物对皮质的毒性强于对髓质和肾乳头两个部位。70% 左右肾小球滤过液经由近曲小管吸收，因而近曲小管更易暴露于比血浆中浓度高的毒物。如前所述，肾近曲小管含有多种生物转化酶，如细胞色素 P450、谷胱甘肽 S- 转移酶等，只是这些酶的活性较肝脏中同种酶的活性低些。以上因素都增加了肾皮质对外源化合物的易感性。肾髓质的血流量远低于肾皮质，约占进入肾血流总量的 6% 左右，但是肾小管和血管复合体之间的反流结构所形成的逆流机制，可使该区的毒物浓缩，致其浓度比血浆中高多倍，并使髓质可能暴露于肾小管和间质内高浓度的毒物中。肾乳头是肾脏的最小解剖单位，主要有集合管系统的末端结构和髓襻的直部，虽然血流量不到肾血流总量的 1%，但毒物在肾乳头内高度浓缩也会引起细胞损伤。

综上所述，肾脏结构的完整性和功能的正常运转，对机体稳态的维持具有极其重要的作用，但肾脏也是毒性物质作用的重要靶器官之一，在化学物的毒性评价中具有重要意义。

三、常见的肾脏疾病

肾脏疾病很多，根据病因和病变发生的部位可分为以下几类：① 先天性发育异常，如畸形；② 肾小球损害为主的疾病，如原发性肾小球肾炎；③ 以肾小管损害为主的疾病，如急性肾小管坏死；④ 血管源性疾病，如高血压病的肾细动脉硬化和动脉粥样硬化性肾硬化；⑤ 以间质病变为主的疾病，如急、慢性肾盂肾炎、肾结核；⑥ 泌尿道梗阻，如肾和尿路的结石、肾盂积水等；⑦ 肿瘤，如肾母细胞瘤、肾细胞癌等。

（一）肾先天性疾病

1. 先天性肾上腺残留，或称异位肾上腺

这是由于在胚胎器官发育过程中（丛状）细胞发育异常，其特征是分化良好的肾上腺皮质细胞团块附着在肾包膜外或包膜下。先天性肾上腺残留无毒理意义，但需要与肿瘤浸润或转移相区别，异位肾上腺残留出现的细胞分化良好，无异型性。

2. 肾发育不全（hypoplasia）、不发育（agenesis）和发育不良（dysplasia）

肾发育不全指肾脏未发育致正常大小，肾不发育是指肾脏处于未发育状态。两种发育异常肉眼观肾脏体积小，但与萎缩引起的体积小不同，萎缩的肾组织各部位已发育至正常，但因后天性原因，肾脏体积变小，组成肾脏的细胞体积变小或数量减少，原有的组织结构存在。在发育不全时肾脏的组织结构处于较原始幼稚的状态，或未发育状态。发育不全是由于中肾发育过程中，输尿管芽未形成或早期退化，不能诱导后肾发生，导致肾缺如。

肉眼观肾体积小，通常为单侧，SD 和 F344 大鼠右侧肾多于左侧肾。与发育不全的肾相比，另侧肾肥大。光镜下肾单位少或处于未发育状态（agenesis），但可以保留少量肾脏的残余组织，这和先天性肾缺如（aplasia）不同，在 aplasia 肾脏完全缺如。

肾发育不良（dysplasia）见于大鼠、小鼠的皮质和（或）髓质，由肾实质发育紊乱所致，常伴分化异常，在皮质和髓质部出现异常组织，如原始的间叶组织、外胚层结构、不典型的小管或软骨组织。本病多数为先天性的，罕见，偶尔与孕期，特别是围生期接触致畸因子有关（图 10-13）。

动物实验中肾发育不全并不常见，但正常发育的肾组织中可发现少数肾小球结构异常，发育不良，表现为肾小球体积小，由密集的细胞组成，毛细血管襻不明显。6 个月以下的犬肾小球常发育不成熟，此时要与真性病变加以区别。

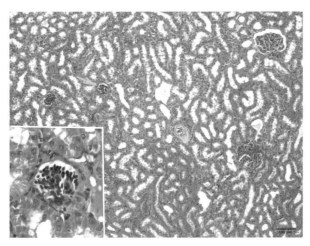

照片中 2 个肾小球发育不良（蓝箭示其中之一），肾小球体积小。左下图为其中之一放大观，肾小球内见细胞团，但无明显的毛细血管腔。（HE）

图 10-13　肾小球发育不良

3. 肾囊肿或囊泡肾

肾囊肿是指肾脏内出现囊肿为特征的病变，囊壁衬覆有单层立方或扁平上皮，腔内空虚或有淡伊红染的蛋白性物质，囊肿常单发（图 10-14），境界清楚，有时周围有少量结缔组织包绕。如果囊肿数量

多，则为囊泡肾，在人类中为多囊肾，动物中极少发现。动物常以单个或数个囊肿为多见，以发生于皮质多见，也可以发生于髓质或集合管。囊肿要和扩张的淋巴管鉴别，后者壁极薄。囊肿发生的原因不明，可能与肾小管内压增高有关，肾小管阻塞，也可能是慢性间质性肾病的早期，或先天性的。肾囊肿无毒理意义，一般不引起肾功能不全。

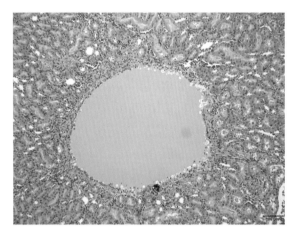

囊壁衬覆单层立方上皮，囊腔内有淡伊红染蛋白性物质。（HE）

图 10-14 肾囊肿

（二）原发性肾小球疾病

在实验动物中，原发性、自发性肾小球疾病并不多见。本书以人体常见的肾小球疾病为主，介绍临床常见的肾小球疾病的形态学特点，可用于动物同类疾病的借鉴。

1. 肾小球微小病变（glomerular minimal change disease, MCD）

肾小球微小病变也称微小病变性肾小球病或微小病变。临床表现为大量蛋白尿或肾病综合征，无高血压或肾功能损伤。该病占儿童肾病的 75%，约占成人肾病的 25%。光镜下肾小球无明显病变，肾小管可见上皮细胞水肿和脂肪变性。免疫荧光检查为阴性或微弱阳性。电镜下仅见肾小球上皮细胞足突广泛融合或微绒毛样变（图 10-15，图 10-16）。

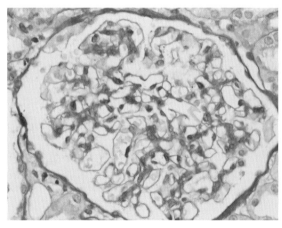

无显著病变。（PAS）

图 10-15 人肾小球

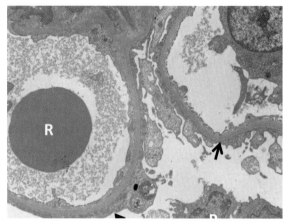

R—红细胞；P—足细胞。（电镜）

图 10-16 人脏层上皮细胞足突广泛融合（箭示）

肾小球微小病变在大鼠或小鼠中可以用尾静脉注射嘌呤霉素氨基核苷，或阿霉素等化合物复制，其可以导致动物出现大量蛋白尿及其他临床生化异常，肾小球也发生相应的形态学改变。

2. 局灶性节段性肾小球硬化症（focal segmental glomerulosclerosis, FSGS）

在肾脏病变的观察中，通常根据病变累及的肾小球总数，分为弥漫性和局灶性病变两大类。受累肾小球占标本中全部肾小球的50%以下为局灶性病变，50%以上为弥漫性病变。根据病变肾小球所累及的毛细血管襻范围，分为球性和节段性两大类。病变肾小球50%以上的毛细血管襻受累称球性病变，50%以下的毛细血管襻受累称节段性病变。

该类型肾小球疾病的临床表现为大量蛋白尿或肾病综合征，常伴血尿及高血压甚至肾功能障碍。光镜下仅见少部分肾小球存在病变，且小球内病变仅限于部分节段，病变部分系膜基质增多呈无细胞性硬化；有的病例在塌陷毛细血管襻周围足细胞增生肥大，基质沉积不显著。免疫荧光检查显示 IgM 和 C3 在病变肾小球呈节段性团块状沉积，未切到病变肾小球时，可以阴性。电镜下见上皮细胞足突广泛融合，病变部位毛细血管襻塌陷，系膜基质增多，有时伴有电子致密物沉积（图 10-17～图 10-22）。

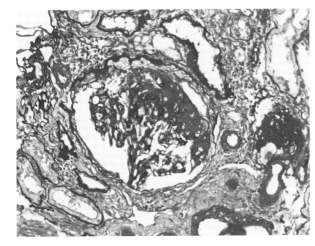

节段毛细血管襻塌陷，基质沉积。（PAS）

图 10-17 人局灶性节段性肾小球硬化症

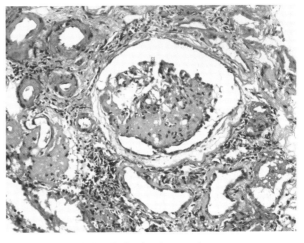

节段毛细血管襻塌陷，基质沉积。（Masson）

图 10-18 人局灶性节段性肾小球硬化症

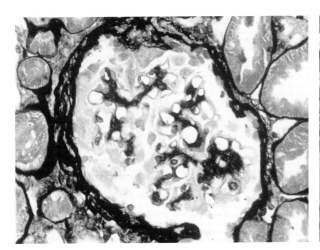

毛细血管襻塌陷，足细胞增生肥大。（PASM）

图 10-19 人局灶性节段性肾小球硬化症

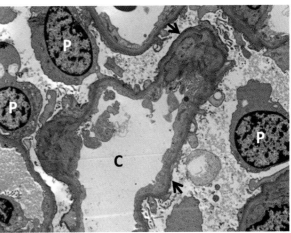

上皮细胞足突广泛融合（箭示）。C—毛细血管腔；P—足细胞。（电镜）

图 10-20 人局灶性节段性肾小球硬化症

动物实验中，一种抗滴虫药氨硝噻唑（aminonitrothiazole）可以在临床引起这种病变。光镜下肾小球丛内出现 PAS 染色阳性的物质，银染显示肾小球内毛细血管基底膜增厚。进一步发展（约在用药 3 周后），肾小球因纤维组织增生而硬化，继而发生玻璃样变性及瘢痕形成。Masson 三色染色（Masson's trichrome stain）可呈阳性反应（显示胶原）。老年大鼠的自发性慢性进展性肾病可以认为是本病的早期阶段。

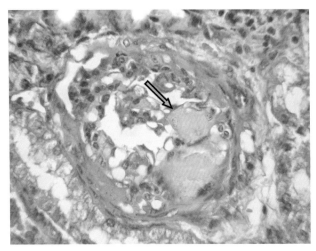 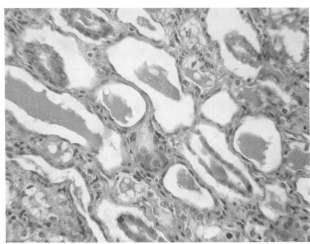

照片中央为一个肾小球，局部毛细血管消失，被均质红染的玻璃样物质替代，呈结节状（箭示），其他肾小球毛细血管结构紊乱。肾小球囊腔大部分区域闭塞，纤维组织增生。（HE）

图 10-21　大鼠局灶性节段性肾小球硬化

照片显示髓质部肾小管，多数管腔内有均质、红染的透明管型。部分肾小管管腔扩张，上皮细胞为单层扁平状。本例为未处理动物（大鼠，12 月龄）的自发性病变。（HE）

图 10-22　大鼠局灶性节段性肾小球硬化

3. 膜性肾病（membranous nephropathy，MN）

膜性肾病也称膜性肾小球病，临床上表现为大量蛋白尿或肾病综合征，有时可合并镜下血尿，是中老年人肾病综合征的最常见原因。

光镜下最突出的病变是肾小球毛细血管壁弥漫增厚、僵硬，细胞增生不明显。疾病不同阶段的形态有所不同。PASM 染色可见：I 期，仅肾小球毛细血管基底膜空泡变性和上皮下少量嗜复红蛋白沉积；II 期，毛细血管基底膜增厚伴钉突形成；III 期，毛细血管基底膜高度增厚，假双轨或链环状结构形成；IV 期，毛细血管基底膜极度增厚，管腔狭窄，系膜基质增生，肾小球硬化；V 期，增厚的基底膜逐渐恢复（图 10-23，图 10-24）。

免疫荧光检查可见 IgG 和 C3 呈颗粒状沿毛细血管壁分布（图 10-25）。

电镜下可见肾小球脏层上皮细胞足突广泛融合。I 期，上皮下基底膜外少量电子致密物沉积；II 期，上皮下基底膜外电子致密物团块状沉积，基底膜钉突状增生；III 期，多数电子致密物被基底膜的基质包绕，基底膜呈链环状增厚；IV 期，基底膜高度增厚，其中可见溶解和吸收后的电子致密物遗留的虫噬状空白区或内含一些电子致密物，毛细血管腔狭窄或闭塞；V 期，基底膜不规则增厚，可遗留一些空白区，肾小球上皮细胞足突融合现象有改善（图 10-26）。

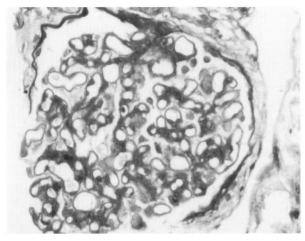

肾小球毛细血管壁增厚、僵硬，系膜基质轻度增多。（PAS）

图 10-23　膜性肾病

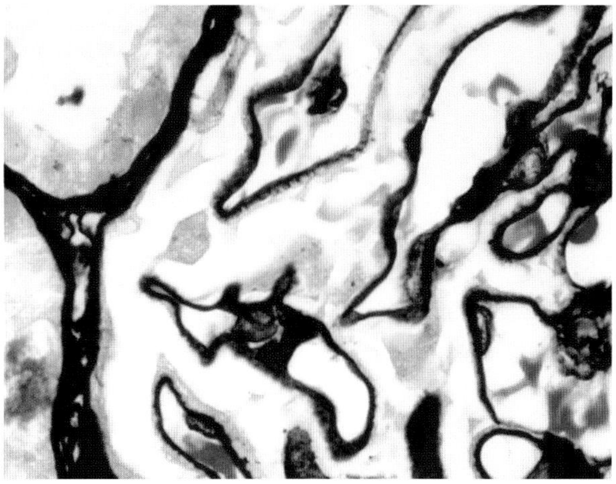

毛细血管基底膜外见钉突形成。（PASM）

图 10-24　膜性肾病

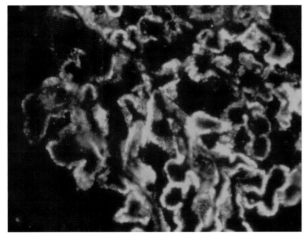

IgG 呈颗粒状沿毛细血管基底膜分布。（免疫荧光）

图 10-25　膜性肾病

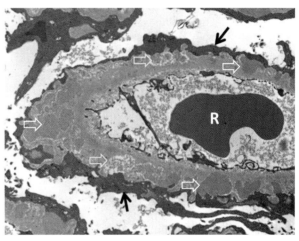

毛细血管基底膜增厚，上皮下团块状电子致密物已被基底膜包绕（白箭示）；部分电子致密物已溶解（黄箭示）；足突广泛融合（黑箭示）。R—红细胞。（电镜）

图 10-26　膜性肾病

　　该疾病模型可用阳离子血清白蛋白在大鼠和兔等动物中复制。使用非类固醇类抗炎药、金盐、青霉素，乙型肝炎病毒，膀胱癌、乳腺癌、肺癌、前列腺癌、胃癌等肿瘤，糖尿病及肾移植均可继发膜性肾病。

4. 急性弥漫增生性肾小球肾炎（acute diffuse proliferative glomerulonephritis，ADPGN）

　　该类型肾炎由于肾小球毛细血管内皮细胞增生尤为明显，故又称为毛细血管内增生性肾小球肾炎（endocapillary proliferative glomerulonephritis，ECPGN），若发病前有明确的感染史，可称为感染后肾小球肾炎。少年儿童多见，临床表现为急性肾炎综合征。光镜下见肾小球内皮细胞和系膜细胞弥漫性增生，球囊腔狭窄，可有毛细血管壁纤维素样坏死和新月体形成。免疫荧光显示 IgG 和 C3 呈粗颗粒状沿肾小球毛细血管壁沉积，有时伴系膜区沉积。电镜下见内皮细胞和系膜细胞增生，基底膜外侧驼峰状电子致密物沉积，后期可见电子密物沉积于系膜区（图 10-27 ~ 图 10-30）。

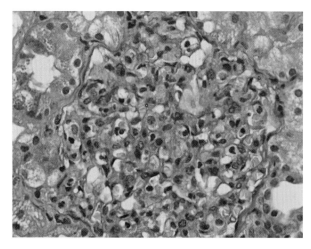

肾小球体积增大，细胞数增多，毛细血管腔和球囊腔狭窄。（PAS）

图10-27　急性弥漫增生性肾小球肾炎

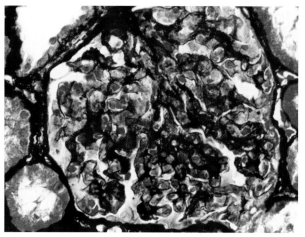

内皮细胞、系膜细胞显著增生。（PASM）

图10-28　急性弥漫增生性肾小球肾炎

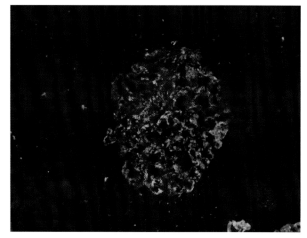

IgG呈颗粒状沿毛细血管基底膜分布。（免疫荧光）

图10-29　急性弥漫增生性肾小球肾炎

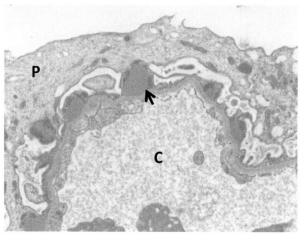

毛细血管基底膜外上皮下驼峰状电子致密物沉积（箭示）。P—足细胞；C—毛细血管腔。（电镜）

图10-30　急性弥漫增生性肾小球肾炎

5. IgA肾病（IgA nephropathy, IgAN）

　　IgA肾病是人类中十分常见的原发性肾小球肾炎，临床表现复杂，所有肾小球肾炎的临床综合征均可出现。光镜下可出现多种肾小球病变，但以系膜增生性病变为最多见。免疫荧光检查显示，IgA和C3大量沉积于系膜区，可伴有基底膜内侧的沉积，其他免疫球蛋白如IgG和IgM也可沉积，但强度较弱。电镜下见系膜区高密度团块状电子致密物沉积，有时可伴基底膜内侧沉积（图10-31～图10-34）。

　　目前已有几种动物模型用以研究人类IgA肾病的发病机制和治疗方法，如自发性小鼠IgA肾病模型（ddY）。因ddY肾病发生的年龄和病变严重程度变异大，现多使用经过人工杂交、传20代以上的ddY模型，该模型在8周时100%出现蛋白尿，但需注意啮齿类动物的IgA缺乏人类的亚型，血清中IgA水平与病变严重程度无相关性。此外还有基因敲除或反义转基因小鼠IgA模型。

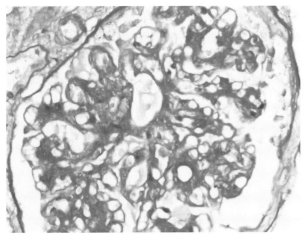

肾小球系膜细胞和基质增生，毛细血管腔狭窄。（PAS）

图 10-31　IgA 肾病

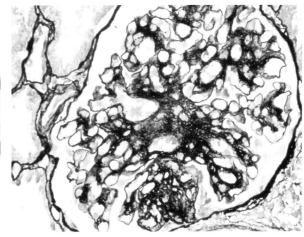

肾小球系膜区增宽，毛细血管腔狭窄。（PASM）

图 10-32　IgA 肾病

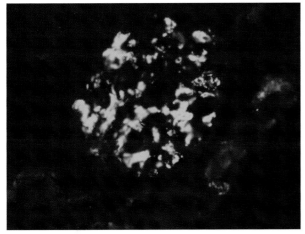

IgA 呈团块状沉积于肾小球系膜区。（免疫荧光）

图 10-33　IgA 肾病

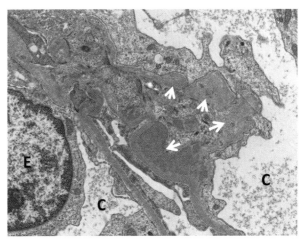

肾小球系膜区团块状电子致密物沉积（箭示）。C—毛细血管腔。
（电镜）

图 10-34　IgA 肾病

（三）狼疮肾炎（lupus nephritis, LN）

狼疮肾炎为继发性肾小球肾炎。临床表现复杂，有系统性红斑狼疮的基本表现，并出现各种肾炎和（或）肾病综合征。

光镜下形态多样，可呈肾小球轻微病变（Ⅰ型）、轻度系膜增生性病变（Ⅱ型）、局灶性病变（Ⅲ型）、弥漫增生性病变（毛细血管内增生性、中重度系膜增生性、膜增生性、新月体性等病变）（Ⅳ型）、膜性（Ⅴ型）和硬化性（Ⅵ型）病变。与原发性肾小球肾炎相比，多样性和非典型性以及易变性是狼疮肾炎的病变特点。

除了肾小球病变之外，常见肾小管、肾间质和小动脉病变，如肾小管上皮细胞变性、肾小管萎缩、肾间质淋巴和单核细胞浸润或纤维化、小动脉坏死或硬化等。

临床上，把肾小球细胞增生、毛细血管壁坏死、苏木素小体形成、细胞核碎裂、中性粒细胞浸润、

"白金耳"及微血栓形成、细胞性新月体形成、肾间质淋巴细胞和单核细胞浸润、小动脉纤维素样坏死归为活动性病变；把单纯性肾小球基底膜增厚、肾小球硬化、陈旧的球囊粘连、纤维性新月体形成、肾间质纤维化、小动脉硬化等划为非活动性病变。

免疫荧光检查显示多种免疫球蛋白和补体呈多部位的沉积（"满堂亮"现象）。电镜下见高密度的电子致密物多部位沉积。内皮下大块电子致密物沉积为活动性病变；单纯的上皮下或系膜区电子致密物沉积为非活动性病变（图 10-35 ~ 图 10-42）。

目前用于研究系统性红斑狼疮的基因工程小鼠很多，最常用的有 BXSB、NZB、NZB/N、MRL 和 ZWF1 小鼠。出生后在特定的生长发育阶段自发自身免疫性疾病，类似于人类系统性红斑狼疮，其后期肾脏改变类似人类Ⅳ型狼疮肾炎，如肾小球内系膜细胞明显增生、基膜增厚、中性粒细胞浸润、足突融合、内皮下电子致密物沉积等。

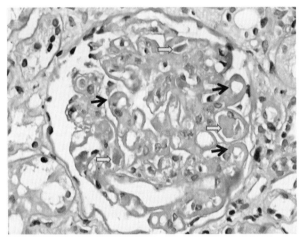

可见肾小球毛细血管壁因免疫复合物沉积而增厚，呈"白金耳"样（黑箭示），个别毛细血管腔内有微血栓（黄箭示）。（PAS，）

图 10-35　狼疮肾炎（Ⅳ型）

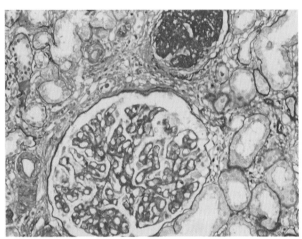

左下方肾小球毛细血管壁增厚、僵硬，类似膜性肾病；右上方紫红色病灶为硬化肾小球。（PAS）

图 10-36　狼疮肾炎（Ⅴ型）

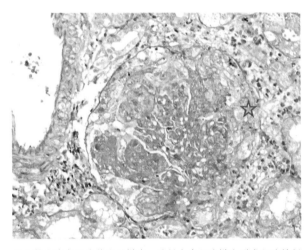

可见肾小球内细胞数明显增多，壁层上皮细胞增生形成细胞性新月体（红星示）。（PAS）

图 10-37　狼疮肾炎（Ⅳ型）

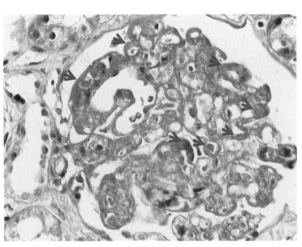

可见肾小球数处内皮下嗜复红蛋白（免疫复合物）沉积（红箭示），并有微血栓形成（黄箭示）。（Masson）

图 10-38　狼疮肾炎（Ⅳ型）

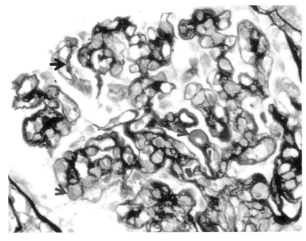

可见肾小球内细胞数明显增多，内皮下嗜复红蛋白沉积（红箭示）以及节段双轨征。（PASM）

图 10-39 狼疮肾炎（Ⅳ型）

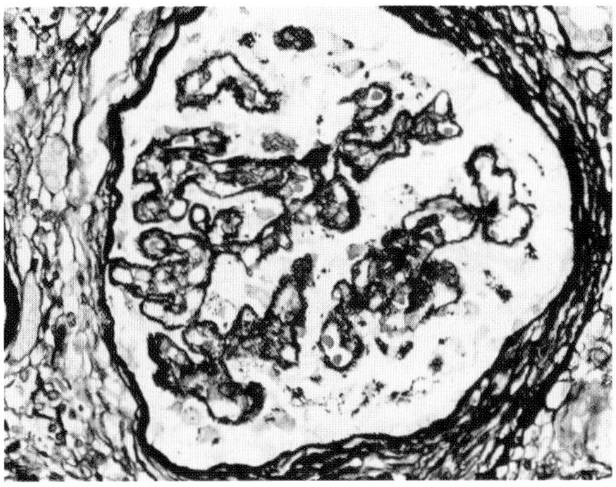

肾小球毛细血管基底膜不规则增厚伴钉突形成。（PASM）

图 10-40 狼疮肾炎（Ⅴ型）

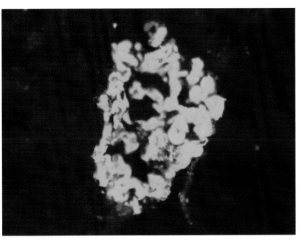

C1q 在毛细血管壁和系膜区沉积，呈强阳性。（免疫荧光）

图 10-41 狼疮肾炎

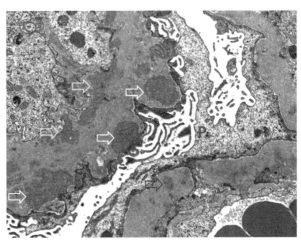

肾小球系膜区（黄箭示）、上皮下（白箭示）和基底膜内（红箭示）团块状电子致密物沉积；足突融合，微绒毛增多。P—足细胞。（电镜）

图 10-42 狼疮肾炎

（四）糖尿病肾病（diabetic nephropathy, DN）

糖尿病肾病属代谢异常性肾疾病，患者有糖尿病病史，可合并视网膜病变，临床可出现微量白蛋白尿、蛋白尿、肾病综合征直至慢性肾衰。

糖尿病肾病的突出病变是肾小球结节状硬化、肾小球和肾小管基底膜增厚以及小动脉硬化。但在疾病的不同阶段，光镜下形态不同。Ⅰ期可见肾小球轻度肥大，借助电镜可发现肾小球基底膜轻度均质性增厚；Ⅱ期仅见肾小球基底膜轻度增厚，系膜细胞和基质轻度结节状增生；Ⅲ期肾小球基底膜弥漫性增厚，系膜基质弥漫性结节状增生，K-W 结节形成；Ⅳ期肾脏体积缩小，表面颗粒状，切面见皮质变薄，肾小球弥漫性硬化（>50%），小动脉硬化，小管显著萎缩，间质纤维化。

免疫荧光检查显示 IgG 和白蛋白呈线样沿肾小球毛细血管基底膜沉积。电镜下见基底膜弥漫性均质增厚，系膜基质增多（图 10-43~图 10-48）。

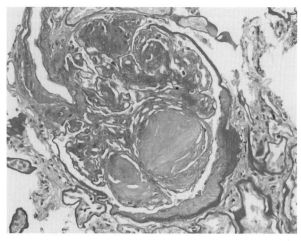

肾小球系膜基质结节状增生，图中可见圆球形 K-W 结节。（PAS）

图 10-43　糖尿病肾病

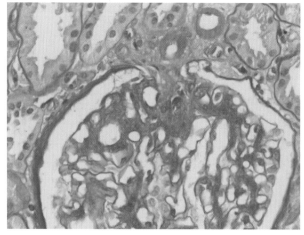

肾小球的入球和出球小动脉硬化、玻璃样变。（PAS）

图 10-44　糖尿病肾病

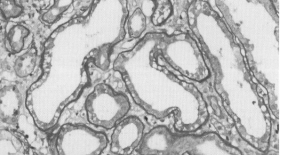

肾小管基底膜增厚，管腔扩张。（PAS）

图 10-45　糖尿病肾病

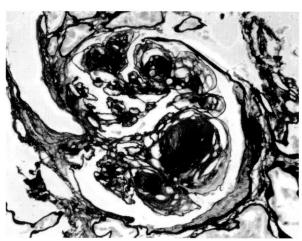

肾小球系膜基质结节状增生，图中可见黑色圆球形 K-W 结节。（PASM）

图 10-46　糖尿病肾病

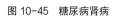

IgG 在毛细血管壁呈线样沉积。（免疫荧光）

图 10-47　糖尿病肾病

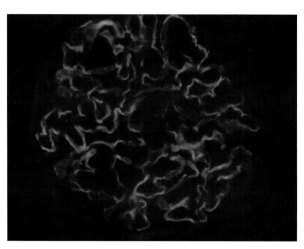

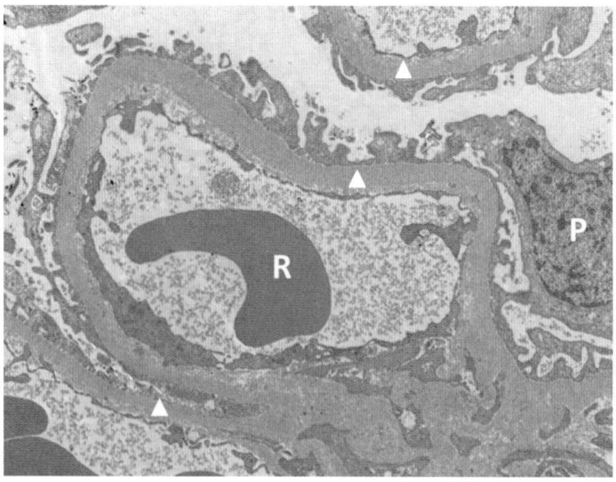

肾小球毛细血管基底膜（三角示）呈均质性增厚。R—红细胞；P—足细胞。（电镜）

图 10-48　糖尿病肾病

研究人员通常采用高脂饮食加链脲佐菌素（STZ）注射的方法制备1型糖尿病肾病（DN）的动物模型，但其成模后个体差异较大，肾脏病变也不够典型。

2型糖尿病肾病动物模型亦不理想。实验过程中，首先制备2型糖尿病模型，形成高血糖环境，经过较长时间的等待，肾脏才出现糖尿病肾病的一些改变。

（五）肾小管病变

肾小管上皮细胞代谢活跃：它能对水、钠及从肾小球滤过的葡萄糖、蛋白质进行重吸收，从而维持体内水、电解质平衡；它具有分泌功能，分泌生物活性物质到肾小管腔内；它还具有对外源性生物进行运转、代谢的功能，因而增加了它接触外源化合物的机会，成为对肾毒物作用最敏感的靶部位。外来化合物对肾小管的损害程度与毒物剂量及作用时间呈正比，其病理形态学也发生相应的变化。肾毒物剂量小、毒性低、作用时间短，肾小管的结构损伤则较轻微，肾小管上皮细胞水肿、脂变，在毒物消失后，出现的某些损伤可以较快恢复正常。严重的损伤可导致肾小管上皮细胞坏死，出现刷状缘脱落，胞浆均质化，溶酶体肿胀破裂，细胞坏死、脱落，以致管腔内充满脱落的细胞和/或坏死细胞崩解的碎片。基底膜也可能受损。近端小管通常是最为敏感、最易受到损伤的部位，但随肾毒物剂量加大，毒性也会波及肾单位的其他部分。在毒性病理中肾小管病变按出现频率由高到低的次序依次为脂肪变性、糖原沉积、嗜碱性变等。

1. 肾小管上皮细胞变性（水肿、脂变）

（1）细胞水肿（cellular edema）：或称水样变（hydropic change），它是肾小管最常见的变性，也是外来化学毒物损害肾小管时最早出现的病变。早期病变发生于髓质肾小管（图10-49），程度加重时皮质小管也常累及。低倍镜下水肿的细胞颜色较正常淡，显得混浊而无光泽。随着细胞内水、钠积聚增多，细胞水肿进一步发展，细胞体积增大，胞浆淡染，这是由于线粒体和内质网高度扩张，囊泡变，严重的情况下囊泡破裂，细胞膜破裂，波及细胞核时核肿大，淡染，最后核溶解。由于水肿的细胞体积增大，核增大，正常结构消失，故又有用"细胞胀亡"的名称。

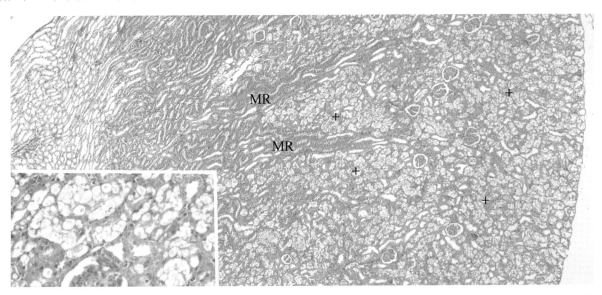

皮质部肾小管弥漫性水样变，病变的肾小管管腔结构不清，上皮细胞排列紊乱、体积明显增大，胞质高度疏松，淡染。多数细胞核溶解、消失。"＋"为水样变区域，MR（medullary rays）为髓放线。左下图为病变处水肿细胞放大观。（HE）

图10-49　肾小管上皮细胞水样变

在动物实验结束后，解剖后取下的肾组织如固定不及时或固定不良，制片后肾小管，主要是髓质部肾小管也会出现水肿的形态学改变，此时需要与毒性病变相鉴别，这就需要同时有未经处理的、正常的肾脏切片进行对比（图10-50）。

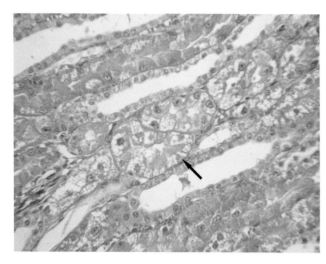

图示髓质部肾小管上皮细胞体积略增大，胞浆疏松、淡染（箭示），刷状缘消失，多数细胞核结构尚清楚。此为正常对照的肾脏。（HE）

图10-50　肾小管上皮细胞水样变

渗压性肾病（osmotic nephrosis）是由高渗透压因子引起的肾小管上皮细胞水样变，本病由高渗透压因子引起，故又称为渗压性肾病。由于治疗或实验需要于血管内输入甘露醇（mannitol）、蔗糖（sucrose）、菊粉（inulin）、白明胶（gelatin）等高渗活性物质，引起光镜下近曲小管上皮细胞弥漫性水肿，以胞浆空泡形成为特征。这种空泡为上述高渗因子及细胞吸收水分所致。电镜下证实空泡为肿大的吞噬溶酶体，为吞噬溶酶体摄入大量蔗糖所致。乙二醇（ethylene glycol）中毒时也可发生近曲小管弥漫性水肿，但除了近曲小管细胞内有空泡外，小管细胞和基底膜间也出现水肿。

尽管水样变是一种轻度的形态学改变，但在严重的病例包括人和实验动物中，输注葡聚糖所致的水样变可引起急性可逆性肾功能衰竭。

（2）脂肪变性（fatty change）：这也是一种常见的变性，表现为肾小管上皮细胞内出现张力性空泡（脂滴）。

镜下脂滴主要沉积于近曲小管上皮细胞的基底部，严重病例远曲小管也可受累。肾小管脂肪变性主要由原尿中脂蛋白含量增高，或肾小管上皮细胞重吸收脂蛋白增多所致。上皮细胞因脂肪变性而出现空泡。本病也可以是大鼠和小鼠自发性病变，此时出现的脂质空泡量通常较少。

镜下查见的脂质，也见于脂质沉积症（lipidosis），脂质沉积于近曲小管的上皮细胞内。本病不是常见的毒性反应，但在实验中有时发现，例如大鼠用玉米油作为溶媒灌胃时，就有可能发生。有经验的病理医生在常规切片光镜下仔细观察，是可以将脂质沉积症的脂质与渗透性肾病的透明滴相区别的（图10-51，图10-52）。

在动物实验中，肾小管上皮细胞胞浆内的脂质可以通过冰冻切片，油红O染色为橘红色而被证实。

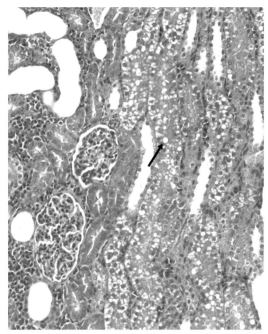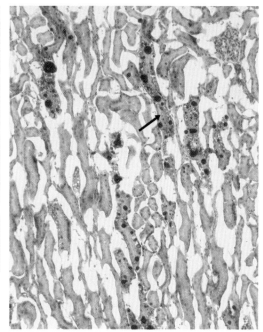

常规固定、石蜡包埋、HE 染色的肾组织切片，部分肾小管上皮细胞内出现类似肝脂变的空泡（箭示）。（HE）

冷冻固定的肾组织，冰冻切片，Sudan Ⅲ 染色，细胞质内空泡呈橘红色，呈现 Sudan Ⅲ 染色阳性反应（箭示）。（冰冻切片，Sudan Ⅲ）

图 10-51　肾小管上皮细胞空泡变　　　　　　图 10-52　肾小管上皮细胞脂质空泡

磷脂病（phospholipidosis）　磷脂在细胞质内沉积为磷脂病。典型的磷脂病是由氨基糖苷类抗生素（aminoglycoside antibiotic）中毒引起。常规切片光镜下，近曲小管胞浆的透明度增加，Baker 染色（胆碱酯酶和磷脂质的特殊染色法）胞浆内小体呈黑色。用塑料包埋的切片用甲苯胺蓝染色，光镜下可以找到胞浆内小体。超微结构下磷脂的标记为吞噬小体内有同心圆排列的、漩涡状的多层磷脂膜，为髓磷脂（myelin figures）。这种染色方法有助于磷脂病的诊断。

2. 肾小管上皮细胞嗜碱性变

肾小管上皮细胞浆嗜碱性染色增强是它明显的形态学改变之一，称为嗜碱性变。变性的肾小管上皮细胞核为泡状，染色质边集，核质比增大，细胞核数目多，从而细胞排列显得较周边正常的肾小管密集，有时出现核分裂象。通常变性小管的基底膜增厚，管腔内无异常分泌物，也无脱落的变性坏死细胞或管型。病变的肾小管通常位于皮质，数个或成群出现，散在分布。该病变的发病机制不明，早期可能是一种增生性病变，因为 HE 染色的切片中胞浆呈嗜碱性提示细胞内核糖体 RNA 增多，以后肾小管进一步变性、基底膜增厚。肾小管嗜碱性变也可能为慢性进展性肾病的早期表现，致癌实验的过程中，在阿霉素引起的肾病中也常出现。在有嗜碱性变的肾皮质还可以发现处于明显嗜碱性变和正常肾小管之间的中间过度形态（图 10-53 ~ 图 10-55）。肾小管上皮细胞浆嗜碱性变和嗜碱性肾小管（tubule basophilia，或称肾小管嗜碱性增强）不同，后者仅是形态学染色的改变，基底膜无增厚，肾脏也未发现其他的病变，但鉴于该形态学改变常是其他肾病的早期改变，在排除其他引起病变的可能原因后，才能下"嗜碱性肾小管"的诊断。

肾小管代偿能力强，坏死后可以再生（图 10-56），再生的肾小管上皮细胞浆也为嗜碱性，但细胞低立方状，刷状缘发育不全，核分裂象多，基底膜无增厚的表现，上述特点可以与嗜碱性变相区别。

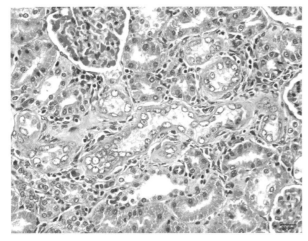

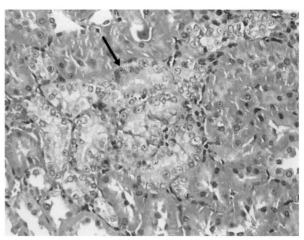

照片中央部肾小管上皮细胞胞浆蓝染，细胞核空泡状，密集排列，小管外基底膜增厚，但管腔内无异常分泌物、渗出物或管型。（HE）

与图10-53相比，照片中变性小管上皮细胞胞浆嗜碱性较轻，部分小管细胞质仍嗜酸性（箭示），和周围未变性的小管胞浆相似，细胞核空泡化程度轻，仍可见核仁，排列较正常细胞密，但较嗜碱性变肾小管稀疏。（HE）

图 10-53　肾小管嗜碱性变

图 10-54　早期肾小管嗜碱性变

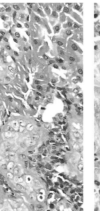

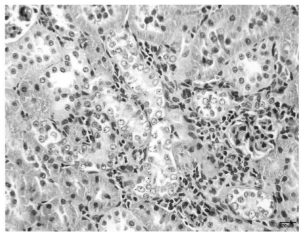

嗜碱性变的细胞间可见多个细胞坏死（黑箭示）。照片中见2个细胞核分裂象（蓝箭示）。（HE）

照片中部见少数肾小管上皮细胞浆嗜碱性增强，细胞核数量增多，基底膜无明显增厚。再生肾小管周围组织较致密，有少量单个核炎细胞浸润和成纤维细胞增生。（HE）

图 10-55　肾小管嗜碱性变

图 10-56　肾小管再生

3. 肾小管内物质蓄积

指各种原因引起肾小管上皮细胞某些物质摄入过多、排出减少，或摄入物质降解减少，使原先光镜下不能发现的物质显而易见或过多聚集。不同的蓄积物引起不同的形态学改变。

（1）透明滴和透明滴肾病（hyaline droplet nephrosis）：是细胞内吞噬溶酶体过载所致的一种肾小管急性病变。由于各种原因，肾小球滤过率增加，原尿中的大量蛋白由肾小管过度吸收，在胞浆内聚集形成透明滴（玻璃样小体）（图10-57）。光镜下透明滴为有光泽的深伊红染的球形小体，大小不一，数量不等，一个细胞内可有一个到多个。电镜下显示透明滴位于吞噬溶酶体内，PAS染色阳性，主要为白蛋白。持续的白蛋白蓄积可以引起小管细胞死亡，类似于急性肾小管坏死。

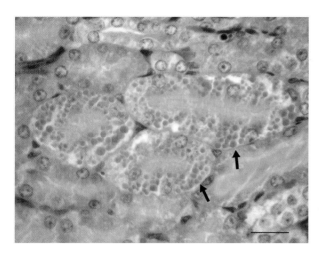

照片中央部多个肾小管内有深伊红染的球形小体，大小不一，数量多，折光性强（箭示）。（HE）

图 10-57　肾小管内透明滴

白蛋白引起的透明滴肾病需要与 $\alpha_{2\mu}$ 球蛋白肾病综合征（$\alpha_{2\mu}$ globulin nephropathy syndrome）相区别。光镜下两种疾病透明滴形态相同，都位于近曲小管上皮细胞浆内，但是 $\alpha_{2\mu}$ 球蛋白的透明滴 PAS 染色呈阴性，Mallory-Heidenhain's 染色则呈阳性反应。$\alpha_{2\mu}$ 球蛋白是一种很难水解的低分子蛋白质，它可经肾小球滤膜自由滤过，被肾小管再吸收，但在吞噬溶酶体内难以水解，长期以透明滴的形式累积于其中。正常成年雄性大鼠肾小管中常可见到少量透明滴，因成年雄性大鼠肝脏每天合成和分泌约 50 mg 的 $\alpha_{2\mu}$ 球蛋白，迅速经由肾脏排出，日常排出量约为 15~20 mg，形成生理性蛋白尿，而雌性大鼠合成的 $\alpha_{2\mu}$ 球蛋白不足雄性大鼠的 1%，因而雌鼠的肾小管内一般不出现透明滴，但雌鼠给予睾丸激素后，近曲肾小管上皮细胞内也可以出现这种透明滴。不同品系的雄性大鼠，肾小管内发生透明滴的程度不同，F344 较其他品系大鼠明显。透明滴通常见于 60 日龄以上大鼠的上 2/3 近端小管的上皮细胞内，数量随年龄增加而增多。雄性小鼠也有生理性蛋白尿，电泳与 $\alpha_{2\mu}$ 球蛋白类似，但是该蛋白不在近曲小管上皮细胞浆内蓄积，推测这种蛋白质不能被小鼠近曲小管重吸收。其他较高等物种，包括人类的男性和女性尿中均无这种蛋白。

（2）糖原蓄积（glycogen accumulation）：在肾小管上皮细胞以透明空泡的形式出现。糖原蓄积常见于糖尿病肾病大鼠的肾小管上皮细胞内，病变的发生与严重程度与血糖水平相关，常早于肾小球病变。糖尿病大鼠糖原蓄积主要在远曲肾小管和肾皮质集合管的上皮细胞内。光镜下见肾小管上皮细胞体积增大，呈透明空泡样，细胞界限清楚，细胞核体积小，深嗜碱性染色。PAS 染色阳性（图 10-58，图 10-59），冰冻切片脂肪细胞化学染色阴性。电子显微镜检查见细胞质内有糖原颗粒，有时也可以出现在细胞核内，在光镜下表现为核空泡。

（3）重金属（heavy metals）：可以在肾脏、肝脏、脑、骨蓄积，主要损伤肾小管及神经系统。铅、镉和汞是三种主要的重金属，它们对肾脏的影响和致病作用研究较多，其他金属研究较少。

① 铅（lead）：可能是最常见的肾毒性金属，主要经食物进入体内，铅尘也可以经呼吸道进入。体内吸收的铅结合到红细胞，广泛分布于各组织，浓度较高的组织有骨、牙齿、肝、肺、肾、脑组织和脾。在肾脏中，铅能与近端肾小管细胞质中的蛋白质结合，引起肾毒性作用。

急性和亚急性铅中毒时，多数动物表现为肾脏近端小管细胞核内发现典型的包涵体（including body），肾脏铅的 80%~90% 蓄积在细胞核中，核内包涵体能向细胞质扩散，进入胞浆内的铅与线粒体结合，抑制线粒体呼吸，造成线粒体肿胀，这可能是导致细胞损伤的机制之一。急性铅中毒也引起细胞凋亡和细胞增生。

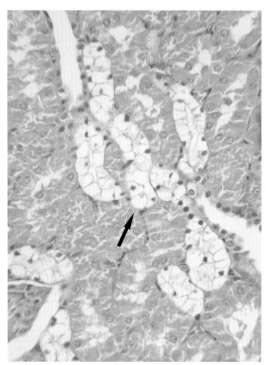
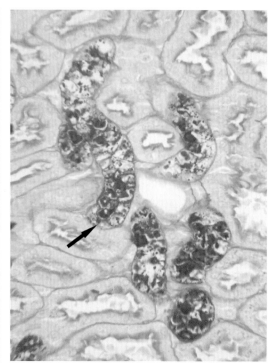

常规固定、石蜡包埋、HE染色的肾组织切片，部分肾小管上皮细胞体积增大，胞浆透亮，细胞境界清晰，细胞核深染、体积变小（箭示）。（HE）

常规固定的肾组织，石蜡包埋，PAS染色，显示HE染色时细胞质内空泡实为糖原，着紫红色（箭示），即PAS染色为阳性。（PAS）

图10-58　肾小管上皮细胞空泡变性　　　　图10-59　肾小管上皮细胞内糖原空泡

慢性铅中毒将加重大鼠原有的慢性进展性肾病，在大鼠近曲小管上皮出现巨细胞（cytomegaly）和巨核细胞（karyomegaly），在导致巨核细胞出现的剂量作用下，大鼠肾小管肿瘤的发生率也增高，因而提示铅在大鼠中与肿瘤的发生有关，但铅和人类肾脏肿瘤之间的关系并无任何肯定的证据。慢性铅中毒对大鼠原有的慢性进展性肾病起加重作用。

②镉（cadmium）：是广泛存在的环境与职业污染的重金属。经呼吸道或消化道进入体内后，与白蛋白或其他高分子量的蛋白结合，形成镉-蛋白质复合物，进入肝脏的镉可以与肝脏内的金属硫蛋白形成镉-金属硫蛋白（cadmium-metallothionein）复合体，从肝脏缓慢释放后经胞吞（endocytosis）作用进入近曲小管。损伤肾脏的镉多是游离镉，而不是与金属硫蛋白结合的镉，引起肾脏损伤的阈值量变化很大，在动物实验中为10～200 μg。最早期的超微结构改变为损伤肾脏近曲小管上皮细胞的吞噬溶酶体，释放自由基，随着时间延长、蓄积剂量增加，上皮细胞坏死，或者原有的慢性进展性肾病加重。在肺中可以引起肺间质纤维化（详见本书中篇第八章"呼吸系统"中相关内容）。

③汞（mercury）：主要经呼吸道吸入，也可以通过消化道或皮肤接触进入体内。汞的毒性作用与剂量、类型和进入机体的途径有关。因为溶解度不同，无机汞盐和有机汞化合物引起的毒性反应不一。许多无机汞盐具有腐蚀作用，在食入时可以引起口腔、食管、胃溃疡，出血。无机汞进入机体后可以由血浆蛋白转运，蓄积在肾脏。急性中毒的典型损害是造成近曲肾小管，尤其是对缺氧最为敏感的直小管坏死，随剂量加大、时间加长，病变将波及肾小管的其他部位，严重的坏死导致肾衰竭。在亚急性中毒时（20～90天）除了肾小管坏死外，可见再生和修复的改变。慢性接触汞将加重大鼠原有的慢性进展性肾病。有实验表明，慢性无机汞接触还可以使机体产生抗肾小球基底膜抗体，并形成免疫复合物，引起免

疫反应性肾小球肾炎。

有机汞中毒主要发生于神经系统，神经系统以外的脏器中毒表现报道较少。在大鼠肾脏中，毒性病变肉眼观见肾脏肿胀、湿润、苍白。光镜下近曲小管肥大、管腔扩张，伴有上皮细胞变性或坏死。慢性期间质有单核巨噬细胞浸润、纤维组织增生、纤维化等病变。

（4）药物结晶沉积：某些药物或药物代谢物的水溶性较低，可在肾单位的浓缩滤液中析出，在动物肾脏中出现药物结晶沉积（crystal deposition）。尿液浓缩主要发生在远曲肾小管，所以药物结晶也通常出现在远曲肾小管。尿液的酸碱度对有机酸的溶解度也有影响，因而与结晶的形成也有关联。但要注意药物结晶或药物代谢物结晶与溶酶体晶体样结构不同，后者通常分布于近曲小管。

药物结晶主要沉积在肾脏乳头部的集合管，伴肾小管灶性扩张，肾小管上皮细胞增生伴不同程度的间质炎症反应，还可见异物巨细胞形成、移行上皮增生。尽管皮质和髓质外带处的肾小管内中无结晶沉积，但可见肾小管灶性扩张和灶性萎缩。肾小囊扩张、增厚，囊内肾小球灶性缩小。超微结构研究表明：近端和远端小管上皮细胞内溶酶体数量增加。

多种药物引起重型肾梗阻伴细胞损伤，均会使人和实验动物的肾脏出现结晶沉积。高剂量的喹诺酮类药物可使大鼠和犬的肾脏出现结晶沉积。草酸盐肾病（oxalate nephrosis）是由草酸盐引起的肾脏疾病。草酸盐是乙二醇的代谢衍生物，是后者经乙醇脱氢酶的催化作用后氧化形成的。草酸盐在肾小管腔的滤液中与钙结合形成沉淀，阻塞肾单位，发生草酸盐肾病，严重的可导致肾功能衰竭。磺胺类药物（sulphonamides）结晶形成与尿液的浓度及尿的酸碱度有关。嘌呤同源物和腺嘌呤也可出现低水溶性代谢物的沉积。大鼠经静脉给予阿昔洛韦（acyclovir，一种腺嘌呤衍生物），可引起肾单位的远端部出现药物结晶，有量效关系。在新鲜的冰冻切片中可见双折光结晶，而常规福尔马林固定的切片中仅见针状裂隙。采用使尿液碱化、充分饮水、服用别嘌呤醇等措施，有预防尿中结晶的作用。

（5）病理性色素沉积：有些药物可引起肾脏色素沉积（pigment deposition），啮齿类动物肾脏中尤为常见。包括脂褐素、胆色素及其他色素等。

① 脂褐素（lipofuscin）：为肾脏内最常见的色素沉积。光镜下见近端小管上皮细胞内出现棕黄色颗粒，Perl's 染色阴性，PAS 染色弱阳性。电镜下脂褐素为自噬溶酶体内未被消化的细胞器碎片残体，其中50% 为脂质。近端小管上皮细胞含有大量的溶酶体，因而尤易出现脂褐素颗粒。灵长类动物也可自然发生脂褐素蓄积。脂褐素颗粒可自发荧光，数量随年龄增加。

某些药物可使肾小管上皮细胞内脂褐素增多。例如：大剂量苯二氮卓类药物（benzodiazepines）可使雄性大鼠肾小管上皮细胞内脂褐素增多；溴隐亭（bromocriptine，垂体催乳素抑制剂）可使犬肾小管上皮细胞内脂褐素增多，而不能引起大鼠肾小管上皮内的脂褐素增多。上述药物引起的脂褐素增多并无临床意义。

② 胆色素（bile pigment）：肝损伤和胆色素血症时肾小管上皮细胞内易见胆色素沉积。因而能引起肝损伤和胆色素血症的药物，可导致肾小管上皮细胞内胆色素沉积。

③ 其他色素（other pigments）：制备的液体状态的中药，常呈现棕色，经腹腔注射或静脉注射后，随血液流经肾脏由肾小球滤过，再经近曲小管上皮细胞吸收，量多时色素将蓄积在近曲小管的胞浆内（图 10-60，图 10-61）以及其他脏器中，大量的色素沉积可以引起小管上皮细胞坏死。

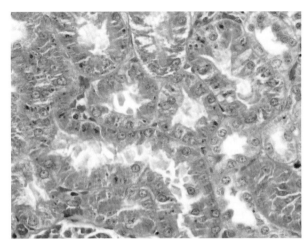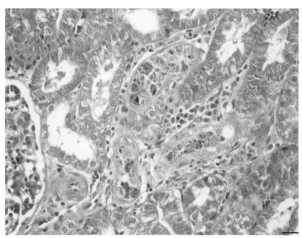

肾小管上皮细胞浆内有大小不等的棕色颗粒状物,上皮细胞和细胞核未见明显损伤,远曲小管细胞内不明显。本例为经口服用中药的肾脏。(HE)

肾小管上皮细胞浆内有多量棕色颗粒状物,局部上皮细胞受到明显损伤,间质有少量炎细胞浸润。本例与图10-60来自同一条犬肾脏的不同部位。(HE)

图 10-60　犬肾脏色素沉积　　　　　　　　　　　图 10-61　犬肾脏色素沉积

有时,正常肾小管的上皮细胞内也可以出现色素,甚至见于1岁以内的动物,这些色素铁反应为阳性,因而认为出现的色素可能与矿物质代谢有关。

4. 急性肾小管细胞死亡

多数肾小管毒性因子在达到足够高的浓度时,就可以引起肾小管细胞死亡。重金属和外源生物因子需要代谢活化后才具有毒性作用。急性肾小管细胞死亡常发生于近曲小管（PCT）或直管（pars recta）。细胞死亡有两种方式,可以是坏死,也可以是凋亡。

不同的毒性因子损伤的部位不同:某些重金属如汞影响细胞呼吸,因而在高剂量时,近曲小管的各个部位都将受到影响。而铅结合蛋白质,优先损伤近曲小管,这是蛋白质重吸收的主要部位。能引起近曲小管坏死的因子如庆大霉素和汞,在高剂量时引起小管坏死,低剂量时虽然不引起小管细胞坏死,但细胞分裂增生,凋亡率增加。因而在短期研究中,近曲小管上皮细胞增生状况及计数尿中凋亡细胞数是比光镜检查更为敏感的指标。此外铬酸钾、多数抗生素也最常损害近曲小管,近曲小管对四氯化碳、三氯乙烯也特别敏感。氯化汞和乙二醇中毒则常导致肾小管远端1/3坏死。重金属和外源生物因子需要在体内经过代谢,形成活化的中间代谢产物,与小管接触后引起细胞坏死,首先影响直管。

中毒剂量小或在急性期,病变只能在电镜下发现。慢性服用或中等量的中毒剂量,病变可以通过光学显微镜观察到。急性近曲小管坏死的光镜下表现为肾小管上皮细胞由立方形或锥体形变为扁平形,胞浆嗜碱性,细胞核固缩（图10-62）,有时可见核分裂象,核分裂象的出现提示细胞有再生。肾小管管腔内可能出现无定形的沉积物,有些小管扩张。慢性中毒剂量可引起灶性成纤维细胞增生、间质淋巴细胞浸润。这些病变要与成年大鼠早期的肾小球肾病相鉴别。肾小管上皮细胞变性并出现细胞核分裂是重要的鉴别点。

有人认为缺血性或中毒肾小管坏死病变不完全一致,缺血性小管坏死经常伴有基底膜断裂、破坏,而中毒性坏死则多不破坏基底膜的完整性,这也许是中毒性坏死肾小管较早出现上皮细胞再生的原因。当然,两者的区别不是绝对的,缺血和中毒是相互关联、难以截然区分的。

急性肾小管坏死时小管受损的严重程度与毒物作用呈剂量–反应关系。接触肾毒物剂量大、时间长,则损害严重;反之剂量小、毒性低、接触时间短,损伤可能较轻微。引起急性肾小管坏死的原因很多,概括起来有肾缺血和各种肾小管细胞毒素两大类。细胞毒素中最重要的是重金属、氨基糖苷类和三尖杉碱抗生素。

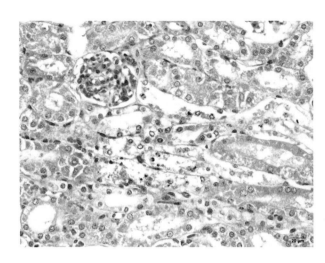

照片中少数肾小管空虚，上皮细胞变性、坏死、脱落消失，残存小管外层的基底膜。少数小管细胞发生凋亡，细胞核固缩、碎裂。（HE）

图 10-62　肾小管坏死

5. 肾小管管型（tubule casts）

发生于大鼠肾脏各级肾小管腔内的包含物，充满小管的长度或横径，为管型。常见的是透明管型或颗粒管型。各类管型的形态学表现不一。透明管型（hyaline cast）是均质嗜酸性内容物充满小管，典型的为蛋白质成分。颗粒管型（gyaline cast）管腔内出现非均质，嗜酸性或嫌色性（chromophobic）的内容物，典型的由细胞破裂产物和碎片组成，见于 $\alpha_{2\mu}$ 球蛋白肾病，位于髓质外带和内带结合部。颗粒管型的出现一般提示肾小球滤过增加，也常提示有原发性肾小管损伤，管腔内常有坏死细胞碎片，间质有轻度炎细胞浸润。管腔内出现红细胞为红细胞管型，在实验动物该管型少见（图 10-63），出现炎细胞为炎细胞管型。细胞性管型是脱落的上皮细胞充满肾小管腔，细胞轮廓消失。

在急性溶血性贫血时肾小管腔内出现血红蛋白管型，如在铜中毒时血红蛋白大量被破坏，或使用能引起溶血性贫血的药物后。在出现明显肌损伤时也可以引起肌红蛋白管型。这两种管型常为暗红色，管腔内可以有完整的红细胞。

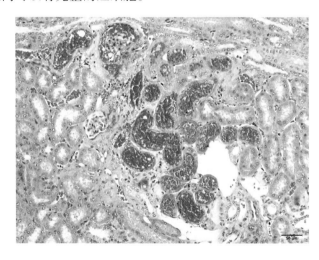

照片中部分肾小管腔内充满红细胞。（HE）

图 10-63　红细胞管型

6. 肾小管扩张（dilation，tubule）

发生于大鼠、小鼠的近曲小管、远曲小管或集合管。形态学表现为管腔轻度或中度扩大（图 10-64），内衬上皮细胞正常或扁平状，常可见小管坏死，或腔内有管型、细胞碎片或中性粒细胞。肾小管扩张发生的机制不一，可能与小管淤滞、肾液体动力学改变或电解质、水分的丢失有关。某些外源性物质，如皮质类固醇在年轻动物中也可以引起小管扩张，而无其他小管损伤性病变。某些能影响新生儿期肾小管发育的因子也可以引起小管扩张和 / 或囊肿形成。溶解度低的药物在小管内形成结晶，也可以引起管腔阻塞，造成阻塞近端的小管扩张，但在病理制片的过程中该结晶常丢失。因而对在动物长期毒性实验中对照组大鼠出现的轻度肾小管扩张现象，在排除其他病因后，才能下动物自发性病变的诊断。

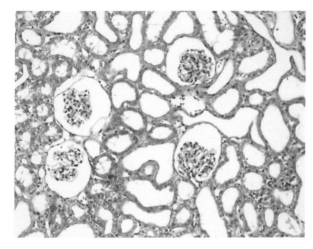

照片中多数肾小管高度扩张，肾小球萎缩，球囊腔增大。此为尿酸性肾病的肾脏。（HE）

图 10-64　肾小管扩张

7. 肾小管间质性肾病（tubulointerstitial nephropathies）

肾小管间质性肾病（tubulointerstitial nephropathies）是一类疾病，它有别于其他肾脏疾病，有独立的形态学和病理生理学基础。在病理上，主要影响肾脏的间质和小管，而不是肾小球和血管（图 10-65 ～图 10-68）。受累的肾小管在结构和功能上常有明显改变，因肾脏间质常有炎细胞浸润，因而最初被称为"间质性肾炎"（interstitial nephritis）。毒物对肾小管的损伤常与对间质的损伤联系在一起，对肾小管的损伤可以立即引起间质反应，反之亦然。肾小管和间质的损伤常是肾小管间质性肾病最突出的病理改变，也是引起肾小管功能障碍的原因，随着病程的进展，肾小球和血管的结构和功能也将发生变化，后期出现肾小球硬化，引起肾小球滤过率进行性下降，临床出现蛋白尿和高血压。

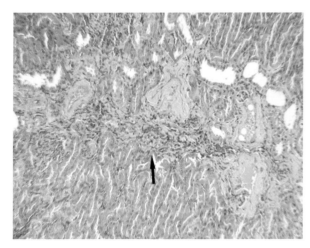

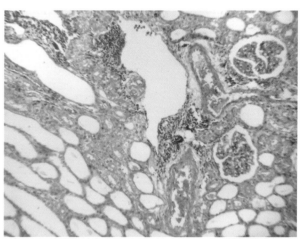

局部肾组织结构致密，肾小管萎缩，可见多个管壁厚的血管（绿箭示）。间质纤维组织增生，有慢性炎细胞浸润（黑箭示）。（HE）

图 10-65　肾小管间质性肾病

局部肾组织结构紊乱，肾小管萎缩，管腔扩张，上皮细胞为单层扁平状。间质纤维组织增生，有慢性炎细胞浸润。（HE）

图 10-66　肾小管间质性肾病

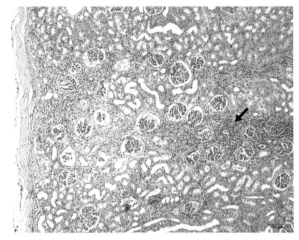

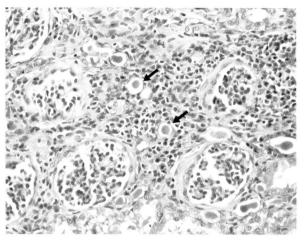

肾组织低倍观。局部肾组织结构致密，肾小管上皮细胞萎缩，管腔扩张，间质纤维组织增生，有慢性炎细胞浸润（黑箭示）。肾小球相对集中，局部数量增多。（HE）

图 10-67 肾小管间质性肾病

肾组织高倍观。局部肾组织结构紊乱，肾小管萎缩，腔内有透明管型（黑箭示）。间质纤维组织增生，有多量慢性炎细胞浸润。肾小球组织结构未见明显改变。（HE）

图 10-68 肾小管间质性肾病

引起肾小管间质性肾病的毒物很多，庆大霉素（gentamicin）、汞（mercury）、镉（cadmium）都能引起肾小管间质性肾病，服用甲氧西林（methicillin）时所发生的迟发性过敏反应也是个典型例子。在老年大鼠中，肾小管间质性肾病常是自发性病变，在 5～6 月龄时开始发病，随年龄增大，病变加重，是老年大鼠重要的死亡原因之一。

如果间质出现炎症但无明显肾小管的损伤，间质中有嗜酸性粒细胞或中性粒细胞浸润，或小管周围有免疫复合物沉积，则可诊断为原发性间质性肾炎。

8. 间质性肾炎（interstitial nephritis）

肾间质是肾脏的支持组织，包括肾小球和肾小管之间的纤维结缔组织、血管、淋巴管及神经。正常时这些纤细的支持组织在光镜下并不明显，发生炎症时间质变得清楚可见。间质性肾炎有急性和慢性两种类型。急性间质性肾炎是发生于肾间质的急性炎症性疾病，病理改变为间质充血、水肿、多灶性炎细胞浸润，浸润的炎细胞主要有淋巴细胞（其中多数是 CD8$^+$ T 细胞和少量的 B 细胞）、浆细胞，尚有中性粒细胞和单核巨噬细胞。由过敏引起的间质性肾炎可见大量的嗜酸性粒细胞浸润。上述炎细胞围绕在近曲小管和远曲小管的周围，肾小管上皮细胞变性，严重者有坏死。

引起急性间质性肾炎的原因主要是化学药物中毒、过敏和细菌感染。中毒性间质性肾炎发病机制可分为两类：一为毒物对肾脏的直接毒性作用；二是化学毒物引起的变态反应。

长期滥用非固醇类镇痛药〔即非固醇类抗炎药（non-steroidal anti-inflammatory drugs，NSAIDs）〕是急性间质性肾炎发生的主要原因，多在药物使用几个月或多年后发生，常常伴有肾乳头坏死，即所谓镇痛药肾病。引起此类肾病的非固醇类镇痛药有非那西丁、阿司匹林、消炎痛（吲哚美辛）、保泰松、布洛芬等。非那西丁所含有的乙酰-4-氯苯胺可抑制肾小管细胞的氧化磷酸化过程，致使小管细胞变性或坏死，也可以造成肾乳头部损伤，因为非那西丁代谢产物氯氨酚在肾乳头顶部的浓度较肾皮质处高出 10 倍之多，并可在此转化形成活性物质，造成乳头上皮细胞损害。阿司匹林是前列腺素合成酶抑制剂，使 PGE 分泌减少，抑制其扩血管作用，相反使缩血管作用得以加强，导致髓质部、肾乳头区的血管收缩，因缺血而引起间质炎症及肾乳头坏死。重金属或其他环境污染物以及动植物毒素也可直接作用于肾脏，抑制肾小管上皮细胞的氧化磷酸化，引起小管细胞的变性、坏死以及周围间质的变化。

药物也可以通过变态反应而引起急性间质性肾炎，目前已经报道的可能引起变态反应性急性间质性肾炎的药物有 100 多种，主要有以下 5 类：① β - 内酰胺类抗生素：青霉素类、头孢菌素类。② 大环内酯类和四环素类等：异烟肼、四环素、红霉素、氯霉素、庆大霉素等抗生素。③ NSAIDs：消炎痛、保太松、布洛芬等。④ 利尿药：噻嗪类、氢氯噻嗪、氯噻酮等。⑤ 其他：西咪替丁、别嘌呤醇、硫唑嘌呤以及苯巴比妥等。植物类的中药也有引起本病的报道。

药物变态反应性间质性肾炎是一种免疫介导的疾病。其证据有：① 在肾小管的基底膜上，可见到抗基底膜抗体、IgG 及 C3 复合物呈线条状沉积。在循环血中也能检测到抗肾小管基底膜抗体。② 本病患者血液中的 IgE 水平升高，肾间质浸润的浆细胞中也含有 IgE 成分。说明本病是 IgE 介导的第 1 型（速发型）变态反应。③ 间质中浸润的细胞成分有单核细胞，包括上皮样细胞、多核巨细胞、嗜酸性粒细胞，免疫组织学研究显示浸润细胞中占优势的是 T 淋巴细胞。

药物变态反应性间质性肾炎的病理形态学特点为：弥漫性间质水肿、大量嗜酸性粒细胞浸润和肾小管细胞变性和坏死；病变很少波及肾小球，系膜细胞一般正常或轻度增生。

间质性肾炎也可能是多种原发性肾脏疾病的伴发病变，如肾小球肾炎、肾盂肾炎及肾乳头坏死等病变常伴有间质炎症。

慢性间质性肾炎特点为肾脏间质有慢性炎细胞浸润，间质增生、纤维化，肾小管萎缩、消失。由于慢性间质性肾炎几乎都有肾小管受累，故又称为肾小管间质性肾病。

肾小管间质性肾病进展期与慢性间质性肾炎病变相似，形态学表现为慢性间质性肾炎（chronic interstitial nephritis）。大鼠很少发生原发性间质性肾炎，对肾小管的慢性损伤也极少累及间质，或基本无间质炎症，故称之为慢性进行性肾病。如果出现间质性改变，常是慢性肾盂肾炎加剧时累及到肾脏间质。因而如果病变以炎症，即炎细胞浸润、渗出、增生为主要表现，则常被称为肾小管间质性肾炎（tubulointerstitial nephritis）。

9. 慢性进行性肾病（chronic progressive nephropathy，CPN）

慢性进行性肾病主要病理变化表现为肾单位渐进性减少；肾小管逐渐萎缩、扩张，管腔内有透明管型；灶性肾小球硬化，继而萎缩；间质纤维化逐渐加重，血管周围单核巨噬细胞浸润；晚期肾盂黏膜上皮细胞增生；也可能出现肾小球系膜区扩大、系膜基质逐渐增多等病变。

该病是各种肾毒物长期作用于肾脏的结果，以前曾有过多种名称，如肾小球肾病（glomerulonephrosis）、进展性肾病（progressive renal disease）、慢性肾炎（chronic nephritis），因该病为慢性、进行性过程，最终肾功能衰竭，因而目前认为慢性进行性肾病的名称最为恰当。

慢性进行性肾病也是实验大鼠最常见的自发性病变，也是实验大鼠最重要的死亡原因。常发生于成年和老年大鼠，但病变通常起始于 6 月龄以前，雄性大鼠较雌性大鼠发病率高，病变程度严重，有人统计了 3 797 只雄性大鼠，在 1 周到 1 周半时，55% 的雄性大鼠发生本病，2 岁龄的大鼠几乎 100% 发生该病。

肉眼观察见肾脏体积增大，颜色变淡、呈苍白色，故有"大白肾"之称，肾脏表面和切面尚可见小囊泡。细胞质空泡变或透明小滴样变性。肾小管基底膜常增厚。

光镜下，病变初期的是灶性的，影响少数、孤立、单个的肾小管，肾小管嗜碱性增强，管腔扩张，基底膜增厚，周围有单个核炎细胞浸润。这些改变很像氨基糖苷抗生素（aminoglycoside antibiotics）和人摄入重金属引起的病变，因而初期易与毒性病变相混淆。扩张的肾小管管腔内有红染的均质的蛋白性物质（透明管型），肾小管上皮细胞萎缩、扁平状，也可能体积增大（肥大）和增生。有时上皮细胞的胞浆内可以出现空泡变性或透明滴变，肾小管基底膜增厚。肾小球变化多样，毛细血管数量减少，纤维组织增生，甚至发生玻璃样变等硬化性改变。上述病变可以是节段性的，累及部分肾小球（focal segment glomerulosclerosis），或弥漫性的，累及所有的肾小球。肾小球基底膜增厚，周围组织也有不同程度的纤维化，间质有不等量的慢性炎细胞浸润，病变进展时发生明显的纤维化。病变后期小动脉壁增厚、玻璃样变。电子显微镜检查见肾小球毛细血管基底膜明显增厚，足细胞部分融合，系膜细胞、内皮细胞未见异常。

慢性进行性肾病的临床表现为蛋白尿。蛋白尿的出现与肾小球基底膜渗透性增加有关，随着病变加重，蛋白尿渐加重。蛋白质电泳分析表明，尿蛋白的主要成分为白蛋白（albumin）；至病变后期，尿内可出现各种血浆蛋白的成分。

慢性进行性肾病的发病机制不清，目前认为，部分原因与蛋白质及能量摄取过多和蛋白质的成分有关。例如接近 2 岁龄的雄性大鼠几乎全部患有此病，雌性大鼠因食物摄入量较少，因而本病的发病率较雄性大鼠低，即使发生，进展也比雄性缓慢。各物种相比本病在大鼠中发病率较高，因为大鼠的常规饮食中蛋白质含量较多，如果减少食物中蛋白质的含量或饮食的总量，将有利于改善慢性进行性肾病。

食物中摄入过多蛋白质引起该病的原因可能与高蛋白饮食引起血浆蛋白升高有关。高血浆蛋白质随血液流经肾小球时，必将增加单个肾小球的滤过率（single glomerular filtration rate），增高肾小球毛细血管净水压（glomerular capillary hydraulic pressure），随着时间的推移损伤肾小球，改变基底膜的结构，引起蛋白尿。

多数肾脏毒性物质都会以不同的方式促进或加重慢性进行性肾病的发生、进展。低剂量肾毒物有加重慢性进行性肾病的作用，高剂量时除加重原有 CPN 外，还有特异性细胞毒效应，包括近曲小管细胞坏死，细胞核内包涵体形成。庆大霉素、铅对肾脏的损伤就是其例之一。$\alpha_{2\mu}$ 球蛋白在引起肾脏特异性损伤的同时，也加重 CPN。肾脏毒物一次性或急性损伤之后，如果未能及时正确处理，也可以间接引起肾小球滤过率改变，形成超滤（hyperfiltration），这是机体的一种代偿方式，久之可发展为慢性进行性肾病，因而本病实际上代表肾脏的慢性损伤，在各种原因的作用下，最终肾单位硬化（图 10-69）。肾单位硬化是细胞外基质发生改变的结果。该病随着时间的推移，细胞外基质发生三种主要的变化：（1）基底膜普遍增厚，增厚的基底膜可经免疫组织化学的方法证实；（2）肾小球系膜区增宽，间质中细胞外基质包括纤维连接蛋白和血小板反应蛋白（thrombospondin）增加；（3）随年龄增长，肾小管萎缩区间质瘢痕增加。

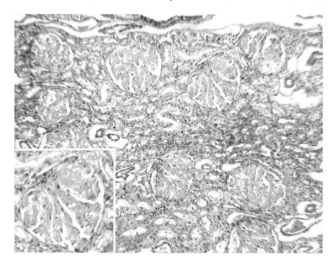

照片中可见多个肾小球，明显分叶状，毛细血管结构不清，细胞数量减少，均质红染的玻璃样物增多，其相应的肾小管萎缩。间质致密，有少量炎细胞浸润。左下图为一个放大的肾小球。（HE）

图 10-69　慢性进行性肾病

病变进展缓慢为该病的特征，通常有不可逆性、进展性，最后进展为肾衰竭（图 10-70）。但在短周期的实验中，该病对毒理实验影响不大，动物死亡率不会因该病而增加，影响实验结果。在周期长于 2 年的实验中，该病将增加动物死亡率，给实验带来一定的影响。在 PFA—ICO 品系的大鼠中，严重的病例还可能伴发甲状旁腺机能亢进，引起纤维化性骨炎、转移性钙化等疾病，从而干扰毒理实验。由于饮食是重要病因，因此在长期实验时要注意改变饮食的配方。

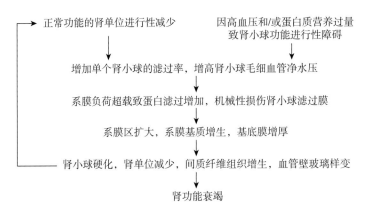

正常功能的肾单位进行性减少　　因高血压和/或蛋白质营养过量致肾小球功能进行性障碍

增加单个肾小球的滤过率，增高肾小球毛细血管净水压

系膜负荷超载致蛋白滤过增加，机械性损伤肾小球滤过膜

系膜区扩大，系膜基质增生，基底膜增厚

肾小球硬化，肾单位减少，间质纤维组织增生，血管壁玻璃样变

肾功能衰竭

图 10-70　慢性进行性肾病的发病机制及结局

10. 钙化（calcification）或矿化（mineralization）

钙盐在局部异常沉积称为钙化，组织切片中 HE 染色时，钙化物呈不规则的颗粒状或团块状，苏木素染成蓝色、硝酸银染成黑色。有时在钙化的基础上发生骨化，甚至形成骨髓，有时钙化物呈同心圆状，似沙砾，称为沙砾体。钙化是组织病理学常见的形态学表现之一。除钙盐外，常伴有少量的铁、镁等其他矿物质沉积，故目前钙化和矿化两个名词常用以表示同样的形态学表现，矿化区的成分应该更多样化些。

钙化或矿化在肾脏是常见的轻微损伤，典型的钙化钙盐沉积在皮质、髓质交界处的肾小管（图 10-71），也可以沉积在肾盂黏膜下、肾乳头部位，大鼠的膀胱也是钙化相对常见的部位。老年大鼠肾小管可见絮凝状或线形的钙盐沉积在肾乳头的周边部，沉积周围常伴有局灶性纤维化、肉芽肿形成，覆盖的变异上皮可以形成溃疡或有细胞增生。根据钙盐沉积发生机制不同，可以分为转移性钙化和营养不良性钙化（详见上篇第一章相关内容）。肾小球或肾小管局部组织细胞坏死，或肾组织内有异物或死亡的寄生虫引起的钙盐沉积，如膀胱内的粗尾拟毛体线虫（trichosomoides），死亡的虫体可以作为核心引起钙盐沉积，以上类型的钙化为营养不良性钙化。具有维生素 D 活性的外源生物因子的过多摄入可以引发高钙血症，导致转移性钙化，钙盐沉积于正常的肾小管或肾小球毛细血管基底膜。市场销售的杀鼠剂（rodenticide）含有维生素 D，能改变血液中钙磷比，促使肾小管主要是直小管钙化。

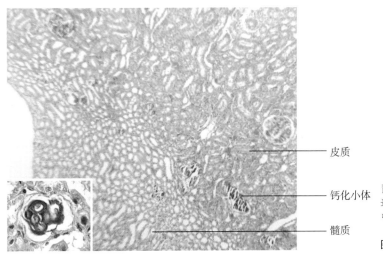

皮质

钙化小体

髓质

肾脏皮质、髓质交界处有多个矿化灶——钙化小体，这是自发性钙化灶，HE 染色呈紫蓝色。左下角为其中一钙化小体的放大图。（HE）

图 10-71　肾脏矿化

钙化也是动物中常见的自发性改变，断乳和性成熟期的雌性大鼠肾脏钙盐沉积的发生率较雄性高，这可能与食物和动物激素水平有关，碳酸酐酶抑制剂（carbonic anhydrase inhibitors）对结石的形成有促进作用。

此时钙盐常沉积于皮质和髓质交界处，以及肾乳头部位。某些实验因子可以加剧钙化，如服用三氯蔗糖（sucralose）、高岭土（kaolin）、山梨醇（sorbitol）和硫酸镁（magnesium sulfate）等可以引起盲肠增大，钙吸收增加，尿钙增多和尿道上皮增生等一系列的形态学改变。

肾小管内结石（intratubular lithiasis）是大鼠肾脏内发生一种较为特殊的钙化，见于年轻大鼠，雌性发病率高于雄性，以雌性青年期发病率较高。结石主要分布在皮质和髓质交界处。苏木素染色时结石深浅不一，有的呈深蓝染，有的染色较浅，组织化学染色显示沉积物含有钙及其他成分。超微结构观察结果显示结石是由 S1 段肾小管上皮细胞脱落的泡状的微绒毛和微囊（vesiculated microvilli and microvesicles）组成，脱落后增大并沉积在皮质和髓质交界处 S3 段肾小管内，形成管腔内微结石。不同品系大鼠的肾小管内结石的发病率差异很大，甚至同一实验室、同一品系大鼠，经过一段时间饲养后其发病率也不同，提示该病发病率与饮食成分，主要是钙磷比有关。

碳酸酐酶阻断剂，如乙酰唑胺能改变尿液的 pH 值和尿液中枸橼酸盐的分泌，在某些饮食状况下引起泌尿道钙盐沉积。这种沉积在肾脏中的分布也与饮食中钙磷比有关。

鉴于泌尿道的结石（calculi）可以引起细胞反应性增生，进而可能与泌尿道肿瘤的发生有关，因而在毒性反应实验及肿瘤发生实验中，要记录泌尿道所出现的结石数量及部位。

11. 集合管损伤

2- 氨基 -4，5-Diphenylthiazale HCI 是唯一的可以引起动物肾脏多发性囊样病变并用于建立该病动物模型的化合物。患病动物肾脏内出现囊肿样病变，但肾小管未见任何阻塞，小管内压力也基本正常，故其发病机制引起了不少研究者的兴趣。实验中观察到此药物引起的原发性病变是位于外髓部集合管的基底膜缺损。肾小管基底膜的抗扩张力甚为有限，如果基底膜缺损，小管内压力加大时则极易于扩张形成囊样病变。此种基底膜缺损病变在慢性进行性肾病的早期也可观察到，但后者主要位于近曲小管，这也可能是在慢性进行性肾功能衰竭动物中常常见到的肾小管囊样扩张和透明管型形成的原因。

（六）肾乳头坏死

肾乳头坏死（renal papillary necrosis）与非类固醇类抗炎因子（nonsteroidal anti-inflammatory factor）有关，大鼠对这种药物敏感，敏感程度随物种不同而异。肉眼观肾乳头苍白，光镜下肾乳头部肾小管明显坏死，仅存集合管的轮廓，残留有少量空泡变性的细胞核。坏死区与周围组织之间的分界明显，肾皮质常出现间质性炎症反应（图 10-72）。

根据病变程度，肾乳头坏死由轻到重可以分为 4 级：

Ⅰ级（灶性渐进性坏死，focal necrobiosis）：肾乳头顶部（端）间质的微血管、亨氏攀细胞、间质细胞丢失，被嗜酸性的均质物替代。集合管完整，肾乳头表被上皮完整或灶性离解。

Ⅱ级（中度坏死，intermediate papillary necrosis）：肾乳头顶端组织发生灶性坏死，但未殃及其他区域。

Ⅲ级（部分肾乳头坏死，partial papillary necrosis）：坏死灶融合，延伸至肾乳头中部区域。

Ⅳ级（严重或全部肾乳头坏死，advanced or total papillary necrosis）：融合性坏死延伸到肾乳头基底部。

Ⅴ级（继发性改变，secondary changes）：融合性坏死灶延伸到外髓质，肾小管萎缩或消失，间质炎细胞浸润或纤维化。这些改变是由于坏死肾乳头引起梗阻性萎缩之故。

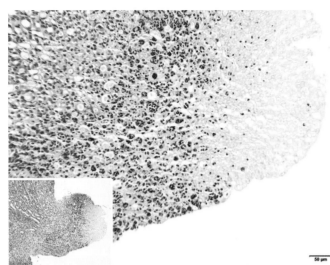

局部肾乳头结构存在，胞浆不清、失去光泽，细胞核消失。左下图为肾乳头的整体观。（HE）

50 μm　图 10-72　小鼠肾乳头坏死

坏死的肾乳头以后可以发生钙化（矿化）、脱落，裸露部位由邻近上皮细胞再生，形成新的上皮将其覆盖，缺损处修复。如果这种上皮细胞高度增生，而动物存活时间又足够长，则有可能发展成新生物。

肾乳头坏死的发病机制不明，以 NSAIDs 为例进行阐述。临床上服用 NSAIDs 引起肾乳头坏死虽不常见，但所造成的肾损害是永久性的。根据使用药物的时间长短可以分为急性和慢性两种。急性肾乳头坏死主要见于短期过量使用 NSAIDs，而且身体又处于脱水状态的个体。肾锥体正是尿液浓缩能力最强的部位，其局部的血液供应受控于局部前列腺素的含量及其对局部血管舒缩能力的调控。由于肾乳头正处于肾脏逆流倍增与对尿液进行浓缩处理的部位，非那西丁代谢产物氯氨酚在肾乳头顶部的浓度较肾皮质处高出 10 倍之多，如果机体处于脱水状态时大量服用 NSAIDs，必然使肾乳头内 NSAIDs 及其代谢物的浓度急剧升高。阿司匹林是前列腺素（PGE）合成酶抑制剂，使 PGE 分泌减少，令其扩血管作用受到抑制、缩血管作用得以加强，导致髓质部、肾乳头区的血管收缩，肾乳头缺血。因而高浓度的 NSAIDs 及其活性代谢产物一方面对局部肾乳头组织细胞产生直接的细胞毒性损害，另一方面又抑制肾乳头部位前列腺素的产生，使局部舒血管过程发生障碍，血液供应受阻。这两方面综合作用导致肾乳头组织细胞坏死。在动物实验中，肾乳头坏死的发生和意义不如在人类中明显，有时发生在特殊情况下，如在结扎输尿管复制肾功能衰竭的模型时，周围血管受损伤，影响相应部位的血液供应。

急性肾乳头坏死的病变为缺血性坏死，光镜下肾乳头处集合管表现为凝固性坏死，与周围组织分界清楚。临床和实验研究证明能引起急性肾乳头坏死的 NSAIDs 包括：非那西丁（acetophenetidin）、异丁本丙酸（ibuprofen）、非诺洛芬（fenoprofen）、甲芬那酸（mefenamic acid）、保泰松（butazodine）、对乙酰氨基酚（acetaminophen）等。慢性肾乳头坏死在人类中多见于长期（5～20 年）滥用 NSAIDs 的患者，特别是非那西丁的使用者引起累及肾髓质和肾乳头的间质性肾炎，继而导致慢性肾衰竭。非那西丁在肝脏中代谢，70% 转化成为对乙酰氨基酚，后者在肾乳头蓄积的浓度 10 倍于肾皮质，因而可对肾乳头的血管直接产生毒性损害引起缺血性坏死。

（七）肾盂疾病

1. 肾盂肾炎（pyelonephritis）

肾盂肾炎是一种由细菌引起的，主要累及肾盂、肾盏黏膜和肾间质的化脓性炎症。分为急性和慢性两种类型。

（1）急性肾盂肾炎（acute pyelonephritis）

轻者肾略肿大，表面无明显病灶，切面可见髓质散在粟米大小黄白色脓肿灶；重者肾显著肿大，表面可见多个黄色隆起的脓肿，大小不等，弥漫性分布或局限于某一区域，病灶周围有充血出血带，切面显示肾盂、肾盏内有脓液积聚，黏膜充血、出血并有脓性渗出物覆盖。髓质内可见化脓性病灶，呈黄色条纹状，并向皮质伸展，有时病灶互相融合，形成大小不等的脓肿。

镜下见肾间质、肾盂、肾盏黏膜内有多量中性粒细胞浸润，急性期病变局限于肾间质，之后可累及肾小管，受累的肾小管管腔内出现或充满中性粒细胞。周围肾组织血管扩张充血，并有中性粒细胞浸润。有时见局部组织坏死液化形成大小不等的脓肿。脓肿内充满中性粒细胞和坏死组织碎片，有时可见细菌菌落。肾盂黏膜上皮细胞有不同程度的变性坏死（图 10-73 ~ 图 10-75）。

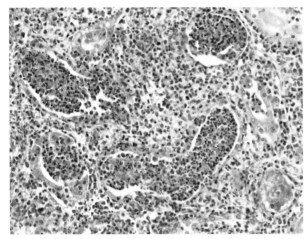

肾间质充血，大量中性粒细胞浸润；肾小管腔内充满中性粒细胞。（HE）

图 10-73　人急性肾盂肾炎

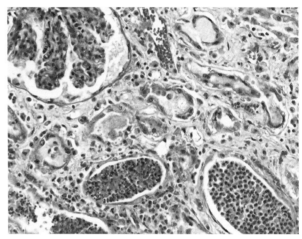

肾间质充血，肾小管腔内充满中性粒细胞。（HE）

图 10-74　人急性肾盂肾炎

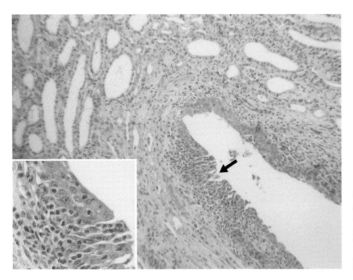

光镜下肾盂黏膜上皮细胞有不同程度的变性、坏死，中性粒细胞浸润（箭示）。黏膜下肾间质也有中性粒细胞浸润，肾小管管腔扩张。左下图为局部放大，示明显的中性粒细胞浸润于黏膜层及黏膜下层。（HE）

图 10-75　大鼠肾盂肾炎

（2）慢性肾盂肾炎（chronic pyelonephritis）

慢性肾盂肾炎多因急性肾盂肾炎反复发作转变而来，少数起病时即呈慢性经过。由于炎症持续进展和反复发作，大量肾组织破坏和纤维化，最终形成瘢痕性固缩肾。镜下见肾盏、肾盂黏膜固有层胶原沉积，伴有淋巴细胞、浆细胞和巨噬细胞浸润，黏膜上皮细胞可出现鳞状上皮化生；肾实质存在多少不等、大小不一的慢性炎症病灶，局部肾小管萎缩、间质纤维化和慢性炎症细胞浸润；肾小管腔内充满伊红染、均质状的胶样蛋白管型，其排列较集中，形态与甲状腺组织的滤泡结构相似。肾小球球囊壁周围胶原沉积，部分肾小球可发生玻璃样变（图10-76，图10-77）。

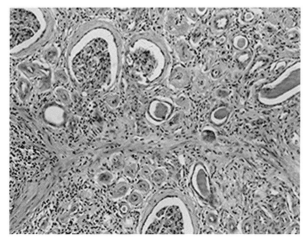 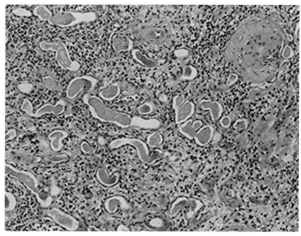

肾小球球囊变宽，球周纤维化；肾小管萎缩，腔内充满红染胶样物；肾间质纤维结缔组织增生，大量淋巴细胞浸润。（HE，200×）

图10-76　人慢性肾盂肾炎

肾小球萎缩、玻璃样变；肾小管萎缩，腔内充满红染胶样物，似甲状腺组织；间质结缔组织增生，大量淋巴细胞浸润。（HE，200×）

图10-77　人慢性肾盂肾炎

2. 肾盂积水（hydronephrosis）

肾盂积水（图10-78）可能是先天性的，也可能是卵巢或精囊动脉与髂腰动脉之间受到压迫，或输尿管内有结石阻塞所致。肾盂内衬变异上皮细胞有不等程度的萎缩，周围肾间质有轻重不一的炎细胞浸润和纤维化等病变。老年大鼠由于肾病造成肾脏实质萎缩，而引起肾盂被动性扩张，不要与肾盂积水混淆。

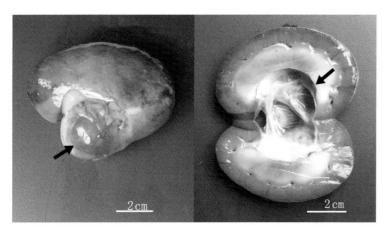

左图为肾脏表面观，肾盂处肿大，表面透亮（箭示）。右图为切面观，肾脏皮质髓质分界清晰，肾盂扩张、增大（箭示），周围的髓质受压迫，轻度萎缩

图10-78　肾盂积水大体观

3. 肾盂黏膜增生（hyperplasia）

灶性泌尿道黏膜增厚可见于肾脏有钙盐沉积的部位，也可能是对炎症或刺激的反应性改变。

（八）肾脏其他病变

1. 球囊上皮化生

肾小球囊腔的囊壁可能内衬高立方形细胞，类似于某些种属大鼠近曲小管的上皮，这种改变可能是对全身高血压的反应，常见于自发性高血压的大鼠。对于这种现象有各种命名，如化生、增生、腺瘤样转化和替代，最好的名称可能是球囊上皮化生，多数情况下被认为是正常的表现。某些化学成分也可以沉积在囊腔内。

2. 肾小管扩张

肾小管扩张（tubular dilation）表现为肾小管腔扩大，小管上皮细胞变扁。扩张的肾小管管腔大，故又称为囊性变（cystic change）。反复给药的毒性试验中，仅出现肾小管扩张，而无明显的上皮细胞坏死，通常表明肾小管受到较轻的慢性损伤，使上皮细胞变性并丧失修复能力。此种肾小管扩张应与无细胞变性的肾小管扩张相区别。

肾小管扩张可由多种外源化合物、缺血、低钾、药物等因素引起，扩张的肾小管部位也有所不同。例如长期给予锂（lithium）、一些淀粉类食物、糖精、乳糖、合成多糖也可使大鼠、仓鼠和犬发生明显的肾小管囊性变；能改变肾脏对钙吸收和分泌的物质、引起肾脏暂时性缺血的化合物如单剂量 5- 羟色胺（semtonin）均可使大鼠出现肾小管扩张。

慢性低钾血症也与肾小管扩张有关，低钾可以引起集合管上皮细胞增生、肥大，阻塞管腔。大鼠和狗的反复给予血管紧张素转换酶抑制剂的毒性试验中，可出现肾小管扩张，多发生在髓旁肾单位。显微镜检查见肾小管扩张，肾小管上皮细胞变性或坏死，间质水肿，血中尿素增高，球旁细胞增生。

利尿剂氢氯噻嗪（双氢克尿噻）（hydrochlorthiazide）所致的肾小管扩张在补充盐类后减轻；又因为它们在肾脏内的分布具有缺血性肾损伤的特点，即发生在髓旁肾单位，因而推测肾小管扩张是肾血流动力学改变的结果，而不是化合物直接作用所致。Beagle 犬对这种影响的敏感性较大鼠高，大量持续使用利尿剂 13 周或 52 周可见血肌酐增高，尿素氮增高，远端小管囊性扩张，上皮细胞变扁，有时小管内可见脱落细胞。肾间质可见少量淋巴细胞浸润，灶性纤维化，被膜下脓肿形成。病变程度具有量效关系，但如果在饮水中补充电解质可使其减轻。

3. 髓外造血（extramedullary haemopoiesis）

在功能需要的情况下，成年大鼠的肾实质也可以出现髓外造血现象（见本书中篇第十五章"免疫系统和造血系统"）。

4. 肾皮质单纯囊肿

由扩张的肾小管形成的大的囊肿可能伴有肾脏病变（肾脏囊性变）。孤立性囊肿也可见于肾脏的皮质部，发病机制不明。

（九）增生和肿瘤性病变

1. 肾小管上皮细胞增生

肾小管上皮细胞增生和肾肿瘤、肾腺癌是连续发展的过程，肿瘤的早期常表现为上皮细胞增生。增生的小管腔大，上皮细胞单层或多层，细胞可为多角形，细胞核圆形、大小不一，可以有轻度异型性，核仁明显。胞浆可以是透明的，或呈嗜碱性、嗜酸性、颗粒状或泡沫样。肾小管增生要与肾小管细胞肥大和肾小管再生相区别。

2. 肾腺瘤和肾腺癌（adenoma and adenocarcinoma）

肾腺瘤通常体积小，和周围肾组织分界清楚，肉眼观不易发现，较大的肿瘤表现为白色圆形结节，自肾组织表面隆起。光镜下肿瘤位于皮质或髓质外带。腺瘤细胞与增生的上皮细胞类似，可出现一定程度的异型性，但细胞核分裂象少，胞浆呈嗜酸性或嗜碱性，可以出现透明空泡，有透明细胞的腺瘤含有丰富的糖原。腺瘤细胞排列呈实性团块或乳头状，可有囊腔形成（图10-79～图10-82）。肿瘤间质为纤细的结缔组织，将肿瘤分割成叶状。肾腺瘤通常无出血。与一般良性肿瘤不同的是，肾腺瘤组织内可出现坏死。肿瘤呈膨胀性生长，压迫周围肾组织。

如果肿瘤细胞异型性明显，核分裂象多，有明显的出血、坏死，浸润周围的肾组织，则可以诊断为肾腺癌。肾腺癌在肾脏偶尔发现。

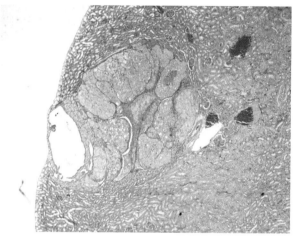

肿瘤位于肾皮质，多数区域瘤细胞呈实性生长，左下部有囊腔形成。（HE）

图 10-79　肾腺瘤

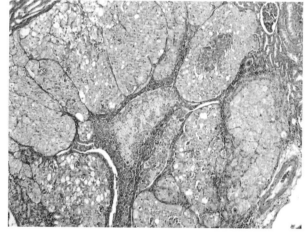

纤细的结缔组织将肿瘤分割成叶状，间质尚见炎细胞浸润。（HE）

图 10-80　肾腺瘤

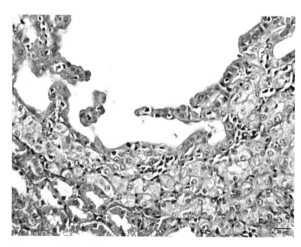

图10-79肿瘤囊腔处放大观。囊腔空虚，无分泌物或渗出物，囊壁为腺瘤组织，内衬单层低立方上皮细胞。（HE）

图 10-81　肾腺瘤

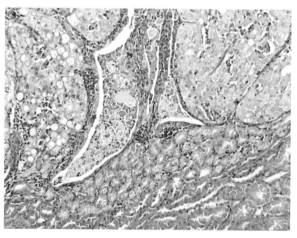

瘤细胞形态多样，近中央部肿瘤细胞坏死（黄星示），左侧部分瘤细胞为透明细胞，右上方瘤细胞体积大，胞浆丰富，呈淡嗜酸性。细胞细胞体积小，胞浆呈嗜碱性。（HE）

图 10-82　肾腺瘤

3. 间质组织来源的肿瘤

如脂肪瘤、脂肪样血管瘤、血管脂肪瘤、错构瘤、混合性肿瘤等来源于脂肪组织、平滑肌组织的肿瘤在大鼠中是常见的间叶组织良性肿瘤。

4. 胚胎性肿瘤

肾母细胞瘤（nephroblastoma）是胚胎性肿瘤，关于大鼠的肾母细胞瘤，不同的学者有不同的诊断标准，至今未得到统一。

（十）肾脏自发性疾病

1. 大鼠

自发性病变可以掩盖毒性病变或与毒性病变相似，如慢性进行性肾病。雄性大鼠慢性进行性肾病发病率尤其高，有人统计了 3 797 只雄性大鼠，在 1 周到一周半时，55% 的雄性大鼠发生该病，2 岁龄的大鼠几乎 100% 发生该病。

2. 小鼠

小鼠的自发性病变主要为增生性病变，包括肾小管上皮细胞增生、腺瘤、癌、肉瘤、肾母细胞瘤、肾盂移行细胞癌。CDI 小鼠最重要的自发性病变是淀粉样病（amyloidosis）。

3. 犬

实验用的 Beagle 犬在 3 岁前肾脏一般是健康的，早期轻度慢性间质性肾病或矿化的发生率可以高达 60%，特别是在雌性犬中。6 个月以下的犬肾小球常发育不成熟，因而要制订正常肾功能值的范围。

第三节 膀胱常见疾病

1. 急性或慢性膀胱炎（acute and chronic cystitis）

膀胱炎不是动物群体性病变，多为独立性疾病。棕色挪威（Brown Norway, BN）大鼠膀胱炎的发生率较高，可能为尿路感染、膀胱肿瘤或尿路结石的并发症。大鼠患有粗尾似毛体线虫（*Trichosomoides crassicauda*）感染时常有膀胱炎。发生慢性膀胱炎时黏膜上皮灶性或弥漫性反应性增生，易与膀胱肿瘤混淆。而膀胱移行细胞发生的肿瘤，黏膜上皮内也常有炎症（图 10-83，图 10-84）。

2. 黏液（蛋白）栓（mucous, proteinaceous plugs）

黏液栓，也有称之为黏液潴留、管型或蛋白滴，有时可以在大鼠、小鼠或地鼠（hamster）的膀胱和尿道（urethra）内发现。这些黏液栓可能是精囊液和凝结腺的分泌物，通常在断头处死动物时即刻形成（图 10-85）。有人认为与雌性大鼠交配后形成的阴道黏液栓相似。肉眼观可见膀胱内有白色的黏稠凝固物，HE 染色光镜下为嗜伊红染的蛋白样物质，内有大小不等的无定形空泡。

其他圆形、嗜伊红染的蛋白性小滴在正常大鼠的膀胱也可见到，其来自尿路自身，化学成分可能为正常出现在膀胱黏膜上皮表面的黏蛋白或黏多糖。上述形态学表现并无病理意义。

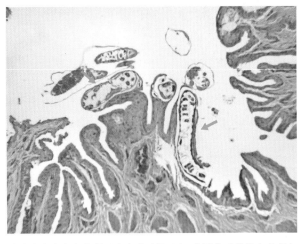

膀胱腔内寄生虫多属于线虫类（箭示），常附着于黏膜上或侵入黏膜内。（HE）

图 10-83　膀胱寄生虫

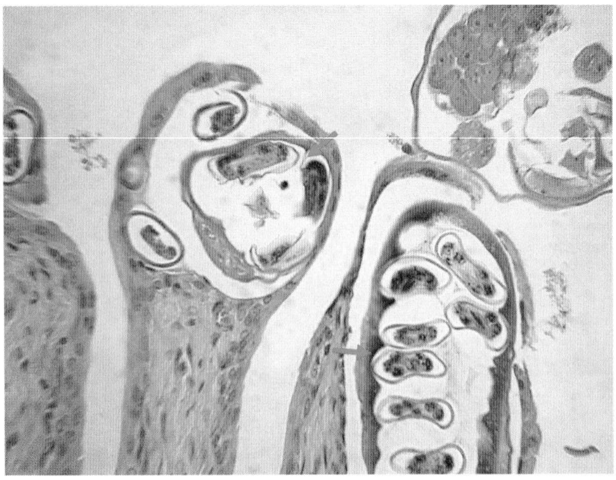

高倍镜下线虫已侵入黏膜内（箭示）。（HE）

图 10-84　膀胱寄生虫

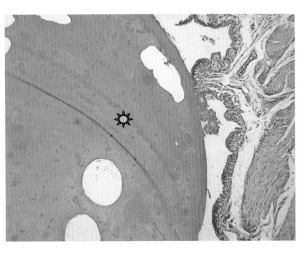

膀胱腔内有多量嗜伊红染的无结构物（✿示），中央有空泡。这是肉眼观察时膀胱腔内的乳白色的凝固物。（HE）

图 10-85　膀胱黏液（蛋白）栓

3. 膀胱扩张（dilatation）

在各种病理情况下膀胱可以发生扩张，单纯性扩张见于尿液潴留时，无病理学意义。

4. 鳞状细胞化生（squamous metaplasia）

维生素缺乏的大鼠可以发生单纯性膀胱上皮化生。在老年性大鼠中，无维生素缺乏时也偶尔可以发生上皮的鳞状细胞化生，常与慢性炎症有关，注意不要误认为肿瘤。

5. 膀胱上皮增生（bladder hyperplasia）和肿瘤

大鼠膀胱移行上皮通常有三层，基底部细胞较表面细胞小，常有双核。在感染、机械性损伤或其他刺激影响下，膀胱黏膜发生局限性或弥漫性反应性增生。病变表现为上皮细胞数量增多，可不伴有细胞体积增大（肥大）。这种状况类似于皮肤的棘皮病（acanthosis）。也有增生的上皮突入膀胱腔内，称之为结节样增生。如果形成有蒂的、多发性红润乳头，也可称为乳头样增生，在使用致癌剂复制肿瘤模型时出现，是一种癌前病变。在毒理研究或肿瘤发生研究的过程中尿路黏膜所出现的乳头状外生，可以诊断为乳头状瘤（图 10-86，图 10-87）。

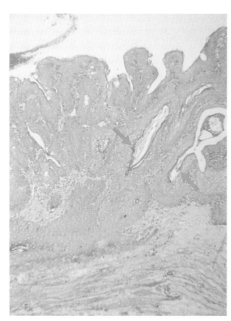
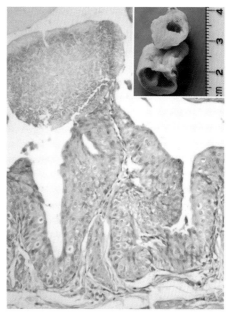

膀胱黏膜上皮层次增多，形成明显的皱褶突入腔内，部分似乳头状。局部区域发生鳞状上皮化生，表面有明显的角化现象（箭示）。（HE）

服用葡萄糖酸钙后一周，肉眼观膀胱壁明显增厚，膀胱腔几乎消失（右上图）。光镜下膀胱黏膜上皮细胞层次增多，排列紊乱，但细胞形态较为一致，无明显异形性，未见核分裂象。（HE）

图 10-86 膀胱上皮增生   图 10-87 膀胱上皮增生

　　膀胱的自发性肿瘤是不常见的，有人总结实验发现的唯一肿瘤是膀胱的乳头状瘤，当肿瘤出现时要与刺激、感染或结石引起的继发性乳头状增生相区别。膀胱可能发生的其他肿瘤有移行细胞癌、鳞状细胞癌、腺癌、未分化癌等。

6. 膀胱结石（calcification calculi，stones）

　　膀胱可以发生自发性膀胱结石，在有些种属特别好发。饮食是重要原因之一。钙化、增生和肿瘤之间存在一定关系，故对膀胱内所出现的结石应加以记录。粗尾似毛体线虫可以作为结石形成的核心，因而寄生虫与结石的发生也有关。

参考文献

［1］王平，曹焯，樊启昶，等.简明脊椎动物组织与胚胎学［M］.北京：北京大学出版社，2004.

［2］Hard G C，Alden C L，Bruner R H G，et al. Non-proliferative lesions of the kidney and lower urinary tract in rats//Guides for Toxicology Pathology［M］. Washington DC: STP/ARP/AFIP, 1999.

［3］杨安峰，王平.大鼠的解剖和组织［M］.北京：科学出版社，1985：87-90.

［4］Suzuki H, Suzuki Y, Novak J, et al. Development of animal models of human iga nephropathy［J］. Drug Discov. Dis Models, 2014, 11：5-11.

［5］Zheng F, Kundu G C, Zhang Z, et al. Uteroglobin is essential in preventing immunoglobulin A nephropathy in mice［J］. Nat Med, 1999, 5：1018-1025.

［6］Ueda N, Baliga R, Shah S V. Role of 'catalytic' iron in an animal model of minimal change nephrotic syndrome［J］. Kidney International, 1996, 49（2）：370-373.

［7］Ai S, Zhang J, Lin Q, et al. Proteomic analysis indicates altered expression of plasma proteins in a rat nephropathy model［J］. Clinical and Experimental Nephrology, 2013, 17（1）：24-31.

［8］Hulkko J, Patrakka J, Lal M, et al. Neph1 is reduced in primary focal segmental glomerulosclerosis, minimal change nephrotic syndrome, and corresponding experimental animal modelsof adriamycin-induced nephropathy and puromycin aminonucleoside nephrosis［J］. Nephron , 2014, 4（3）: 146–154.

［9］Gai X M, Jiang Z J, Liu M Q, et al. Therapeutic effect of a novel nano-drug delivery system on membranous glomerulonephritis rat model induced by cationic bovine serum［J］. AAPS Pharm Sci Tech, 2018, 19（5）: 2195–2202.

［10］Burek J D, Duprat P, Owen R, et al. Spontaneous renal disease in laboratory animals［J］. Int Rev Exp Path, 1988, 30: 231–319.

［11］陈平圣，冯振卿，刘慧. 病理学［M］. 2 版. 南京: 东南大学出版社，2017.

［12］邹万忠. 肾活检病理学［M］. 4 版. 北京: 北京大学医学出版社，2017.

［13］陈杰，周桥. 病理学［M］. 3 版. 北京: 人民卫生出版社，2015.

［14］Colvin RB, Chang A. Diagnostic Pathology. Kidney diseases［M］. Philadelphia.: Elsevier, 2016.

［15］Gai X, Jiang Z, Liu M, et al. Therapeutic Effect of a Novel Nano-Drug Delivery System on Membranous Glomerulonephritis Rat Model Induced by Cationic Bovine Serum［J］. AAPS Pharm Sci Tech. 2018, 19（5）: 2195–2202.

［16］Frazier K S, Seely J C, Hard G C, et al. Proliferative and Nonproliferative Lesions of the Rat and Mouse Urinary System［J］. Toxicologic Pathology, 2012, 40（4S）: 14–54.

（苏　宁　陈平圣）

第十一章　雌性生殖系统

雌性生殖系统（female reproduction system）由卵巢、输卵管、子宫、阴道，附属腺（阴蒂腺）和外生殖器组成。

第一节　雌性生殖系统正常组织学

一、卵巢

大鼠卵巢（ovary）的大小、形状与年龄及发育有关，成年期卵巢重约60 mg，长约5 mm，宽约4 mm，厚约3 mm。性成熟的雌鼠卵巢淡红色，呈略扁的卵圆形，表面有不规则的结节状卵泡，因而呈葡萄状。幼龄期卵巢小而光滑，老年期逐渐萎缩，在妊娠及哺乳期卵巢重量与黄体的数目和大小有关。

两侧卵巢位于腹膜后，左侧位于第5～6腰椎水平处的腰大肌外侧缘，右侧比左侧略高一个腰椎水平。卵巢表面覆盖单层立方或扁平上皮（生发上皮），与腹膜上皮连续，上皮下无基膜，为薄层致密结缔组织构成的白膜（tunica albuginea, lamina propria），富有网状纤维和胶原纤维，由白膜再发出细小的纤维束，构成卵巢内部的网架，白膜下为卵巢实质。

卵巢实质可分为皮质区和髓质区，两区间无明显分界。

皮质区（cortex）在外周，是卵巢的主要部分，含有不同发育阶段的卵泡、黄体、间质腺和其他的一些包埋在致密结缔组织内的腺样结构，其间有梭形的成纤维细胞、网状纤维及少量胶原纤维。梭形的成纤维细胞能分化为卵巢的间质细胞，并参与组成卵泡膜。髓质区（medulla）狭小，形成卵巢的中心，又称血管区，含有较大的血管、淋巴管、间质腺、卵巢网和髓索。卵巢分泌的激素至少有3种，即雌激素、黄体酮和雄激素。

（一）卵泡

皮质区有不等数量的卵泡，在健康的性成熟的动物中，卵泡处于不同的生长发育阶段，根据其发育程度的不同，可分为原始卵泡、生长卵泡和成熟卵泡3个阶段（图11-1～图11-6）。生长卵泡（growing follicle）又可以分为初级卵泡、次级卵泡2个时期。部分卵泡在发育过程中的任一时期退化形成闭锁卵泡。原始卵泡单独或成群分布在白膜下，有些散在于卵巢门附近；生长卵泡多位于卵巢深部；成熟卵泡位于表层，并向卵巢表面隆起。

1. 原始卵泡（primordial follicle）

位于皮质浅层，体积小、球形，每个原始卵泡由中央的初级卵母细胞和周围一层扁平的卵泡细胞构成。卵母细胞胞体较大，为球形，直径约 15 μm，核大而圆、染色浅，核仁大而明显，胞质嗜酸性。原始卵泡又称为始基卵泡，呈静止状态。

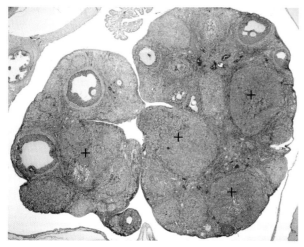

生育年龄的大鼠，卵巢可见多个黄体（"＋"示部分）和各期卵泡，闭锁卵泡少，间质腺少。（HE）

图 11-1　正常卵巢结构图

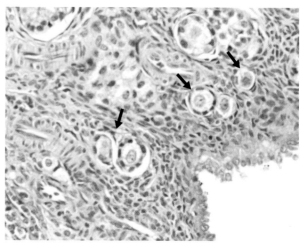

照片中显示多个原始卵泡，位卵巢皮质浅部（箭示），中央为初级卵母细胞，周围单层扁平卵泡细胞。（HE）

图 11-2　原始卵泡

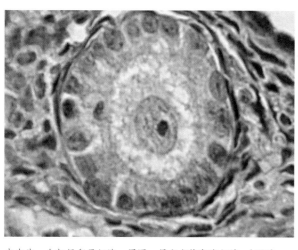

中央为一个初级卵母细胞，周围一层立方状卵泡细胞。（HE）

图 11-3　初级卵泡

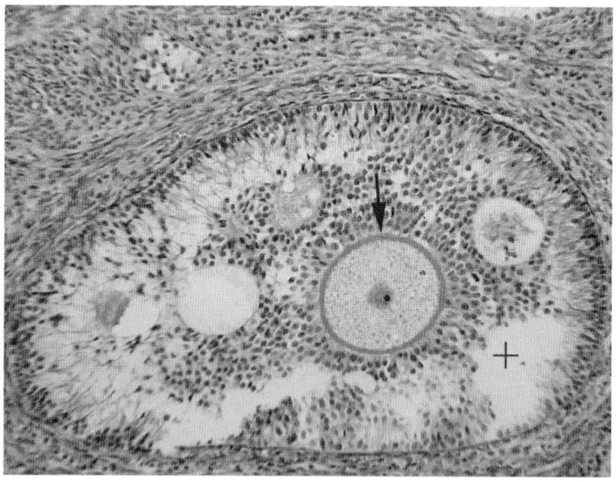

中央为一个初级卵母细胞，周围出现均质、嗜酸性、有折光的透明带（箭示）。卵泡内出现卵泡腔（"＋"示）。（HE）

图 11-4　次级卵泡

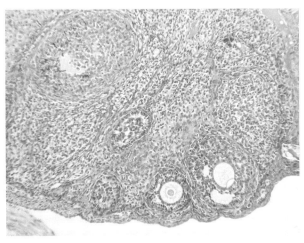

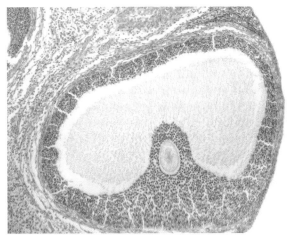

卵巢低倍观。皮质部有数个卵泡，处于不同发育阶段，原始卵泡位于皮质浅部（箭示），近皮质部可见一个初级生长卵泡和一个次级生长卵泡，后者可见卵泡腔。（HE）

卵泡细胞形成卵丘，并向卵巢表面突起。颗粒层一般有4～8层细胞；放射冠有3～4层细胞，紧贴透明带。（HE）

图 11-5　生长卵泡

图 11-6　成熟卵泡

2. 初级卵泡（primary follicle）

生长卵泡的早期为初级卵泡，单独或成群分布在白膜下，有些散在于卵巢门附近。由一个位于中央的初级卵母细胞和周围单层或多层的卵泡细胞构成，初级卵母细胞体积变大，增大为 100 μm，周围出现均质、嗜酸性、有折光的一层透明带（zona pellucida），其成分为中性糖蛋白，可能是初级卵母细胞和卵泡细胞共同分泌的产物。卵泡细胞由扁平变为立方或柱状，由单层变为多层。这些细胞的胞浆因含有很多细粒及分泌颗粒，故又称为颗粒细胞。初级卵泡中的卵母细胞通常只有一个，但兔、猪等动物有时见到多个，为多卵母细胞（滤泡内有 2 个或多个卵母细胞）。初级卵母细胞是胚胎期由卵原细胞分裂分化所成，随后长期停留于第一次成熟分裂的前期。年轻的雌犬可以出现多卵母细胞的滤泡。

3. 次级卵泡（secondary follicle，tertiary follicle）

次级卵泡为生长卵泡的中后期。随着卵泡的生长，周围的卵泡细胞层次日渐增多，卵泡细胞间出现含有液体的腔隙。由于卵泡液的增多，腔隙逐渐扩大，融合成一个大的卵泡腔（follicular antrum）。这种具有一个大卵泡腔的次级卵泡，又称为囊状卵泡（vesicular follicle），或三级卵泡（tertiary follicle），在人类又称窦卵泡（antral follicle），其前期阶段称为窦前卵泡（preantral follicle）。健康的（非闭锁的）后期三级卵泡，只出现于动情前期，可为作为确定动情周期的依据。随着卵泡腔的不断扩大，初级卵母细胞和它周围的卵泡细胞被挤压到卵泡的一侧，形成突向卵泡腔的丘状隆起，称卵丘（cumulus oophorus）。卵丘中紧靠透明带的卵泡细胞呈柱状，作辐射状排列，称放射冠（corona radiata），一般有 3～4 层细胞。其余的卵泡细胞紧密排列形成颗粒层，构成卵泡壁，颗粒层一般有4～8层细胞。与此同时卵泡周围结缔组织中的间质细胞也发生形态学改变，分化形成卵泡膜。卵泡膜有内外两层，内层含有丰富的毛细血管，细胞多、体积大、圆形或梭形，核圆形，胞质含丰富的类脂质，是分泌雌激素的主要部位。外层纤维多、血管较少，细胞梭形、数量少，与周围的结缔组织无明显界限。外层的细胞含有收缩纤维，有助于排卵。

颗粒细胞内出现卵泡刺激素（也称为滤泡刺激素）（follicle-stimulating hormone，FSH）、雌激素（estrogen，E）、孕激素（progestin，P）、雄激素（androgen，A）受体，具备对相应激素的反应性，当受体和相应的激素结合时，将发生生物学反应，从而调节卵泡细胞的增生、分化或类固醇激素的合成。

4. 成熟卵泡（mature follicle）

由于囊状卵泡液急剧增多，其体积显著增大，并向卵巢表面突出，为成熟卵泡，又称为格拉夫卵泡（Graafian F）。人类在排卵前 36～48 h，初级卵母细胞完成第一次成熟分裂，形成一个较大的次级卵母细胞和一个很小的第一极体。接着，次级卵母细胞迅速开始第二次成熟分裂，并停留在分裂中期。在脑垂体分泌的 FSH 和黄体生成素（luteinizing hormone, LH）的作用下，次级卵泡与成熟卵泡中的膜细胞和颗粒细胞协同合成和分泌雌激素。合成的雌激素小部分进入卵泡腔，大部分释放入血，调节子宫内膜等靶器官的生理活动。从一个原始卵泡发育为成熟卵泡，并非在一个动情周期内完成，而是经过几个动情周期才完成。

成熟卵泡的卵泡液剧增，卵泡的体积增大并突出卵巢表面。从肉眼看来，它是一个透明小水泡。由于卵泡内压力增加、卵泡液内的蛋白分解酶的影响，卵泡膜及卵巢外膜自然破裂，卵泡液流出，从卵泡壁脱落的次级卵母细胞连同外周的透明带、放射冠与卵泡液一起从卵巢排到腹膜腔，这个过程称为排卵。

大鼠的动情周期是 4～5 个昼夜节律性地重复一次，因而卵泡也周期性成熟。成熟的卵泡大约在动情周期（estrus）开始即很快地生长（排卵前膨胀），终于下一个动情周期末排卵，在动情间期，卵泡以稳定的生长速度增长。啮齿类动物及犬每个动情周期有数个卵泡和黄体发育，突出于卵巢表面。灵长类几个初级卵泡同时发育，但只有一个发育为成熟前卵泡。

雌激素是在脑垂体分泌的 FSH 和 LH 的作用下，生长卵泡与成熟卵泡中的膜细胞和颗粒细胞协同合成和分泌的。合成的雌激素小部分进入卵泡腔，大部分释放入血，调节子宫内膜等靶器官的生理活动。从一个原始卵泡发育为成熟卵泡，并非在一个性周期内完成的，而是经过几个性周期才完成。大鼠需要 50 天，人类约需要 85 天。

（二）黄体的形成和退化

成熟卵泡排卵后，卵泡壁塌陷形成皱褶，卵泡壁上的伤口很快被渗出的纤维蛋白封闭，卵泡膜的血管和结缔组织也随之侵入颗粒层，留在泡内的颗粒细胞增生、肥大。在 LH 的作用下排卵后卵泡逐渐发育形成一个体积大、富含血管的内分泌腺细胞团，新鲜黄体（corpus luteum）因细胞内含有脂色素而呈黄色，故称为黄体。黄体细胞由排卵后卵泡膜细胞和存留的颗粒细胞黄素化组成。由颗粒细胞分化来的黄体细胞称颗粒黄体细胞（granulosa lutein cell），数量多，细胞体积大、染色浅，位于黄体中央；由卵泡膜内层细胞分化而来的称为膜黄体细胞（theca lutein cell），数量少，细胞体积小，胞质和核染色深，位于黄体的周边。两种黄体细胞协同作用分泌雌激素和黄体酮。

排卵后形成的黄体都将经过形成、增生、成熟和退化几个阶段，随着黄体存留时间的延长，黄体的组织病理学结构发生明显的改变，黄体细胞由小变大，胞浆由嗜碱性变为嗜酸性，以后空泡变性，细胞坏死凋亡，几天后黄体细胞又逐渐变小，胞浆淡染，逐渐被间质增生的纤维组织替代，变为白体，最后消失。根据黄体细胞的形态学特征和存留的时间长短，将黄体分为 3 种类型，即新黄体、近期黄体和陈旧黄体。新黄体（new corpora lutea, new CL）指最近一次排卵后，在本动情周期内（排卵后 1～5 d）形成的黄体，早期颗粒细胞较小，胞界不清，胞浆量少、嗜碱性，又称为嗜碱性黄体。这种黄体见于动情期、动情后期和动情间期的早期。嗜碱性黄体细胞核卵圆形、空泡状，核分裂常见，多位于黄体周边，此处血管裂隙明显，黄体中央腔内出血。此期黄体只存在几小时。动情期历时约 24～30 h。如果排出的卵未受精，大鼠性周期由动情期（estrus, E）进入动情后期（metestrus, M-E），黄体中央腔隙变小，但仍可见嗜酸性的液体，黄体细胞增生，逐渐趋向成熟，光镜下黄体细胞变大，胞浆量中等，逐渐黄素化，嗜碱性减弱，核圆形，有1个或2个明显的核仁，核裂常见，多位于黄体的中央部，此期历时约6 h。在动情间期（diestrus，Di-E）黄体趋向成熟，黄体细胞较大，伴有明显的核仁，胞浆内出现小脂滴空泡，特殊染色显示为脂类物质，提示有活跃的性激素合成。此外尚出现少量坏死的黄体细胞，增生的纤维组织长入原充有液体的中央部，黄体细胞间的纤维组织数量也增多，此期历时约54～60 h。动情前期（proestrus，Pro-E），黄体细胞嗜酸性明显，又称为嗜酸性黄体，黄体中央部细胞开始变性，黄体开始退化。黄体退化指黄体细胞发生变性，并逐渐由结缔组织所取代。变性的黄体细胞体积变小，胞浆致密。黄体细胞坏死时胞浆崩解，核碎裂，碎裂的核碎片散布于黄体内。黄体退化的同时脂色素增加，有时中央区可见大量坏死的、胞浆空泡变性的细胞。此期历时约12 h，卵巢内常见大的排卵前卵泡（图11-7～图11-12）。

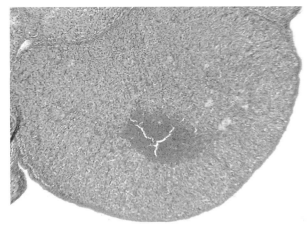

卵细胞排出后，黄体中央出现充有液体的腔，本例尚有多量红细胞存留，黄体细胞体积小，胞浆致密、嗜碱性。（HE）

图 11-7　动情期黄体

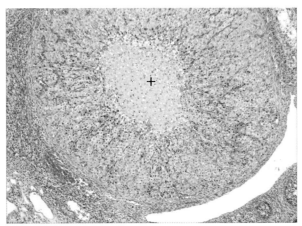

黄体中央腔变小（"+"示），腔内含有嗜酸性液体。黄体细胞体积中等大小，细胞内脂质含量不多，其间纤维组织增多。（HE）

图 11-8　动情后期黄体

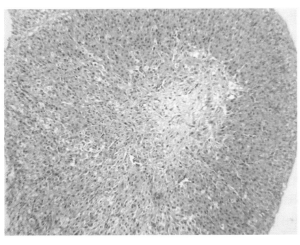

黄体细胞体积较大，纤维组织长入中央腔，细胞间纤维组织增生明显。（HE）

图 11-9　动情间期黄体

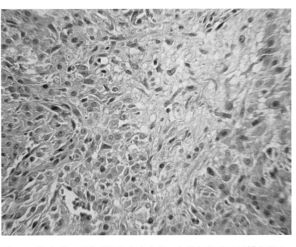

图11-9放大观，纤维组织长入中央腔，细胞间纤维组织增生明显。黄体细胞体积大，胞浆量多、可见细小脂质空泡。（HE）

图 11-10　动情间期黄体

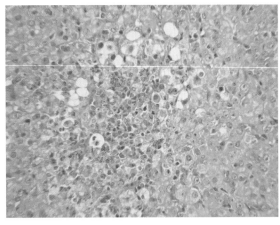
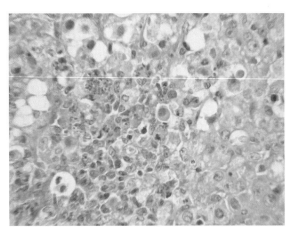

黄体退化，中央部细胞已退变，发生变性、坏死，胞浆崩解，核碎裂。碎裂的核碎片散布于黄体内。（HE）

图 11-11 放大观，退变的黄体细胞空泡变性，部分黄体细胞坏死，局部可见核碎片及嗜酸性变的细胞。（HE）

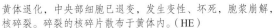

图 11-11 动情前期黄体　　　　　图 11-12 动情前期黄体

排卵后 5～20 d 的黄体，称为近期黄体（present CL），也就是说黄体在卵巢内已保留 4 个性周期。此期黄体细胞大，胞浆嗜酸性明显，同时见增多的成纤维细胞，存留的时间越长，成纤维细胞越多（图 11-13，图 11-14）。卵巢内还可以见到存留多于 4 个动情周期的黄体，称为陈旧性黄体（old CL），陈旧性黄体体积减小，常位于卵巢中央，黄体细胞小，胞浆呈弱嗜酸性，增生的成纤维细胞常分割黄体（图 11-15）。除地鼠（hamster）外，啮齿类动物卵巢中可以看到不同发育阶段的黄体，每代黄体在消失之前存留几个性周期。大鼠正常性周期中，至少有三代黄体同时出现。其他的具有连续性多性周期的动物也如此。

一般啮齿类（包括大鼠）动情周期的特征是：已形成的黄体如果预先没有交配，就没有机能活动。经过交配即使没有受精也会引起黄体开始活动。对子宫颈进行机械刺激或电刺激也能引起大鼠出现假妊娠现象。

黄体的发育取决于排出的卵是否受精。如果受精，颗粒黄体细胞中粗面内质网增多，除分泌黄体素外，还分泌松弛素，黄体维持其成熟状态一直到分娩。如果没有受精，成纤维细胞和血管侵入黄体内，黄体细胞也经脂肪变性、萎缩退化，黄色消退，最后形成白色的瘢痕样结构，称白体（corpus albicans）。大鼠黄体中纤维组织增生较少，因而大鼠卵巢内很难见到典型的白体。

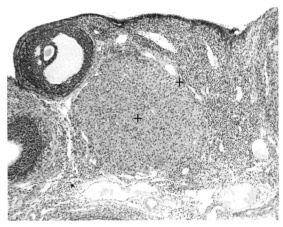
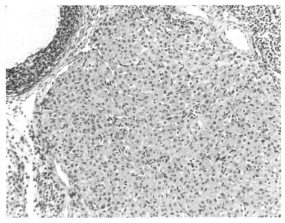

左图中央部黄体境界清楚（"+"示），较新形成的小，略显皱缩。（HE）

左图"+"处放大观，黄体细胞小，排列紧密，黄体细胞浆仍呈嗜酸性，间质可见增多的成纤维细胞，尚未形成分割。（HE）

图 11-13 近期黄体

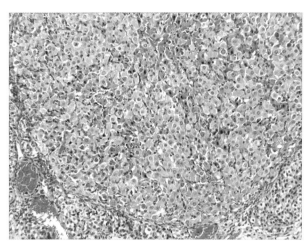
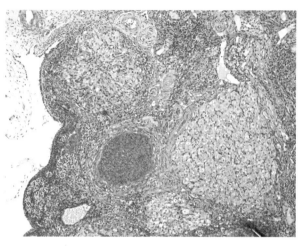

黄体细胞小，排列紧密，部分细胞空泡变性，部分黄体细胞浆呈强嗜酸性，细胞核固缩或消失。黄体内有少量成纤维细胞，尚未分割黄体，周围薄层成纤维细胞包绕。（HE）

图 11-14　近期黄体

黄体小，黄体细胞小，排列紧密，细胞质弱嗜酸性，间质少量成纤维细胞。（HE）

图 11-15　陈旧黄体

在短激素周期的物种如大鼠中，通过卵泡来确定性周期是困难的，而黄体的形成、发育及退化则有助于确定正常动物的性周期。黄体在排卵后形成，其发育持续到以后的周期。

（三）闭锁卵泡（atresic follicle）

多数卵泡在发育的不同阶段退化，这种退化的卵泡称为闭锁卵泡。闭锁卵泡的共同特点是卵母细胞核固缩、染色质、胞质溶解，只剩下透明带。由于退化的时间不同，因而闭锁卵泡的形态不一（图 11-16）。原始卵泡、初级卵泡退化时，卵母细胞形态变为不规则，卵泡细胞变小而分散，最后变性消失，故一般不留痕迹。次级卵泡闭锁时卵母细胞溶解消失，透明带塌陷，呈不规则形，最后残存的透明带被吞噬细胞所吞噬。近成熟的卵泡退化时，颗粒层细胞退化消失，膜黄体细胞一度变得肥大，形似黄体细胞，被富含血管的结缔组织分隔成不规则的细胞团或索，称为间质腺。

（四）间质腺（interstitial gland）

卵巢皮质中排列成索状或团块状的多角形的间质细胞，核球形、空泡状。有些间质细胞群外面还包以薄层疏松结缔组织鞘。大鼠、小鼠和猴的间质腺来源于闭锁卵泡；犬间质腺起源于闭锁卵泡及间质细胞。间质腺来源于次级卵泡和成熟卵泡形成的闭锁卵泡，中央常含有透明膜，这是残留的退变放射冠。间质腺能分泌雌激素，也能对促性腺激素的刺激发生明显的反应，最后发生崩解，从组织中消失（图 11-17）。

犬卵巢的表面上皮可以发生索状增生，并通过白膜侵入浅表卵巢皮质，这种现象见于各个性周期，这种形态学表现称为表面上皮结构（subsurface epithelial structures，SES）。SES 对激素也能发生反应，在老龄犬中常形成囊性变，其功能意义不明。

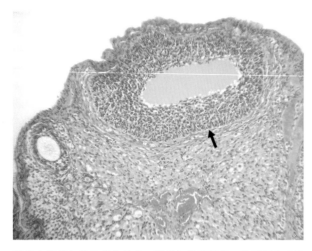 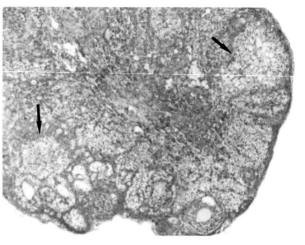

卵泡内卵母细胞已解体消失，颗粒细胞核固缩，排列紊乱（箭示）。（HE）

图 11-16　闭锁卵泡

此为萎缩的卵巢，卵巢内有多个间质腺，腺细胞萎缩状，细胞小梭形，核深染，排列成索状或团块状（箭示）。卵巢萎缩时间质腺增多。（HE）

图 11-17　间质腺

二、子宫（uterus）

（一）大体解剖

子宫为肌性器官，腔小壁厚，是胎儿发育的场所。子宫的构型随物种而异，有几种不同的类型，如双子宫型、双角子宫型、单子宫体型和单宫颈型，是哪种类型主要决定于胚胎发育过程中两条副中肾管融合的程度。大鼠子宫是双子宫型（duplex uterus），两个子宫、两个宫颈，左右两侧宫颈开口于共同的阴道。每个子宫长约 30～40 mm。靠近阴道部分的两个子宫角的愈合部长约 7～10 mm。两个子宫颈部独立地开口于阴道，并深深地埋在突入阴道的 4～5 个黏膜褶内，成为子宫的阴道部。犬子宫是双角子宫（bicornuate uterus）型，两个分开的子宫体开口于一个共同的宫颈管内。灵长类子宫较简单，只有一个子宫体和一个宫颈管（图 11-18～图 11-20）。

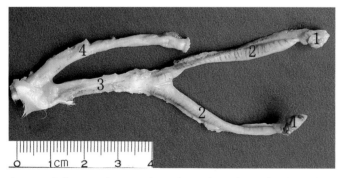 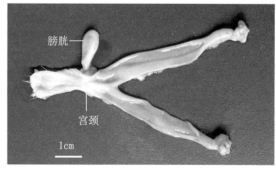

左图：1—卵巢；2—子宫；3—阴道；4—直肠。右图子宫及阴道已剖开，左右两侧宫颈开口于共同的阴道，属双子宫，双子宫颈，单阴道类型

图 11-18　雌性大鼠生殖系统肉眼观

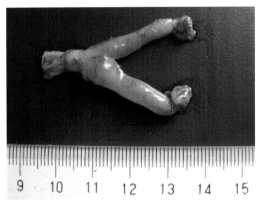

子宫表面充血，显得湿润，透过宫壁，见腔内有少量积液

图 11-19　动情期子宫肉眼观

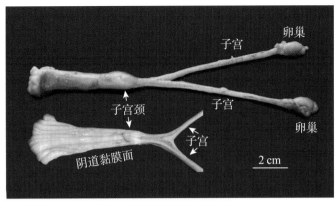

上图为完整的卵巢、子宫及阴道关系图。下图部分子宫及相接的宫颈已剖开，显示两个分开的子宫体开口于一个共同的宫颈管内。犬子宫是双角子宫，单宫颈，单阴道类型

图 11-20　雌性 Beagle 犬卵巢、子宫、阴道肉眼观

子宫的大体表现与性激素周期有关。大鼠在动情前期和动情期的早期，子宫增大、充血，宫腔内有液体，这是正常现象，不要误认为是子宫积水（hydrometra）。在动情后期子宫体积减小、苍白。

（二）子宫组织学

光学显微镜下，正常子宫壁由内膜、肌层及外膜组成。

1. 内膜

子宫内膜（endometrium）包括表面被覆上皮及固有层。固有层内有子宫腺体、血管及淋巴管，并有少量嗜酸性粒细胞。子宫内膜被覆单层柱状上皮，细胞核基位随周期而异，高低不平，不在一个平面上。子宫内膜上皮形成纵行的低褶和宽大的腺窝。单管状的子宫腺位于固有膜中，分支和弯曲较少。由子宫过渡到阴道处有约 1 mm 长的成对的子宫颈旁神经节（paracervical ganglion）附着到肌肉层外侧。

2. 肌层

内层为环行肌，外层为纵行肌，两层间有管壁较厚、直径较大的血管。

3. 外膜

大部分为浆膜，同肠道表面的浆膜一样，为单层扁平上皮。

（三）子宫内膜的周期性变化

性成熟的大鼠子宫内膜可以分为四期，出现不同的形态学改变（图 11-21 ~ 图 11-24）。

1. 动情期（estrus）

此期子宫腔塌陷，内膜上皮细胞大、高柱状，细胞核大，核浆比增大，核分裂象稀少，内膜上皮细胞和腺上皮细胞空泡变性或坏死，这是因为大鼠的每一个性周期中，1/3 的上皮细胞进行了更新。动情期内膜的上皮细胞或腺体上皮内可见中性粒细胞浸润，这是与周期有关的改变，不要误认为是炎症。间质细胞纺锤形，呈现非活跃状态。如果未受孕，内膜则发生假孕的变化，其特征表现为假孕的第一个阶段，内膜上皮和腺上皮增生，形成黏膜皱褶，此期持续存在，直至表面的致密层和其下的海绵层形成明显的分界。致密层紧位于内衬上皮下，由大量短腺体组成，腺体间有明显的间质。海绵层靠近肌层，由扩张的子宫腺体组成，间质较少。在假孕的第二个阶段，内膜退化，表现为致密层坏死。退化是逐渐的过程，

269

持续时间长短不一，内膜又恢复到动情间期的改变，从残存的腺体开始增生。

2. 动情后期（metestrus）

此期子宫缩小，宫腔变小，内膜上皮高度变低，上皮细胞空泡变性仍有，但明显减少，主要位于被覆上皮。卵巢内出现黄体。

3. 动情间期（diestrus）

内膜固有层有明显的中性粒细胞浸润，炎细胞的出现在内膜水肿中起重要作用。光镜下可见部分内膜上皮细胞空泡变性。在动情间期，内膜富有血管、间质水肿，间质细胞圆形或卵圆形。内膜上皮和腺上皮高度增加，出现核分裂象。

4. 动情前期（proestrus）

表面内衬上皮和腺上皮中等大小，低柱状到高柱状，核位于基部，核分裂象少，见于内衬上皮，固有层间质细胞纺锤形，呈现非活跃状态。动情期与动情前期基本相似。

短尾猴（cynomolgus）和猕猴（rhesus）子宫内膜的周期性改变与人类相似。增生期约 6～8 d，分泌期 13～14 d，种植发生在周期的第 21～23 d。

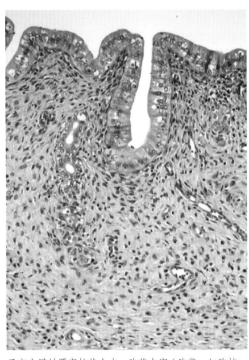

子宫内膜衬覆高柱状上皮，胞浆丰富（胞浆：细胞核 > 2），细胞边缘不整齐。核分裂稀少，内膜上皮及腺上皮细胞出现空泡变性和坏死细胞碎片，并见白细胞浸润。（HE）

图 11-21　动情期

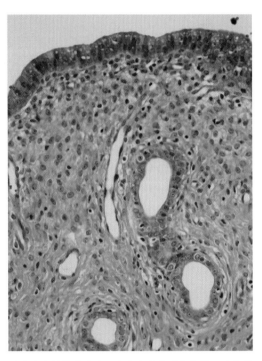

子宫腔内衬柱状上皮，上皮高度较动情期低，胞浆量较动情期少（胞浆：细胞核 ≈ 2），核分裂常见。上皮细胞空泡变性少，主要位于内膜上皮。（HE）

图 11-22　动情后期

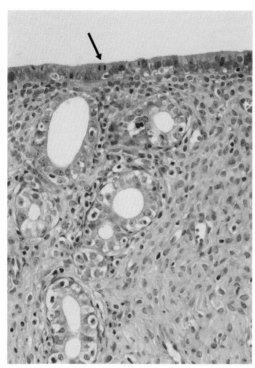
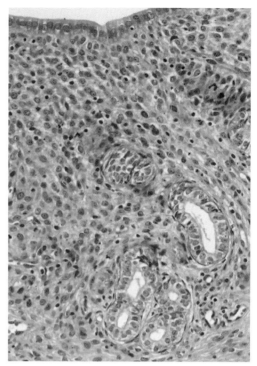

子宫内膜衬覆立方或低柱状上皮，胞浆量少，核染色质致密。内膜上皮及腺上皮细胞核分裂常见（箭示）。固有层浅层间质水肿，间质细胞圆形或卵圆形。中性粒细胞浸润常见。（HE）

子宫腔增大，内衬低柱状上皮细胞。核分裂少，限于内衬上皮。固有层富有血管，间质水肿，腺体长度增加。固有层偶尔有小灶性红细胞自血管中溢出。（HE）

图 11-23　动情间期　　　　　　　　　　　　图 11-24　动情前期

（四）卵巢和子宫内膜周期性变化的神经内分泌调节

下丘脑–垂体–卵巢轴可调节子宫内膜的周期性变化。下丘脑神经内分泌细胞产生的促性腺激素释放激素（GnRH）使垂体前叶分泌卵泡刺激素（FSH）和黄体生成素（LH）。在卵泡刺激素的作用下，卵泡生长、成熟并分泌大量雌激素。在卵巢分泌的雌激素作用下，子宫内膜转入增生期。当血中的雌激素达到一定浓度时，又反馈作用于下丘脑和垂体，并通过下丘脑和腺垂体的作用抑制卵泡刺激素的分泌，促进黄体生成素的分泌。在黄体生成素和卵泡刺激素的协同作用下，促使卵泡成熟、排卵和生成黄体。黄体分泌大量的黄体酮和雌激素，使子宫内膜发生分泌期变化。血液中孕酮的升高又可以作用于下丘脑和脑垂体，抑制黄体生成素的分泌，于是黄体退化。血液中黄体酮和雌激素的水平下降，子宫内膜脱落出血。月经期以后，在下丘脑和脑垂体分泌激素的影响下，卵泡又开始发育，如此周而复始的循环，有节律地调节和维持卵巢和子宫内膜的正常周期性活动。啮齿类动物无月经，但子宫固有层的血管有明显的充血、出血。初级卵泡（primordial follicle）发育为早期的次级卵泡（tertiary follicle）是内源自主性的，无须激素的刺激。要维持卵泡持续性发育至排卵前卵泡，则需要 FSH 和 LH 的刺激作用。成年大鼠一个初级卵泡发育为排卵前卵泡约需要 50 d 的时间。滤泡是否能发育成熟与其内颗粒细胞表达的促性腺激素受体有关，如果受体少，难以接受升高水平的促性腺激素的刺激，从而退化，在滤泡发育过程中多数滤泡退化，不能发育到排卵前卵泡。

当黄体生成素和卵泡刺激素的水平达到一定比例关系时，宫颈黏膜无周期性剥落，但其分泌物的性质却随卵巢活动周期发生变化。排卵时，宫颈在雌激素作用下，分泌增多，分泌物黏稠度降低，有利于精子穿过。黄体形成时，孕激素可抑制宫颈上皮细胞分泌，分泌物黏稠度增加，使精子难以通过。妊娠时，其分泌物的黏稠度更高，起到阻止精子和微生物进入子宫的屏障作用。

子宫的形态依赖于卵巢激素因素，因而当卵巢激素水平发生变化或年龄增长时，子宫会发生相应的形态学改变。去势或减少卵巢激素的刺激可以引起子宫肌层和内膜的萎缩。相反，过多或长期内源性或外源性卵巢激素的刺激，可以引起子宫体积增大。随年龄增大，黄体数目逐渐减少，最后从卵巢内完全消失。

光照也会影响卵巢的功能。给雌鼠连续照明的情况下，其卵巢和子宫重量增加，性功能亢进，周期缩短，发情期延长。在连续黑暗的情况下，雌鼠子宫重量将减轻，卵巢功能减退。光照变化对雄鼠影响很小，对犬子宫内膜的改变比较明显，因为黄体功能维持的时间长，因而子宫增生较明显。

三、阴道正常组织学

成年大鼠的阴道（vagina）长约 15～20 mm，展开时直径 3～5 mm。由黏膜层、肌层及外膜组成。阴道黏膜层由复层扁平上皮和其下的固有层组成。黏膜上皮因部位不同而异，近心端为柱状，近肛门端为复层扁平上皮，表层细胞内含透明角质颗粒，黏膜常形成横行皱襞，无腺体。由底部向表面依次为生发层、棘细胞层、颗粒细胞层和角质层。最底部的生发层（stratum germinativum）为柱状上皮，圆柱形基位核；棘细胞层（stratum spinosum）由数层多角形细胞组成；颗粒细胞层（stratum granulosum）1～3 层，细胞扁平状；角质层（stratum corneum）厚度约 8～12 mm，胞浆内含有角质颗粒。黏液层（stratum mucification）由 2～3 层立方形细胞组成，胞浆内含有黏液空泡，此层覆盖在最表面，在动情前期出现。肌层为内环、外纵的平滑肌。外膜分两层，内层为富有弹性纤维的致密结缔组织，外层是疏松结缔组织，与阴道周围组织分界不清。

大鼠性成熟后动情周期每经 4～5 昼夜节律性地重复一次，在这个过程中阴道上皮也经历着周期性的变化，但近肛门端阴道口上皮细胞的形态不随动情周期而变化。

在动情期，血液中的雌激素含量达到高峰，雌激素可刺激阴道上皮增厚，上皮细胞迅速发育，体积变得大而扁平，常呈大方块、多边形，细胞彼此连接较疏松，易于脱落。在雌激素的作用下，上皮细胞合成和聚集大量的糖原，随表层细胞的脱落，糖原在阴道杆菌作用下分解成乳酸，使阴道保持酸性，可防止病菌的入侵。阴道涂片可见上皮主要为大的角化上皮。动情后期是动情期向动情间期之间的过渡，阴道上皮层次较动情期减少，多数区域有明显的中性粒细胞浸润。阴道涂片可见许多小的中性粒细胞混合少数大的角化细胞。动情间期雌激素含量进一步降低，黄体酮含量较高。此期阴道上皮逐渐增厚，在各期中最厚，上皮内白细胞很少。阴道涂片有少量中性粒细胞、大的角化上皮细胞及中等大小的非角化上皮细胞等，3 种细胞混合出现。动情前期雌激素分泌开始增多，阴道上皮细胞增殖，但是血液中雌激素含量还较低，所以增殖速度缓慢。此期阴道上皮的厚度增加，表面出现 2～3 层黏液层，黏液细胞为立方形或卵圆形，大量的黏液蓄积在胞浆内，形成空泡。阴道涂片可见含有中等量、中等大小的无角化、常呈椭圆形或近圆形的上皮细胞，常成团，许多细胞质内有空泡（图 11-25～图 11-29）。

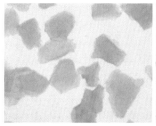
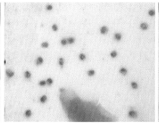
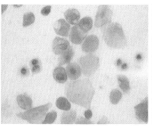
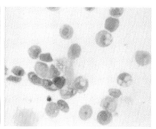

动情期只有大而淡染的无核的角化细胞，呈大方块、多边形，有钝角（只有角化上皮）

动情后期多数为中性粒细胞，少数为角化上皮细胞

动情间期中性粒细胞、大的角化上皮及中等大小的非角化上皮细胞等3种细胞混合

动情前期多数为中等大小、非角化，呈椭圆形或近圆形，含有黏液空泡的上皮细胞

图 11-25　阴道涂片

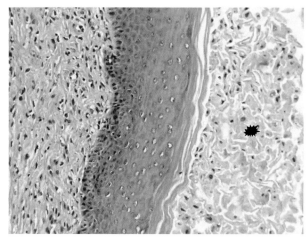

此期雌激素含量达到高峰，阴道表被7~8层上皮细胞，浅表角化。可见1~2层颗粒细胞，某些区域中性粒细胞浸润明显。右侧为阴道腔，充有脱落的角化上皮（黑星示）。（HE）

图 11-26　动情期

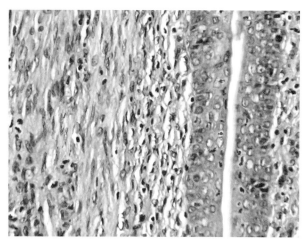

阴道角化层脱落，上皮变薄，由5~6层上皮细胞组成，上皮内有中性粒细胞浸润。（HE）

图 11-27　动情后期

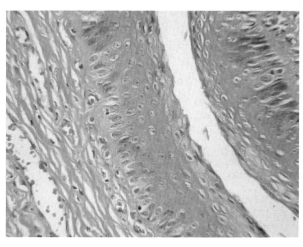

上皮逐渐增厚，可达8~9层，外2~3层细胞增大，呈多角形或圆形，上皮内白细胞很少。（HE）

图 11-28　动情间期

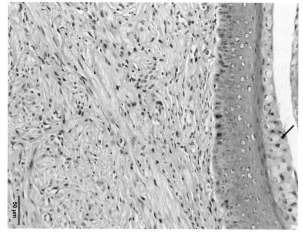

阴道上皮的厚度增加，8~12层，各层界限清晰，表面细胞质内有多量角质颗粒，阴道腔面有2~3层黏液层（箭示），黏液细胞为低柱状、立方形或卵圆形，胞浆空泡状。（HE）

图 11-29　动情前期

动情周期的这四个阶段是一个连续的逐渐变化的周期性过程，所以阴道腔脱落的细胞也是逐渐转变的。动情周期中阴道脱落细胞形态结构的变化主要是受动情周期中雌激素变化的影响，这点可以在去势的雌性大鼠中得到证实。切除大鼠的卵巢造成实验性雌性激素缺乏，则子宫角萎缩，阴道上皮变薄，表层细胞不出现角化现象。如果切除卵巢后的动物给予适量雌激素，子宫的结构可以恢复正常，阴道上皮变厚，表层出现角化。

正常动物卵巢、子宫和阴道的形态学变化是同步的，处于动情周期的同一阶段，偏离了同步则发生异常。检测生殖功能是否受到干扰，组织病理学是最好的检查方法，优于血清血检测激素水平。例如对大鼠应用促黄体生成激素释放素（LHRH）后，其释放黄体生成素和促滤泡素，这两种激素是短生命周期的，其高峰水平并不高于正常周期中相应激素所释放的水平。但是雌激素和孕激素对子宫和阴道上皮却能产生持续性、特异性作用。

在生殖功能受到干扰的情况下，阴道所出现的形态学改变比子宫更明显。子宫内膜和腺体的上皮为单层，病变类型少。阴道上皮层次多、更新快、形态学表现多样，可以作为动物激素状态的敏感性提示器官。在收集标本时注意不要取阴道后 1/3 的组织，此部位总是覆盖有角化的复层扁平上皮，缺乏动情周期的改变。

阴蒂腺（clitoral glands）大小鼠都有，是成对的变异性皮脂腺，位于腹股沟区域、靠近阴蒂或阴囊（包皮腺）外侧的皮下脂肪组织中，黄棕色，背腹扁平。腺体长 8～20 mm，宽 5～8 mm，重略 60～70 mg，由导管和腺泡组成。腺体中央为一个大导管，小导管的分泌物流入大导管内，最后注入尿道口附近。导管衬覆复层扁平上皮，表面可以看到角化，导管腔常因过多的分泌物蓄积而扩张。腺泡围绕导管呈丛状分布，外周细胞扁平状，核深染，为干细胞，内层腺泡细胞为立方形，脂滴分布于细胞的外周，核周围有嗜酸性的分泌颗粒，颗粒为膜结合溶酶体，含有脂肪醇（aliphatic alcohols）和 β－糖苷（β-gluconidase），以及酸性磷酸酶（acid phosphataes）。因分泌物为皮脂和浆液样，故为变异的皮脂腺细胞。该组织在毒性病理研究中常被忽略，无重要的临床意义，但因腺体靠近腹股沟乳腺，偶尔误认为皮脂腺肿瘤或畸胎瘤（图 11-30）。阴蒂腺受睾酮，ATCH，GH 和 PRL 的调节，但不受雌激素的影响，也可以出现变性、炎症、血管炎，及其他非肿瘤性病变。

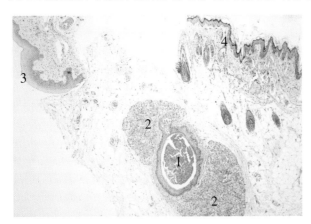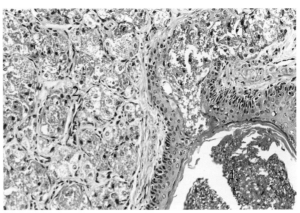

1，阴蒂腺导管及分泌物，2 腺体，3 阴道，4 附近皮肤。左图为低倍观，右图为放大观。（HE）

图 11-30　阴蒂腺

第二节　雌性生殖系统常见疾病

一、卵巢常见病变

（一）卵巢非肿瘤性囊肿

1. 单纯囊肿

这是真性囊肿，囊壁衬有单层立方或扁平上皮，提示囊肿来源于卵巢的间皮（生发上皮），由于反复排卵，卵巢表面上皮向皮质内凹陷。单纯囊肿见于卵巢内或卵巢周围组织内，后者称为卵巢旁囊肿（paraovarian cysts）常见于正常的性成熟的大鼠或老年大鼠。这些囊肿可能是中肾旁管或中肾管（paramesonephric or mesonephric ducts）的残留。

2. 卵泡来源的囊肿

随着年龄的增长，性周期变得不规则，容易形成大的囊性卵泡、卵泡囊肿。

（1）囊性卵泡（cystic follicle）：卵泡直径大于正常卵泡，切面囊肿壁薄，由数层颗粒细胞和卵泡膜细胞组成，腔内面光滑，含有清液，卵母细胞已消失。囊性卵泡有时为多个（图 11-31）。

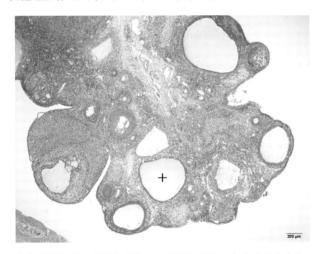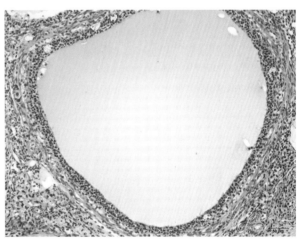

低倍镜下卵巢皮质部有多个大小不等的囊泡，内有或无内容物，囊泡壁薄。（HE）

左图"+"号处囊性卵泡放大观，囊壁可见数层排列紧密、受压的颗粒细胞，囊内有淡伊红染、均质的蛋白性液体。（HE）

图 11-31　大鼠卵巢囊性卵泡

（2）卵泡囊肿（follicle cyst）：常为单个，也可多个，直径较囊性卵泡大，大于卵巢宽度，通常位于卵巢皮质，卵巢表面不明显，大的囊肿突出于卵巢表面。切面囊肿壁薄，由颗粒细胞和卵泡膜细胞组成，颗粒细胞圆形或椭圆形，境界不清，细胞核较明显，卵泡膜细胞梭形，包绕颗粒细胞。腔内含有清液，量多时，颗粒细胞受压迫，仅见纤维化的卵泡膜细胞，并见玻璃样变（图 11-32~ 图 11-34）。

卵泡囊肿的发生可能有以下几种原因：① 来源于闭锁卵泡。闭锁卵泡内卵母细胞退化后，腔内积液非但不减少，反而增加，卵泡持续增大。② 卵泡持续性过度成熟。这与原发性下丘脑垂体功能失调有关，分泌过多的促性腺激素使卵泡成熟亢进，不能及时排卵，卵泡液不断增多，形成囊肿。③ 机械性排卵障碍。卵泡正常发育成熟，但由于卵泡壁纤维性增厚或卵巢与周围组织广泛粘连，排卵受阻。④ 卵泡血肿后遗病变。卵细胞排出后形成的血肿，在红细胞溶解吸收的过程中液体储积增多，使卵泡腔增大，形成囊肿。此种原因形成的囊肿，腔内仍可见残留的红细胞。囊壁细胞可以分泌过多的雌激素，导致持续性动情期，内膜腺体囊性增生和 / 或不育症。

3. 黄体来源的囊肿

（1）囊性黄体（cystic corpus luteum）：指发育正常的黄体内积有过多的液体，这种囊肿由排卵后过多出血，血液吸收后形成，一般最大直径小于卵巢的宽度。

（2）黄体囊肿（corpus luteum cyst）：黄体发育过程中，中央部常有大小不等的腔隙，其中含有少量的液体和纤维素的渗出物。在某些因素的刺激下，液体量增多，腔隙扩大，就可形成黄体囊肿。黄体囊肿常为单个，囊壁为黄体细胞，呈黄色的膜状物衬覆于囊内壁，最内层可附有薄层机化的纤维组织，有时发生玻璃样变。囊腔内有黄色的液体。由于黄体细胞分泌孕激素，可以促使子宫内膜呈持久性黄体反应。

黄素化囊肿（follicular and luteal cysts）和血肿偶尔可在卵巢内发现。再则排卵后，形成的黄体中有腔隙，如果腔隙扩张也可能类似囊肿，这是与性激素有关的形态学表现，周期性出现，虽然称为囊肿，但不是真性囊肿。

4. 上皮性囊肿和卵巢旁囊肿（epithelium cysts and paravaran cysts）

卵巢表面生发上皮向下生长，可形成上皮性囊肿，囊壁内衬单层扁平上皮、立方或低柱状，细胞排列呈腺样结构，腺腔狭窄或裂隙样，如腺管样结构数量多，需要与增生性病变鉴别，本病少见。卵巢旁囊肿位于卵巢或输卵管系膜处，囊壁内衬立方形上皮，外有平滑肌细胞围绕，此囊肿可能来源于残留的中肾旁管。

5. 多囊卵巢

在人类，多囊卵巢指卵巢具有多发性小型囊肿，临床上出现特殊的一组综合征，包括月经稀少、闭经、不育，毛发增多等男性化表现。在动物中多囊卵巢少见，为了研究人类的多囊卵巢综合征，可用化学物质复制。复制的多囊卵巢形态学表现为双侧卵巢体积增大，包膜紧张、增厚。卵巢切面皮质增厚，沿包膜下有多个囊性卵泡，数目不一。囊性卵泡处于不同的发育阶段，或为闭锁卵泡，囊壁内衬颗粒细胞。卵巢皮质间质增生，髓质间质水肿，表面白膜增厚，为胶原化的纤维组织。

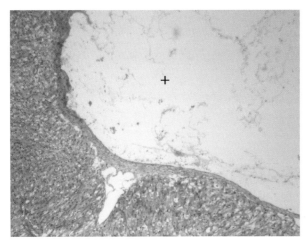

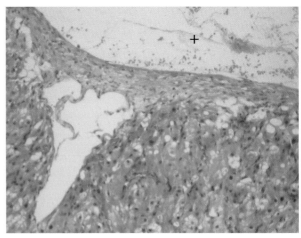

肉眼观，卵巢内见多个囊泡，照片中为其中之一，腔大，囊壁为黄体，内衬纤维结缔组织壁，腔内残存有少量蛋白性絮状物（"+" 示）。（HE）

图 11-32 放大观，显示囊壁由数层纤维结缔组织组成，外围黄素化的黄体细胞，部分黄体细胞胞浆空泡状，含有脂滴。（HE）

图 11-32 Beagle 犬卵巢囊肿

图 11-33 Beagle 犬卵巢囊肿

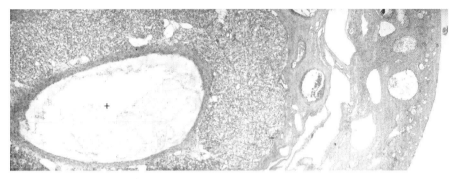

卵巢内查见多个囊肿，乃黄体腔扩张所致，照片中为囊肿之一（"+"示）。囊壁由薄层纤维组织组成，间质血管明显扩张。（HE，组合图）

图 11-34 Beagle 犬卵巢多发性囊肿

（二）卵巢萎缩

肉眼观，萎缩的卵巢体积较正常小，表面较平滑。光学显微镜下，卵巢内各种卵泡数量减少，黄体少，缺少发育良好的卵泡，闭锁卵泡数量增多。和人不同的是萎缩的卵巢内仍然可以看到黄体。间质有不同程度的纤维化，显得致密，间质腺增多，色素沉着增多。有时可以发现单纯囊肿。老龄性萎缩的卵巢内偶尔可以看到含有塞托利（Sertoli）样细胞的管状结构（图 11-35，图 11-36）。

卵巢萎缩也是老龄化的一种表现，SD 大鼠萎缩发生的年龄在 6～8 个月，通常较其他种属的大鼠要早，其他种属卵巢老年性萎缩发生在 12 月龄后。单笼饲养的大鼠卵巢老年性萎缩较合群饲养的发生早。萎缩的早期表现为动情周期延长，继而动情周期紊乱，包括持续性动情期、反复性假孕等，最后动情周期消失。

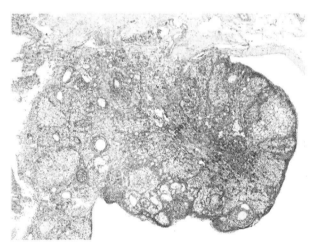

卵巢内各级卵泡数量减少，无黄体，间质致密，间质腺数量多。（HE）

图 11-35 卵巢萎缩

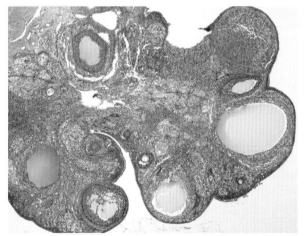

卵巢内滤泡数量减少，卵泡少，卵母细胞发育不良，变性、坏死、消失现象增多。闭锁卵泡及间质腺增多，间质较致密。（HE）

图 11-36 老年大鼠卵巢

卵巢萎缩也可以由药物诱导发生，或由切除垂体（hypophy）而引起。在短期实验中卵巢萎缩难以发现，因为已有的卵泡要持续存在一段时间，因而卵巢内卵泡数目和黄体的大小、数目在短期内无明显改变，但间质腺出现萎缩性变化。动情周期正常的大鼠，间质腺细胞体积大、多角形，核圆形，胞浆量中等、深伊红染。萎缩时间质腺由小梭形细胞组成，核深紫蓝色，胞浆少、嗜碱性增强。在长期实验中萎缩的卵巢黄体和卵泡数量减少。在短期实验中卵巢中出现发育的卵泡并不能作为正常生育功能的指征，原因有二：① 卵泡从原始卵泡发育到早期的生长卵泡并不需要激素的刺激。② 卵巢内黄体的出现也不能解释生殖功能未受干扰，通常明显的黄体退变将发生于后一生殖周期的动情前期，如果本周期停止了，前一周期形成的黄体并未快速退化，在一段时间内仍保留为相对健康状况。以上两种现象的出现，给短周期实验判断生殖功能是否受影响带来难度。卵巢萎缩时，不伴有间质细胞增生，称为单纯性萎缩。

在科研或安全性评价中，卵巢除发生萎缩外，在各种内外因素的影响下也可能发生增生，卵泡细胞或卵泡细胞内卵母细胞数量增多，这些病变多半是可复性的。幼年大鼠卵巢也是常用的实验部位，用以观察药物对雌性激素乃至整个生殖轴的影响，因为幼年大鼠卵巢未发育成熟，可塑性大（图 11-37 ~ 图 11-39）。

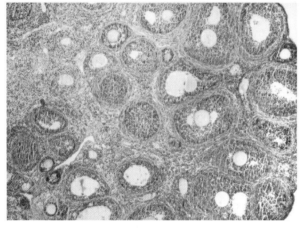

出生后1个月大鼠，卵巢内有多个滤泡，为实性细胞团，细胞尚未发育，多数无正常的卵母细胞。（HE）

图 11-37　幼大鼠卵巢

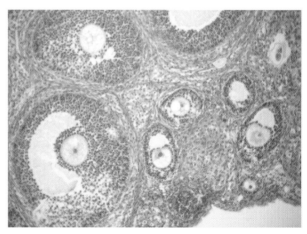

幼大鼠皮下注射大量雌激素后，卵巢内生长卵泡数量增多，其内卵母细胞发育良好。（HE）

图 11-38　卵巢内卵泡增多

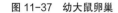
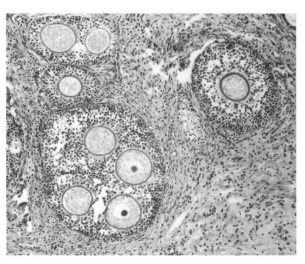

犬卵巢内生长卵泡数量增多，部分卵泡内有多个卵母细胞。（HE）

图 11-39　犬卵巢内卵母细胞增多

（三）间质细胞增生

这是一种老龄性改变，发生于间质组织，由上皮样细胞组成的间质成分增生，正常滤泡消失。如果表面生发上皮增生，和早期肿瘤相鉴别常是困难的，鉴别主要依据增长结节的大小、有无蔓延和浸润性生长。

（四）炎症（inflammation）

卵巢的炎症即卵巢炎（oophoritis）和输卵管炎，不多见。但肺炎支原体在某些种属的大鼠中可以作为致病菌，引起高发病率的生殖道炎症。

（五）发育不全（agenesis）或畸形

卵巢发育不全或缺如偶尔发生，更少见的是可以看到明显的卵巢睾丸组织（ovotestes），具有这种病变的大鼠体内有双侧卵巢，同时有无功能的睾丸和附睾。这样的大鼠易发卵巢或睾丸肿瘤。

（六）肿瘤

人类卵巢肿瘤已得到深入而广泛的研究，但对大鼠卵巢肿瘤的了解甚少，有时可发生性索间质瘤，良、恶性生殖细胞瘤，卵泡膜瘤，间质细胞瘤等肿瘤。

二、子宫病变

（一）萎缩（atrophy）、肥大和增生（hypertrophy and hyperplasia）、子宫内膜息肉（endometrial polyps）

1. 萎缩（atrophy）

萎缩属于老年大鼠的自发性生理性变化。随年龄增大，子宫内膜和肌层变薄，这与老年大鼠雌激素分泌减少有关，切除卵巢的动物子宫内膜由于失去雌激素的支持而发生萎缩。萎缩的内膜变薄，内膜上皮由高柱状变为立方状或扁平状，固有层腺体减少，间质纤维组织增生、胶原化。在药物临床前动物实验中给药 6 个月时，8 月龄的大鼠显微镜下，可以发现部分大鼠内膜固有层腺体已轻度减少、组织变得较致密、纤维组织增多的早期萎缩性改变（图 11-40 ～图 11-42）。

2. 肥大和增生（hypertrophy and hyperplasia）

子宫长期受到过量雌激素的刺激，可以发生子宫内膜囊性增生，内膜的囊性增生常伴有卵巢滤泡囊肿和颗粒细胞肿瘤。组织学表现为腺体增生，浅表腺体囊性变，间质增生，内膜和肌层纤维组织增生、胶原化（图 11-43）。

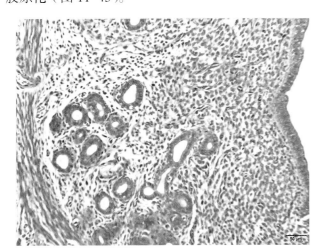

照片主要显示子宫内膜，内衬高柱状上皮细胞，固有层为疏松的结缔组织，有丰富的子宫腺体和少量的嗜酸性粒细胞。照片左侧可见少量肌层。（HE）

图 11-40　正常大鼠子宫

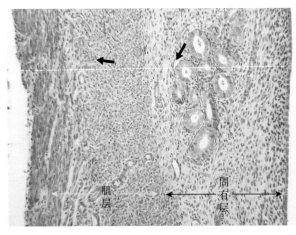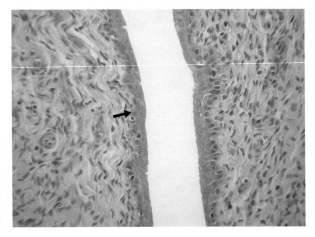

子宫壁明显变薄。宫腔内衬单层立方上皮，固有层组织致密，结缔组织细胞为小梭形，其内腺体数量减少、体积变小。肌层变薄，平滑肌细胞为小梭形（箭示），似纤维细胞。（HE）

图 11-41 卵巢切除后子宫

阴道壁变薄，黏膜上皮层次明显减少（箭示），固有层组织变得致密。（HE）

图 11-42 卵巢切除后的阴道

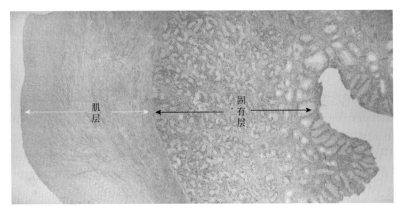

子宫壁明显增厚，内膜腺体增多、排列紧密。肌层肥厚，肌细胞体积增大。（HE）

图 11-43 Beagle 犬子宫增生

3. 子宫内膜息肉（endometrial polyps）

子宫内膜息肉常发生于子宫角，病变由增生的间质和腺体两种成分组成，常以一种成分为主，因而可分为间质型息肉（stroma polyp）和腺样型息肉（gladular polyp），或者是两种成分组成的混合型。

息肉不是真性肿瘤，而是局灶性组织增生，发生息肉部位的内膜对激素敏感程度高于无息肉部分的内膜组织。

（二）炎症（imflammation）

子宫可以发生急性子宫内膜炎（acute endometritis）、慢性子宫内膜炎（chronic endometritis）、子宫肌炎（myometritis）、子宫积脓（pyometria）等炎症性疾病（图 11-44，图 11-45）。

炎症可以自发性发生，有时与生殖道阻塞或肿瘤有关。细菌感染是在实验室内引发的动物子宫炎症的主要原因，子宫炎症又可以伴发阴道炎症。但要注意正常子宫内膜固有层也可以有少量嗜酸性粒细胞，不要误认为是子宫内膜炎。

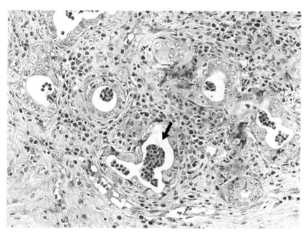

照片示部分子宫内膜，固有层内腺体扩张，有中性粒细胞集聚（腺窝积脓，箭示），间质见较多的嗜酸性粒细胞浸润，纤维组织增生。（HE）

图 11-44　大鼠子宫内膜炎

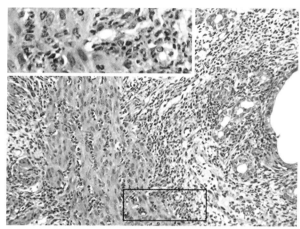

照片示部分子宫内膜层和肌层。固有层、肌层内有大量的中性粒细胞浸润。右中部为宫腔，形状小而不规则。左上图为中下部黑框内炎细胞放大观。（HE）

图 11-45　子宫壁炎细胞浸润

（四）肿瘤

大鼠子宫的原发性肿瘤有腺瘤、腺癌、平滑肌瘤，发生率低。

（五）其他

1. 子宫腔扩张（dilatation）

在啮齿类动物的性周期中，有时可以出现子宫角扩张、增大现象，明显时扩张的子宫角呈气球样，腔内出现黏液。子宫壁变薄、充血、水肿。这种表现与排卵引起的肌层液体增多有关。

雌性大鼠服用某些化合物也可以引起与剂量相关的子宫扩张，这种变化有时难以确定是由于动情周期引起的非特异性紊乱，还是由于化合物直接作用。

老年大鼠也可以发生自发性子宫扩张，这与卵巢激素的变化有关。

2. 囊性变（cystic change）

子宫内膜可以含有囊性扩张的腺体或一个大的单个囊性腺体（囊肿，cystic），不伴有内膜增生。

3. 子宫内膜异位（endometriosis）

子宫内膜异位指正常位于子宫内的子宫内膜组织出现在身体的其他部位，如子宫颈、阴道、子宫壁、卵巢、输卵管、腹腔等处。最常见的部位是子宫壁。本病在正常妇女中是多发病，美国妇女的发病率为1%～7%，是引起妇女痛经的常见原因之一。在动物中只是偶尔有所发现，对动物的正常生存期及健康状况无明显影响（图 11-46）。

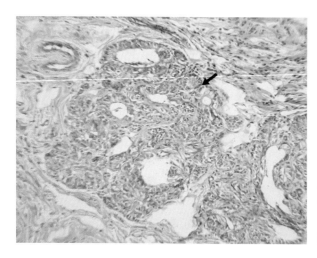

照片示卵巢系膜，局部出现腺样结构（箭示），腺上皮为高柱状，腺体外尚有少量间质，细胞呈梭形。上述组织学结构与子宫内膜固有层相似。（HE）

图 11-46　大鼠子宫内膜异位

三、宫颈、阴道常见病变

1. 周期性变化（cyclical changes）

在动情周期的不同时间，宫颈、阴道黏膜发生相应的形态学变化。在动情间期，鳞状上皮细胞的表面覆盖有分泌黏液的柱状上皮，并有中性粒细胞浸润。在动情后期表层细胞脱落，上皮为鳞状细胞。在动情期细胞表面角化。在动情前期细胞脱落，白细胞再度出现，因而病理性炎症和动情周期改变中出现的白细胞，两者难以鉴别。

2. 宫颈炎（cervicitis）、阴道炎（colpitis）

急性或慢性炎症偶见。本病常与子宫体炎症或宫颈炎伴发。

大鼠急性或慢性炎症偶见，因为雌性大鼠与人类女性的生殖道有很多相似的微环境，这些微环境包括：正常生理状态下的氧分压；阴道和宫颈内寄居有多种微生物菌群，其中阴道杆菌产生的乳酸，对维持阴道正常的酸性环境，抑制病原体繁殖有重要作用；宫颈黏膜分泌液形成的黏液栓阻塞宫颈管以及其包含的抗菌多肽分子有利于防止病原体侵入。上皮组织是整个生殖道防御外界病原微生物的主要屏障。大白鼠是啮齿类实验动物，自然免疫能力较强，在正常情况下宫颈、阴道内不易感染细菌，只有当大白鼠处于动情期，阴道大量角化上皮细胞脱落，全身免疫功能低下时，病原菌才易入侵。有文献报道17-β-雌二醇可增加大鼠对细菌的易感性。如果发生炎症，宫颈炎、阴道炎常与子宫体炎症伴发，多数炎症见于实验性动物模型，包括苯酚胶浆复制的大鼠阴道及宫颈炎的病理模型。此外也可以用细菌、大肠杆菌、白色念珠菌等复制阴道炎模型（图 11-47，图 11-48）。

肉眼可见大鼠阴道口红肿，严重的有脓性渗出物流出；镜下观察到大鼠阴道、宫颈黏膜上皮细胞变性、坏死、脱落，上皮层可见炎细胞浸润（以中性粒细胞为主），腔内可见较多炎性渗出物及坏死组织，固有层见充血及炎细胞浸润（中性粒细胞为主），腺体有不同程度的增生和鳞状上皮化生，黏膜下有明显炎细胞浸润及炎性肉芽组织或纤维增生。肌层及外膜有少量炎细胞浸润。

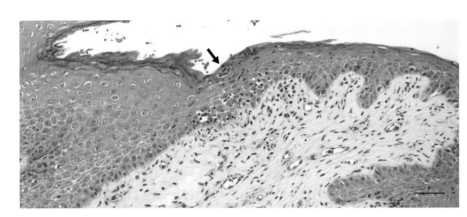

阴道上皮被覆分化良好的复层扁平上皮，表面可见角化现象。上皮内（箭示）和上皮下有中性粒细胞浸润。（HE）

图 11-47 白色念珠菌性阴道炎

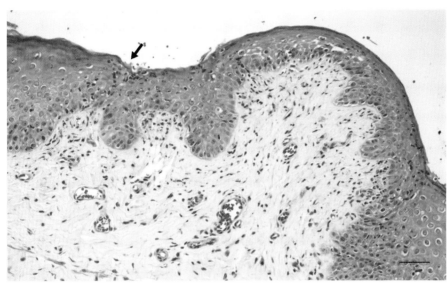

阴道上皮被覆分化良好的复层扁平上皮。上皮内有中性粒细胞集聚（箭示），上皮下充血，有少量中性粒细胞浸润。（HE）

图 11-48 白色念珠菌性阴道炎

3. 闭锁阴道（imperforate vagina）

闭锁阴道偶尔见于正常大鼠，在解剖时可以看到阴道呈囊性扩张，易误认为是先天性囊肿。

4. 纤维化（fibrosis）

随着年龄的增长，阴道壁纤维组织增多，通过胶原纤维染色可以得到证实。

5. 肿瘤

阴道肿瘤偶见，类型主要为鳞状细胞癌。

参考文献

［1］Dixon D, Alison R, Bach U, et al. Nonproliferative and proliferative lesions of the rat and mouse female reproductive system［J］. J Toxicol Pathol, 2014, 27（3-4 Suppl）：1S-107S.

［2］Taketa Y, Inoue K, Takahashi M, et al. Differential morphological effects in rat corpora lutea among ethylene glycol monomethyl ether, atrazine, and bromocriptine［J］. Toxicologic Pathology, 2013, 41：736-743.

［3］Westwood F R. The female rat reproductive cycle：a practical histological guide to staging［J］. Toxicol Pathol, 2018, 36（3）：375-384.

［4］Yuan Y. Structure, cyclic change, and function, vagina and vulva, rat. //Jones T C, Mohr U, Hunt R D. Monographs on pathology of laboratory animals: genital system［J］. Berlin: Springer-Verlag, 1987: 161-168.

［5］赵媛，周新娥，石艳娥，等 . 大鼠生殖道炎症动物模型的构建［J］. 四川生理科学杂志 . 2007，29（1）：1-3.

［6］芩小波，胡春燕．非人类灵长类动物组织病理学图谱［M］.北京：人民卫生出版社，2001.

［7］Dixon D. Vider J D, Leininger J R, et al. Oviduct, Uterus, and Vagina//Boorman's Pathology of the Rat. (Suttie AW, eds)［M］, 2nd eds. Academic Press, Elsevier, 2018：537−559.

［8］Lee S-H, Ichii O, Otsuka S, et al.Ovarian cysts in MRL/MpJ mice are derived from the extraovarian rete：a developmental study［J］. J Anat. 2011, 219：743−755.

［9］Long G G. Apparent mesonephric duct (rete anlage) origin for cysts and proliferative epithelial lesions in the mouse ovary ［J］. Toxicol Pathol, 2002, 30：592−598.

［10］Vider J D, Dixon D. Ovary// Suttie AW,eds, Boorman's Pathology of the Rat［M］. 2nd eds, Academic Press, Elsevier, 2018：523−536.

［11］Yuan Y D, Foley G L. Female Reproductive System Systems//Haschek W M, Rousseaux C G, Wallig M A, eds, Handbook of Toxicologic Pathology［M］. 2nd eds. Vol. Ⅱ. San Diego ： Academic Press, 2002：847−894.

［12］Taketa Y, Inoue K, Takahashi M, et al. Differential Morphological Effects in Rat Corpora Lutea among Ethylene Glycol Monomethyl Ether, Atrazine, and Bromocriptine［J］. Toxicologic Pathology, 2013, 41：736−743.

（苏　宁）

第十二章 雄性生殖系统

雄性生殖系统（male reproductive system）由睾丸、生殖管道（附睾、输精管）、附属腺（精囊腺、前列腺、尿道球腺、包皮腺）及外生殖器组成。

第一节 雄性生殖系统正常组织学

一、睾丸

睾丸（testis）位于阴囊内，左、右各一，外观呈椭圆形（图12-1，图12-2）。成年大鼠睾丸长约20 mm，直径14 mm，重约2.0～3.5 g。表面由外向内包有三层膜，即鞘膜（tunica vaginalis）、白膜（tunica albuginea）和血管膜（tunica vasculosa）。鞘膜由间皮及结缔组织组成，分为壁层与脏层，脏层紧贴睾丸表面，壁层贴附在阴囊的内面，两层之间为鞘膜腔。白膜为较厚的致密结缔组织，在睾丸后方增厚，形成睾丸纵隔，呈放射状伸入睾丸实质，将睾丸分成许多锥形的睾丸小叶，小叶内为生精小管。血管膜的间质伸入生精小管之间，构成睾丸间质。大鼠睾丸的间质为疏松结缔组织，总量较犬和猕猴少10%左右，但间质淋巴管管腔较犬大，间质细胞分泌的雄激素进入淋巴管，因此大鼠睾丸淋巴管起着营养和输送激素的重要作用。犬和猕猴不同，间质细胞分泌的雄激素进入生精小管周围的间质，通过弥散方式进入睾丸内。生精小管在接近纵隔处变为短而直的直精小管，然后进入纵隔，汇合成网状的睾丸网，因此睾丸由生精小管、直精小管和睾丸网组成。

（一）生精小管（seminiferous tubule）或曲细精管

生精小管是产生精子的场所，管道盘曲。管壁被覆特殊的复层生精上皮（germinal epithelium）或称生精小管上皮（seminiferous epithelium），生精上皮深部有较厚的基膜，基膜外为胶原纤维和一层具有收缩功能的梭形的肌样细胞（myoid cell），可帮助生精小管内的精子和液体排出（图12-3）。

成年大鼠每个睾丸有20个生精小管，其直径约200 μm，平均长度32 cm。生精小管的上皮由两种类型的细胞组成：大部分是生精细胞，少数是支持细胞。自性成熟开始，在垂体促性腺激素的作用下，生精细胞不断增殖、分化形成成熟精子。支持细胞（或称 Sertoli 细胞）间插在生精细胞之间，不能增殖，但有支持营养生精细胞的作用。

1. 生精细胞（spermatogenic cell）

生精细胞是不同发育阶段的未成熟雄性生殖细胞的总称，从生精小管的基层到管腔，依次为精原细胞、初级精母细胞、次级精母细胞、精子细胞和腔面成熟的精子。生育期（性成熟期）启动之前，生精上皮只有支持细胞和精原细胞，其他生精细胞缺如。生育期启动后，生精上皮中可见不同发育阶段的生精细胞，它们不断增殖、分化，形成精子。从精原细胞增殖、精母细胞减数分裂到精子形成是连续发育的过程，又称为精子发生（spermatogenesis）。

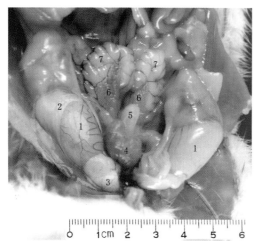

照片所示：1—睾丸；2—附睾头部；3—附睾尾部；4—前列腺腹侧叶；5—膀胱；6—凝结腺；7—精囊腺。图左侧睾丸壁层鞘膜已剖开，图右侧睾丸和附睾在完整的鞘膜腔内

图 12-1　雄性内生殖器官原位大体观

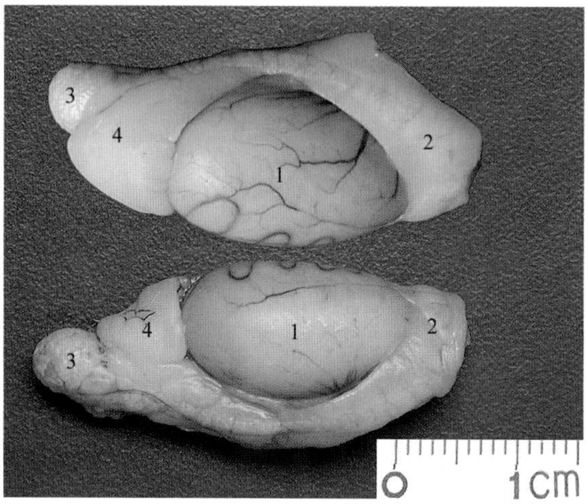

1—睾丸；2—附睾头部；3—附睾尾部；4—生殖周脂肪组织

图 12-2　睾丸和附睾大体观

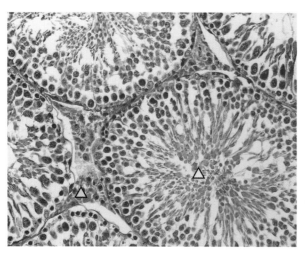

图示生精小管（△示）和间质。间质结缔组织中可见 Leydig 氏细胞（睾丸间质细胞）（△示），该细胞体积较大，胞质丰满、呈嗜酸性，核大、球形或卵圆形。（HE）

图 12-3　大鼠正常睾丸生精小管和间质细胞

（1）精原细胞（spermatogonium）：紧贴于生精上皮的基膜上，是发生精子的干细胞。胞体较小，呈圆形或椭圆形，细胞核为圆形或卵圆形，染色质细密，着色较深。根据形态特点，可将精原细胞分为 A、B 两型，人类 A 型精原细胞又分为 A 暗型（Ad）精原细胞和 A 亮型（Ap）精原细胞。Ad 型精原细胞核

染色质较深，核中央常见淡染的小泡；Ap 型精原细胞核染色质较细密，有 1～2 个核仁附在核膜上。Ad 型精原细胞是生殖细胞中的干细胞，经过不断地分裂增殖，其中一部分继续留作干细胞，另一部分分化为 Ap 型精原细胞，再分化为 B 型精原细胞，B 型精原细胞最后分化为初级精母细胞。B 型精原细胞核圆形，核膜上附有较粗的染色质颗粒，核仁位于中央。Ad 型精原细胞表达增殖细胞核抗原（proliferating cell nuclear antigen，PCNA），提示这些精原细胞具有增殖活性，为精子发生不断提供干细胞（图 12-4）。

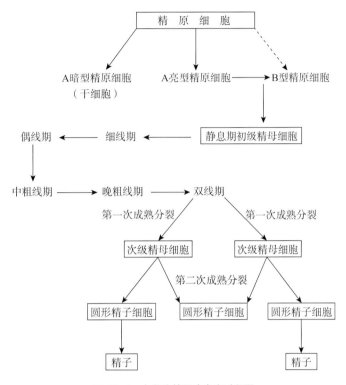

图 12-4　大鼠生精细胞发育过程图

（2）初级精母细胞（primary spermatocyte）：位于精原细胞的近腔面，细胞体积较大，胞体呈圆形，胞浆丰富，核大而圆，染色质粗块状或细丝状，可见核分裂。大鼠初级精母细胞核型为 21XY。经 DNA 复制后（4n DNA），进行第一次成熟分裂，又称减数分裂（meiosis）。第一次分裂形成两个次级精母细胞（2n DNA）。由于分裂期历时长，在切片上，常可见到不同发育阶段的初级精母细胞。第一次成熟分裂前的初级精母细胞核的染色体经历了细线期（4n DNA）、偶线期（同源染色体配对）、粗线期（染色体纵裂）、双线期（染色体交叉）等主要阶段级别的变化，以后同源染色体分离，最后形成 2 个次级精母细胞。

（3）次级精母细胞（secondary spermatocyte）：排列在初级精母细胞的内侧，当初级精母细胞发生第一次成熟分裂时，同源染色体分离，生成 2 个 2 倍 DNA 量（2n DNA）的细胞，称次级精母细胞。该细胞体积较初级精母细胞小，结构与初级精母细胞相似。次级精母细胞形成后，经过短暂的间期，随即进行第二次成熟分裂（减数分裂第二次分裂），此时无 DNA 复制，因而形成两个单倍体的精子细胞（1n DNA）。由于次级精母细胞存在的时间短，故在生精小管切面中难以见到。

（4）精子细胞（spermatid）：更靠近腔面，细胞体积小，核圆形，着色深。精子细胞不再分裂，经过形态学改变（变态）而发育为精子。由一个圆形的精子细胞逐渐转变为精子，这个过程称精子形成（spermiogenesis）又称"精细胞变态"（图 12-5）。

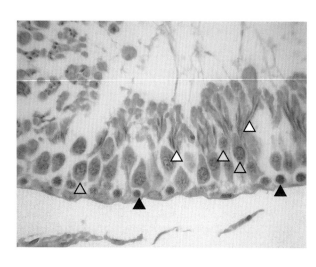

睾丸生精小管内可见各级生精细胞，由基底膜向上依次为精原细胞（▲示）、精母细胞（△示）、精子细胞（△示）、精子（△示）。（HE）

图 12-5　正常睾丸生精小管

（5）精子（spermatozoon）：在生精小管的顶端，是形态特殊的细胞，可分为头部和尾部。精子头部的形态因动物种类而异，哺乳类精子头部形态多样，大鼠精子头部呈镰刀形。人的精子呈蝌蚪形。HE 染色切片上精子的形态不甚清楚。精子的头部是精子细胞核染色质极度浓缩，核变长并移向细胞的一侧形成的；高尔基复合体形成顶体泡，逐渐增大，凹陷为双层帽状覆盖在核的头端，成为顶体（acrosome）；中心粒迁移到细胞核的尾侧（顶体的相对侧），发出轴丝，随着轴丝逐渐增长，精子细胞变长，最后形成尾部，或称鞭毛。在精子细胞变为精子的过程中，线粒体从细胞周边汇聚于轴丝近段的周围，盘绕成螺旋形集于尾侧。精子核、顶体和轴丝周围仅存有薄层细胞质，多余的细胞质形成残余体，最后脱落。残体嗜伊红染，无结构，被支持细胞所吞噬或吞饮。

（6）生精上皮循环周期（cycle of the seminiferous epithelium）：大鼠和其他哺乳动物及人类一样，生精细胞在生精上皮的排列是严格有序的。在精子发生过程中，细胞增殖发育的速率是恒定的，间隔为 12 d，当一个新的 A 型精原细胞经过 12 d、6 次有丝分裂进入减数分裂（转变为初级精母细胞）时，上一批细胞又经过了 12 d 完成了减数分裂，成为早期的精子细胞。由于精子细胞变形成为精子的过程需要 12 d，因此进入有丝分裂的细胞不仅与进入减数分裂的细胞同处，而且也与开始变形的精子细胞同处。在这 12 d 的时程中，同一时间必然出现在 4 个不同的发育阶段的 4 代生精细胞。处于 4 种不同发育阶段的生精细胞形成明确的容易辨认的 14 种细胞组合（cell association），或称为期，也就是生精小管局部有 14 期（stages）改变。从第 I 期到第 XIV 期后，该处又将再次出现第 I 期的细胞组合，就这样 14 期周而复始地相继发生，每期所需的时间长短不一，有时也可以因出现调变而影响期的改变。从空间上看，同一细胞组合在生精小管周期性出现，呈波浪形，这种现象称生精上皮波（wave of the seminiferous epithelium）。从精原细胞发育为成熟的精子在大鼠需要 19 步（steps）。

在大鼠、小鼠、Beagle 犬和家兔精子发生过程中，任何生精小管的横切面只有一种类型的细胞组合，也就是说每个生精小管的横切面上，细胞的组合是相同的，因而可以辨认所处的期。人类生精上皮波不明显。生精小管的横断面上，可以辨别出界限清楚的 6 个期，但是细胞的组合是螺旋形的，因而并不是每个阶段都占满生精小管的整个横断面，某种类型的细胞组合只占据生精小管上皮较小的楔形区域，相邻区域边缘镶嵌连接，因而每个生精小管的横切面上，可以见到不同的细胞组合图像。在犬，期的连续性不如大鼠明显，还经常因穿插的调变而被打断（表 12-1，表 12-2；图 12-6 ~ 图 12-9）。

表 12-1 生精周期的种属差异

种属	精子数目 / [10^6 个 / (睾丸·g·d)]	期数 / 个	每期所需的时间 /d	生精循环周期 / 个	精子成熟所需要的时间 /d	附睾输送精子需要的时间 /d
大鼠	10 ~ 20	14	12.0	4	48.0	14
小鼠	54	12	8.6	4	34.5	7
犬	20	8	13.6	—	54.4	10
兔	25	8	10.9	—	51.8	9
人	3 ~ 7	6	16.0	4	64.0	12

从表 12-1 可见，不同的种属，其精子产生的数量、生精上皮波的周期数、精子成熟所需要的时间不同，但在同一个种属内，整个精子发生过程中的细胞发育速率是恒定的。同一种属的所有 A 型精原细胞用同样的时间完成发生全过程。激素、各种化学毒物或外界环境中的有害物质能够影响精子是否发生，但不能改变精子发生的速率。

表 12-2 睾丸生精上皮各期和组织学关系

L-C 法（stage）	组织学特征	精子发育过程		
		Phase	steps	
IX	No spermatozoa 无精子，顶体期精子细胞		9	
X	精子细胞核细长		10	
XI	顶体呈三角形	顶体期	11	
XII	精子细胞核最长		12	
XIII	顶体呈尖顶状		13	
XIV	精子细胞垂直方向排列，可见减数核分裂		14	
I	幼稚的精子细胞形成核旁体		1	15
II	精子细胞松散排列，附着在支持细胞上	高尔基期	2	16
III	精子在支持细胞深处，与之紧密连接		3	16
IV	精子细胞穿入支持细胞		4	17
V	精子细胞丛开始移向腔侧		5	17
VI	近腔侧的精子细胞丛排列紊乱	帽期	6	18
VII	精子胞质脱落，腔缘出现精子残体		7	19
VIII	释放成熟精子	顶体期	8	

（引自：Martti Parvinen, et al. Identification and enzyme quantitation of the stages of the seminiferous epithelial wave in the rat [J]. ANAT. REC, 1972.）

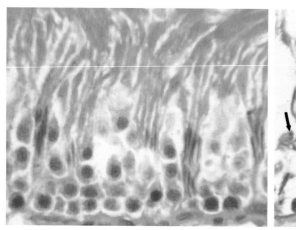

左侧为 HE 图片，精子细胞排列呈束状。右侧为 PAS 染色可见圆形的精子细胞核一端出现一个大的紫红色的顶体粒（黑箭），为数个前顶体粒融合而成。（10% 福尔马林固定）

图 12-6　Ⅱ—Ⅲ期

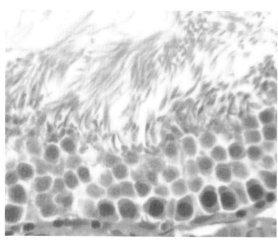

生精小管腔面可见残体和呈丛状的精子。基底部细胞界限清楚，从基底膜到腔面分别为精原细胞，精母细胞和圆形的精子细胞。此期存留时间最长，切片中最常见。（HE，10% 福尔马林固定）

图 12-7　Ⅶ期

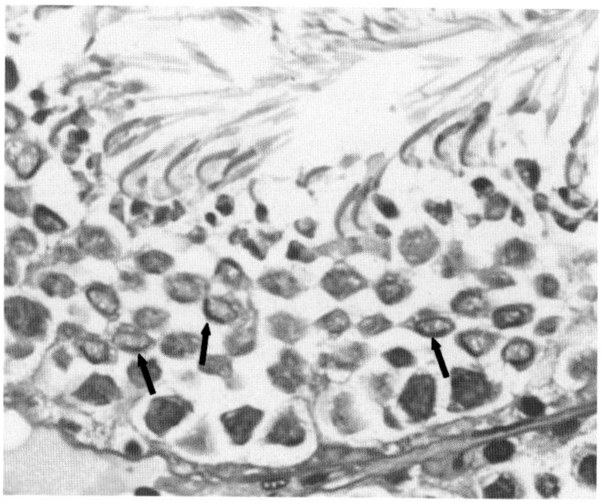

精子细胞核一端可见紫红色头帽，伸展面大。（PAS，10% 福尔马林固定）

图 12-8　Ⅶ期

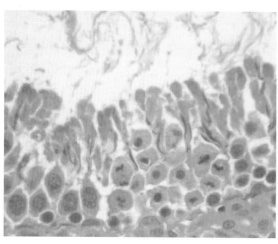

照片中可见各期核分裂象，通过核分裂、初级精母细胞发育为次级精母细胞，继而为精子细胞。（HE，10% 福尔马林固定）

图 12-9　ⅪⅤ期

2. 支持细胞（sustentacular cell）

支持细胞分布在各期生精细胞之间，作为支持网状结构，对生精细胞起结构和营养支持作用。1865年，德国人 Enricol Sertoli 首先描述了支持细胞，故又称为 Sertoli 细胞。在光镜下，支持细胞轮廓不清，呈不规则的柱状，胞质呈弱嗜酸性、淡染，细胞核较大、椭圆形或三角形，长轴与细胞长轴相一致。细胞核染色淡，核仁清楚。细胞基部通过半桥粒贴附在基膜上，顶部突向生精小管腔面，细胞的侧面和管腔面有多个不规则的凹陷，其内镶嵌有各级生精细胞。在近基底部精原细胞的上方，相邻支持细胞形成紧密连接，将生精上皮分为基底室和近腔室两部分。基底室位于生精上皮基膜与支持细胞紧密连接之间，内有精原细胞；近腔室位于紧密连接上方，与生殖小管腔相通，含有许多处于不同减数分裂和分化阶段的生精细胞。每个人类支持细胞大约能与 47 个处于不同发育阶段的生精细胞相接触。支持细胞的功能是多方面的：① 对生精细胞有支持、保护、营养的作用，参与生精细胞向腔面移动及精子的释放，精子形成后，脱离支持细胞进入管腔；② 有分泌与雄激素结合蛋白质（androgen binding protein，ABP）的作用，保持生精小管内雄激素的水平，促进精子发生；③ 分泌抑制素，释放入血后，能反馈性抑制垂体分泌卵泡刺激素，以维持雄激素结合蛋白质分泌量的稳定性；④ 有吞噬精子变态过程中残余的细胞质和变性、凋亡的生精细胞的功能；⑤ 相邻的 Sertoli 细胞在基底面形成紧密连接和缝隙连接的连接复合体，对组织液有选择性通透作用，因而是构成血 – 睾屏障（blood-testis barrier）的重要组成部分，可防止生长因子营养物质、某些肽类激素由间质进入生精小管，从而形成不同于血液和淋巴液的特殊微环境，既有利于精子的发育，又能防止精子作为抗原物质溢出生精小管以及生精细胞分泌的抗原进入间质而发生自体免疫反应。各级生精细胞向管腔移动和精子的释放也与支持细胞中丰富的微管、微丝的收缩有关。

灵长类动物和大鼠睾丸的生精上皮中，Sertoli 细胞和生精细胞的数量比不同。大鼠睾丸生精上皮中 Sertoli 细胞约占 20%，生精细胞占 80%；人类和猴睾丸生精上皮中 Sertoli 细胞约占 40%，生精细胞占 60%。睾丸中 Sertoli 细胞与生精细胞的比例不同，使得不同种属睾丸 Sertoli 细胞的工作负荷不同、生精细胞密度不同、每日产生精子数量不同。灵长类动物性腺每日产生精子的数量较少，而大鼠每日产生精子数量较多。

3. 间质细胞（interstitial cells）

间质细胞又称 Leydig 细胞，位于生精小管之间的疏松结缔组织内（间质），三五成群，胞体较大、椭圆形和多角形。胞质丰满嗜酸性，HE 染色呈粉红色，细胞边界清楚。核大，球形或卵圆形、淡染。间质细胞的主要功能是合成、分泌雄激素（androgen），包括睾酮（testosterone）、雄烯二酮、双氢睾酮等。血液中的睾酮有 90% 以上是由间质细胞分泌的，其余的是由肾上腺皮质网状带细胞分泌的脱氢表雄酮、雄烯二酮转化而成。间质细胞能根据功能的需要而改变其分泌雄性激素的量，例如在精子生成紊乱时，间质细胞能对增加的促性腺激素发生反应而增加睾酮的分泌，形态学间质细胞常表现为肥大和增生。

4. 巨噬细胞

除 Leydig 细胞外，间质内还有巨噬细胞，占大鼠间质细胞成分的 25% 左右，在电镜下，巨噬细胞和 Leydig 细胞易于鉴别，但 HE 染色切片在光镜下鉴别则有一定的难度。在需要时可以进行 PAS 细胞化学染色，Leydig 细胞染色明显，酸性磷酸酯酶染色时巨噬细胞呈阳性反应。吞噬是睾丸巨噬细胞的主要功能，因而在睾丸内很少见到死亡细胞引起的炎症反应，当睾丸内死亡细胞增多时，巨噬细胞将发生反应性增生，数量增多。

（二）直精小管（tubules rectus）

睾丸的生精小管近睾丸纵隔处变成短而直的直精小管，因而一端连接生精小管，另一端通连睾丸网。大鼠直精小管长约 0.2～0.5 mm，覆以单层立方形上皮，无生精细胞。

（三）睾丸网（rete testis）

睾丸网由直精小管汇集而成，呈网状，腔大而不规则。睾丸网覆以低立方上皮，到输出小管代之以单层或假复层柱状上皮，具有散在的静纤毛或动纤毛。输出小管的这种上皮标志着吸收和分泌活动。输出小管由 1～2 层平滑肌细胞包绕，并以疏松结缔组织彼此相连，它们在远端靠近附睾头部的地方汇合成附睾管。直精小管和睾丸网是精子离开睾丸，进入附睾的必经之道（图 12-10，图 12-11）。

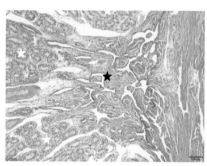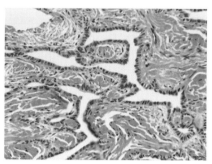

左侧上下区域为睾丸,尚未发育成熟,中央裂隙状为睾丸网（黑星）,白星示生精小管。（HE）

睾丸网放大观,管状结构排列呈网状,衬覆单层立方上皮。（HE）

图 12-10　睾丸和睾丸网　　　　**图 12-11　睾丸网**

二、生殖管道

（一）附睾

附睾（epididymis）是连接睾丸与输精管之间的高度盘曲的导管，大鼠附睾质量约为 0.76～0.98 g，管道的总长度约为 300～400 cm，主要由附睾头、附睾体、附睾尾三部分组成，外包被膜，由外向内为鞘膜、白膜、血管膜三层。附睾头（caput epididymis）呈半月形，覆盖在睾丸头端，因富有血管，肉眼观呈淡红色；附睾体（corpus epididymis）狭细，位于睾丸内侧，是附睾头和附睾尾连接的部位；附睾尾（cauda epididymis）储存精子，由于其内的附睾管扩张，因此肉眼观结构特殊，呈棒槌状，越过睾丸尾端向后延伸 11～13 mm，与输精管相连续。附睾的功能主要有三方面：形成血附睾屏障；建立管内微环境，有利于精子的成熟；贮藏精子。附睾功能受血中睾酮水平和管腔内的睾丸因子调节。附睾头部反映睾丸最近 2～5 d 发生的改变，而附睾尾部可以追溯到睾丸近 8～14 d 的状况。附睾腔内有无生精细胞（germ cell）是评价睾丸变化的最敏感方法，但要注意动物年龄和生殖道状况。围青春期动物附睾腔内常可见生殖细胞。组织学观察显示附睾由输出小管和附睾管组成，附睾头部由输出小管组成，附睾体部和尾部由附睾管组成，从头部到尾部，小管的直径逐渐增大。

1. 输出小管（efferent duct）

输出小管是与睾丸网连接的弯曲小管，构成附睾头的大部，其远端与附睾管相连。管壁内衬两种类型的细胞，即低柱状无纤毛细胞和高柱状纤毛细胞，二者相间排列，因此其管腔面上皮细胞高低不一，管腔不规则。管周由 1~3 层环形平滑肌包绕。无纤毛细胞较多，可以对管腔中液态和固态的物质进行重吸收。纤毛细胞也参与对管腔内物质的重吸收，游离面有大量纤毛和少量微绒毛，纤毛摆动及管周平滑肌的收缩有助于管腔内的液体和精子从睾丸网（rete）向附睾管方向输送。输出小管和睾丸起始部的附睾管间的移行是突然的。

2. 附睾管（epididymal duct）

附睾管近端与输出小管相接，远端与输精管相连。管腔规则整齐，腔内有大量的精子和分泌物。附睾管上皮主要由主细胞、基细胞、顶细胞、亮细胞组成（图 12-12，图 12-13）。

（1）主细胞（principal cell）：主细胞分布于附睾管各段，其形态结构有较明显的部位性差异。起始段主细胞高而窄。附睾体部至尾部主细胞逐渐变矮为立方形，管腔渐大，细胞游离面有密集的长微绒毛（静纤毛），胞质内有靠基位的脂滴。主细胞有很强的吞饮、重吸收和分泌功能，头部及尾部主细胞内脂滴少见。相邻主细胞近腔面有紧密连接。

（2）基细胞（basal cell）：基细胞分布于附睾管各段，位于相邻主细胞基部之间。附睾尾部基细胞比其头部及体部多。基细胞与主细胞之间有许多桥粒，基底部与基膜有较大接触面。细胞呈扁平形，核长而圆，电子密度中等，细胞质少，着色浅。基细胞也有吞饮功能。

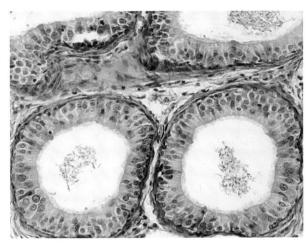 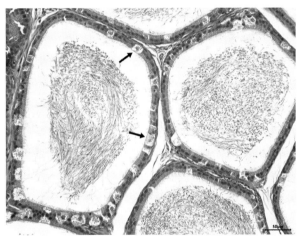

附睾管壁由低柱状无纤毛细胞和高柱状纤毛细胞组成，二者相间排列，管腔面上皮细胞高低不一；基膜明显。（HE）

尾部附睾管主要由低柱状或立方形主细胞组成，游离面有密集的微绒毛，管腔大，内有多量精子。箭示亮细胞。（HE）

图 12-12 附睾头   图 12-13 附睾尾

（3）亮细胞（clear cell）：亮细胞分布于附睾管各部，核位于基部，圆形，浅染，核仁明显。细胞游离面有少量微绒毛。胞质内含有数量不等的大的透明空泡、脂滴和致密颗粒。亮细胞有很强的吞饮功能。

（4）顶细胞（apical cell）：顶细胞狭长，顶部稍宽，游离面有少量微绒毛。顶部胞质内含有大量线粒体。

已有文献报道附睾有 5 种类型的上皮细胞，除前面 4 种外尚有晕细胞（halo cell）。

附睾管上皮基膜外有一层环形平滑肌，并从管道的头端向尾端逐渐增厚，肌层的收缩有助于管腔内的精子向输精管方向缓慢移动。管壁外为富含血管的疏松结缔组织。从小口径的输出小管到附睾管间的移行是突然的。

输出小管和附睾管的起始段是附睾重吸收的主要区域，大约 95% 的水分在此被重吸收。附睾管上皮细胞（主要是主细胞）有旺盛的分泌功能，可分泌离子、甘油磷酸胆碱和唾液酸等有机小分子，其含量从附睾头部至尾部逐渐升高。附睾上皮还可分泌数十种与精子成熟有关的蛋白质和多肽。附睾头部远端和体部上皮细胞能摄取血液中的肉毒碱并转运至腔内，使附睾液内的肉毒碱浓度由附睾头部至尾部逐渐增高。相邻细胞近腔面的紧密连接是构成血–附睾屏障的结构基础。

生精小管产生的精子经直精小管、睾丸网进入附睾。精子在附睾内停留 8～17 d，并经历一系列成熟变化才能获得运动能力，达到功能上的成熟。附睾上皮具有合成和分泌许多大分子物质，包括糖蛋白的功能，并有转运铁和蛋白质通过细胞的功能。90%以上的精液在附睾被吸收。附睾的不同部位功能不同，附睾头和附睾体主要有合成和分泌功能，附睾尾是储存成熟的、具有运动能力的精子场所。精子通过附睾的时间随种属不同而异，兔和小鼠为 7 d 左右，大鼠、豚鼠和猴 14 d 左右。附睾功能异常会影响精子的成熟，导致不育。

（二）输精管（ducts deferens）

输精管全长 5～6 cm，直径约 2.5 mm，是输送精子的管道，由附睾管直接延续而成，它与附睾尾之间没有明显界限。输精管沿睾丸的内侧走行，沿鞘孔进入腹腔。在膀胱颈水平处，左右两侧的输精管相接，穿过前列腺背外侧叶从背面开口入尿道。输精管壁厚、腔小，管壁由黏膜、肌层和外膜三层组成。黏膜有纵行皱襞，衬复假复层柱状纤毛上皮，固有层为结缔组织，富有弹性纤维。肌层在起端较薄、逐渐增厚，由内纵、中环、外纵三层平滑肌纤维组成。

三、附属腺（前列腺、精囊腺、尿道球腺、包皮腺）

啮齿类动物的雄性附属腺包括前列腺、精囊腺、尿道球腺（bulbourethral gland）、包皮腺（preputial gland）。它们沿着尿路分布，是精子从输精管排出的中转站。附属腺分泌的各种液体对保护和营养精子是很重要的。这些腺体具有典型的内分泌腺的结构特点，其分泌活性对雄激素水平的变化特别敏感，因而前列腺、精囊腺的重量及分泌活性可以作为循环中雄激素水平变化的极好的提示指标。不同物种附属腺体的种类略有不同，大鼠、小鼠及兔上述腺体均有，而犬只有前列腺，缺乏精囊腺、尿道球腺和包皮腺。

（一）前列腺

前列腺（prostate gland）是复管泡状腺，灰红色，呈多叶状围绕尿道，能分泌无色的浆液性液体，占精液的 15%～30%，通过管道系统进入尿道（urethra）。前列腺是由三对尿道原基（urethral primordia）发育形成的，肉眼观大鼠的前列腺可分为腹侧叶（ventral lobes）、背外侧叶（dorsal and lateral lobes）和前叶（anterior lobes）。有的文献中将背外侧叶又分为背叶（dorsal lobe）和侧叶（lateral lobe）。腹侧叶较松散，后端被薄的肌肉层不完全包围，贴附在膀胱的腹外侧，灰红色，表面呈波浪状，前端约在耻骨肌前方 5 mm 处。腹侧叶长 14～17 mm，最粗处直径 6～9 mm，每叶重约 0.3 g，其被膜与膀胱的被膜结合在一起，腺上皮在周边形成宽大的褶使腔变狭小，中心部没有褶，腔较大，直径约 0.3 mm。背外侧叶体积较小，位于膀胱颈部背外侧，盘曲在尿道近端，形成直径 5～10 mm 的小体，包裹着精囊、凝集腺的排出管和输精管及其腺体的终末部分。头端的前叶又称为凝集腺（coagulating glands），紧贴于精囊的内侧凹面，呈长形，腺体长 3～6 mm，重 40～110 mg。每叶包括 5～6 条小管。细长的排出管在输精管外侧和腹侧行进，开口于射精孔前端外侧的精阜上。腺腔壁内层形成深褶和隔，将腺腔分成很多的小腔，腔内充满分泌物，分泌物在交配后可凝固于雌鼠的阴道和子宫内，形成阴道栓，起防止精子倒流外溢的作用（图 12–14）。

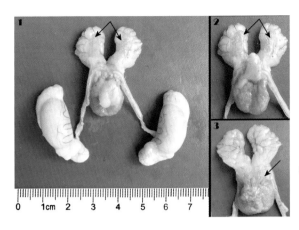

1—腹侧面；2—腹侧面，膀胱上翻；黑箭示前列腺的前叶（凝集腺）；3—背侧面，示前列腺的背侧叶，紧接精囊腺的尾端（箭示）

图 12-14　前列腺和其他雄性器官的解剖关系

　　前列腺腺泡的组织结构形态多样（图 12-15～ 图 12-18），腺体大小不一。腺上皮形态因部位不同而异，可以是单层立方上皮（外周的外侧叶），在腺体的深褶部和内侧部，腺泡变大，上皮为低立方形。背部腺泡狭小，为单层柱状或假复层柱状上皮等形态。因而动物实验时取材部位必须一致。前列腺间质为疏松结缔组织，通常量很少，平滑肌也少见。

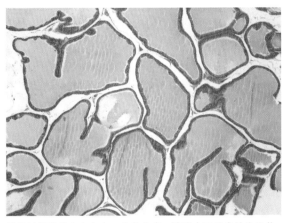

腺体衬覆单层立方上皮，松散分布，腺腔内可见多量分泌物，间质为少量疏松结缔组织。（HE）

图 12-15　大鼠前列腺

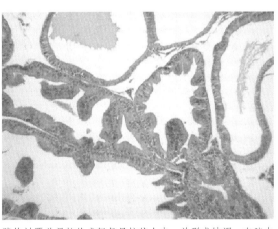

腺体衬覆单层柱状或假复层柱状上皮，并形成皱褶，向腔内突起。（HE）

图 12-16　大鼠前列腺

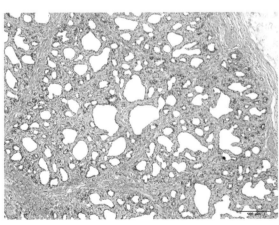

性成熟期前列腺，腺体丰富，分叶状，腺腔大小不一，腺上皮细胞功能不活跃，低立方或扁平状，细胞浆少，嗜碱性，间质结缔组织增生。

图 12-17　Beagle 犬前列腺萎缩

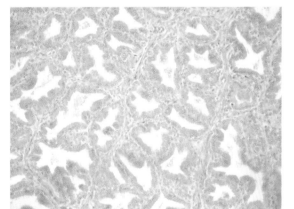

性成熟期前列腺，功能活跃。腺上皮细胞高柱状，核位于基底部，胞浆丰富，呈嗜酸性。（HE）

图 12-18　Beagle 犬前列腺

（二）精囊腺

大鼠的精囊腺（seminal vesicles）是成对的、大的、细长的中空器官，腺体内充有黄白色黏性液体。前部呈钩状，弯向尾侧。腺体背腹扁平，位于膀胱的背外侧，腺体的背侧与直肠相接。大鼠每侧精囊腺长约17～25 mm，宽8～11 mm，厚5～6 mm。重量为0.7～1.5 g。精囊表面有横褶，呈沟峪状，腹内侧面向内凹入，与凝集腺相连，除去这一区域，整个腺体都被腹膜所覆盖。排出管（excretory duct）位于尾端，并被前列腺的背外侧叶包围。排出管穿行于输精管背侧，并共同开口于射精孔（ostium ejaculatorium）。精囊管壁分为黏膜层、肌层及外膜3层。黏膜为蜂窝状结构，形成不规则的皱褶，并互相吻合，与中央的腔道相连。小鼠黏膜上皮为假复层柱状，大鼠黏膜上皮为单层柱状上皮；肌层薄而均匀；外膜为疏松结缔组织（图12-19～图12-21）。

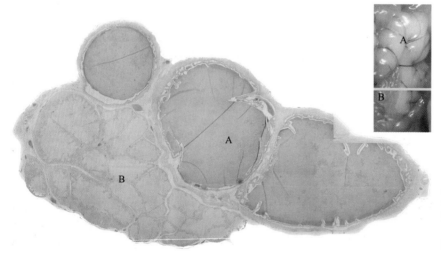

A为精囊腺，B为凝集腺。（HE）
右上角为一侧精囊腺和凝集腺的肉眼观，蓝线示取材的部位

图 12-19　精囊腺和凝集腺光镜低倍观

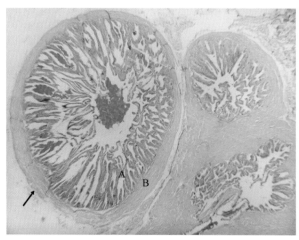

精囊管壁分为黏膜层（A）、肌层（B）及外膜（箭示）3层。（HE）

图 12-20　正常低倍观

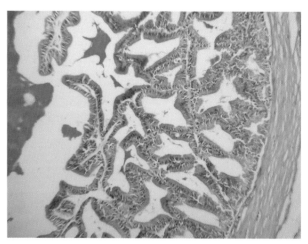

黏膜皱襞互相连接成网状蜂房样结构，腔内有分泌物。（HE）

图 12-21　正常精囊腺放大观

在雄激素刺激下，精囊腺分泌弱碱性的淡黄色液体，内含果糖、前列腺素等成分。果糖为精子提供运动能量。精囊液占精液的50%～80%，精囊腺的病变常与其他雄性器官病变并发，如弥漫性睾丸萎缩或睾丸炎症时可伴发精囊腺萎缩或炎症。

（三）尿道球腺

尿道球腺（bulbourethral gland）是一对球形或梨状的复管泡状腺。位于直肠两侧，埋在坐骨海绵体肌和球海绵体肌之间的结缔组织中，粉红色。大鼠此腺长 11～15 mm，最粗处直径约 5 mm，重60～70 mg，由粗大的分支和分隔为无数小室的导管组成。腺体及其导管都被覆横纹肌。腺泡由锥体形到单层高柱状的黏液性细胞组成，细胞表面有微绒毛。腺体分泌透亮的黏液性液体，于射精前排出以润滑尿道，并与凝集腺的液体共同组成雌鼠阴道内的凝集栓，防止精子丢失。腺体的间质中有平滑肌和骨骼肌纤维在常规毒理研究中并无意义，但因为腺体埋在横纹肌中，有误认为转移性肿瘤的可能，或常规制片时与盆腔的其他组织或包皮腺混淆，造成误诊（图 12-22～图 12-24）。

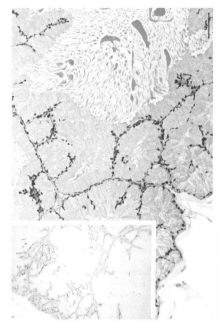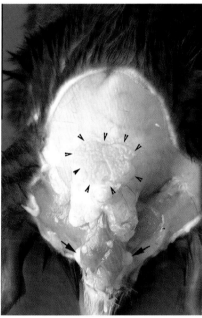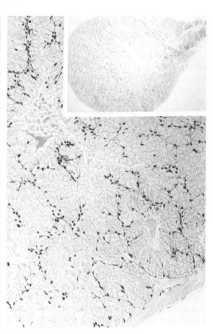

大鼠尿道球腺中倍镜（200 倍）观，左下插图为 40 倍光镜观。（HE）	箭头所指为小鼠包皮腺，箭示尿道球腺。（大体标本）	小鼠尿道球腺中倍镜观，右上插图为 40 倍光镜观。（HE）
图 12-22　正常大鼠尿道球腺	**图 12-23　小鼠包皮腺和尿道球腺**	**图 12-24　正常小鼠尿道球腺**

（四）包皮腺

包皮腺（preputial gland）是一对特化的皮脂腺，位于阴茎外侧的皮下脂肪组织中，棕黄色，背腹向扁平。大鼠包皮腺长约 8～20 mm，宽 5 mm 左右，重约 70 mg，老年大鼠此腺的重量可达到 150 mg。腺体表面覆有结缔组织的被膜，并伸入实质形成结缔组织间隔，将腺体分为小叶。光镜下腺泡似皮脂腺，属全分泌性（holocrine）的复腺，腺泡开口到无数小管，小管再合为一个粗大的中央排出管。腺泡和腺管都衬以复层上皮，接近腺管开口处表层上皮角化。包皮腺大体解剖和组织结构基本同雌性的阴蒂腺，（图 12-25，图 12-26）。嗜酸性颗粒是包皮腺和阴蒂腺的主要特征，但小鼠缺乏 β-糖苷和酸性磷酸酶，组织学与大鼠略有不同。

随年龄增长，腺实质逐渐萎缩，高龄大鼠腺实质甚至完全消失，被脂肪组织替代，并常形成囊肿。

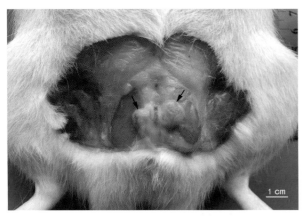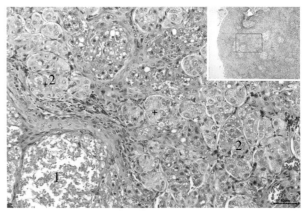

左图为肉眼观，腺体棕黄色，位于皮下脂肪组织中。右图光镜观：1-包皮腺导管及分泌物，2-腺体，照片为右上插图黑框内放大观。（HE）

图 12-25 大鼠包皮腺

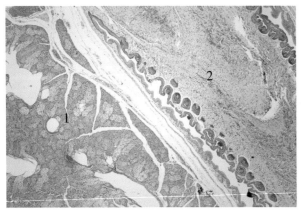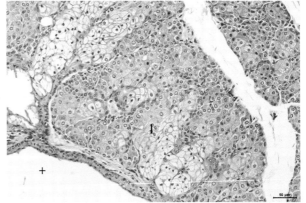

左图低倍镜观。1-腺体和导管，2-阴茎。右图腺体放大观，1-腺体，2-导管。

图 12-26 小鼠包皮腺

第二节 雄性生殖系统常见疾病

　　雄性生殖器官发生的病变种类较其他器官类型少，性腺和输送管道常见的病变为萎缩和炎症。萎缩与分泌功能减少有关。炎症，通常是泌尿道感染或免疫活性细胞对单倍体的精子发生免疫反应所致。在睾丸中，细胞死亡和／或生殖细胞脱失是机体对损伤最常发生的反应。生殖细胞死亡方式通常为凋亡，因而不引起炎症反应。死亡细胞由间质的巨噬细胞和生精小管的支持细胞吞噬清除，这种处理死亡细胞的方式也是睾丸的自我防护方式之一，从而避免对精子发生自身免疫反应。良性和恶性间质细胞肿瘤在实验动物中很少发生。

一、睾丸常见病变

生精小管是睾丸的主要结构成分，正常的生精小管边界整齐，管壁有处于不同发育阶段的生精细胞。当生精小管形状发生改变，管腔变小时可以称为生精小管萎缩，生精小管体积减小必然引起睾丸体积减小，即睾丸萎缩。从生精细胞的角度观察，萎缩的生精小管生精细胞数量减少或排列紊乱，出现不同程度的生精障碍。

（一）生精小管萎缩

生精小管萎缩常见于老年大鼠的一侧或双侧睾丸，也可见于 1 岁以内的大鼠。萎缩也可以是药物、化合物所致，缺血或干扰睾丸营养等因素也可以直接或间接引起萎缩。根据萎缩发生的范围，可以分为局灶性和弥漫性两种类型。依据萎缩的程度，可以分为轻度、中度及重度萎缩三种级别。

1. 局灶性萎缩（focal atrophy）

与年龄有关，或是严重萎缩的早期病变，在药物的影响下病变程度可以加重。形态学特征是萎缩区生精小管的数目减少和（或）生精细胞层次减少（图 12-27）。值得注意的是生精细胞在一定的时间内发生多个周期的改变，处于某个周期的生精小管上皮细胞层次可能少些，不要误认为是局灶性萎缩。萎缩的初期只影响少数生精小管，随着病变的进展，萎缩的范围扩大，但通常受影响的生精小管不到 50%。

2. 弥漫性萎缩（diffuse atrophy）

受影响的生精小管数目接近或多于 50%，通常影响一侧睾丸，也可以影响双侧睾丸。萎缩程度较局灶性萎缩重，在严重萎缩的情况下，生精小管内仅剩 Sertoli 细胞，称为唯支持细胞综合征（Sertoli-only syndrome），间质血管显示纤维肌性硬化，管壁增厚，纤维组织增多，常出现多核巨细胞。生精小管皱缩，钙盐沉积，并伴有白膜（tunica albuginea）增厚。弥漫性或局灶性萎缩的早期可有间质增生和囊性变。

萎缩也可以分为轻度、中度和重度三种级别：轻度萎缩时，病变累及 50% 以下的生精小管，中度萎缩病变累及 50%～75% 的生精小管，重度萎缩时病变累及 75% 以上的生精小管。

缺血经常是引起睾丸萎缩的原因。动脉炎，包括动脉周围炎和结节性动脉周围炎，可以在多脏器的血管中发生，是引起睾丸萎缩的原因之一。结扎睾丸的供血血管，也可以引起睾丸缺血性变性和萎缩。结扎血管的早期表现为生精上皮细胞及间质细胞变性、坏死，脱落至管腔内，最后生精小管体积变小，生精上皮细胞减少，甚至消失，基底膜由于胶原沉积（纤维化）而增厚。虽然结扎的是一侧睾丸的血管，引起该侧睾丸缺血，但是，通过炎症或免疫介导的反应，另侧睾丸也会发生同样的萎缩性病变。细小病毒（parvovirus）感染也可引起生精小管灶性出血性坏死，引起睾丸萎缩。评价药物对啮齿动物睾丸的作用有助于推测该药对人类睾丸作用的研究，但要注意，人类睾丸的可恢复性很大，在药物影响下睾丸发生萎缩，停药后，萎缩的睾丸在形态和功能上很快得以恢复。这种现象常见于肿瘤病人，由于治疗的需要，病人接受了大剂量的抗肿瘤因子，这些因子具有明显的细胞毒性作用，在身体各种类型的细胞中，骨髓造血细胞和生殖细胞特别敏感，严重病例睾丸生精细胞几乎全部丢失，仅存留支持细胞，但在治疗停止后，萎缩的睾丸组织在形态结构和功能上可以完全恢复至正常状态，恢复的程度可以由生育能力来证实。

（二）精子发生障碍（disruption of spermatogenesis）

睾丸萎缩是形态学上的改变，萎缩的睾丸生精功能常有不同程度的障碍。长期服用大剂量睾丸毒性因子（testicular toxicants）将引起类似的、非特异性的组织病理学改变，这些改变与毒性因子的作用部位无关，病理上将出现生精小管萎缩、生精细胞脱失等形态学改变。这些改变的原因是多方面的，因为精子的发生是一个复杂的过程：从生殖干细胞，即精原细胞转化为正常的精子，需要有垂体激素和雄激素的刺激作用，任何原因引起垂体激素分泌减少，将使睾丸的生精小管和间质细胞不能发育成熟；精子发生还需要雄激素的刺激作用；睾丸生精小管中的支持细胞在精子发生中也发挥重要的作用，它对生精细胞有支持、保护、营养的作用，它是血 – 睾屏障的重要组成部分，正常的血 – 睾屏障给精子的发生提供了一个稳定的内环境。以上任何一个环节的异常均可导致精子发生障碍。

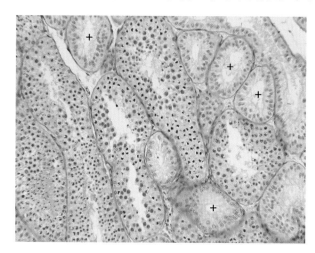

照片中少数曲细精管管壁薄（＋示），生精细胞层次少，管腔内无精子。

图 12-27　睾丸生精小管局灶性萎缩

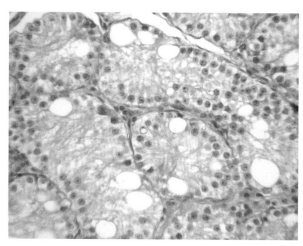

生精小管管壁变薄，生精细胞数量明显减少，支持细胞空泡变性。（HE）

图 12-28　睾丸生精功能低下

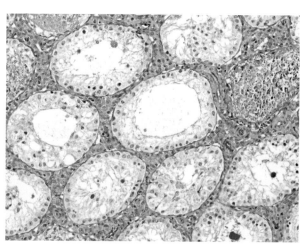

生精小管管径变小，管壁明显变薄，生精细胞数量减小，未见精子细胞，腔面无精子，管腔空虚。照片右上角生精小管萎缩尤其明显。间质细胞增生。（HE）

图 12-29　睾丸生精功能低下

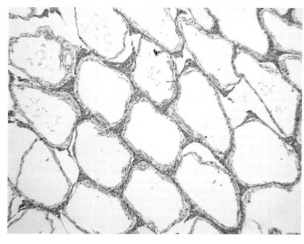

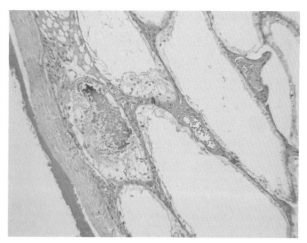

生精小管排列呈网格状，各级生精细胞几乎完全消失，管壁明显　生精小管空虚，个别管腔内有蓝染的钙盐沉积。（HE）
变薄，管腔空虚。（HE）

图 12-30　睾丸生精功能低下　　　　　　　　　　　　图 12-31　睾丸萎缩及钙化

　　生精障碍的形态学表现多样，轻度生精障碍表现为生精小管上皮变薄，生精细胞排列紊乱，管腔内脱落的细胞数量增多。生精障碍加重时，上皮层次减少，小管内可见体积大的多核巨细胞和钙盐沉积。严重生精障碍时生精上皮消失殆尽，仅存 Sertoli 细胞。生精障碍的生精小管管腔通常变小，基底膜增厚，呈萎缩状态。间质细胞可以增生，间质中血管壁增厚（图 12-28～图 12-31）。

1. 生精功能低下

　　肉眼观睾丸体积可无明显缩小，光镜下生精小管上皮变薄，管腔相对增大。生精小管管壁可见各级生精细胞，精原细胞基本正常，各类细胞比例正常，但数量较正常减少。生精小管内的支持细胞、管壁的基底膜及间质细胞无明显改变。

2. 精子成熟障碍或生精阻滞

　　成熟的睾丸精子（大鼠通常在 19 步时成熟）不能正常地释放到生精小管腔内，而被支持细胞吞噬。这种病变见于服用二氯乙酸、硼酸、溴乙酸等睾丸毒性化合物的情况下，上述化合物减少了血中睾酮水平，其后的分子机制现未阐明。有的化合物可引起精子发生障碍，表现在精子发生停留在某一周期，其后各周期的生精细胞则缺如。常见的为阻滞在精母细胞阶段，其次阻滞在精子细胞阶段，也可以表现为阻滞在精原细胞阶段。由于精子发生是周期性、阶段性的，大鼠有 14 期，不同期细胞的组合类型不一，精子的形态不一，因而要了解精子发生过程中各期的细胞组合，以免引起误诊或漏诊，必要时 PAS 染色以明确精子的形态，与正常相应期进行比较，从中发现异常。

3. 生精上皮细胞变性、坏死、耗竭

　　长时间使用大剂量的对睾丸有毒性作用的化合物，多数可以引起相似的、非特异性生精小管皱缩，伴管壁生精细胞脱落，管腔内充满各级生精细胞，轻者精液中可见大量脱落的生精细胞，严重者脱落细胞可阻塞管腔，生精上皮消失殆尽，仅存留 Sertoli 细胞，称为唯支持细胞综合征（Sertoli-only syndrome）（图 12-32）。唯支持细胞综合征是最严重的睾丸病理改变之一（表 12-3），光镜下生精小管管壁无生精细胞，仅见支持细胞，病变加重时支持细胞也减少或消失，常伴基膜增厚。实质细胞萎缩的同时，间质细胞增生，间质中纤维组织增多，血管纤维肌性硬化，管壁增厚。此时肉眼观睾丸体积明显缩小，光镜下常出现多核巨细胞。生精小管皱缩，钙盐沉积，并伴有白膜增厚。弥漫性或局灶性萎缩的早期可有间质增生和囊性变。

生精细胞耗竭常维持较长的时间。在睾丸中，生精细胞的耗竭是机体对损伤发生的最常见的反应，但是很少看到睾丸内有炎症或修复反应，因为生殖细胞的死亡方式是凋亡。凋亡的细胞被间质中的巨噬细胞和 Sertoli 细胞吞噬清除，因而不引起炎症反应。

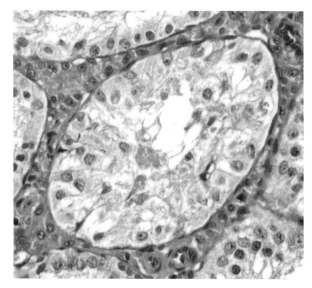

生精小管内只存留支持细胞，各级生精细胞消失，基底膜略增厚，间质细胞轻度增生。（HE）

图 12-32　睾丸生精障碍：唯支持细胞综合征

4. 生殖细胞凋亡（germ cell apoptosis）

正常生精过程中存在生殖细胞凋亡，死亡细胞的数目随个体而异，青春期前（prepubertal）的动物生殖细胞死亡数目比成年动物多。生殖细胞的死亡和耗竭是睾丸损伤最常见的表现，但解释特定发育阶段的生殖细胞死亡是困难的。许多引起生殖细胞死亡的化合物如果服用剂量适量，引起的细胞死亡与特异性生殖波有关，凋亡的细胞只是发生在某个特异性阶段的生殖细胞。凋亡发生很快，即使在超微结构上也很少发现死亡早期的形态学改变。凋亡的细胞表现为核致密，胞浆嗜伊红染增强，PAS 染色为阳性，细胞凋亡后很快被 Sertoli 细胞吞噬，不留痕迹。细胞的死亡及吞噬在 24 ～ 48 h 内已经完成，如观察睾丸不及时，唯一所能找到的病变为细胞耗竭。

在凋亡中，精子细胞的损伤是最容易观察的。变性的、圆形的精子细胞有时也显示凋亡的形态学改变：细胞核染色质常边集，形成环状核，精子顶体（acrosome）连接，细胞融合形成多核巨细胞（multinucleate giant cells）（见图 12-33）。

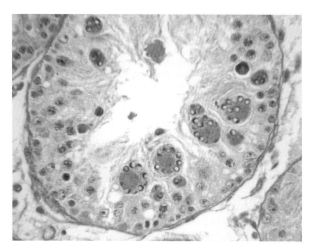

生精细胞数量减少，出现体积大的多核巨细胞，为变性的精子细胞胞浆融合所致。（HE）

图 12-33　睾丸生精细胞变性

5. Sertoli 细胞变性

尽管间质细胞对毒性物质敏感，但形态学表现却很少，最多见的改变是细胞质空泡化。在固定好的、用塑料包埋的切片中，光镜下可以看到细胞质内有细的空泡（图 12-34），也可以出现大的空泡，通常位于细胞的基底部，此时要与噬有凋亡的生殖细胞而形成的吞噬空泡区别。超微结构下显示空泡是扩张的滑面内浆网，由于细胞形态扭曲，超微结构难以定位。空泡变性常是睾丸损伤的早期改变，随损伤加重，生精细胞将发生变性、排列紊乱、脱落等。空泡的形成可能与细胞通透性改变有关。口服邻苯二甲酸二戊酯剂量达 2.2 g/kg 体重，6 h 就可引起未完全发育的（immature）大鼠睾丸 Sertoli 细胞胞浆稀薄，24 h 左右生殖细胞变性、脱落，3 d 后全部生殖细胞脱落到管腔内。

在睾丸的毒性反应中，常见生殖细胞提前脱落（premature）和酞酸酯引起的损伤相似。这些移位的生殖细胞有时形态正常，出现在生精小管内和附睾管内，其脱落原因可能是 Sertoli 细胞与生殖细胞之间的张力性接触（tenuous contact）发生异常，或者是 Sertoli 细胞受到损伤。当生殖细胞从上皮脱落时，Sertoli 细胞器排列发生变化，最明显的是细胞核离开基位，生殖细胞脱落严重时，Sertoli 细胞突起消失，胞浆收缩，形成有空泡的不规则团块，核圆形，无特定方位。Sertoli 细胞的死亡是不常见的，仅见于缺血的情况下。

（三）间质病变

1. 间质水肿（interstitial swelling）

对睾丸的任何损伤，都可以伴发间质水肿。水肿的形态学表现为睾丸间质增宽，内有淡伊红染的水肿液（因含有蛋白质，因而 HE 染色时呈淡伊红色）（图 12-34、图 12-35）。有时福尔马林固定不良时，睾丸的中心部也可以出现水肿，要与真性睾丸间质水肿相区别。固定不良时实质细胞也发生相应的改变，可以加以鉴别。

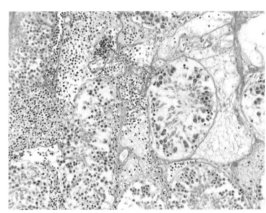

睾丸生精小管上皮细胞明显变性、坏死，脱落。间质高度水肿呈疏松网状，并见多量炎细胞浸润。（HE）

图 12-34 睾丸病变

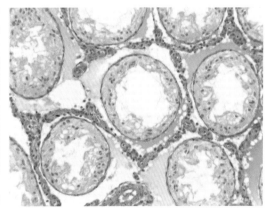

睾丸生精小管生精细胞缺失，间质数量增多，有多量伊红染水肿液。（HE）

图 12-35 睾丸病变

2. 间质细胞肥大（interstitial hypertrophy）和（或）增生（hyperplasia）

间质细胞肥大和（或）增生指间质细胞体积增大和 / 或数量增多，常见于萎缩的睾丸组织内。光镜下生精小管萎缩，管腔变小，但间质细胞体积增大，胞浆嗜酸性增强。该病变可以单独发生或伴有间质细胞数量增多，病变的出现提示黄体生成素的刺激增加，相反间质细胞萎缩时，则提示黄体生成素的刺激减少。间质细胞肥大和（或）增生也可以是原发性病变，出现于正常睾丸组织内。正常情况下，睾酮合成后即分泌，不储存在细胞质内，但动物在用有激素活性的化合物处理后，间质细胞的胞浆可以出现泡沫样空泡。间质细胞很少发生变性、坏死，如果间质细胞出现多形性，核仁增大、嗜酸性增强，类似嗜酸性小体，则要引起注意，提示可能是肿瘤的早期病变。增生与肿瘤的鉴别点与其他内分泌器官肿瘤的鉴别点相同。增生通常是弥漫性的，不压迫周围组织，增生的区域内尚可见到生精小管。

（四）曲精小管扩张和囊性变（dilatation and cystic degeneration of seminiferous tubule）

在一侧或双侧睾丸内可以出现充有液体的囊性间隙，这种形态学表现常与大鼠的年龄有关，常伴有睾丸灶性萎缩。单纯的曲精小管的扩张需要与睾丸萎缩所致的扩张加以鉴别。

（五）睾丸先天性异常（congenital abnormality），包括睾丸未下降或睾丸缺如

（六）睾丸的肿瘤

与人类睾丸或卵巢肿瘤的分类法相同，也可分为生殖细胞来源的肿瘤、特异性索间质瘤、表面上皮来源的肿瘤及转移性肿瘤。

1. 间质细胞瘤（interstitial cell tumor or leydig cell tumor）

间质细胞瘤是大鼠睾丸最常见的肿瘤，可以是双侧的，其发生率随年龄增长而升高。细胞大小形态较一致，细胞核深染、圆形，胞浆嗜酸性，很像正常的间质细胞。也可以出现空泡样或梭形细胞。10%肿瘤为恶性，细胞异型性明显，并向周围浸润性生长，甚至发生转移。

非转移性、种植性间质细胞瘤可引起高钙血症，其原因可能与肿瘤因子活化骨母细胞和引起单核细胞分化成骨母细胞有关。

2. 支持细胞瘤（Sertoli cell tumour）

在大鼠的睾丸中罕见。

3. 间皮瘤（mesothelioma, adenomatoid tumour）

位于睾丸附件，通常见于附睾包膜或精索。肿瘤呈乳头状生长，有很多裂隙，表面衬覆间皮，间质为纤维组织，含有平滑肌。

4. 其他肿瘤

大鼠的生殖细胞瘤也有报道，极其罕见。

偶尔白血病或淋巴瘤的肿瘤细胞也可侵犯睾丸。血管瘤及其他软组织肿瘤也可以出现于睾丸内。

（七）睾丸取材固定和病理检查中的注意事项

睾丸取材固定：解剖时注意保持睾丸的完整性，否则生精小管将从剖面膨出。睾丸固定最好使用改良的 Davison 固定液，有利于发现早期轻微病变；Bouin 固定液危害小、使用方便，对组织收缩能力小，可避免和减少生精小管收缩造成的管周空隙扰乱正常的组织结构。Bouin 固定液的不利因素有刺激性强，是过敏原，有致突变和致癌性，睾丸中央的小管仍会因收缩，出现小管周裂隙。Bouin 固定液固定时间一般为 24～48 h，时间过长，组织硬化（图 12-36、图 12-37）。睾丸取材时纵切面除睾丸外要包括附睾头、体、尾。附睾的不同部位功能、形态和对毒物的易感性不一；附睾腔内容物也可反映睾丸的病变；横切面观察生精周期最理想，取材时要包括睾丸网。通常 HE 染色，如果要分析生殖周期，或要在短期（＜28 d）实验观察出现的早期生殖病变，大鼠睾丸切片可进行 PAS-H（苏木素）染色，犬和灵长类的

精子顶体 PA 着色不佳，不需要做 PAS-H 染色，且犬的生殖周期不如大鼠明显。

病理检查包括巨检（大体观察、称重、测量大小等）和光镜检查。睾丸的重量主要来自生精细胞和睾丸内液体，这是检查睾丸对毒性反应最敏感的方法。

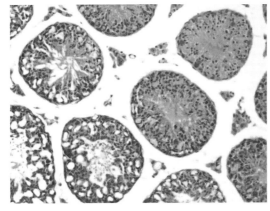 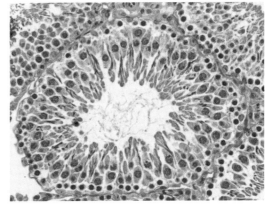

小鼠睾丸，4% 多聚甲醛磷酸缓冲液固定，睾丸生精小管收缩明显，细胞结构不清。间隙明显增大。（HE）

本切片组织经由 10% 福尔马林缓冲液固定，组织结构较 Davison 固定液差，但优于多聚甲醛磷酸缓冲液。（HE）

图 12-36　睾丸固定不良　　　　　　　　　　图 12-37　睾丸固定不良

二、附睾常见疾病

化学毒物引起的附睾疾病最常见的是炎细胞浸润、生精肉芽肿和筛状变。

1. 炎细胞浸润

炎细胞浸润是最常见的形态学改变，炎细胞位于间质或周围脂肪组织中，炎细胞主要为淋巴细胞，周围脂肪组织内可见中性粒细胞或由其集聚形成的微脓肿，或淋巴细胞团块。病因不明。

2. 生精肉芽肿（spermatogenic granuloma, granulomatous orchitis）

或称精子肉芽肿（图 12-38），见于大鼠的睾丸或附睾，是一种偶见的疾病，通常自然发生，病变呈局灶性或弥漫性。光镜下病变包含上皮细胞（巨噬细胞演变而来）、炎细胞（淋巴细胞为主），可见由巨细胞组成的多核巨细胞，肉芽肿内或其附近可以见到无特定排列规律的大量的精子团，从而显示本病的发生与精子漏出到间质有关。精子肉芽肿呈囊状，称为精子囊肿。

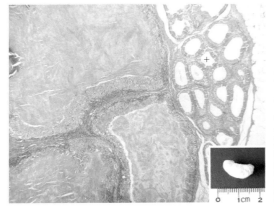 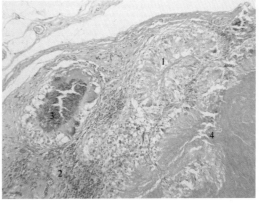

左图右侧为附睾（＋），左侧为精子肉芽肿。右下图为精子肉芽肿肉眼观，病变为灰黄色结节状，切面较粗糙。（HE）

右图：1—肉芽肿样病变，由上皮样细胞和多核巨细胞组成；2—淋巴细胞；3—钙化灶；4—漏出的精子。（HE）

图 12-38　精子肉芽肿低倍镜观

3. 筛状变（cribriform change）

组织学特征为上皮细胞折叠，因而也命名为上皮内腔形成，或上皮增生。人类附睾上皮筛状变的发生率有报道，为50%，大鼠和犬该病变与睾丸的毒性反应有关，犬附睾上皮筛状变也见于正常情况下。上皮折叠也可以是腔内容物变化或睾丸液体丢失的继发性反应。

三、前列腺常见疾病

1. 萎缩

前列腺上皮萎缩见于老年大鼠，组织学特征为上皮变扁平，腺腔扩张，组织切片中腺腔内可见大量的分泌物（内容物滞留所致），也可以出现少量的凝结物，腺腔内常见淀粉样小体。萎缩的腺组织常出现灶性慢性炎、纤维化和巨噬细胞增生，增生的巨噬细胞胞浆内常可见噬有脂质和铁色素。

2. 增生

前列腺增生（prostatic hyperplasia，PH）又称良性前列腺增生（benign prostatic hyperplasia）、结节状前列腺增生（modular hyperplasia）或前列腺肥大（hypertrophy），以前列腺上皮和间质增生为特点（图12-39）。

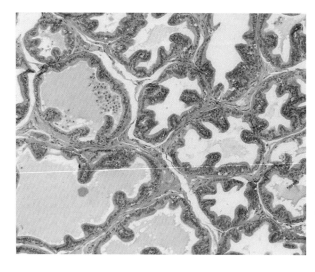

切除睾丸后皮下连续注射丙酸睾酮21 d，前列腺腺体数量增多，腺上皮细胞柱状，形成乳头突向腔内。间质肌纤维组织也轻度增生。（HE）

图12-39　大鼠前列腺增生

增生的前列腺体积增大，因而又称为肥大。人类本病多发生于老年男性，是50岁以上男性的常见病，发病率随年龄增加而递增，主要表现为前列腺结节状增生伴不同程度的排尿困难。老年雄性犬也能发生前列腺增生（prostatic hyperplasia，PH），以往研究表明，雄性犬6岁后前列腺镜下都可观察到PH，但是老年犬前列腺也有其特殊的病理变化，镜下常可见腺瘤样变、结石等结构，8岁后犬的前列腺重量可明显增加。因此，很多研究者常采用老年犬来进行前列腺增生（benign prostatic hyperplasia，BPH）基础和临床的动物实验研究，但个体差异大。哺乳动物中唯有人和犬能终生保持将睾酮转变为双氢睾酮的能力，所以在人类和犬中，年龄及雄激素是发生前列腺增生的必要条件，而机体内的雄激素水平又起主导作用。然而老年犬很难获得，个体差异也比较大。因而常用人工的方法，切除犬睾丸后给予雌激素和雄激素，复制前列腺增生的模型。更加证明雄激素在前列腺增生发生中的作用。

前列腺增生的发生与雄激素有关，尤其与睾酮（testosterone，旧称睾丸酮）的中间代谢产物双氢睾酮（di-hydrotestosterone）有关。在间质细胞内5α-还原酶的作用下，血液循环中的睾酮被还原为双氢睾酮。双氢睾酮一旦形成，以自分泌的方式作用于前列腺的间质细胞，或以旁分泌方式向上皮细胞内弥散。双氢睾酮与细胞核内的雄激素受体结合，启动生长因子的转录，从而使上皮细胞及间质细胞分裂增生。虽然睾酮也能与雄激素受体结合并刺激前列腺增生，但其效能仅为双氢睾酮的1/10。在人类中，该病以前列腺上皮和间质的结节状增生为特征，增生的成分主要有三种，即纤维组织、平滑肌和腺体，三者的比例因人而异。增生多发生在尿道周围前列腺的移行带，压迫尿道而产生尿道梗阻。

在发生严重的前列腺炎时上皮细胞可以出现反应性增生，老年大鼠的前列腺在无炎症的情况下也可出现局灶性、轻度的细胞增生，增生的细胞无异型性或核分裂象。增生灶通常很小，不引起腺结构紊乱。前列腺组织增生要与正常前列腺上皮的褶皱相区别。

3. 水肿

病理情况下，大鼠前列腺间质可以出现淡伊红染的水肿液（图12-40）。水肿可以单独发生，也可以是炎症的形态学表现之一，或是动物濒死时的病变。

4. 炎症

急性、慢性前列腺炎（acute and chronic prostatitis）常发生于老年大鼠，与其他附属腺的炎症同时发生，也可以是膀胱、尿道和肾盂炎症的继发性疾病。致病菌为尿道的常住菌，包括大肠杆菌、普通定型杆菌、葡萄球菌、链球菌。病变主要位于前列腺间质，局部充血、水肿，有急性或慢性炎细胞浸润（图12-41）。炎细胞也可侵及腺上皮，造成腺上皮细胞变性、坏死。发生长期慢性炎症的组织，腺上皮细胞可以发生鳞状上皮化生。

老年大鼠也可以出现小灶性慢性炎细胞灶（轻微局灶性慢性症，minimal focal chronic inflammation），发生灶性坏死和纤维化等病理变化。

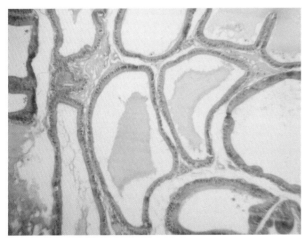

腺体间隙增宽，内有均质、嗜伊红染水肿液。水肿可以为前列腺炎形态学表现之一，本照片中未见明显炎细胞浸润，为单纯性水肿。（HE）

前列腺间质血管扩张充血、水肿，有多量中性粒细胞浸润。炎细胞侵及部分上皮细胞，致上皮细胞变性坏死。（HE）

图 12-40　前列腺间质水肿　　　　　　　　　　图 12-41　前列腺炎

5. 肿瘤

大鼠前列腺的肿瘤主要为前列腺癌，见于老年大鼠，ACI/SegHap BR大鼠发生率较高，也有报道发生于F344大鼠的。肿瘤常见于前列腺的腹侧叶，也可能与此叶体积大、肉眼易于发现有关，因而发现的概率高。前列腺癌组织学类型主要为鳞状细胞癌。其他肿瘤如恶性组织细胞瘤、未分化肉瘤、血管肉瘤等在前列腺也可发生。也可用硝酸铵（nitrosamine）诱发肿瘤，形成诱发性前列腺癌。

表 12-3　生殖细胞变性、耗竭的半定量分级评估系统

严重性级别	病变生精小管所占 %
1 轻微（minimal）	累及生精小管数 < 5%
2 轻度（slight）	累及生精小管数 5% ~ 25%
3 中度（moderate）	累及生精小管数 25% ~ 50%
4 明显（marked）	累及生精小管数 50% ~ 75%
5 重度（severe）	累及生精小管数 > 75%

（引自：Lanning L L.et al. Recommended approaches for the evaluation of testicular and epididymal toxicity［J］.Toxicologic Pathology, 2002,30（4）：507-520.）

参考文献

［1］史小林.人类生殖学［M］.北京：科学出版社，2002.

［2］周作民.生殖病理学［M］.北京：人民卫生出版社，2007.

［3］马乐，潘柏年，陈宝英.男性不育与辅助生殖技术［M］.北京：人民卫生出版社，2002.

［4］Leblond C P, Clermont Y. Definition of the stages of the cycle of the seminiferous epithelium in the rat［J］. Ann NY Acad Sci, 1952, 55：548-573.

［5］Roosen－Runge E C, Giesel L O Jr. Quantitative studies on spermatogenesis in the albino rat［J］. Am J Anat, 1950, 87：1-30.

［6］Creasy D, Bube A, Rijk E D, et al. Proliferative and nonproliferative lesions of the rat and mouse male reproductive system［J］. Toxicologic Pathology, 2012, 40（6）：40S-121S.

［7］贺晓舟，张远强，张金山.大鼠睾丸生精小管上皮精子发生周期的 PAS 法判定［J］.动物学杂志，2004，39（4）：50-52.

［8］Barnes J, Cotton P, Robinson S, et al. Spontaneous pathology and routine clinical pathology parameters in aging beagle dogs：A comparison with adolescent and young adults［J］. Veterinary Pathology, 2016, 53（2）：447-455.

［9］Jamadagni S B, Jamadagni P S, Upadhyay S N, et al. A spontaneous tertocarcinoma in the testis of a Swiss albinosmouse［J］. Toxicol Pathol, 2011, 39：414-417.

［10］Lanning L L, Creasy D M, Chapin R, et al. Approaches for the evaluation of testicular and epididymal toxicity［J］. Toxicologic Pathology, 2002, 30（4）：507-520.

［11］Perey B, Clermont Y, Leblond C P. The wave of the seminiferous epithelium in the rat［J］. The American J of Anatomy, 1961, 108（1）：47-77.

［12］Yan W, Samson M, Jegou B, et al. Bcl-w forms complexes with Bax and Bak, and elevated ratios of Bax/Bcl-w and Bak/Bcl-w correspond to spermatogonial and spermatocyte apoptosis in the testis［J］. Mol Endocrino, 2000, 114：682-699.

［13］Martti Parvinen, Tapani Vanha-Perttula. Identification and enzyme quantitation of the stages of the seminiferous epithelial wave in the rat［J］. ANAT REC, 1972, 174：435-450.

［14］Lanning L L, Creasy D M, Chapin R E,. et al., Recommended approaches for the evaluation of testicular and epididymal toxicity［J］.Toxicologic Pathology, 2002,30（4）：507-520.

（苏　宁）

第十三章　内分泌系统

动物内分泌系统与人类似，主要包括脑垂体、甲状腺、甲状旁腺、胰岛、肾上腺及性腺等内分泌器官，这些内分泌器官对机体生理活动均具有重要调节功能。它们几乎均为无导管的腺体，所分泌的激素可直接进入组织液、淋巴和血液，并随血液流动遍布动物机体全身，传递化学信息至机体各部位的靶细胞，通过靶细胞内的信号分子、DNA、mRNA、酶等的活动，调节靶细胞的功能和代谢，以发挥生理效应。

第一节　脑垂体

脑垂体根据发生来源不同，分为两部分：腺垂体（adenohypophysis）和神经垂体（neurohypophysis）。腺垂体包括结节部、远侧部和中间部；神经垂体包括神经部和漏斗。通常将远侧部称为垂体前叶（anterior lobe），中间部和神经部合称垂体后叶（posterior lobe）（图 13-1）。腺垂体位于腹面，神经垂体位于背面。垂体前叶与后叶被一后缘稍厚的中间部（pars intermedia）所隔开。脑垂体腔为一水平走向的裂隙，终生存在于前叶和中间部之间。结节部（pars tuberalis）的体积因个体而异，在腹侧沿漏斗全长延伸，在背侧位于垂体柄和乳头体前区所形成的夹角处，与第三脑室的漏斗隐窝相对。

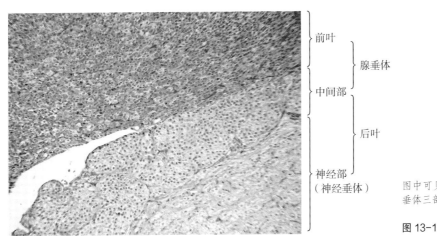

图中可见腺垂体前叶、腺垂体中间部和神经垂体三部分。（HE）

图 13-1　大鼠垂体结构

大鼠脑垂体宽 4.5～5.5 mm，长 3.0～3.5 mm，高 1.5 mm。雄鼠的脑垂体较雌鼠为小，雄鼠脑垂体的平均重量为 8.4 mg，雌鼠脑垂体的平均重量为 13.4 mg。性别差异主要因雌鼠具有较大的前叶。雌鼠脑垂体总体积的 81.7% 为腺垂体前叶部，8.5% 为中间部，9.8% 为神经垂体部。授乳期腺垂体部增加到总体积的 84.6%，中间部减少到 4.9%，神经部减为 8.5%。有学者报道，大鼠脑垂体的绝对体积为 5.386 mm^3（前叶 4.713 mm^3、中间部 0.272 mm^3、神经部 0.361 mm^3、结节部 0.04 mm^3）。

一、脑垂体的正常组织结构

垂体的被膜主要由富含胶原纤维和网状纤维的结缔组织构成，与硬脑膜愈合在一起，软膜仅包着漏斗柄部分。结节部和神经部由薄层结缔组织分隔开。

垂体的血液供应很丰富，前叶有宽大的血窦，后叶有无数毛细血管。中间部的血管密度稍次于神经部。

腺垂体细胞用常规 HE 染色方法可分出嗜酸、嗜碱和嫌色三种类型（图 13-2）。嗜酸性细胞（acidophilic cell，acidophil）呈三角形或多角形，直径约 13 μm，常贴近血窦成群分布。HE 染色标本中细胞质中有被伊红染的粉红色颗粒。用另外一些方法染色又可将嗜酸性细胞区分为两种：一种被橙黄G（orange G）染色，是分泌生长激素（somatotropic hormone，STH）的细胞（STH cell，somatotroph），又称 α 细胞。另一种被偶氮洋红（azocarmine）类染料染色，是分泌催乳素（prolactin，PRL）的细胞（PRL cell，mammotroph），又称 ε 细胞。电子显微镜观察、免疫组织化学和实验病理的研究等都对此做出了进一步的证明。电子显微镜照片表明两者的颗粒大小和数量都有差异。α 细胞的颗粒中等大小，直径约 300～500 nm，数量多。ε 细胞的颗粒大，直径约 600～900 nm，数量少，在妊娠及授乳期细胞增多。实验性停乳，在 2～4 d 内大鼠的 ε 细胞即相应减少。嗜碱性细胞（basophilic cell，basophil）常单个存在，很少成群分布，细胞多角形或卵圆形，直径可达 18 μm，数量最少。HE 染色标本中嗜碱性细胞胞质中的细小颗粒着蓝色。根据颗粒的染色性质及电子显微镜下的形态，嗜碱性细胞又可区分为 4 种。分泌促甲状腺素（thyroid-stimulating hormone，TSH）的细胞（TSH cell，thyrotroph），颗粒小（直径 100～150 nm），PAS 反应阳性，也能被醛品红（aldehyde fuchsin）或阿辛蓝（alcian blue）着色。分泌卵泡刺激素（follicle-stimulating hormone，FSH）的细胞（FSH cell，folliculotroph）。分泌黄体生成素（luteinizing hormone，LH）的细胞（LH cell）。分泌卵泡刺激素的细胞和分泌黄体生成素的细胞颗粒 PAS 反应也呈阳性，但不被醛品红染色，电子显微镜下两者的颗粒大小相近似，前一种直径约 100 nm，后一种直径 100～200 nm，一般不易区分，常统称促性腺激素细胞（gonadotroph）。免疫化学方法可区分这两种细胞。分泌促肾上腺皮质激素（adrenocorticotropic hormone，ACTH）的细胞（ACTH 细胞或 corticotroph），较大呈星状，颗粒数量少，散在细胞的边缘部位，颗粒也较小（直径 100～150 nm），PAS 反应阳性，不被醛品红染色。此外，还有人认为，嗜酸性细胞中有的能产生黑色素细胞刺激素（melanocyte-stimulating hormone，MSH）。嫌色细胞（chromophobic cell）常呈三角形，较小，直径约 13 μm，数量最多。HE 染色或其他方法染色都无法显示细胞质颗粒，一般认为这种细胞是未分化的储备细胞。电子显微镜观察证明这种细胞并非单一群体，其中有些是脱去颗粒的嗜色细胞，大多数是具有一定颗粒、已定向分化的储备细胞，只有少数是未分化的尚无分泌功能的细胞。有人曾看到约 10% 大鼠垂体前叶中有些上皮囊腔被覆纤毛上皮。

结节部细胞常围成小囊泡，囊壁细胞厚约 10～15 μm，特点是着色浅，细胞质少。

中间部细胞稍呈嗜碱性，细胞球形或多边形，直径约 15 μm。有人曾描述过中间部有其他深染的细胞存在。

位于前叶与中间部之间的垂体裂在前叶后方，内衬复层上皮，其中含有胶质物和少量移行来的细胞。垂体裂的后壁被覆单层扁平或立方上皮。

神经部在内分泌系统中是特殊的。分泌的激素由胞体位于丘脑下部的神经分泌细胞合成，通过轴突传送到神经部释放。组成神经部的主要是特化的神经胶质细胞，称垂体细胞（pituicyte），穿插其间的大量无髓鞘神经纤维，以及和一般内分泌器官相同的有覆盖薄膜的小孔的窦状毛细血管。

神经垂体细胞是一种神经胶质细胞，除了基本的细胞器外，胞质中有大量微丝、成堆的糖原粒和一些溶酶体、脂褐素颗粒。垂体细胞大小不一，有长的突起延伸在轴突、毛细血管之间，常常终于毛细血管周围的间隙中。有学者根据核的形态将垂体细胞分为不同机能阶段的三种类型。

无髓鞘神经纤维来自丘脑下部的视上核（supraoptic nucleus）和室旁核（paraventricular nucleus）的神经细胞体。这些神经分泌细胞的轴突形成丘脑下部垂体束（hypothalamohypophyseal tract），走向神经部。神经分泌细胞产生的两种激素——催产素（oxytocin）和血管升压素（vassopressin），通过轴突分泌到神经部的毛细血管周围。来自丘脑下部垂体束的神经纤维中都有分泌颗粒，电镜下可见颗粒的直径约100~200 nm。神经纤维有分泌颗粒密集形成的局部膨大，即光镜下稍呈嗜碱性的团块状均质半透明小体，称赫林体（Herring body）（图13-3）。

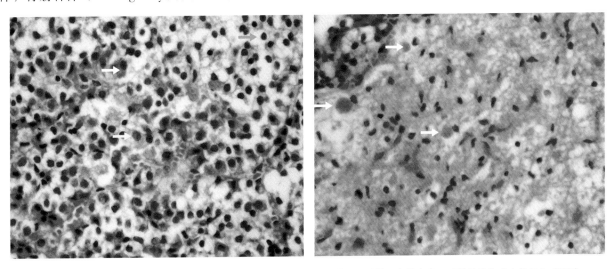

可见嗜酸性细胞（白箭示）、嫌色细胞（蓝箭示）和嗜碱性细胞（黄箭示），以及丰富的血窦。（HE）

组织疏松、网状、血管丰富，可见赫林体（白箭示）。（HE）

图13-2　大鼠腺垂体组织形态

图13-3　大鼠神经垂体组织形态

二、脑垂体的常见病变

垂体病变可分为非瘤性病变和瘤性病变两类。

（一）非瘤性病变

老年哺乳动物垂体可见各种退行性改变，如实质细胞萎缩、间质透明变性、网络状硬化和钙盐沉积等。有时，老年大鼠垂体也仅显示单纯性萎缩而无其他改变。腺垂体和神经垂体还可见脂褐素及其他色素沉着。垂体血管丰富，可能出现淤血、囊性变、出血、坏死及梗死，但在大鼠中这些病变不常见，除非发生血管肿瘤，再出现继发改变。

垂体灶性纤维化有时可见，如果有含铁血黄素沉积，则提示陈旧性出血或坏死的存在。老年动物垂体结缔组织明显增加。单纯囊肿偶见于垂体，可能是垂体裂（Rathke pouch，也称拉特克囊）残留，囊内衬柱状上皮，内含黏液样物或胆固醇结晶（图 13-4，图 13-5）。

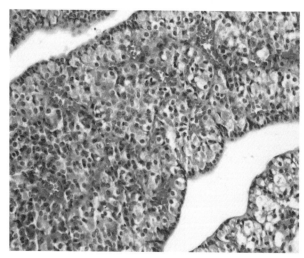

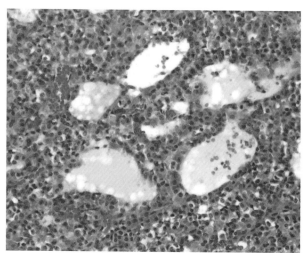

囊腔呈裂隙状。（HE）

图 13-4　犬垂体单纯囊肿

囊腔呈卵圆形，囊内含黏液样物。（HE）

图 13-5　犬垂体单纯囊肿

灶性细胞变性及灶性细胞增生在垂体前叶、中叶亦可见，病灶不呈球状，周围正常腺体无挤压现象。若核分裂活跃，应考虑为腺瘤。增生病灶中有正常垂体细胞是重要诊断依据。有报道指出灶性增生是机体应激及机体对激素水平、饮食变化及温度改变的一种反应，部分病灶可进展为真性肿瘤。

值得注意的是，在毒性和致癌性研究时，我们很少考虑神经垂体的改变，然而有研究显示，随着年龄的增加，大鼠神经垂体会发生结构改变，如轴突和赫林体中激素小泡减少，神经末梢、轴突和毛细血管周围结缔组织增加，垂体细胞中脂质堆积等。腺垂体发生的肿瘤也能压迫神经垂体。

（二）垂体肿瘤

大鼠垂体自发性肿瘤十分常见，可能是其寿命被限制的主要原因。荷瘤动物多因嗜睡、厌食及神经系统异常而死。垂体肿瘤多为嫌色细胞腺瘤，不过，现代免疫组织化学和超微结构研究显示，其中绝大多数为催乳素细胞（嗜酸性细胞）腺瘤。这些腺瘤很可能是功能性肿瘤，之所以不着色，也许是因为产生激素很少，或因高强度刺激或瘤性转换，所产生的激素快速排出。研究显示，生较大垂体腺瘤的Wistar-Furth 大鼠血中催乳素水平升高，增量与肿瘤大小相关。也可以见到其他激素细胞腺瘤，但任何单一细胞腺瘤均能产生多种激素。

腺瘤是由增生的垂体细胞所形成的包块，多无包膜，并挤压、推移周围正常组织。肿瘤可单发亦可多发，前叶多见，中叶少见。瘤细胞可显示多形性及核异型，但只有当肿瘤广泛浸润周围结构时才诊断为癌。多数腺瘤含血量丰富，血窦甚多。瘤体可呈囊状，体积小者多为实性（图 13-6）。

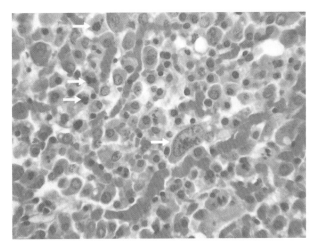

瘤细胞大小不一，可见瘤巨细胞（白箭示）和核分裂象（黄箭示）；瘤组织含血量丰富。（HE）

图 13-6　犬垂体腺瘤

　　垂体肿瘤伴有周围组织浸润即诊断为恶性，然而这些病变与腺瘤难以截然分开。其实垂体腺癌十分罕见，有时可见含鳞状上皮的恶性颅咽管瘤。

　　需要提醒的是，垂体腺也是转移瘤落脚点，邻近组织肿瘤也能侵犯垂体，不过少见而已。

第二节　松果体

　　松果体（corpus pineale）或松果腺（glandula pinealis）位于两大脑半球和小脑之间，为一发红的或黄褐色的卵圆形小体，通过细长的柄连到间脑顶部。由于松果体很靠近头骨，在剥除该处硬脑膜和小脑幕时容易连带被剥掉。

　　大鼠松果体长 1.5 ~ 2.0 mm，宽 1.2 ~ 1.8 mm，其体积约为 0.615 mm³。雄鼠松果体重约 0.5 ~ 1.0 mg，雌鼠松果体重约 0.25 ~ 0.5 mg。大鼠松果体重/体重为 0.97 mg/kg（雄）、0.99 mg/kg（雌）。

一、松果体的组织结构

　　松果体外面包以富含网状纤维的薄层结缔组织被膜。结缔组织进入腺实质形成小梁，或不完全的小隔，把实质分隔为许多小叶（图 13-7a）。松果体的动脉不与静脉伴行，静脉走行在松果体的内后侧，紧贴软脑膜下方，在松果体边缘处汇入脑的静脉干。毛细血管网均匀致密，有许多窦状膨大。毛细血管同其他内分泌腺，内皮有直径约 50 Å（5nm）的小孔。SD 大鼠松果体毛细血管为有孔型，未见紧密连接，内皮细胞外围有周细胞，并存在较宽的、疏松的絮状基膜样物质，其中散在分布松果体细胞及神经胶质细胞的突起，提示缺乏血脑屏障结构，大分子物质容易通过毛细血管进入血管周隙。

　　有学者曾指出大鼠松果体背侧和底部被膜中有横纹肌纤维分布，走向与器官的表面平行。后来也曾有人在松果体血管进入部位的被膜下看到过横纹肌纤维。一般认为大鼠和其他哺乳类的松果体中偶见的横纹肌纤维没有特殊的机能意义。

　　在松果体内的间质中，除成纤维细胞和纤维细胞外，还可见到淋巴细胞、浆细胞、巨噬细胞、肥大细胞和黑色素细胞。关于间质中存在的黑色素细胞，实验证明仅属个体特征，没有解剖学规律和生理意义。

松果体的实质由松果体细胞和神经胶质细胞组成（图 13-7b）。在一般常规染色标本上不易区分。松果体细胞数量多。

松果体细胞（pinealocyte）或称主细胞（chief cell），在 HE 染色片上可见呈上皮样排列成团或索状。细胞核大，核仁明显，细胞质呈弱嗜碱性。银浸染可见细胞质有许多突起，有的伸入小叶间隔和血管周围的结缔组织中，电镜下可见胞质内遍布着细小的颗粒体（grumose），有被膜，有人认为大鼠的颗粒体可能具有分泌颗粒的特性。RER 和高尔基器不发达，有游离的核糖体，线粒体相当丰富。所以一般认为成年大鼠的松果体细胞不能大量合成蛋白质。但长期避光的大鼠的松果体细胞嗜碱性增强，蛋白质合成量增高。细胞中也存在脂滴、脂色素和溶酶体样结构。

荧光显微镜研究证明大白鼠的松果体细胞中有 5- 羟色胺。

大白鼠的松果体细胞能进行有丝分裂，并多在早晨进行。出生后几周内随松果体的生长，细胞的大小和数量都在增加。

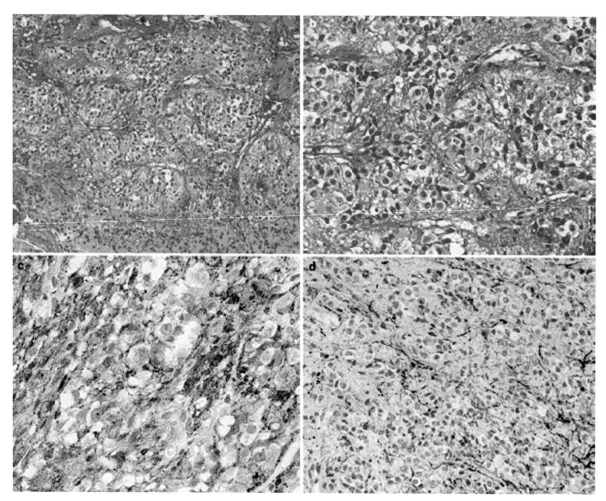

a—纤维脉管间质将腺体隔呈分叶状（HE）；b—呈叶状排列的松果体细胞胞质丰富、空亮、弱嗜碱性，和其他神经内分泌细胞一样，核染色质似椒盐粉样（HE）；c—松果体细胞表达神经内分泌标志——突触素（免疫组化 ABC 法）；d—间质星形细胞胶质纤维酸性蛋白（GFAP）阳性。（免疫组化 ABC 法）
（引自：Lloyd R V. Endocrine pathology: differential diagnosis and molecular advances［M］. 2nd ed. New York: Springer, 2010.）

图 13-7　正常松果体组织结构

松果体实质中的神经胶质细胞在被膜下由纤维性星形细胞形成周围网，与小叶内分布在松果体细胞间的星形细胞相连。松果体的星状胶质细胞比脑中的小，突起末端常附着到毛细血管或血窦壁上。除一般的支持作用外，实验证明血流中产生化学或生理变化时，星形细胞可能起着感受器或传递媒介的作用，形成所谓松果体分泌系统感受器。

神经支配：进入松果体的神经多为无髓鞘神经纤维束，在松果体内形成小神经丛，神经末端分布到实质细胞形成棒状末梢或球状终端。大鼠的实质细胞有丰富的突触带（synaptic ribbon）或突触板（synaptic amillar）。

松果体的重量与结构受照明的影响较大。连续照明可使大鼠松果体发生重量减轻，细胞变小，核仁变小，细胞质嗜碱性减弱，神经纤维萎缩等现象；反之，连续黑暗则大鼠松果体重量增加，细胞变小，胞质嗜碱性增强，脂滴增多。

二、松果体的常见病变

松果体组织内细胞数以幼年期最多，青年期以后细胞逐渐减少，细胞间质逐渐增多；松果体细胞以青年期最大；高尔基器、线粒体、内质网等以幼年期最丰富，至老年期细胞变小、细胞器减少；随年龄增加，松果体细胞核而逐渐变小，异染色质增多。

松果体非瘤性病变主要为囊肿，囊壁为神经胶质，其中细胞较少，周围的松果体实质受挤压（图13-8）。

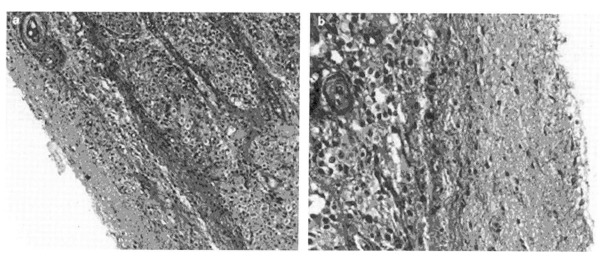

图中显示囊肿壁的一部分，囊壁为神经胶质，其中细胞稀少；囊周松果体实质受挤压。a—低倍（HE）；b—高倍（HE）
（引自：Lloyd R V. Endocrine pathology: differential diagnosis and molecular advances［M］. 2nd ed. New York: Springer, 2010.）

图 13-8 松果体囊肿

松果体常见的肿瘤有松果体母细胞瘤（图13-9）、松果体细胞瘤、胶质母细胞瘤、畸胎瘤、生殖细胞瘤、精原细胞瘤、星形细胞瘤、异位松果体瘤等，约占颅内肿瘤的1%以下，在人类中多见于男孩。松果体瘤中75%～80%是恶性的，其余为良性肿瘤，如松果体细胞瘤、畸胎瘤、皮样囊肿等。动物松果体肿瘤报道甚少。

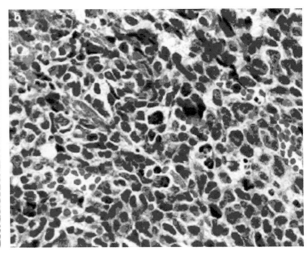

a—肿瘤由密集的未分化小细胞构成，细胞核深染（HE）；b—图中部可见核分裂象，小坏死灶也较常见（HE）

（引自：Lloyd R V. Endocrine pathology：differential diagnosis and molecular advances［M］. 2nd ed. New York: Springer, 2010.）

图 13-9　松果体母细胞瘤

第三节　甲状腺

大鼠甲状腺（glandula thyroidea）位于喉下方、前 4~5 个气管环的腹外侧。腺体的腹面覆盖有细长的胸甲状肌，外侧覆盖有颈长肌。左右两个侧叶由横越气管腹面的峡部（isthmus）相连，呈蝴蝶形。腺体粉红色。长 3.9 ~ 5.5 mm，宽 2.0 ~ 3.0 mm，约覆盖 4 ~ 5 个气管环。整个腺体的平均重量为 15.4 mg（雄），17.9 mg（雌）。成年大鼠的甲状腺重 / 体重 = 7.5 mg/100 g。

一、甲状腺的组织结构

甲状腺的被膜由含有大量胶原纤维的结缔组织构成，其中有脂肪细胞及粗大的窦状血管，结缔组织伸入腺实质形成滤泡间不同厚度的分隔。

滤泡（thyroid follicle）呈球形、卵圆形或多角形，被不同厚度的结缔组织不完全地分隔开。结缔组织隔中有丰富的血管网与被膜的血管相通连。滤泡大小不一，滤泡体积增长时，逐渐呈球形。最大的滤泡分布在腺体外周（直径可达 270 μm），最小的滤泡（直径约 120 μm）位于腺体的中心部位。

滤泡由单层上皮细胞构成。泡腔中充满滤泡上皮细胞分泌的胶体（图 13-10）。胶体是甲状腺球蛋白，为甲状腺素的前身。滤泡细胞一般呈立方体，细胞的形状因腺体的机能活动而变化。静息状态的腺体中细胞较扁（高约 4 μm），滤泡腔充满胶体；高度活跃的腺体中，滤泡腔胶体少，细胞呈高柱状（可高达 10 μm）。滤泡中的胶体也因机能状态的不同出现染色的差异：在机能旺盛、活跃的腺体中常呈嗜碱性；在不活跃的腺体中常呈嗜酸性，HE 染色呈粉红色。滤泡上皮外有薄层基膜和纤细的胶原纤维网，滤泡周围有丰富的毛细血管。有孔的毛细血管内皮紧贴在滤泡上皮细胞的基膜上。

滤泡旁细胞（parafollicular cell），或称 C 细胞（C cell）、淡细胞（light cell），是甲状腺内的另一种内

分泌细胞，散在的单个细胞间插在滤泡上皮细胞间，或 2～3 个细胞成群分布在滤泡间。滤泡旁细胞稍大于滤泡上皮细胞，细胞质清明，稍带嗜碱性（图 13-11）。HE 染色呈淡蓝灰色，Mallory 三色染色法中细胞质由苯胺蓝染成蓝色，硝酸银浸染可显出嗜银颗粒。细胞核较大。电子显微镜观察可见细胞底部有许多有包膜含致密物质的颗粒，大鼠的颗粒直径约 200 μm。贴毛细血管的一侧有基膜。颗粒内含降钙素，分泌到毛细血管中起降低血钙的作用。

动脉由被膜随结缔组织进入腺体内，在滤泡周围形成有孔毛细血管网，毛细血管网再汇集成静脉。淋巴管和血管并行，在滤泡周围也形成毛细淋巴管网。

甲状腺的神经来自交感神经和迷走神经。神经纤维分支与血管并行，分布到血管的平滑肌和腺细胞，调节甲状腺的分泌活动。

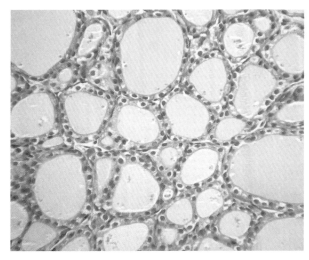
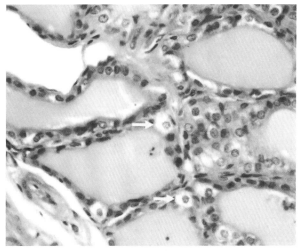

图中可见大小不等的滤泡以及少量间质，滤泡衬以立方上皮，腔内充满胶质。（HE）

黄箭头所指为滤泡旁细胞，胞质空亮。（HE）

图 13-10　甲状腺正常组织结构　　　　　图 13-11　甲状腺正常组织结构

二、甲状腺的常见病变

实验动物甲状腺病变可分为非瘤性病变和肿瘤两大类。

（一）非瘤性病变

1. **炎症**：大鼠甲状腺急性炎症病灶少见，病变通常累及囊性结构或孤立的变性甲状腺滤泡。灶性慢性炎细胞浸润则更为罕见。有报道某些种系大鼠可见弥漫性慢性甲状腺炎。亦有报道 Wistar 大鼠经免疫抑制剂处理后出现慢性甲状腺炎，推测抑制性 T 淋巴细胞减少所引起的免疫异常可能导致了自身免疫性甲状腺损伤，其中至少部分由抗甲状腺球蛋白抗体所介导。组织学上，慢性甲状腺炎显示淋巴细胞、浆细胞、巨噬细胞浸润，滤泡上皮变性坏死、增生（图 13-12）。

2. **囊状病变**：内衬鳞状上皮的囊状病变或鳞状上皮岛在大鼠甲状腺十分罕见。这些病变均来自胚胎期鳃弓残留。甲状腺滤泡有时大小不一，成熟大鼠滤泡直径可达 300 μm，把这种单一大滤泡诊断为囊肿是不合适的。罕见的胶性囊肿大而且紧贴包膜。

3. **色素沉着**：甲状腺偶见铁色素沉着，但通常位于含细胞碎片的扩张的大滤泡内。

4. C 细胞增生：与人相比，产生降钙素的滤泡旁细胞增生及肿瘤在大鼠中更常见，而且有种系差别，Long-Evans 大鼠中更多见。降钙素有调节钙代谢的作用，这可能是该种系大鼠肾小球肾病高发的原因。C 细胞增生表现为滤泡旁淡细胞数量增多，体积增大，呈灶性或弥漫性分布（图 13-13）。人类 C 细胞增生为非瘤性病变，甲状腺髓样癌邻近组织中也可见 C 细胞增生。C 细胞灶性增生可挤压邻近滤泡，但无核和细胞的多形性，也无基底膜侵犯。C 细胞增生大鼠血中降钙素升高。

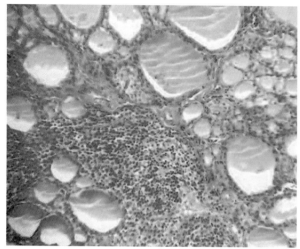

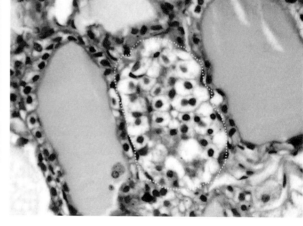

图中可见腺体被破坏，淋巴细胞浸润和结缔组织增生。（HE）

图中黄虚线所围区域即增生的细胞团。（HE）

图 13-12　大鼠慢性甲状腺炎

图 13-13　甲状腺滤泡旁细胞（C 细胞）灶性增生

（二）肿瘤

和许多其他器官一样，甲状腺上皮增生、良性肿瘤、恶性肿瘤在形态学上无明确界限。在人类中，其生物学行为已为人们所熟知。有经验的病理医生通常能准确地区分。而在大鼠中，甲状腺肿瘤生物学行为不为人们所熟知，所以增生、腺瘤、腺癌的区别并非易事。尽管可参照人类病理学标准，但仍存在不确定性。例如，人类甲状腺伴乳头状结构的真性肿瘤总是诊断为乳头状癌。大鼠乳头状病灶也很常见，但均诊断为良性肿瘤，目前还不好说这种诊断是否合适。这种肿瘤是否与人类相应肿瘤有类似生物学行为也不清楚，当然也不敢把它们诊断为癌。

1. 甲状腺腺瘤：人类结节性甲状腺肿所出现的腺瘤样结节通常要与真性腺瘤相鉴别。Warren 和 Meissner 提出真性腺瘤应具备下述指征：① 实性结节；② 完整包膜；③ 结构单一；④ 肿瘤膨胀性生长并挤压周围组织。无上述指征的结节状病灶称为结节状增生。

2. 滤泡状和乳头状癌：滤泡状癌的镜下特点是有腺泡结构，含有多少不等的胶质，无乳头状结构，可将其分为实性的滤泡癌和 Hürthle 细胞癌，后者伴有瘤性腺泡。肿瘤可继发坏死、出血，可有真性包膜，但与腺瘤不同，癌细胞侵犯周围结缔组织及正常结构。乳头状癌有明显的乳头分化。

3. 髓样癌：肿瘤由 C 细胞构成，伴间质或血管侵犯即诊为髓样癌。镜下见瘤细胞酷似 C 细胞，外观圆形或多边形，核可有较明显的多形性。某些瘤细胞呈梭形。肿瘤间质较丰富，可有淀粉样物质沉积。髓样癌可能是多中心起源的，远处转移少见。电镜检查可见特征性的胞浆颗粒。

第四节 甲状旁腺

大鼠甲状旁腺（glandula parathyroidea）左右各一对，呈梭形，长 1.2 ~ 1.5 mm，宽 1.0 ~ 1.5 mm。每个腺体重 1 ~ 2 mg。它通常位于甲状腺的前面，也可能在甲状腺中部或后部找到，有时埋在甲状腺组织中。从发生上看，甲状旁腺是由第三咽囊发育而来。

同龄雌鼠的甲状旁腺体积比雄鼠大一倍。通常有副甲状旁腺，位于喉部附近食管的背外侧或是位于胸腺内。

一、甲状旁腺的组织结构

甲状旁腺有薄层结缔组织被膜，有时部分与甲状腺的被膜合到一起（图 13-14）。腺实质由结缔组织分隔为细胞团或细胞索。实质细胞密集，球形或多角形，核较大（图 13-15）。Hebel 将细胞分为四种类型：① 亮主细胞（light principle cell），球形或卵圆形，细胞质被伊红淡染，有细小的颗粒；② 暗细胞（dark cell），三角形或多边形，细胞质少，围绕胞核形成窄环状；③ 水样细胞（water-clear cell），细胞质清亮，核小而致密；④ 嗜酸性细胞（oxyphilic cell），散在，细胞质强嗜酸性，颗粒均匀。未见到其他文献报道大鼠的甲状旁腺中有嗜酸性细胞。根据近年来的电镜观察，人们倾向于实质只有一种主细胞（chief cell），其余的类型包括嗜酸性细胞都不过是不同机能状态的主细胞。

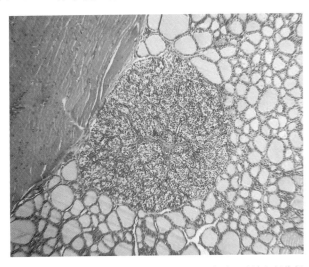
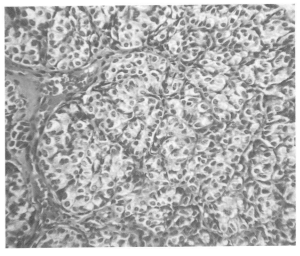

图中可见甲状旁腺被甲状腺和肌肉所包绕，实质细胞被细纤维间隔分割成大小不等的团块。（HE）

图中可见甲状旁腺实质细胞成团排列，多数细胞胞质空亮。（HE）

图 13-14 甲状旁腺低倍观　　　　　　　　**图 13-15 甲状旁腺高倍观**

二、甲状旁腺常见病变

动物甲状旁腺病变报道不多。腺体增生相对多见，但存在种属差异。

（一）非瘤性病变

1. 纤维化：甲状旁腺纤维化偶见，通常只限于一个腺体，病理意义尚不明了。

2. 灶性增生：甲状旁腺内小灶细胞的胞浆着色与周围组织有异即称为灶性增生，可为多灶性、结节状。就人而言，甲状旁腺增生是指 4 个腺体均增大且脂肪组织消失；腺瘤则指一个腺体增大，其余 3 个缩小或维持正常大小。正常大鼠甲状旁腺缺少脂肪组织（图 13-16），常规组织学检查也不会观察到 4 个腺体，所以难以区别增生与真性腺瘤。

甲状旁腺增生据说在大鼠中高发，同时会继发严重的肾脏病变。OFA 大鼠易出现严重的肾脏疾病即与甲状旁腺增生有关，继发甲状旁腺机能亢进，还影响骨骼。部分学者认为甲状旁腺增生和 C 细胞病变相互关联，但分属不同的基因控制。

（二）瘤性病变

甲状旁腺腺瘤罕见，其诊断标准是：① 单侧腺体增大，取代周围甲状腺组织；② 包膜增厚；③ 对侧腺体不增生。

研究表明，大鼠甲状旁腺腺瘤和甲状腺肿瘤一样，可由放射线诱发。诱发率与饮食中维生素 D 含量呈负相关，提示维生素 D_3 代谢影响甲状旁腺生长和辐射情况下肿瘤的生成。

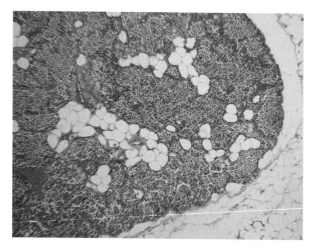

图中可见甲状旁腺中有成团的脂肪细胞。（HE）

图 13-16　甲状旁腺脂肪浸润

第五节　肾上腺

大鼠肾上腺（glandula suprarenalis）褐色，质地结实，位于肾脏的前方内侧，和腰下肌的腹面相接。豆状的右肾上腺距中线 8 ~ 10 mm，被肝的后叶所盖，长 4.0 ~ 5.5 mm，宽 3.0 ~ 4.5 mm，厚 2.8 ~ 3.0 mm，其长轴指向后内侧。卵圆形的左肾上腺距中线 4 ~ 5 mm，长 4.5 ~ 5.5 mm，宽 3.2 ~ 4.5 mm，厚 2.5 ~ 2.8 mm，其长轴指向腹外侧。腺体重量有性别差异：右肾上腺平均重 21.8 mg（雄）、25.7 mg（雌）。左肾上腺平均重 20.5 mg（雄）、21.6 mg（雌）。两侧肾上腺占体重（200 g）的 0.017%（雄）和 0.026%（雌）。该比例随年龄增长而增高。

一、肾上腺的组织结构

肾上腺剖面可见外黄、内赭红色的皮质和灰红色的髓质。中央有通到门部的中央静脉。皮质占腺体的大部分，皮质外是一层结缔组织被膜，其中含有胶原纤维、弹性纤维、平滑肌、血管、淋巴管和神经。被膜结缔组织伸入实质中形成网状结缔组织支架。皮质根据细胞的形态和排列方式的不同，又被分为三个带：球状带（zona glomerulosa）、束状带（zona fasciculata）和网状带（zona reticularis）。有人用脂类染料在球状带与束状带之间又分出一个不被苏丹染料着色的中间带（zona intermedius），或称嫌苏丹层（sudanophobic layer）（图 13-17）。

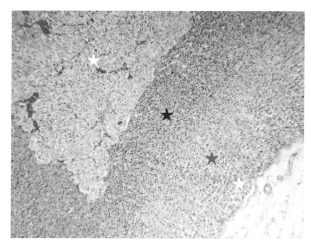

图中可见髓质（黄星示）、皮质网状带（蓝星示）、皮质束状带（红星示）、皮质球状带（白星示）。（HE）

图 13-17　肾上腺正常组织结构

大鼠出生 10 周以后肾上腺的显微结构才发育好。成年大鼠的球状带一般 10 层左右，最多由 20 层多角形细胞组成，细胞排列成球团状，核球形，有的偏位，细胞质泡沫状，呈弱嗜伊红性。球状带细胞分泌盐皮质激素。束状带是皮质中最厚的一层，细胞排列成柱状束，细胞较球状带大。细胞核大，球形，位于中央，细胞质含大量脂滴，常规制片中呈空泡状（图 13-18）。束状带细胞分泌糖皮质激素。电子显微镜观察，球状带细胞的线粒体呈长形，内膜形成扁宽的嵴，而束状带的细胞的线粒体较圆，嵴呈短管状。网状带细胞呈多角形，排列成网状，细胞质均匀，在肾上腺皮质细胞中嗜伊红性最强。雌雄两性的网状带均产生雄激素和少量雌激素。肾上腺皮质中一般无神经细胞。8 周龄以上的大鼠肾上腺皮质细胞中出现脂色素，老年动物肾上腺皮质细胞中脂色素增加。

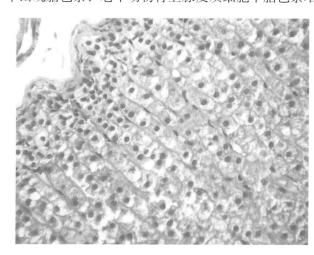

图中左上部为皮质球状带，位于肾上腺包膜下，细胞排列成球团状，其右下方为皮质束状带，细胞较大，排列成条索状。（HE）

图 13-18　肾上腺皮质组织结构

肾上腺髓质中心是一条较大的髓质中央静脉。髓质细胞排列成不规则的索状，细胞索之间有血窦。细胞呈多角形，细胞核大而圆，染色较淡，细胞质中有细小的颗粒，可被固定液中的铬盐氧化成棕黄色，所以称嗜铬细胞（chromaffin cell）。动物死后，细胞质中颗粒迅速崩解，所以在常规制片中，髓质细胞的胞质呈均匀的淡棕色。组织化学反应和电镜下都可将髓质细胞分为两种：大多数细胞是产生肾上腺素（epinephrine）的，含大量酸性磷酸酶，不和银反应。电镜下，颗粒有包膜，形状多样，呈短杆状、圆柱状、球形等，平均直径210 nm，均匀分布在细胞质中。另一种成小群散布在髓质中的细胞是产生去甲肾上腺素（norepinephrine）的，酸性磷酸酶反应阴性，嗜银。电镜下，颗粒较大，直径约260 nm，多呈球形，嗜铑性强。髓质中还有少量交感神经节细胞单个或成群分布。

肾上腺的血液供应主要来自被膜的血管，经过球状带的动脉丛，再通到皮质和髓质的血窦，由它们汇入中央静脉。被膜下的动脉丛有的终于皮质的束状带或网状带。

支配肾上腺的神经由胸部的节前纤维组成，通过大小内脏神经到达腺体，进入髓质与嗜铬细胞形成突触。嗜铬细胞与交感神经节细胞同源，都由神经外胚层发生。髓质的实质细胞没有副交感神经支配。近年来电镜研究在皮质观察到传入的神经末梢，生理机能不详。

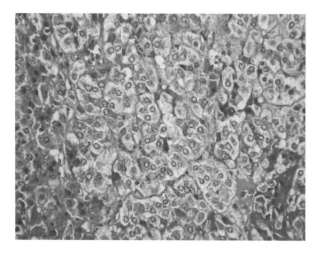

图中髓质细胞排列成不规则的索状、团状，细胞索之间有血窦。细胞呈多角形，胞质偏嗜碱性，细胞核大而圆，染色较淡。（HE）

图 13-19　肾上腺髓质组织结构

二、肾上腺的常见病变

老年大鼠肾上腺皮质是各种灶性增生病变好发之处，常呈结节状。这些病变在啮齿类动物中尚未得到很好的阐明，有关区分结节状病灶和腺瘤的文献表述模糊。正因为有难度，所以许多专业人士把任何伴周围组织挤压的球形增生细胞团称为腺瘤。然而这些改变不仅仅与大鼠年龄增长有关，还与反复生殖对肾上腺的慢性刺激有关；且不论是人还是大鼠，动脉病变与肾上腺结节之间似乎还有一定联系。因此，多数肾上腺增生结节不应算作肿瘤，而是肾上腺对老化和血管病变所做出的反应。

（一）非瘤性病变

1. 副皮质结节：附着于主腺，是皮质的一部分，或附着于主腺但由完整纤维薄膜所分隔。此结构应与皮质增生结节相区别，后者无完整包膜。

2. 皮质灶性病变：透明细胞灶为皮质球状带出现的小灶性胞浆透明之细胞岛。嗜酸性或嗜碱性细胞灶为皮质束状带出现的小灶性嗜酸性或嗜碱性细胞群，但嗜碱性细胞灶少见。有时可见灶性小泡性或大泡性脂变细胞。还有些细胞灶形态多样。

通过对两组高龄大鼠的细致研究，发现上述病变多缺乏特异性，唯一例外的是位于球状带的透明细胞灶，其更常见于雄性SD大鼠，而在雌性SD大鼠、Long-Evans大鼠中均少见，提示此类病灶可能存在功能上的差异。

3. **弥漫性脂变**：大鼠肾上腺皮质细胞可发生弥漫性脂变，可能是功能性或老年性改变，有时低龄雄性大鼠亦可出现皮质脂变。

4. **皮质增生**：弥漫性增生（伴脂质减少）见于应激、药物治疗（如 ACTH 治疗）、大鼠患有内分泌肿瘤等多种情况下，皮质细胞脂质减少，胞质呈深嗜酸性（HE 染色），同时肾上腺重量有所增加。老年大鼠可见皮质灶性增生，病灶一般不挤压周围组织（图 13-20）。

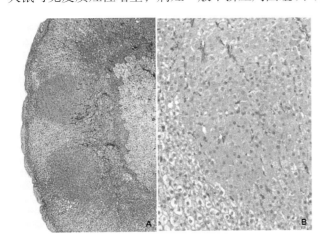

图中增生病灶清晰可辨，邻近组织未见明显挤压。（HE，A—低倍；B—高倍）
（引自：Brown W R, Gough A, Hamlin M H Ⅱ, et al. Prolif-erative lesions of the adrenal glands in rats, E-4// Guides for toxiclogic pathology［M］. Washington DC: STP/ARP/AFIP, 1995.）

图 13-20　老年大鼠肾上腺皮质灶性增生

5. **皮质萎缩**：是皮质失用（废用）的一个特征性改变，通常与使用皮质激素类药物或患有分泌皮质激素的肿瘤有关。表现为皮质变薄，包膜增厚，同时可能伴有棕色萎缩。

6. **棕色萎缩**：此乃小鼠肾上腺的一个共同特征，尽管只报道了几个种系。皮质或髓质细胞有脂褐素沉积。大鼠肾上腺皮质棕色萎缩可能是因为使用了大剂量皮质激素或受到了占位性病变（如嗜铬细胞瘤）的挤压。棕色萎缩可能是脂质产生细胞特征性的变性改变。

7. **皮质囊性变（皮质紫癜）**：此病变可见于高龄大鼠皮质，特别是雌性产仔大鼠。其形态学类似于曾经报道过的紫癜性肝炎，故称之为肾上腺紫癜。电镜观察发现原始损伤在毛细血管，可能是雌激素持续刺激所致。光镜见相当多的皮质细胞空泡变性、皮质淤血、出血、血栓形成及炎症反应，也可见到灶性铁沉积。早期或轻度囊性变很难与皮质单纯充血相鉴别，后者可能是一种濒死现象，所以，轻度囊性变可能涵盖了肾上腺淤血。

8. **炎症**：急性灶性肾上腺炎偶见于严重感染（如肺炎）的全身蔓延，也可能是局部病原体感染所致（图 13-21）。

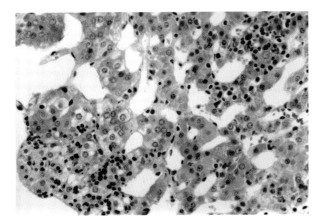

图中皮质网状带细胞点状坏死伴淋巴单核细胞浸润。（HE）

图 13-21　肾上腺皮质灶性炎

9. **出血及淤血**：可能同时伴有肾上腺皮质囊状变性、炎症或坏死（见前述）。由于皮质囊状变性出现大的血管性囊腔，间隔纤细，极易发生血管性病变，所以单纯的出血及淤血性病变反而少见。

10. **坏死**：肾上腺皮质灶性坏死见于出血、炎症及囊状变性等多种情况下，某些化学物质能直接损伤上皮细胞，可能引起灶性或弥漫性坏死。

11. **髓外造血**：大鼠肾上腺偶见髓外造血，应注意与真性炎症鉴别。

12. **髓质灶性增生**：病灶内细胞核稍大、具多形性，胞浆呈嗜碱性，周围组织无压迫现象。因与真性嗜铬细胞瘤难以区别，所以被某些学者认为是微小嗜铬细胞瘤。然而，就常规而言，把它们归为膨胀性生长、具有潜在恶性的肿瘤实在是没有道理，因此，将其定为灶性增生为宜。

13. **皮质灶性骨化**：实验动物肾上腺骨化十分罕见，究竟是胚胎发育异常（错构）还是后天化生均不清楚，其病理学意义亦不明确。显微镜下可见岛状分布的板层骨（图13-22）。

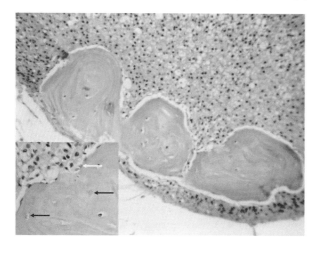

左下图为局部放大，黄箭示骨母细胞，蓝箭示骨细胞。（HE）

图 13-22　肾上腺皮质骨化

（二）肿瘤

1. **皮质肿瘤**：大多分化程度高，与正常皮质细胞十分相似，但病灶周围组织明显受挤压，细胞增生证据明确。当肿瘤境界清楚，没有转移，即称之为腺瘤恐怕没有疑义。然而，类似结构的肿瘤可能发生转移，故良恶性鉴别应十分谨慎。目前，皮质腺瘤和腺癌的鉴别依据是有无局部浸润和远处转移（图13-23）。

2. **髓质肿瘤**：最常见也最为大家所熟知的当属嗜铬细胞瘤。有报道指出，此瘤在 Long-Evans 大鼠中较 Sprague Dawley 大鼠中多见。瘤组织内细胞形态较一致，排列成片状、腺泡状或索状，与正常髓质细胞相比，核染色质增多，胞质嗜碱性更强。瘤组织向周围扩展，可侵犯血管，偶见远处转移（图13-24）。肾上腺中有时还能见到神经胶质瘤，且常与嗜铬细胞瘤有关。此瘤由成熟、未成熟及原始的胶质细胞和梭形的支持细胞所构成，原始细胞被认为是瘤性嗜铬细胞，而梭形细胞包括施万细胞（神经膜细胞）和星形细胞。

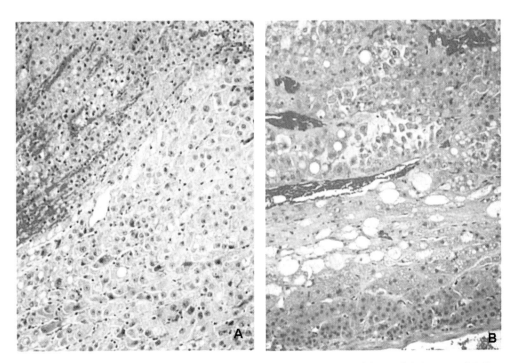

A—腺瘤，实性、结节状，细胞具多型性，并明显挤压周围充血组织；B—腺癌，细胞大小不一，明显异型，伴脂肪变性，但不见核分裂象。（HE，高倍）
（引自：Brown W R, Gough A, Hamlin M H Ⅱ, et al. Proliferative lesions of the adrenal glands in rats, E-4// Guides for toxicologic pathology［M］. Washington DC: STP/ARP/AFIP, 1995.）

图 13-23 老年大鼠肾上腺皮质肿瘤

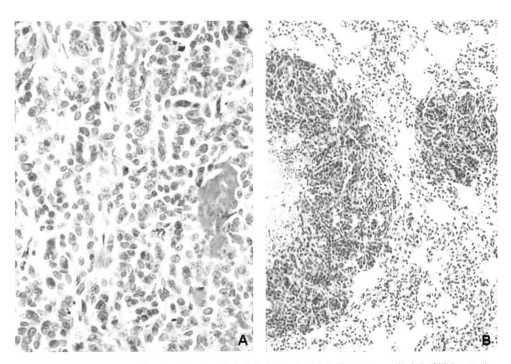

A—瘤组织内细胞形态较一致，排列成不规则腺泡状或索状，与正常髓质细胞相比，核染色质增多，可见灶性出血、坏死（HE，高倍）；B—肿瘤转移至肺部（HE，低倍）
（引自：Brown W R, Gough A, Hamlin M H Ⅱ, et al. Proliferative lesions of the adrenal glands in rats, E-4// Guides for toxicologic pathology［M］. Washington DC: STP/ARP/AFIP, 1995.）

图 13-24 老年大鼠肾上腺髓质嗜铬细胞瘤

第六节　嗜铬体

嗜铬体（chromaffin body）也称副神经节（paraganglion），一般由上皮样的嗜铬细胞群组成，其中有散在的神经细胞，血管丰富，与肾上腺髓质同源。1960年Coupland检查了6只1～28日龄的Wistar大鼠，只在一只7日龄的大鼠中看到直径不过25 μm的小块嗜铬组织，呈暗红色，位于紧贴前肠系膜动脉开口后方的大动脉前交感神经丛（pre-aortic sympathetic plexus）中。

实验动物中嗜铬体病变的病理尚不明确。

第七节　内分泌系统毒性病变

在药物毒性作用影响下，动物内分泌组织器官所产生的毒性病变有着许多与其他系统组织器官病变不同的特点。当内分泌系统受到受试药物毒性作用时，常能导致动物各内分泌器官功能亢进或减退，引起受试动物机体发生各种病理生理变化及出现相应的临床表现。当药物毒性作用的靶器官为内分泌器官时，由于各内分泌器官功能经常互相作用，很容易导致受试动物发生全身性代谢障碍，毒性病理学观察时常能见到许多其他组织器官发生与靶器官有紧密联系的各种有价值的毒性病变。

动物内分泌器官的毒性病变主要包括与代谢障碍有关的退行性变（如变性、坏死、萎缩等），与循环有关的障碍（如血管扩张、出血、梗死及血栓等）以及与增生性有关的进行性变（如髓外造血、实质细胞增生、肥大、间质纤维化及核分裂象出现等），还有炎症、色素沉着和肿瘤。这些常见的内分泌器官毒性病变可随药物剂量大小、药物毒性持续时间的不同而表现出程度和范围上的不同。毒性病理学观察必须考虑内分泌器官出现毒性病变的性质，这种毒性病变在各内分泌器官异常之间的相互联系，以及毒性病变与非内分泌器官异常之间的关系，以便对受试药物及其与内分泌各器官的关系做出正确评价。全面综合评价时可以发现，受试动物内分泌器官病理学观察结果常和这些器官的脏器重量、脏器系数及其他检测指标具有明显的相关性。

参考文献

［1］Lloyd R V. Endocrine Pathology：Differential Diagnosis and Molecular Advances［M］. New York：Springer Science, 2010.

［2］Brown W R, Gough A, Hamlin M H Ⅱ, et al. Proliferative lesions of the adrenal glands in rats, E-4//Guides for Toxicologic Pathology［M］. Washington, DC：STP/ARP/AFIP, 1995.

［3］周光兴，谢家骏，漆畹生，等.实验病理学彩色图谱［M］.上海：复旦大学出版社，2005.

［4］陈杰，周桥.病理学［M］.3版.北京：人民卫生出版社，2015.

［5］Gopinath C，Mowat V 编.毒理病理学图谱［M］.胡春燕，刘克剑，王和枚，等译.北京：北京科学技术出版社，2017.

［6］李健，吴建云，司丽芳.犬解剖组织彩色图谱［M］.北京：化学工业出版社，2014.

［7］陈平圣，冯振卿，刘慧.病理学［M］.2版.南京：东南大学出版社，2017.

［8］苏宁，姚全胜.新药毒理实验动物组织病理学图谱［M］.南京：东南大学出版社，2005.

（陈平圣）

第十四章 神经系统

神经系统（nervous system）包括中枢神经系统和周围神经系统两部分。中枢神经系统包括脑和脊髓，周围神经系统包括脑神经、脊神经和分布到内脏的自主神经（交感神经和副交感神经）。

神经系统的基本组织是神经组织（nervous tissue），由神经元（neuron）和神经胶质（neuroglia）组成。神经元即神经细胞（nerve cell），是神经系统结构和功能的基本单位，由胞体和突起两部分构成。胞体为神经元的营养、代谢和功能活动中心，胞体内除含有与其他细胞相似的结构外，还有尼氏体（Nissl body）和神经原纤维（neurofibril）等。神经胶质对神经元有支持、营养、保护和修复等作用。神经胶质始终保持其分裂能力，在病理情况下，星形胶质细胞增殖可形成瘢痕。此外，神经系统的器官中都有上皮组织和结缔组织形成脑、脊髓以及神经、神经节的包膜，结缔组织还伸入神经组织内，血管也随之进入器官内部。

第一节 脑

大鼠的脑（brain）位于颅腔内。由胚胎时期神经管嘴侧端分化发育而成，从嘴侧向尾侧依次为前脑、中脑和菱脑三个膨大的原始脑泡。前脑进一步发育成端脑和间脑；菱脑（rhombencephalon）又进一步发育成后脑（metacerebrum）和末脑（myelencephalon）；后脑包括腹侧的脑桥和背侧的小脑，末脑即为延髓；中脑由中脑泡发育而成，变化较小。从大体形态来看可以分为端脑（大脑半球）、间脑、小脑、中脑、脑桥和延髓六个部分。通常将中脑、脑桥和延髓合称脑干。

一、脑的外形

大鼠大脑（cerebrum）的外形似一尖端向前的梯形体，嗅球甚发达，大脑表面平滑无沟回，属于平滑型，处于哺乳类动物中比较低级的水平。体重为 100 g 的大鼠，脑质量为 1.6 ~ 1.7 g；体重为 200 g 的大鼠，脑质量约 1.8 ~ 1.9 g；体重在 300 g 以上的大鼠，脑质量约 1.9 ~ 2.0 g。

1. 脑的背侧面观

在脑的背侧面（图 14-1）嘴（吻）侧可见一对发达的嗅球，向后连于大脑半球，左右半球间为大脑纵裂，裂内有硬脑膜形成的大脑镰，将两半球分隔开来。大脑半球后端与小脑之间有一横裂，裂内充以小脑幕。大脑纵裂后端与横裂相交处露出一卵圆形的松果体和中脑顶盖的尾侧丘（下丘）。再向尾侧可见小脑及其两侧的小脑绒球。

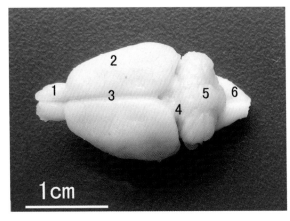

1—嗅球；2—大脑半球；3—大脑纵裂；4—尾侧丘；5—小脑；
6—延髓

图 14-1　大鼠脑的背侧面观

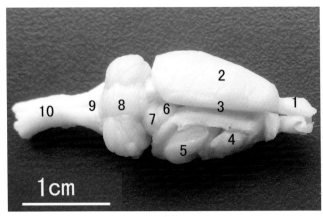

左侧皮质连同髓质剥去后显示深层结构：1—嗅球；2—大脑半球；3—大脑纵裂；4—尾壳核；5—海马；6—嘴侧丘；7—尾侧丘；8—小脑；9—延髓；10—脊髓

图 14-2　大鼠脑的背侧面观

　　将大鼠大脑半球的皮质连同髓质剥去（图 14-2，图 14-3），即可露出深部的尾壳核、隔区、海马、海马徽、向后可见中脑顶盖的嘴侧（前或上）丘，松果体以及尾侧（后或下）丘。尾壳核的内侧面与海马背侧面为侧脑室的室壁，可见到侧脑室脉络丛的前部。切除海马和小脑后，即显露间脑和脑干背侧面的全貌。在间脑可见上丘脑的一对髓纹，两髓纹向后连有松果体，并可见两侧间脑之间的室腔为第三脑室。在中脑可见四叠体，嘴侧丘及其向前的顶盖前区，尾侧丘及其向后移行于薄层的白质板为前髓帆，并可见滑车神经根穿出前髓帆。脑桥与延髓背侧面的凹陷部分为第四脑室的室底即菱形窝。室底两侧可见切除小脑后的三对小脑脚的断面，即小脑嘴侧（上）脚、小脑中脚、小脑尾侧（下）脚。

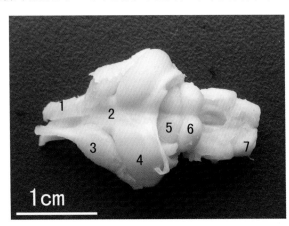

1—嗅球；2—隔区 3—尾壳核；4—海马；5—嘴侧丘；6—尾侧
丘；7—延髓

图 14-3　大鼠脑的底面观（剥去双侧皮质和髓质）

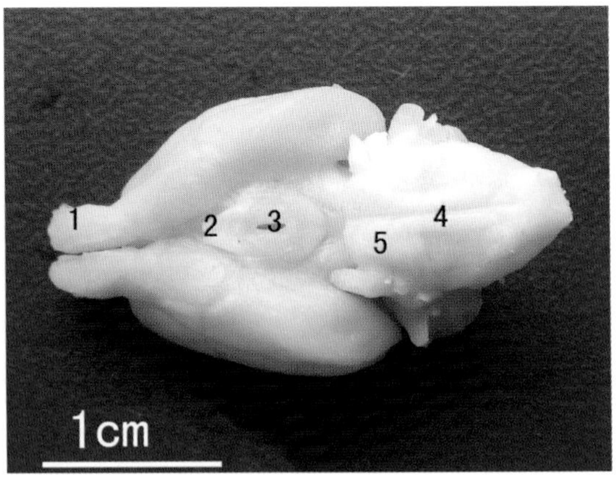

1—嗅球；2—视交叉；3—漏斗；4—锥体；5—脑桥

图 14-4　大鼠脑的腹侧面观

2. 脑的腹侧面观

　　在大鼠脑的腹侧面（图 14-4）前端为突出的嗅球、嗅茎，向后接续大脑半球。半球底面可见外侧嗅束，其内侧为嗅结节，外侧为嗅沟。嗅沟向后走行，成为新皮质和梨状叶皮质的分界线。梨状叶为大脑后部的隆起，属嗅脑部，在进化上是由大脑古皮质演化而来。两半球的脑底面中部为间脑的下丘脑，其前方为视神经与视交叉，视交叉稍后为灰结节、漏斗（连于脑垂体）。摘除垂体后可见乳头体。乳头体尾侧是中脑的大脑脚底和脚间窝，有动眼神经（Ⅲ）穿出，动眼神经外侧可见滑车神经（Ⅳ），由脑的背侧面绕至腹侧面。中脑尾侧接续脑桥基底部，基底部向外有粗大的三叉神经（Ⅴ）根。脑桥基底部的尾侧接延髓。延髓腹侧中线两旁的纵行纤维为锥体，向尾侧可见锥体交叉。在锥体外侧缘近嘴侧端有外展神经（Ⅵ）根穿出，其尾侧有舌下神经（Ⅻ）的根丝。在延髓腹外侧从嘴侧向尾侧可见面神经（Ⅶ）、前庭蜗神经（Ⅷ）、舌咽神经（Ⅸ）、迷走神经（Ⅹ）、副神经（Ⅺ）的根。并可见小脑绒球和一部分小脑半球。去除大脑皮质和髓质后（图14-5），在腹侧面可见尾壳核的底面和腹侧海马，内侧的视神经与视交叉向尾侧延为视束。

3. 脑的侧面观

在大鼠脑的侧面（图14-6）从嘴侧到尾侧依次可见嗅球、大脑半球、小脑及绒球、脑桥及延髓，在脑桥与延髓侧部有三叉神经、面神经、前庭蜗神经、舌咽神经、迷走神经与副神经的根部。并可见到从嘴侧到尾侧行经的嗅沟及嗅沟腹侧的梨状叶皮质。

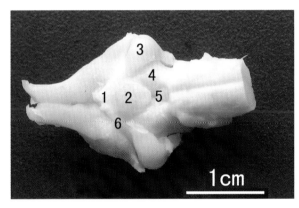

剥去双侧皮质和髓质，显示深层结构：
1—视交叉；2—灰结节、漏斗；3—腹侧海马；4—大脑脚；5—脚间窝；6—视束

图14-5　大鼠脑的底面观

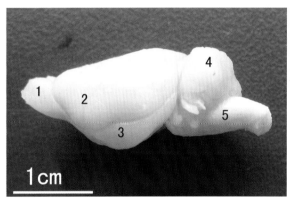

1—嗅球；2—大脑半球；3—梨状叶；4—小脑；5—延髓

图14-6　大鼠脑的侧面观

4. 脑的矢状切面观

在大鼠和狗脑的正中矢状切面（图14-7，图14-8）可见两大脑半球之间成弧形的胼胝体。其下方的纤维束为穹窿，在穹窿前下方有切断的前连合。在间脑内的第三脑室，向尾侧经中脑导水管通入小脑与脑桥、延髓之间的第四脑室，再向后，续于延髓和脊髓中央管。在第三脑室中部可见丘脑间黏合的断面，第三脑室前部可见室间孔通大脑半球的侧脑室，在第三、第四脑室顶部均可见脉络丛。再向外侧2 cm处作旁正中矢状切面（图14-9）可见到胼胝体、尾状核、背侧丘脑、海马、下丘脑、小脑、小脑脚及脑干。再向外侧切还可见齿状回和海马以及侧脑室下角（图14-10）。

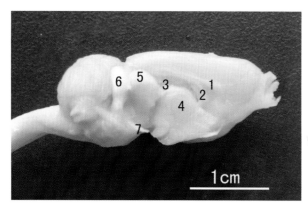

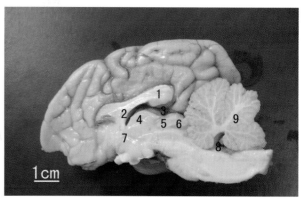

1—胼胝体；2—穹窿；3—第三脑室及脉络丛；4—丘脑间黏合；5—嘴侧丘；6—尾侧丘；7—三叉神经根

图 14-7　大鼠脑的矢状切面观

1—胼胝体；2—穹窿；3—侧脑室及脉络丛；4—丘脑；5—嘴侧丘；6—尾侧丘；7—下丘脑；8—第四脑室；9—小脑

图 14-8　狗脑的正中矢状切面观

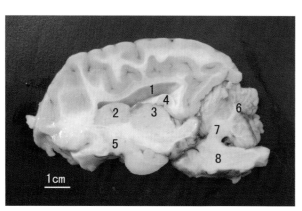

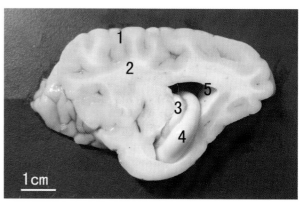

1—胼胝体；2—尾状核；3—背侧丘脑；4—海马；5—下丘脑；6—小脑；7—小脑脚；8—脑干

图 14-9　狗脑的旁正中矢状切面观

1—大脑皮质；2—大脑髓质；3—齿状回；4—海马；5—侧脑室

图 14-10　狗脑的旁正中矢状切面观

5. 脑的横切面（冠状切面）

在全脑或半侧脑上可做若干横断切面（冠状切面），可由前向后观察脑的结构（图 14-11 ～ 图 14-13）。

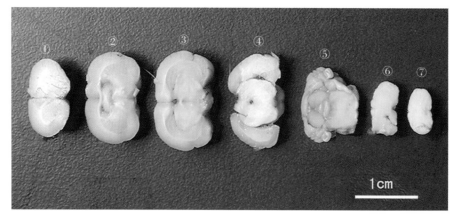

① 嗅结节平面；② 视交叉及丘脑髓纹前部平面；③ 经下丘脑灰结节乳头体交界平面；④ 经中脑上丘及颞极平面；⑤ 经脑桥和小脑平面；⑥ 延髓上部平面；⑦ 延髓下部平面

图 14-11　大鼠脑的横切面观（冠状切面观，从右向左为①～⑦）

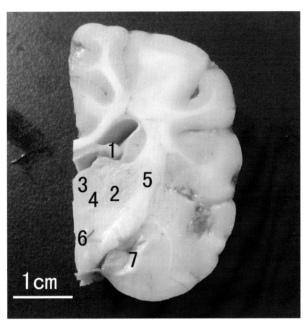
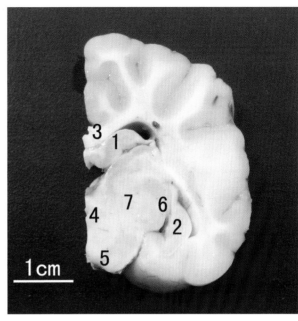

1—海马伞；2—尾壳核；3—丘脑；4—内囊；5—胼胝体辐射；6—下丘脑；7—杏仁复合体

1—背侧海马；2—腹侧海马；3—胼胝体；4—室周灰质；5—下丘脑；6—外侧膝状体；7—背侧丘脑

图 14-12　狗脑的半侧冠状切面观

图 14-13　狗脑的半侧冠状切面观

二、端脑

端脑（telencephalon）表层灰质为大脑皮质。大脑皮质下结构为白质和称为基底核的灰质团块。大脑皮质按功能可分为新皮质和边缘叶两部分。

1. 新皮质

新皮质（neocortex）主要指额、顶、枕、颞叶的皮质。大鼠脑表面光滑，无沟回，覆盖着大脑背侧、外侧和背内侧的大部分。新皮质由分层排列的神经细胞及其间的神经纤维组成，由浅层向深层，大脑新皮质分为六层结构（图 14-14）：

Ⅰ. 分子层，主要由神经纤维和胶质细胞组成，神经细胞小而少；Ⅱ. 外颗粒层，主要由颗粒细胞及少量小锥体细胞组成；Ⅲ. 锥体细胞层，此层较厚，主要由中、小型锥体细胞组成，其间混有颗粒细胞和 Martinotti 细胞；Ⅳ. 内颗粒层，由大量星形的颗粒细胞组成；Ⅴ. 节细胞层（图 14-15），由大、中型锥体细胞组成；Ⅵ. 多形性细胞层，主要由梭形细胞组成。大鼠大脑皮质的 Ⅱ 和 Ⅲ 层细胞分界不清。大鼠大脑皮质由于没有沟回，不能像高等哺乳动物特别是灵长类动物和人类的皮质能划分为五个叶，只能根据一般皮层的分叶和细胞构筑大体的位置再分为相应脑区如额区、岛区、顶区、颞区和枕区；或功能区如位于吻内侧的运动皮质，位于中部背外侧的感觉皮质也称桶状皮质，以及位于尾侧的听皮质和视皮质。不同脑区皮质各层的厚度随功能特征有差异，如感觉皮质内接收丘脑中央辐射输入信息的内颗粒层就较厚。而运动皮质则形成皮质下投射的节细胞层明显。新皮质通过节细胞层和多形细胞层的轴突投射与皮质下的核团、间脑等有广泛的纤维联系，对脑干和脊髓发挥控制作用。

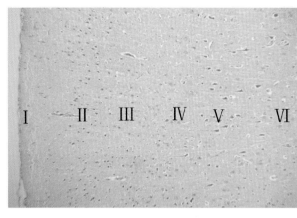 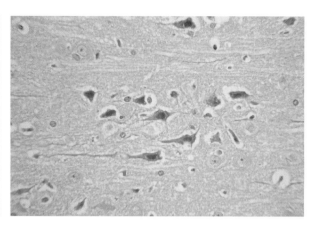

Ⅰ—分子层；Ⅱ—外颗粒层；Ⅲ—锥体细胞层；Ⅳ—内颗粒层；　示大、中型锥体细胞。（HE）
Ⅴ—节细胞层；Ⅵ—多形性细胞层。（HE）

图 14-14　大鼠大脑新皮质六层结构　　　　　图 14-15　大鼠大脑皮层第Ⅴ层（节细胞层）

2. 边缘叶

　　边缘叶（limbic lobe）主要指围绕胼胝体、间脑的半球皮质部分，包括嗅脑（有嗅球、嗅茎、嗅结节、部分杏仁体以及梨状前皮质等）以及非嗅部分（有古皮质的海马和齿状回，旧皮质的梨状叶以及隔区、扣带回和脑岛）。边缘叶与皮质下结构，如：杏仁体、视前区、下丘脑、丘脑前核，上丘脑和中脑被盖的一些结构共同组成边缘系统。边缘系统主要与内脏和躯体的活动以及分泌功能、情绪反应的调节有关，特别是在个体生存和种族生存（繁衍后代）方面发挥重要作用。同时边缘系统尤其是海马与机体的高级精神活动有关的学习、记忆密切相关。

　　海马结构（hippocampal formation）主要包括海马和齿状回。海马为大脑半球内侧面的一部分，外形呈半月形，弯向前，左右对合呈羊角形（图 14-10）。齿状回位于海马最内侧，折转成为半月形，像一个小"C"字母挂在海马这个大"C"字母的内端。海马左右相并拢的部分与胼胝体的下面相接，向前与隔区相移行。外侧面组成侧脑室的内侧壁，下内侧面包绕脑干。海马后缘由齿状回组成，经下托与内嗅区相接续，海马前缘为海马伞。海马和齿状回都为古皮质，都可分为背、腹两部分。由于发育而致海马沿海马裂向内伸入，沟的后岸为下托，前岸为齿状回。因此，齿状回皮质的分子层与下托及海马皮质的分子层隔海马裂相对，呈蛋卷的形式（图 14-16）。

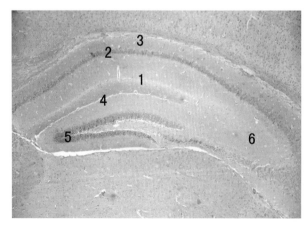 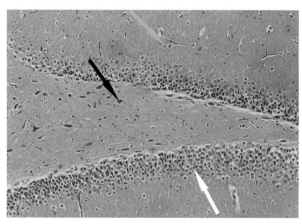

1—分子层；2—锥体细胞层；3—多形细胞层；4—海马裂；5—齿　蓝箭示分子层细胞；白箭示锥体细胞层的颗粒细胞；黑箭示多形
状回；6—海马。（HE）　　　　　　　　　　　　　　　　　　　细胞层内的细胞。（HE）

图 14-16　大鼠海马的切面观　　　　　　　　图 14-17　大鼠海马齿状回

海马为三层结构（图14-17，图14-19），由海马裂到脑室面依次为：分子层、锥体细胞层、多形细胞层。齿状回也为三层结构，但排列方向与海马相反。分子层多为锥体细胞的树突纤维及外来的传入纤维，细胞较少。此种细胞为联系这些纤维的中间神经元，体积较小，呈星形或梭形；锥体细胞层由典型的锥体细胞构成，细胞数量多，排列紧密。锥体细胞是海马的主要结构与功能细胞，据以往文献记载，人与鼠、兔的海马的锥体细胞分为大、小两种，排列成较明显的双层。多形细胞层细胞较稀少，但较分子层多，细胞体积较锥体细胞小，细胞的形态多样，呈星形、梭形、颗粒状，亦有变形的锥体细胞。

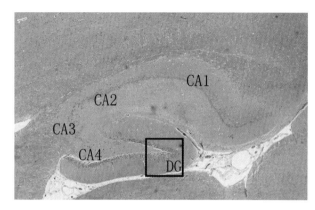

海马皮质CA1区、CA2区、CA3区、CA4区，DG为齿状回。（HE）

图14-18　大鼠海马的分区

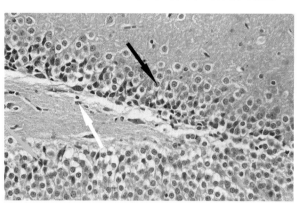

蓝箭示锥体细胞层的锥体细胞；白箭示多形细胞层内的细胞，多为神经干细胞；黑箭示锥体细胞层的颗粒细胞。（HE）

图14-19　大鼠海马齿状回

根据海马的细胞构筑和各部纤维联系的不同，海马皮质可分为CA1、CA2、CA3、CA4四区（图14-18）。CA1区：海马水平部的背内侧部分和垂直部的后内侧部分，其锥体细胞层比较薄。CA2区：海马水平部的背外侧部分和垂直部的前外侧部分。CA3区：海马水平部的前腹外侧部分和垂直部的前内侧部分。CA2、CA3的锥体细胞层较厚。CA4区：与齿状回多形细胞层无明显分界，故CA4为齿状回的部分，即齿状回的多形性细胞层。

3. 皮质下结构

（1）白质（white matter）：又称髓质，位于大脑皮质的深部，由有髓神经纤维和神经胶质细胞组成，由于髓鞘呈白色故称白质。

新皮质下的白质纤维根据机能与结构可区分为三个系统：① 联络纤维（association fiber）：连接同侧半球的不同脑区和脑回，这类纤维相当少。② 连合纤维（commissural fiber）：此类纤维由连接两侧大脑半球的纤维组成。在正中矢状切面主要可见弧形的胼胝体（图14-7～图14-9，图14-13），连接两侧大脑半球新皮质。其下方的纤维束为穹窿及穹窿连合，连接左右海马。在穹窿前方有前连合，连接左右嗅球和梨状区。联络纤维和连合纤维也合称为皮质内投射纤维。皮质内投射的神经元主要位于皮质Ⅱ至Ⅳ层，少量散布于深部的节细胞层和多形细胞层。③ 投射纤维（projection fiber）：由连接皮质和皮质下结构的上、下行纤维组成，全部都经内囊和丘脑辐射中转，垂直于皮质表面。下行的投射纤维也称为离皮质投射纤维，包括皮质丘脑投射（corticothalamical projection）和脑下投射纤维（subcerebral projection）。皮质丘脑投射纤维起自Ⅵ层的多形细胞层，联系丘脑不同核团，可能参与对感觉运动的调制作用。脑下投射纤维主要起于节细胞层，下行经中脑大脑脚，再下行到脑桥、延髓和脊髓，形成皮质脑桥束和皮质脊髓束，与脑干的脑神经核和脊髓前角运动神经元形成联系。上行投射纤维主要是丘脑中央辐射、听辐射和视辐射，分别传递躯体感觉、听觉和视觉信息。在染色切片上内囊（internal capsule）位于苍白球和丘脑之间，并穿经尾壳核，其纤维束呈斑块状分布，此乃纤维方向与切面方向不一致所致。

（2）基底核（basal nucleus）：是大脑皮质下包埋于白质内的灰质核团，位于脑底部侧脑室前腹侧，又可称为基底神经节，包括尾状核、豆状核、杏仁体和屏状核。尾状核长而弯曲卷伏在丘脑上。豆状核位于尾状核的外侧，在切面上呈三角形，又可分为两部，内侧部称苍白球，含有较多的有髓纤维，外侧部较大，称壳。这两部按来源和发生早晚不同分别称苍白球为旧纹状体（paleostriatum），尾状核和壳合称尾壳核（nucleus caudatus putamen, CPu），即新纹状体（neostriatum）（图14-2，图14-3）。杏仁体与尾状核尾相连。屏状核位于壳的外侧，中间隔一薄层白质，称为外囊。豆状核、尾状核和丘脑三者之间的白质纤维称为内囊，有大脑皮层与脑干的上下行纤维通过。基底核与大脑皮层、丘脑和脑干等多个脑区形成广泛联系。目前所知其主要功能为控制自主运动，整合调节细致的意识活动和运动反应。它同时还参与记忆、情感和奖励学习等高级认知功能。基底核的病变可导致多种运动和认知障碍，包括帕金森病和亨廷顿病等。

三、间脑

间脑（diencephalon）位于端脑和中脑之间，背侧面与两侧方被大脑半球掩盖，只有松果体在大脑纵裂后端与尾侧丘之间显露出来。在脑的底面可见下丘脑的视交叉、漏斗，向后为脑垂体，去除垂体后可见乳头体。大鼠的乳头体不成对（与人的不同）。间脑内的第三脑室呈矢状位的窄隙。

间脑为灰质核团，在结构上可分为五部：

1. 上丘脑（epithalamus）

在背侧面中线区，构成第三脑室室顶，可见第三脑室脉络丛、松果体（为内分泌腺，分泌褪黑素，可抑制性腺的发育。）与缰复合体（包括髓纹、缰连合，为嗅－躯体关联中枢）。

2. 下丘脑（hypothalamus）

在腹侧区，构成第三脑室底与侧壁的下半部，可见视交叉、视束、漏斗、灰结节、乳头体。下丘脑可分为前后两部。前部包括在视交叉背侧的视前区以及其后方的结节区，前部是自主神经的皮质下高级中枢，与体温、摄食、睡眠、生殖周期等生理功能的调节有关。下丘脑后部包括乳头体，与情感行为有关。

3. 背侧丘脑（dorsal thalamus）

简称丘脑（thalamus），在上、下丘脑之间，构成第三脑室侧壁的上部。丘脑外侧接内囊，再外侧为尾壳核与半球皮质。背侧丘脑被周围的脑部掩盖，难以看见其全貌。从大鼠脑的矢状切面上（图14-7）可见其为左右成对的卵圆形团块，由丘脑间黏合（即中间块）相连，将大鼠左右背侧丘脑在正中平面上相连。背侧丘脑是由多种不同功能核团形成的灰质团块，接受脑干和小脑、皮质区第Ⅵ层多形细胞的输入。输出纤维主要投射至皮质特定脑区或皮质层，完成感觉信息输入、运动控制和脑高级功能。

4. 后丘脑（metathalamus）

在丘脑后外侧，海马在其背外侧与其相邻。包括两个隆起即内、外侧膝状体，是听、视觉传导路的中继站。内、外侧膝状体发出的投射纤维形成听辐射和视辐射，经内囊至听皮质和视皮质。

5. 底丘脑（subthalamus）

又称腹侧丘脑（ventral thalamus），在丘脑腹外侧，内囊的内侧，因位置深，在间脑表面不能窥见。在结构上，底丘脑包括未定带与底丘脑核，在功能上是属于锥体外系的组成部分。

四、小脑

小脑（cerebellum）位于大脑半球尾侧，以小脑幕与大脑半球分开。小脑的腹侧面以小脑的三对脚连接脑桥和延髓的背侧面，其间有第四脑室。小脑腹侧面的中央部分，前、后髓帆和脉络组织共同构成第四脑室的室顶。

（一）小脑的外形

大鼠小脑略呈椭圆形，中间部分为小脑蚓（vermis），两侧为小脑半球（cerebellar hemisphere），小脑半球两侧有旁绒球和绒球。小脑表面有许多凹入的小脑沟，把小脑隔成若干叶片。小脑外面包有软膜，并伸入到小脑沟中。大鼠的小脑可分为三个面，背侧面（图 14-20）稍膨隆，嘴侧面（图 14-21）和腹侧面较平坦。在小脑表面有许多横向平行的沟裂，借此把小脑分成若干小叶和叶。

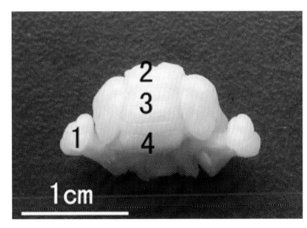

1—绒球；2—山顶；3—山坡；4—蚓垂　　　　　　1—绒球；2—中央小叶；3—山顶

图 14-20　大鼠小脑的背侧面　　　　　　图 14-21　大鼠小脑的嘴侧面

在大鼠小脑的腹侧面（图 14-22）可见小脑蚓中部的小结，绒球和小结共同构成绒球小结叶（flocculonodular lobe），在种系发生上是最古老的部分，称为原（古）小脑（archicerebellum）。小脑的其余部分称为小脑体（corpus of cerebellum），它们以后外侧裂为界。小脑体又以原裂分为嘴侧叶（前叶）和尾侧叶（后叶）。前叶和后叶的小脑蚓上以蚓锥体、蚓垂构成种系发生上的旧小脑（palaeocerebellum），除了蚓锥体和蚓垂以外的后叶即为新小脑（neocerebellum）。

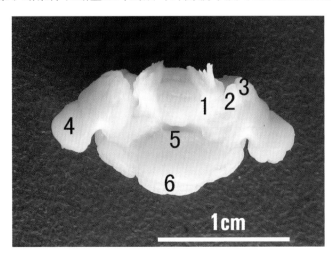

1—小脑嘴侧脚；2—小脑尾侧脚；3—小脑中脚；4—绒球；5—小结；6—蚓垂

图 14-22　大鼠小脑腹侧面显示小脑脚

（二）小脑的内部结构

小脑表层的灰质为小脑皮层（cerebellar cortex），深部的白质称为髓体（corpus medullare），小脑表面被覆脑膜。

1. 小脑皮质

小脑皮质中共有五种神经细胞（图14-23～图14-26）：浦肯野细胞（Pukinje cell）、颗粒细胞（granular cell）、高尔基细胞（Golgi cell）、星形细胞（stellate cell）、篮状细胞（basket cell）。小脑皮质由表层向深层分为三层：分子层、浦肯野细胞层和颗粒层。分子层（molecular layer）主要由无髓神经纤维及少量神经元组成，分子层浅层的神经元为胞体小的星形细胞，其轴突与浦肯野细胞的树突构成突触。分子层深层为篮状细胞，胞体较大，树突短。浦肯野细胞层（Pukinje cell layer），浦肯野细胞呈梨形，位于颗粒细胞的表面，排列成不连续的一层带状。颗粒层（granular layer）由密集的小球形颗粒细胞组成，颗粒细胞胞体较小，呈球形，核深染，有4～5个短树突，其轴突呈"T"字形分支伸入分子层。

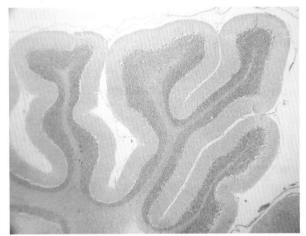

图 14-23　大鼠小脑矢状切面（HE）

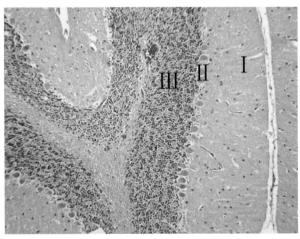

小脑皮质由表层到深层可分为：Ⅰ—分子层；Ⅱ—梨状细胞层；Ⅲ—颗粒细胞层。（HE）

图 14-24　大鼠小脑皮质

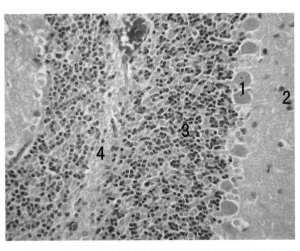

1—浦肯野细胞，细胞呈梨形，位于颗粒细胞的表面，排列成不连续的一层带状；2—分子层的细胞；3—颗粒细胞，胞体较小，呈球形，核深染；4—小脑髓质。（HE）

图 14-25　大鼠小脑皮质浦肯野细胞层

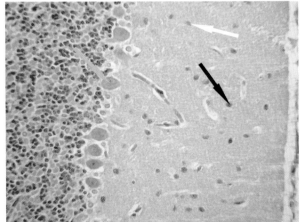

小脑皮质分子层主要由无髓神经纤维及少量神经元组成。白箭示小星状细胞；黑箭示篮状细胞；蓝箭示浦肯野细胞。（HE）

图 14-26　大鼠小脑皮质分子层

2. 小脑髓体

小脑髓体中有许多白质纤维进入灰质，呈树枝状。在靠近第四脑室顶的白质中包埋的左右对称的灰质核团，称为小脑核（cerebellar nuclei）。从内向外包括顶核、球状核、栓状核和齿状核，分别接收小脑皮质的纤维，经小脑核后的传出纤维出小脑到脊髓、脑干、背侧丘脑。

小脑白质主要由有髓神经纤维组成，包括：① 起止在小脑内叶片间或小脑各叶之间的联络纤维；② 发自小脑皮质浦肯野细胞轴突，终止于小脑核的纤维；③ 联系小脑和小脑以外其他脑区，经小脑的三对脚传入、传出的纤维。

小脑的传入纤维来自大脑、脑干和脊髓的苔藓纤维和攀缘纤维，都终止于小脑皮质。① 苔藓纤维（mossy fibers）平行于皮质，来自脊髓和脑干的一般或特定的躯体感觉核。苔藓纤维较粗，末端的分支上具有苔藓状茸毛，直接进入颗粒层与颗粒细胞树突形成突触联系，并间接与浦肯野细胞联系。② 攀缘纤维（climbing fibers）垂直于皮质，纤维来自下橄榄核，穿过颗粒层，分支与浦肯野细胞形成突触，终止于分子层。

小脑的传出纤维发自浦肯野细胞和小脑核。浦肯野细胞的轴突是小脑皮质中唯一的传出纤维，终止于皮质下的小脑核。小脑核再发出传出纤维与传入纤维共同形成小脑脚，连接中枢神经系统的其他部分。

三对小脑脚（cerebellar peduncle）（图 14-22）分别是小脑尾侧脚（后脚或绳状体），小脑中脚（脑桥臂）和小脑嘴侧脚（前脚或结合臂）。小脑尾侧脚由脊髓小脑背侧束、楔小脑束、橄榄小脑束、前庭小脑束、顶核延髓束组成；小脑中脚最大，由起于脑桥核的传入小脑的纤维组成，交叉后经小脑中脚投射到小脑半球的皮质；小脑嘴侧脚主要由小脑核的传出纤维组成，还有脊髓小脑腹侧束，经小脑嘴侧脚传入小脑。左、右小脑嘴侧脚之间有前髓帆相连。

五、脑干

通常将中脑、脑桥和延髓合称脑干。

（一）中脑

中脑（mesencephalon）尾侧连脑桥、小脑，嘴侧接间脑。中脑分背、腹侧两部。在大鼠脑的整体标本的背侧面上（图 14-2），去除大脑半球后部、松果体以及小脑的覆盖部分后，可见中脑背侧部的四叠体呈四个圆形隆起，排成前、后两对。前两个隆起称为前（嘴侧或上）丘，为视觉反射中枢；后两个隆起称为后（尾侧或下）丘，为听觉反射中枢。前丘前部的小三角区为顶盖前区。后丘向后与前髓帆移行，可见滑车神经根在其中交叉穿出。将大脑后端和松果体除去即可清楚看到。在标本的腹侧面上，去除脑垂体后，可见中脑腹侧部的左右大脑脚被脚间窝所隔开。动眼神经是由脚间窝的侧缘发出。中脑的内腔为中脑导水管，连于第三与第四脑室之间。

（二）桥脑

桥脑（pons）是大脑和小脑之间的联系部分。脑桥前面以浅的前横沟与中脑的大脑脚为界；后面以浅的后横沟与延髓为界，其外侧缘是三叉神经根，连于脑桥腹侧部与小脑中脚（脑桥臂）移行处。在腹侧部中线上有一纵沟为基底动脉沟，有基底动脉通过（图 14-4），背面部被小脑所盖，如去除小脑，可见脑桥的背面形成第四脑室底（即菱形窝）前部。在横断面上，脑桥可以分为腹侧的脑桥基底部和背侧的脑桥被盖部。

（三）延髓

延髓（medulla oblongata）和脊髓的分界不明显。前端接脑桥，后端以第一颈神经发出处（约在枕骨大孔水平）为界。大致呈四边形，前端稍宽。

延髓的背侧面构成第四脑室底的大部，浅的背正中沟（sulcus medianus dorsalis）延续脊髓的同名沟。沟的两侧有纵走的索状隆起，内侧为薄束结节（gracile tubercle）或称棒状体，外侧为楔束结节（cuneate tubercle）。延髓腹面稍凸，有腹正中裂（fissura mediana ventralis），后端和脊髓腹正中裂相连，向前和脑桥腹中线的基底沟延续，在该处有基底动脉越过。腹正中裂的两侧是由皮质脊髓束形成的锥体，呈纵长隆起，其后端渐变扁平，形成锥体交叉（pyramidal decussation），进入脊髓内部。锥体的外侧界为腹外侧沟，舌下神经根丝由沟内穿出。延髓的前面以横行的纤维带斜方体（trapezoid body）为界。斜方体两侧连有面神经根和前庭神经根。在其下方的延髓腹背交界处连有舌咽、迷走和副神经的根丝。

脑干由灰质、白质和网状结构组成。与大脑不同的是脑干的灰质不形成皮层，灰质内神经细胞体聚集形成脑神经核和非脑神经核的核群。如舌下神经、迷走神经、三叉神经脊束核等属于脑神经核，而中脑的红核、黑质，延髓的楔束核、薄束核，脑桥的脑桥核、上橄榄核以及网状结构内的网状核都统归于非脑神经核的核群。白质位于核与核之间由上行、下行与纵横交错的神经纤维束组成，如面神经、内侧丘系和三叉神经脊束等。网状结构中有许多神经纤维纵横交织，其间散在大小不等的神经元（图 14-27 ~ 图 14-29）。

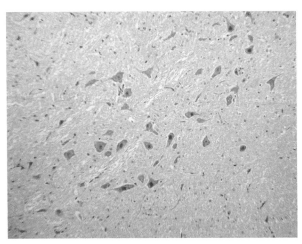

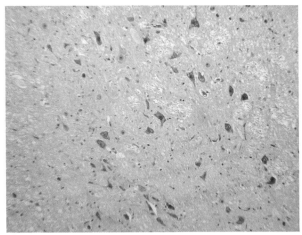

脑干红核内的神经元有大细胞和小细胞。（HE）

示中脑的神经纤维及散在分布的神经元。（HE）

图 14-27　大鼠脑干核团

图 14-28　大鼠中脑

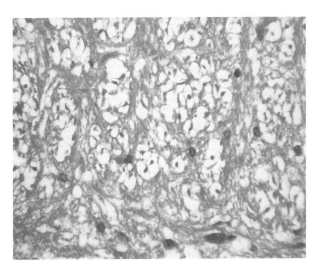

延髓白质中的有髓神经纤维。（HE）

图 14-29 大鼠延髓

六、脑室

胚胎的神经管腔膨大形成脑室系统。脊髓的中央管在延髓部膨大形成第四脑室（fourth ventricle of cerebrum），再向前缩窄成中脑导水管，接间脑处的第三脑室（third ventricle of cerebrum），向前通过室间孔（interventricular foramen）接左右两侧大脑半球的侧脑室（lateral cerebral ventricle）。

在大鼠脑的矢状面上（图14-6）可见第四脑室为延髓、脑桥和小脑之间的室腔，其前部膨大，后部狭窄。第四脑室底由延髓和脑桥组成，呈菱形，称菱形窝（rhomboid fossa）。外侧壁由前、后小脑脚所组成，脑室顶由小脑蚓部和前髓帆、后髓帆和脉络组织构成。脑室的中后部有一对外侧隐窝（lateral recess），经外侧孔通蛛网膜下腔。菱形窝的正中线上有正中沟，其两侧各有一纵长的内侧隆起（medial eminence），其尾侧部窄而低，嘴侧部宽阔，有圆隆的面神经丘（facial colliculus）内侧隆起的外侧界是界沟（limiting sulcus），界沟的外侧是三角形的前庭区（vestibular area），内有前庭神经核。

中脑导水管穿过中脑中线的上三分之一处，形成一管道连通第三与第四脑室。导水管的周围是一层灰质，称中央灰质，又称为中脑导水管周围灰质。

第三脑室为间脑内一狭窄的正中矢状裂隙，其中央处被中间块所阻断，形成一环管状管腔。管腔有数个隐窝：顶部有松果体隐窝伸入松果体柄内；底部壁薄，由视交叉、灰结节与乳头体构成室腔，也伸入垂体柄与乳头体，形成的隐窝有前面的视隐窝、后面的漏斗隐窝及乳头体下隐窝。第三脑室的前壁处有前连合。脑室的侧壁由丘脑和丘脑下部所形成。第三脑室的背侧前方通过裂缝状的室间孔开口于侧脑室。

侧脑室一对，是脑室中最大的部分，位于大脑半球内的新月形裂隙。可分中央部、前角、后角和腹（下）角四部。前角位于室间孔前部，左右靠近，在横切面上呈半月形裂隙状围绕尾状核，并弯向前面和侧面，终止于嗅球。侧脑室的中央部从室间孔向后外侧延伸，从其后到后角并向腹侧到腹角。腹角左右分开。大鼠的后角很不明显，前角的内侧壁为隔区，外侧壁为尾状核，上壁为胼胝体。侧脑室的中央部内侧壁为半月形的海马，外侧壁与上壁为胼胝体，下角的上壁为海马，下壁为杏仁体。

脑室覆以纤毛柱状上皮构成室管膜，贴附在神经组织上。在穹窿和后连合周围的脑室顶部室管膜增厚，特化形成穹窿下器官和连合下器官。脑表面的软脑膜在各脑室部与室管膜相贴，突入脑室形成皱襞状结构，称脉络丛（choroid plexus）（图14-30）。脉络丛组织以血管网为中心，围以结缔组织，含丰富的血管和巨噬细胞，其表面覆以室管膜细胞形成立方形或低柱状的脉络丛上皮。各脑室内的脉络丛能渗出清澈透明的水样液，即脑脊液。脑脊液充满脑室及中央管和蛛网膜下腔。

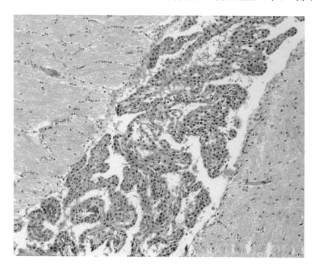

脑室内脉络丛呈绒毛状，上皮为立方形或低柱状，间质富含血管。（HE）

图 14-30 大鼠脑室的脉络丛

　　胚胎期端脑的神经干细胞（neuronal stem cell, NSC）主要起源于神经管上皮，如端脑就是由室管膜区（ventricular zone）和脑室下区（subventricular zone, SVZ）前体细胞产生的神经元组成。现有研究证实成年哺乳动物也存在神经干细胞，主要位于大脑的 SVZ、海马的颗粒下层（subgranular zone, SGZ）以及脊髓的室管膜区和白质（white matter）。生理状态下，成年啮齿类动物大脑 SVZ 产生的神经元经吻侧迁移流进入嗅球，可能与嗅球功能可塑性变化相关。同样，海马 SGZ 产生的神经元可以迁移至海马并整合入神经元环路，参与海马学习记忆的可塑性。应激状态和急性创伤可激发这些区域的神经发生，使神经发生增强。创伤性脑损伤（traumatic brain injuries，TBI）和脊髓损伤（spinal cord injury，SCI）是由外伤引起的脑组织和脊髓组织损伤。这两类疾病病理生理过程复杂，传统的药物和手术治疗很难逆转细胞水平损害造成的神经功能缺失。如果能有效激活患者内源性神经干细胞神经发生水平，可能会为脑和脊髓创伤修复提供一个有力工具。

七、脑的血管

（一）脑的动脉

　　1. 脉络膜动脉：为颈内动脉的分支，经大脑颞叶转向后方进入深部，构成侧脑室和第三脑室的脉络组织。

　　2. 大脑前动脉：是颈内动脉末端分支之一，发自大脑基底部视交叉的侧面，横过嗅束向前进入大脑纵裂，绕胼胝体膝，沿胼胝体上面达顶部，在此与大脑后动脉的分支吻合。

　　3. 大脑中动脉：为颈内动脉末端较大的分支，起源于大脑基部的漏斗侧面，绕转向外，分支分布到大脑半球的背外侧面。

　　4. 大脑后动脉：是基底动脉的终末分支，绕大脑脚向后，分布至颞叶和枕叶内侧面，向前与大脑前动脉吻合。

　　5. 大脑动脉环（Willis 环）：位于脑的底面，大鼠的动脉环由前部的大脑前动脉，通过前交通动脉连接，后部多数由后交通动脉和基底动脉末端构成。动脉环的血管左右对称，一般结扎一侧颈总动脉大脑不会缺血的。沙土鼠和昆明小鼠没有后交通动脉，大脑动脉环不完善，双侧颈总动脉结扎能引起严重的大脑皮质和海马缺血，这为脑缺血的研究提供了一种新的动物模型（图14-31）。

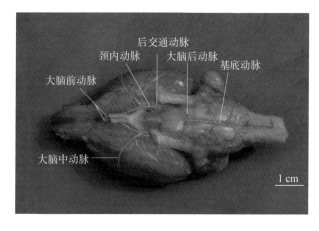

图14-31 脑的血管（腹侧面观）示大脑动脉环

（二）脑的静脉

脑的静脉包括大脑和小脑浅部静脉

1. **大脑上静脉**：通常有9～10支，汇集大脑半球背侧面和内侧面的静脉，进入上矢状窦。

2. **大脑下静脉**：位于大脑的腹侧面，与第一对大脑上静脉相通，在大脑与小脑之间与岩上窦汇合后进入横窦。

3. **大脑前静脉**：在大脑纵裂伴随不成对的大脑动脉，并和眼静脉一起进入海绵窦。

4. **小脑上静脉**：汇集小脑上面的静脉支进入横窦。

5. **小脑下静脉**：汇集小脑绒球和小脑侧面的静脉进入横窦。

第二节 脊 髓

一、脊髓的外形

脊髓（spinal cord）（图14-32）由胚胎时期神经管的尾侧端演化而成。与脑相比是分化较少、功能较低级的部分，较多地保留了原始明显神经管的基本形态和节段性的特征。脊髓的形态为一条呈背腹略扁的圆柱形。表面包被有硬脊膜、脊髓蛛网膜和软脊膜。体重200 g左右的大鼠，脊髓长约8～9 cm，重约0.43～0.56 g。脊髓位于椎管内，上端平枕骨大孔处与延髓相连，尾侧延伸到约第4，5腰椎的水平。有两个梭形的膨大，即颈膨大（cervical enlargement）和腰膨大（lumbosacral enlargement）。前者自第4颈节至第8颈节，比较明显，后者自最末胸节至第3腰节。腰膨大的尾侧，脊髓变细称为脊髓圆锥（medullary conus），自此处向下延为一条由软脊膜形成的细丝，称终丝（filum terminale）。脊髓腹侧正中较深的沟称腹正中裂（fissura mediana ventralis），背侧有背正中沟（sulcus medianus dorsalis），较浅。二者将脊髓分为左右对称的两半。两对外侧沟，即腹外侧沟（ventrolateral sulcus）和背外侧沟（dorsolateral sulcus），分别有脊神经腹侧根丝和背侧根丝附着。在颈髓和胸髓上部后正中沟和后外侧沟之间，还有一条较浅的背中间沟（dorsal intermediate sulcus），是薄束和楔束之间的分界标志。

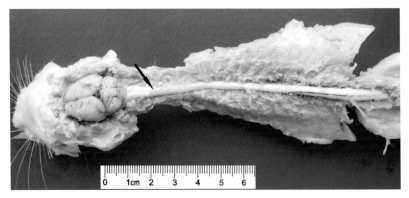

黑箭示颈膨大；蓝箭示腰骶膨大

图 14-32　大鼠脊髓的外形

　　大鼠脊髓根据其所连接的脊神经的位置可分为颈、胸、腰、骶、尾等五段。脊髓在外形上不显现可辨的节段，而是以脊神经腹侧根和背侧根的根丝附着的范围来确定脊髓节段，大鼠颈髓 8 节、胸髓 13 节、腰髓 6 节、骶 4 节、尾髓 3 节。在背侧根上有脊神经节。腰髓以下的脊神经根在脊髓圆锥和终丝的周围聚集成马尾（cauda equina）。

二、脊髓的内部结构

　　脊髓切面与脑相反，中央为"H"形的灰质（gray matter）周围为白质（white matter）（图 14-33）。灰质中央有中央管（central canal），在不同的切面中中央管的形状不一，如颈段可呈垂直裂缝状，胸段可为圆形，腰段可为卵圆形。

　　脊髓灰质（图 14-34）是神经元胞体和突起、神经胶质和血管等的复合体。在纵切面上神经元形成平行的细胞柱，横切面灰质分为腹角（ventral horn）和背角（dorsal horn）。运动神经元位于腹角内，而背角的多数神经细胞是感觉神经元。在胸髓和腰髓嘴侧份有向外伸出的侧角（lateral horn）。在中央管周围的灰质为中央灰质。在灰质的外侧中份，有灰质小梁突入白质内，并混合交织成网状结构（reticular formation），在颈部比较发达。1972 年 Steiner 等研究了大鼠的脊髓灰质，认为大鼠的灰质具有与猫 Rexed 脊髓灰质板层（20 世纪 50 年代）类似的 10 个板层，这些板层从背侧向腹侧分别用罗马字母 I ~ X 命名。第 I ~ IV 板层是脊髓的外感受区，接受背侧根（痛、温、触、压觉）的初级传入纤维终末和侧支，发出纤维联系节段内和节段间，以及形成上行纤维束；第 V 板层位于背侧角颈部，通常分内侧带和外侧带，外侧带细胞与纵横交错的纤维交织在一起，形成网状结构（网状核）；大鼠尤其是成年鼠似不存在第 VI 板层；第 VII 板层占中间带的大部，形成自主神经低级中枢核（即侧角的交感神经中间外侧核和副交感神经的骶副交感核），内脏感觉核和胸核的所在；第 VIII 板层的细胞为中间神经元，接受邻近板层的纤维和一些下行纤维束；第 IX 层为躯体运动区，由支配梭外肌纤维的 α - 运动神经元、支配梭内肌纤维的 γ - 运动神经元、小型的中间神经元即起反馈抑制作用的闰绍细胞（Renshaw cell）组成；第 X 板层位于中央管周围。

　　每侧白质借脊髓的纵沟分为背侧索、外侧索和腹侧索三个索。在中央灰质前方有连接两侧白质的横行纤维，称为白质连合（white commissure）。脊髓白质（图 14-35）主要由许多髓神经纤维束组成。光镜下常规石蜡切片，因类脂质被溶解而蛋白质被保留而呈网状。纤维束一般是按它的起止命名。纤维束可分为长的上行、下行传导束和短的固有束。上行传导束将不同的感觉信息上传到脑，下行传导束从脑的不同部位将神经冲动下传到脊髓。固有束起止均在脊髓，紧靠脊髓灰质分布，完成脊髓节段内和节段间反射活动。

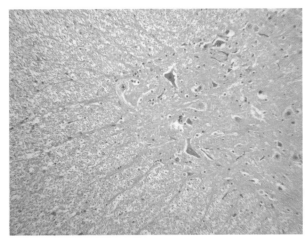

示脊髓腹角神经元和白质神经纤维。（HE）

图 14-33　脊髓灰质和白质

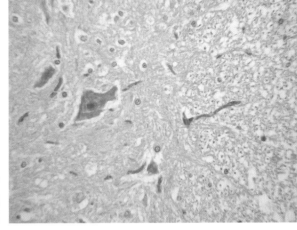

脊髓灰质腹角内的神经元，含粗大的尼氏小体。（HE）

图 14-34　脊髓灰质

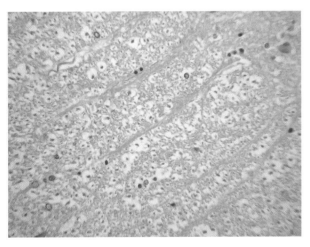

脊髓白质为有髓神经纤维，光镜下常规石蜡切片，因类脂质被溶解而蛋白质被保留而呈网状。（HE）

图 14-35　脊髓白质

第三节　周围神经系统

一、脊神经

大鼠的脊神经共 34 对，颈神经 8 对、胸神经 13 对、腰神经 6 对、骶神经 4 对、尾神经 3 对。脊神经从椎间孔穿出，形成三个神经丛和具有节段性分布的胸神经（即肋间神经和肋下神经）。颈丛由第 1~4 颈神经组成；臂丛由第 5 颈神经至第 1 胸神经（第 2 胸神经的一小分支也参与臂丛）组成，在斜角肌和腋部之间显露；腰骶丛由第 1～6 腰神经和第 1 骶神经组成。位于背侧根的脊神经节内主要由节细胞组成，节细胞为假单级神经元（pseudo-unipolar neuron），胞体多为球形，一般直径在 20～100 μm，其轴突在靠近胞体的地方弯曲，呈螺旋形，然后伸直，在离胞体稍远处分为中枢突和周围突，神经纤维为有髓纤维。在节内，神经纤维聚成束，把节细胞分隔成群。有血管随结缔组织伸入神经节内。

坐骨神经

坐骨神经（ischiatic nerve）为全身最长最粗大的神经，由第 4 腰神经的一部分和第 5、6 腰神经组成。首先合成腰骶神经干，在其到大腿的途中跨过坐骨切迹，分出股后皮神经，向后行分支分布到坐骨结节上方的皮肤。稍远处发出臀后神经到臀浅肌。坐骨神经主干在大腿近端三分之一处分为腓神经和胫神经两终支。腓神经顺小腿处外侧下行，在股二头肌的止点的深面，分为腓浅神经和腓深神经。腓浅神经行于腓骨长肌和腓骨短肌之间，支配二肌。皮支到脚背分布到足背和趾背皮肤。腓深神经过腓骨颈与胫前动、静脉伴行，发出分支到胫前肌与趾长伸肌、蹂长伸肌。胫神经穿腘窝在腘血管后面入小腿后面，分支分布于小腿后肌群，在跗关节处分为足底外侧神经和足底内侧神经到足底肌和足底皮肤。

坐骨神经为有髓神经纤维，由位于神经纤维中央的轴突和施万细胞（schwann cell）组成。轴突外包髓鞘（myelin sheath）。HE 染色时髓鞘呈网状，这是因为在制片的过程中类脂被溶解，而蛋白质被保留。

二、脑神经

脑神经共 12 对，最前面为与嗅球相连的嗅神经（Ⅰ）。左右侧的视神经（Ⅱ）走向对侧，形成视交叉。视交叉后方有漏斗，漏斗的后方有动眼神经（Ⅲ）及从脑桥基底部后端发出的较粗的三叉神经（Ⅴ），在其背后方分出滑车神经（Ⅳ）。由脑桥中央下方出来的有外展神经（Ⅵ）；由延髓前面发出的有面神经（Ⅶ）和听神经（Ⅷ）；在其两侧发出的有舌咽神经（Ⅸ）、迷走神经（Ⅹ）、副神经（Ⅺ）和舌下神经（Ⅻ）。脑神经节和脊神经节一样为感觉神经细胞组成，除了耳蜗和前庭的脑神经节为双极神经元（bipolar neuron），其他的神经节都为假单级神经元，神经纤维也为有髓纤维。在动眼、面、舌咽、迷走神经中含有副交感纤维，分布到内脏的平滑肌、心肌和腺体。

视神经

视神经（optic nerve）起自视网膜内节细胞的轴索，从视网膜的各部分聚集的视神经纤维在视神经盘处穿过巩膜筛板形成视神经干，表面被三层脑膜包绕。经视神经孔入颅腔，两侧的视神经交叉相连形成视交叉。视交叉位于嗅结节的内侧，灰结节的前方。在视交叉后延为视束，再向后外侧绕过大脑脚入外侧膝状体、前丘和顶盖前区。在人类视神经可分为眼球内段（intraocular portion）、眶内段（intraorbital portion）、管内段（intracanalicular portion）及颅内段（intracranial portion）。大鼠视神经眶内段占视神经全长的 3/4，毒理试验中受检的视神经为颅内段，接近视交叉的部分。视神经（图 14-36）内含大量极细的有髓神经纤维，但不具有真正的神经鞘。视神经内含有少突胶质细胞（oligodendrocyte）和星形胶质细胞（astrocyte）。大鼠视神经横切面上（图 14-37）星形胶质细胞呈柱状纵行排列，3～5 个成群，并出现泡沫状或海绵状空隙，为髓磷脂。可见胞核嗜酸性，并见血管样结构。少突胶质细胞较星形胶质细胞小。在视神经的横切面上可见中央有视网膜中央动脉，高倍镜下可见胶质细胞呈柱状纵行排列，其间有少数血管（图 14-38，图 14-39）。

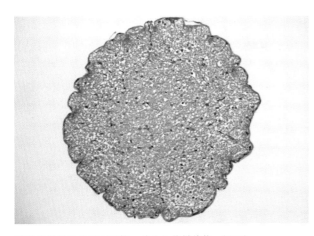

可见嗜酸性的胶质细胞核，并见血管样结构。（HE）

图 14-36 大鼠视神经横切面

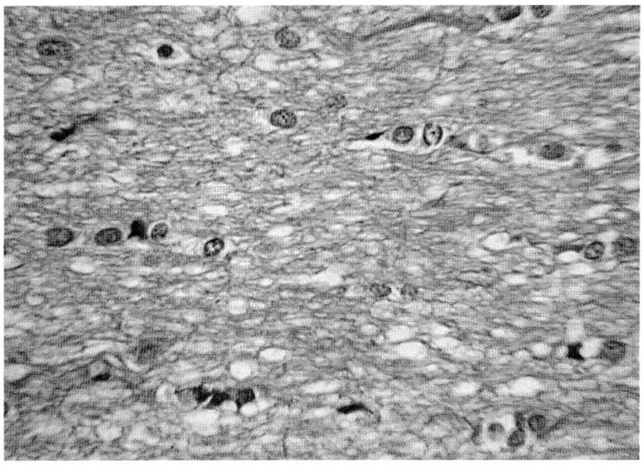

胶质细胞呈柱状纵行排列，3～5个成群，并出现泡沫状或海绵状空隙，为髓磷脂。（HE）

图 14-37 大鼠视神经纵切面

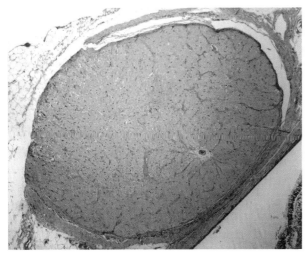

中央可见视网膜中央动脉。（HE）

图 14-38 兔眼底视神经横切面

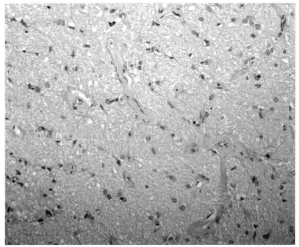

胶质细胞呈柱状纵行排列，其间可见少数血管。（HE）

图 14-39 兔眼底视神经放大观

三、交感神经

自主神经系统包括交感神经和副交感神经。其在周围的神经节为节后神经元，与脑神经节和脊神经节的区别在于其细胞为多级神经元，胞体大小不一，分布均匀，不被纤维分隔成群，神经纤维大部分为无髓神经纤维。

交感神经包括 1 对交感神经干（或链）和 24 对交感神经节。交感神经干起于颅内的颈动脉管，下行至尾部，到尾部交感神经干变细，呈细丝状。24 对交感神经节包括颈部 3 对、胸部 10 对、腰部 6 对、骶部 4 对、尾部 1 对。

颈部 3 对交感神经节为颈上、中、下神经节。颈上神经节位于颈总动脉分出颈外动脉和颈内动脉之处。此后，颈交感神经干与血管伴行。颈中神经节位于第 1 肋骨的水平处。颈下神经节位于第 2 和第 3 肋骨间的水平处。颈中神经节和颈下神经节行经锁骨下动脉处，形成锁骨下袢。颈中神经节的灰交通支连于第 5、6、7、8 颈神经上，它伴随椎动脉成为椎动脉神经丛。颈下神经节发出 1 个心支加入心丛。第 8～10 胸交感神经节和第 1 腰交感神经节组成内脏大神经，穿入膈肌，绕到下腔静脉与主动脉间与腹腔神经节相连。腹腔神经节位于主动脉的腹面、腹腔动脉（干）与肠系膜前动脉之间。第 3 腰交感神经节发出内脏小神经，与腹腔神经丛相连。

第四节　神经系统毒性病变及检测

神经系统是全身各系统保持机体内环境及适应外界环境的最高调节机构，在病理反应方面具有其特殊的规律性。由于动物神经系统与机体功能障碍之间的关系非常密切，所以在药物毒理试验时，受试动物的毒性病理学观察必须注意毒性病变的定位。一般情况下毒性病变定位比脏器重量和体积更为重要，也更有药物毒性评价意义。动物的中枢神经系统具有特殊的防御机制即血脑屏障作用。鉴于各种药物毒素通过血脑屏障的能力不同，因此，各种药物对神经系统具有不同的作用。虽然中枢神经系统具有较机体其他系统更为特殊的防御屏障结构，但它仍可受到药物毒性作用的损伤。在周围神经系统内，神经内膜毛细血管壁存在血－神经屏障。这些毛细血管无窗孔，内皮细胞借紧密连接相连，周围有连续的基膜板包绕。其屏障能力不如血脑屏障，尤其在脊神经节、内脏运动神经节和周围神经的远侧部很不完善，故神经毒物对周围神经系统的这些部位比对中枢神经系统的神经细胞更为敏感。血脑屏障和血－神经屏障在出生时发育还不完全，早产和新生的哺乳动物更易受到神经毒物的损害。

药物毒理学试验时，动物机体的神经系统组织形态可因药物毒性的直接作用或间接作用发生病理学改变。当中枢神经系统有炎性反应时，其炎症细胞主要为淋巴细胞、浆细胞和单核细胞。在毒性病理学观察时，受试动物中枢神经系统因药物毒性引发的炎性病变少见，而常表现出毫无规律的多样性、非特异性的退行性变。这一类神经退行性变的范围和程度与药物剂量相关，但往往其形态无特异性。中枢神经退行性变的特异性损伤通常出现在某些药物低剂量中毒的早期阶段。至于在高剂量药物毒性作用下引发的原发性神经毒性病变，有时可累及所有神经细胞成分。此种情况通常见于各种继发性神经退行性变的后期。

在药物毒性作用于动物机体后的毒性病理学观察时，神经系统毒性病变必须与机体其他系统的组织器官病变结合起来分析。因为动物机体急性缺血、缺氧时的原发性损伤主要是针对机体其他系统，如心血管系统、呼吸系统等，然后才损伤神经系统。常见的神经系统毒性病变除了神经元和其他的神经细胞发生改变以外，尚可见脑水肿（由铅，汞，铋，砷，CO，甲醇，乙醇，过量麻醉剂、镇静剂及止痛剂等引发）。此外，各种药物（如铜、锰、氯化汞、四氯化碳、重铬酸钾等）之毒性引起的其他实质器官损伤（如肝、肾中毒等）常可导致受试动物机体内电解质紊乱、血管通透性改变、酸碱平衡失调以及酶系统紊乱。从而继发中枢神经系统出现各种退行性变和进行性变。此时加强毒性病理学形态观察与其他检测方法和指标的综合分析是十分必要的。总之，观察者必须牢记药物对神经系统的毒性病变通常是非特异性的，它通常继发于动物机体非神经系统组织器官出现的毒性病变。

一、药物对神经系统组织结构的损害

对于神经系统，神经元、轴索、髓鞘和神经递质是神经毒物最常见的四个作用靶位。药物对神经系统的毒性作用表现为对神经结构和功能的损害。神经系统不同类型的组成细胞根据功能和代谢特点的不同，对同一毒性损伤因素可表现出不同的敏感性。一般条件下，神经元和髓鞘易感性最高，其次为少突胶质细胞，然后是星形胶质细胞及小胶质细胞。一般将药物毒性作用对神经系统的损害分为四种类型：即神经元损害、轴索损害、髓鞘损害和神经递质毒性。

（一）神经元损害

神经元损害也称神经元病，常见的神经元毒性病理反应为：① 急性坏死（如急性缺血、急性缺氧或急性毒性作用及感染时），镜下表现为神经元胞体及胞核固缩、变形，胞质深染，尼氏小体消失。② 慢性变性（如慢性中毒、缺氧、缺血时），镜下表现为神经元胞体缩小变性，胞质嗜碱性，内含有多量脂褐素沉积，但胞核可能完好；有时可见神经元尼氏小体溶解。值得注意的是：各种药物毒性作用常能造成神经元超微结构改变（如线粒体肿胀、核糖体消失、粗面内质网扩张等）。

（二）轴索损害

是以轴索本身作为毒性原发部位而产生的中毒性神经障碍，一些药物可化学性切断轴索，引起轴索变性，而细胞体依然存活。轴索变性必然导致轴索运输障碍，表现出轴索病的症状。周围神经系统的轴索变性损害可再生，功能可部分恢复或完全恢复。而中枢神经系统的轴索变性从受损髓鞘释放抑制因子、星形胶质细胞形成疤痕的影响而不能再生，功能难以恢复。

（三）髓鞘损害

髓鞘是神经元突起的电绝缘物质，如果髓鞘缺乏，可延缓神经传导，导致髓鞘病。神经毒物对髓鞘的损害主要有两种类型：一是引起髓鞘层分离，称髓鞘水肿；二是选择性脱髓鞘作用。

（四）神经递质毒性

有些神经毒物对神经系统不产生结构损害，但会影响神经递质的作用，产生神经功能上的障碍。主要影响神经递质的释放或摄取、激活或阻断相关受体等。这类药物引起的毒性如果用药时间短暂，毒性通常是可逆的，随时间推移而消失。如果长时间较大剂量用药，也可能会产生不可逆的神经毒性。

药物对神经系统组织结构的损害还包括神经胶质细胞的损害。少突胶质细胞富含类脂质，它与髓鞘的生成和代谢关系密切，药物毒性作用可导致它们出现进行性变（如肿胀和增生）。星形胶质细胞是中枢神经系统的成纤维细胞，它能维持神经细胞周围微环境的平衡，是神经组织受损后修补愈合的物质基础。它的主要毒性病理变化为进行性变（增生和胶质化）、退行性变（胞体肿大、空泡变性和坏死）以及星形胶质细胞增生（如铜代谢障碍时）。小胶质细胞为中枢神经系统的吞噬细胞，常见于炎症发生时。

二、药物对神经系统功能的损害

药物对神经系统部位和功能的损害可分为脑损害和精神异常、脑神经损害、脊髓损害。

（一）脑损害和精神异常

药物所致的脑损害多是直接的毒性作用或变态反应的结果，病变包括炎性反应、弥散性出血和脱髓鞘性病变，可见于癫痫、脑血管病等脑损害。药物所致的精神异常包括：头痛、意识障碍、睡眠障碍（嗜睡或失眠）、癫痫发作、锥体外系的肌张力改变（肌阵挛、抽搐、震颤、舞蹈样运动、手足徐动等）、精神抑郁或兴奋狂躁、精神错乱等。

（二）脑神经损害

药物所致的脑神经损害主要见于视神经损害和第Ⅷ对脑神经的损害。如氨基苷类抗生素引起的前庭毒性和耳蜗毒性。

（三）脊髓损害

药物所致的脊髓损害有脊髓炎、上行性麻痹、下肢迟缓性瘫痪、蛛网膜下隙阻塞、永久性脊髓损害等。

三、新型生物材料对神经系统的毒性影响

随着纳米技术的飞速发展，纳米材料已经成功应用到临床疾病的诊断和治疗中。如利用肿瘤、炎症或感染部位的特殊病理特点及某些组织的生理特点，可以采用纳米颗粒诊断剂对多种疾病进行前期诊断和治疗。纳米材料在生物医学领域中的应用，对于减少或防止有毒抗癌药物对人体正常细胞和组织的侵害，防止药物在摄入后短时间内过于集中或不均匀释放、延长药效、实现药物的靶向作用以及提高药物的稳定性等，具有明显的意义和社会价值。但是，纳米材料进入机体的途径、可能的致毒作用和其安全性研究也受到了极大的关注。对于该材料在机体内的代谢及蓄积对机体各系统的影响，尤其对神经系统特别是脑的损伤作用的研究结果表明，与相同化学组成的常规尺寸材料相比，一些纳米颗粒更容易引起靶器官炎症，导致大脑损伤，促使机体产生氧化应激反应，甚至进入细胞和细胞核内，表现出更大的生物毒性。纳米颗粒由于其微小的尺寸和特殊的理化特性，有可能经以下不同的途径破坏并通过血脑屏障，进入脑实质组织中：① 长期暴露于高浓度纳米颗粒可导致外周循环系统中的细胞因子和颗粒物的增加，继而导致紧密连接蛋白的减少；② 内皮细胞的损伤；③ 黏附分子/细胞间黏附分子的上调；④ 脑血管有潜在的物理屏障缺陷，纳米颗粒物可通过血脑屏障引起脑毛细血管中细胞因子和活性氧（ROS）的产生；⑤ 转运表达和功能的信号改变；⑥ 脑毛细血管识别纳米颗粒后，通过调节物理和化学屏障的功能反应可产生促炎信号，这种反应可以作为促炎传感器和最终以活性氧、细胞因子和可吸入颗粒物的形式进入脑实质，进一步引起中枢神经系统病变。

四、神经系统毒性的检测和研究方法

研究药物对神经系统的毒性作用，离不开对神经系统毒性的检测和研究方法，主要包括有神经学检查、神经形态学检查、神经电生理学检查、生化检查、神经分子生物学检查、体外实验及建立神经毒理学的动物模型。

（一）神经学检查

神经系统的毒性研究一般以行为学指标作为判断依据。在神经系统功能的评价时通常采用功能观察组合试验（functional observation battery, FOB）。包括了运动行为，呼吸模式，排尿，反射活动（深浅反射、惊吓、竖毛、瞳孔对光等），疼痛，唾液、汗液和泪液分泌，肌力和肌张力，步态，对气味和声音的反应等数十种行为指标。动物的学习与记忆功能测试也是神经系统毒性评价的重要指标，包括 Morris（1981）水迷宫实验和"Y"形迷宫实验，通常采用的指标为：受试动物达到某一指定标准前所需要的学习次数、每轮实验的错误次数和产生的位置、每轮实验所需时间以及实验中的行为表现等。

1985 年颁发的神经毒性检测方法指南正式把行为学功能指标作为毒理学安全评价的内容。神经行为毒理学（neurobehavioral toxicology）运用心理学、行为科学和神经生理学的方法研究外源毒物对神经行为功能的影响，为毒物作用的临床表现提供早期诊断的依据。

（二）神经形态学检查

用肉眼和光学显微镜观察病变部位的器官和组织结构的形态学改变，同时可采用细胞学免疫组织（细胞）化学技术、放射自显影技术以及采用电镜在超微结构水平进行定位和定量研究。

（三）神经电生理学检查

神经系统活动最基本的表现形式是电变化。用神经电生理学检查神经毒物所致的病理生理变化对了解毒物对神经系统的起始作用有一定意义。常用的神经电生理学检查有脑电图检查、脑诱发电位检查、肌电图检查、神经传导速率测定等。近年来在细胞记录技术基础上发展起来的膜片钳技术，可用来研究毒物对神经细胞膜离子通道以及信号转导过程的影响作用。在体多通道电生理记录系统可以检测特定脑区或功能相关的多个脑区电活动的变化，并可以结合行为学检测，确定毒物对行为相关神经元环路的影响。光纤记录系统通过光学记录用遗传手段标记的特定类型神经元活动时钙信号的动态变化来反映自然状态下的神经元活动；并可实时观测动物在进行复杂行为时的神经活动变化，阐明特定的神经环路在动物行为中的作用及药物或毒物的影响。

（四）生化及神经分子生物学检查

毒物作用于神经系统的最初反应往往体现在生物化学水平，生化检查主要是研究和检测外源物质与靶分子的相互作用。当神经毒物使代谢发生障碍时，其神经细胞的能量代谢，以及糖、蛋白质、RNA 与 DNA 及脑磷脂等含量会发生变化。通过神经生物化学研究方法如同位素标记法、酶化学法、酶动力学法，可以了解神经毒物影响化学性突触传递以及神经递质及其有关酶的合成、储存、释放、再摄取、降解等一系列复杂变化过程的机制。

神经分子生物学方法主要应用于研究外源毒物对神经系统发生、发育、分化和功能调节等方面的影响，在蛋白质、核酸等分子水平以及基因水平上阐明神经毒物的毒性作用机制。应用于神经毒理学研究的分子生物学方法主要有聚合酶链反应（PCR），逆转录聚合酶链反应（RT-PCR），原位荧光杂交技术（FISH），蛋白质印迹法（Western blotting），荧光原位末端标记法（NUNEL），流式细胞技术（FCM），基因克隆、转染和敲除技术以及 RNA 干扰技术等。应用于周围神经病变的早期分子标志物之一的神经生长因子受体（nerve growth factor receptors, NGFR）在轴突生长和施万细胞包裹轴突的交互作用中起重要作用。许多研究证明 NGFR 的表达增加是周围神经毒性早期损伤的敏感标志。

（五）体外实验方法

体外实验方法中，离体的神经器官、组织或细胞，在培养基中生长与分化，可用于神经毒理学的研究，检测外源毒物的生物转化、作用靶点、神经递质的释放和吸收功能以及测定神经毒性，用于对神经毒性的评价及机制的分析。

（六）建立神经毒理学的动物模型

建立模拟人体的神经系统病变的动物模型，将其应用于神经毒理学的研究，对阐明中毒机制、寻找防治药物具有重要意义。

参考文献

［1］庄志雄.靶器官毒理学［M］.北京：化学工业出版社，2006.

［2］楼宜嘉.药物毒理学［M］.北京：人民卫生出版社，2003.

［3］朱长庚.神经解剖学［M］.北京：人民卫生出版社，2002.

［4］A.朗斯塔夫.神经科学（中译本）［M］.韩济生，主译.北京：科学出版社，2006.

［5］黄克维.神经病理学［M］.北京：人民卫生出版社，1965.

［6］梁锐超，方芳.内源性神经干细胞在中枢神经系统创伤修复中的研究进展［J］.华西医学，2014，29（1）：150-154.

［7］惠董娜，王晓雯，王念.室管膜下区神经干细胞与神经发生的研究进展［J］.生命科学，2010，29（10）：995-999.

［8］林晔喆，崔东红.精神分裂症认知损害动物模型的研究进展［J］.上海交通大学学报，2015，9（10）：1569-1574.

［9］刘俊华，晋光荣，李云涛，等.局灶性脑缺血后老年大鼠室管膜下区和颗粒下层细胞增殖与分化的实验研究［J］.解剖学报，2006，37（2）：140-144.

［10］李涛，曾水林，杨鹏，等.损毁 Parkinson 病大鼠腹侧苍白球对纹状体内多巴胺的影响［J］.神经解剖学杂志，2005，21（4）：405-408.

（刘俊华　晋光荣）

第十五章　免疫系统和造血系统

免疫系统、又称为淋巴造血系统，是由免疫器官（胸腺、骨髓、淋巴结、脾脏、扁桃体）、免疫组织（黏膜相关淋巴组织）、免疫细胞（淋巴细胞、抗原呈递细胞、浆细胞、粒细胞、肥大细胞）和免疫活性分子（抗体、补体、淋巴因子、细胞表面活性分子）组成。通过器官和组织内各种免疫细胞的协同作用，保护机体不受外源病毒、细菌等微生物的侵害（抗感染）；清除身体内出现的衰老、损伤的细胞，进行自身调节，维持体内生理平衡；对体内产生的突变细胞等不正常成分也能起"监视"作用，从而防止肿瘤的发生；如果免疫机制出了故障，机体就会出现对抗自身的免疫反应，发生自身免疫性疾病、过敏反应等，常见的如肾小球肾炎。因此免疫系统具有免疫防御，免疫监视作用，从而维持机体内环境的稳定。

按结构和功能不同，免疫器官（也称为淋巴器官，lymphatic organ）可以分为中枢免疫器官和周围免疫器官两类。

中枢免疫器官［central immune（lymphoid）organ］，包括胸腺和骨髓，又称初级免疫器官［primary immune（lymphoid）organ］，在胚胎发育过程中出现较早，其原始的淋巴细胞来源于卵黄囊血岛的造血干细胞，在胸腺内胸腺素的作用下，分化成 T 淋巴细胞，在骨髓（鸟类的腔上囊）内分化成 B 淋巴细胞。中枢免疫器官发育较早，退化亦快，一般性成熟后逐渐变小、退化，其中的 T 淋巴细胞和 B 淋巴细胞已逐渐循环到周围淋巴器官。淋巴细胞的分化发育在胚胎期或出生早期完成，然后再经血流迁移，定居在周围淋巴组织中，一般免疫反应不在中枢淋巴器官中进行，而在周围淋巴组织中发生。

周围淋巴器官（peripheral lymphatic organ），由淋巴结、脾、扁桃体和身体多处的淋巴组织构成，其发生较中枢淋巴器官晚，在出生数月后才逐渐发育完善。其淋巴细胞最初是由中枢性淋巴器官迁徙而来，这些成熟的淋巴细胞定居在周围淋巴组织的特定部位，无抗原刺激时其体积相对较小，受到抗原刺激后迅速增大，细胞进行分裂、分化，其中的 T 淋巴细胞形成具有特异性的免疫淋巴细胞，执行细胞免疫的作用。B 淋巴细胞转化为产生抗体的浆细胞，参与体液免疫反应。免疫应答完成后在结构和功能上又逐渐复原。

本章介绍胸腺、淋巴结、脾脏和肠道相关淋巴组织的正常组织学和病理情况下的形态学改变。

骨髓是机体出生后的主要造血器官，骨髓疾病和免疫器官疾病关系密切。

第一节　免疫器官正常组织学

一、胸腺

随物种进化程度不同，不同动物胸腺的位置、起源和发育会有所不同。大鼠的胸腺（thymus）位于胸骨后，心脏上方，前纵隔内，由两叶组成，似等边三角形。新鲜时胸腺淡粉红色或象牙乳白色，表面光滑，呈不规则的分叶状（图 15-1）。物种不同、胸腺的位置和形态略有不同，犬的胸腺肉眼观似脂肪组织样，位于前纵隔内，可以延伸到颈部直至甲状腺。鸟的胸腺分为若干独立的叶，成串排列在颈部。鸡的胸腺由 14 叶组成，每侧各 7 叶，从前颈部到前胸部，紧贴颈静脉排列成行；鸭的胸腺 5 叶。

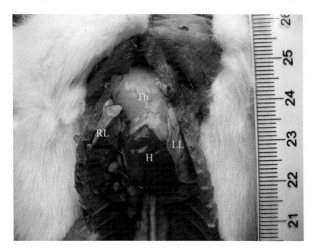

胸腺位于胸腔内，心脏的上方，分为 2 叶，淡粉红色。Th—胸腺；H—心脏；RL—右肺；LL—左肺

图 15-1　大鼠胸腺解剖图

胸腺是胚胎中最早出现的淋巴器官，一般认为胸腺原基主要来自第 3 对咽囊的内胚层，部分来自第 4 对咽囊内胚层。但 Cordier（1980）等通过对胚胎小鼠胸腺连续切片，认为第 2、3、4 鳃裂的外胚层也参与其形成。胸腺发生开始于胚胎第 12 天，以上皮芽的形式出现，发育中失去与表面上皮的联系，周围结缔组织中的血管伸入，使上皮芽转化为上皮网，同时起源于卵黄囊的干细胞侵入其中。网状上皮细胞经分裂，数量增多，总体积增大，形成胸腺的网架。迁入的淋巴干细胞在网孔中增殖分化，最后形成由大量淋巴细胞和少量上皮性网状细胞组成的胸腺皮质，少量淋巴细胞与较多上皮性网状细胞组成的胸腺髓质。皮质与髓质渐趋明显，髓质中出现胸腺小体。在胚胎第 17~18 天胸腺细胞核分裂象增多，髓质中出现球形上皮细胞和交错突细胞，皮质、髓质交界处巨噬细胞增多。从出生到生后 1 周上皮细胞的相对数量下降，而胸腺细胞的数量增多，并具备成年小鼠胸腺的功能。出生后胸腺继续生长，通常在成年初期达到最高峰。胸腺是 T 细胞，尤其是 $\alpha\beta^+$ T 细胞发育的场所。

性成熟后胸腺逐渐退化（involution），体积变小，胸腺组织被纤维脂肪组织所代替，但并不完全消失，在胸腺原有部位的纤维脂肪组织内仍可找到小片的胸腺皮质和髓质。退化发生的年龄随物种而异，犬、猪约在 1 岁时，马在 2~3 岁时，牛在 4~5 岁时，大鼠在近 1 岁时。

尽管在解剖学上不同物种胸腺具有多样性，但胸腺是免疫器官中不同物种中组织学同一性最好的器官。表面包有薄层结缔组织被膜（capsule），并伸入胸腺实质形成胸腺隔，将实质分隔成许多不完全的胸腺小叶（thymic lobule）。小叶是胸腺的基本结构单元，每个小叶大小不等，形状不规则，但都由皮质、髓质组成。皮质和髓质的细胞组成基本相同，比例不等。皮质不完全包裹髓质，各小叶的髓质相通连。

胸腺皮质和髓质的比例与取材部位有关，在经过胸腺中部横切的切片中（图15-2～图15-6），30～90日龄的雄性大鼠约为4.4∶4.7，30～60日龄的雌性大鼠约为3.9∶6.3。小鼠的胸腺不分叶。

（一）胸腺皮质（cortex）

胸腺属于上皮样器官，皮质以胸腺上皮细胞为支架，形成开放的网架，网眼内含有大量密集的胸腺细胞（多数为T淋巴细胞，少数为B淋巴细胞）和其他的基质细胞。根据部位和细胞成分的不同，又分为浅皮质区（outer cortex）和深皮质区（inner cortex）。

表15-1　皮质、髓质的细胞类型

部位	免疫标志	主要细胞类型
皮质	CD4⁻CD8⁻双阴性细胞（最早出现的T细胞）	不成熟的T细胞、上皮样细胞、胸腺哺育细胞、巨噬细胞
髓质	CD4⁺CD8⁻或者CD4⁻CD8⁺的单阳性T细胞（成熟T细胞）	成熟的T细胞、上皮样细胞、B淋巴细胞、浆细胞、树突状细胞、胸腺小体
皮髓质交界区	CD4⁺CD8⁺双阳性细胞（中期分化细胞）	成熟的和不成熟的T细胞、B淋巴细胞、浆细胞

1. 胸腺上皮细胞（thymic epithelial cell）：在胸腺皮质有被膜下上皮细胞和胸腺哺育细胞两种。被膜下上皮细胞（subcapsular epithelial cell）位于被膜下，即通常所称的上皮性网状细胞（epithelial reticular cell），以往称为星形细胞。被膜下上皮细胞呈星形，有基膜，核圆形或卵圆形，细胞质淡伊红染，细胞多分支状突起，表面表达大量的MHC分子，电镜下突起间以桥粒相互连接成网，网孔中有许多胸腺细胞及少量巨噬细胞。另一种被膜下上皮细胞又称为胸腺哺育细胞，胞质较丰富，胞质内含有一个或多个吞噬的胸腺细胞，类似胸腺分离细胞中所见的哺育细胞（nurse cell）。哺育细胞形状为大的圆形或椭圆形。胸腺哺育细胞内的胸腺细胞是辅助性T细胞（helper T cell，简称Th细胞）的前身，有时尚可见处于分裂期的Th细胞，有研究者推测，哺育细胞为Th细胞在胸腺的成熟、分化、选择过程中提供一个特化的微环境。被膜下上皮细胞能分泌胸腺素（thymosin）和胸腺生成素（thymopoietin），在胸腺细胞后期发育、分化中起重要作用。由于皮质胸腺细胞密集，稀疏的胸腺上皮细胞和起源于骨髓的短生存期的巨噬细胞常被掩盖住，不易看清。

2. 胸腺细胞（thymocyte）：即在胸腺内分化发育的各期T淋巴细胞，染色较深，在皮质内高度密集。

胸腺细胞一般分为早期胸腺细胞、普通胸腺细胞和成熟胸腺细胞三个时期，各时期的胸腺细胞在胸腺中的分布和排列有一定的规律，是由浅层向深层进展的。从皮质外层到皮髓质交界区，淋巴细胞逐渐变小、细胞核分裂活性逐渐降低。

早期胸腺细胞或前胸腺细胞来源于骨髓的淋巴干细胞，在胸腺上皮细胞分泌的胸腺花青素的诱导下，随血循环进入胸腺浅皮质区。此种淋巴细胞未成熟，表面带有CD4⁻CD8⁻双阴性标志，具有圆形或卵圆形的核、1～2个核仁、相对丰富的嗜碱性胞浆，该种细胞较大，分裂活跃，又称为淋巴母细胞。此后这些细胞进入深皮质区，在网状细胞分泌的胸腺素和胸腺生成素的作用下，分化、增殖，出现CD3和TCR的表达，随即分化为CD4⁺CD8⁺的双阳性细胞，为普通胸腺细胞（common thymocyte），约占胸腺细胞总数的80%左右。这种细胞是反复分裂后的胸腺细胞，反应性很差，对PHA、ConA抗原刺激均无反应能力，若与自身抗原相接触便易产生免疫耐受。这种处于分化、选择阶段的胸腺细胞在胸腺中寿命很短，仅存活

2～3 h，多数（>95%）通过凋亡的方式在皮质深层死亡，不久就由邻近的巨噬细胞将之吞噬清除，形成易染体巨噬细胞（tingible body macrophages），使该区出现"星空现象"（"starry-sky" appearance）的典型特征。鉴于胸腺内很少见到吞噬现象，故也有认为它们是经血管、淋巴管离开胸腺，在胸腺外被巨噬细胞清除的。其中仅约 5% 的该型 T 细胞进入髓质继续分化成熟，分化为成熟的胸腺细胞，细胞表面的标志抗原也随之分化表达为 CD4$^+$CD8$^-$ 或者 CD4$^-$CD8$^+$ 的单阳性 T 细胞，分别具有 MHC Ⅰ 类分子和 MHC Ⅱ类分子限制性识别能力。这些 T 细胞具有免疫应答能力，此过程可能需要胸腺细胞与胸腺上皮细胞或交错突细胞的直接接触和诱导才能完成。成熟的 T 细胞通过血液、淋巴液迁移到外周免疫器官的胸腺依赖区。大鼠中的实验证明胸腺中淋巴细胞的分裂增殖率在免疫系统中是很高的，放射自显影研究表明部分小淋巴细胞由皮质迁移到髓质，并在髓质通过毛细血管后微静脉壁进入血流中。

　　上述三种类型的 T 细胞，只有通过单克隆抗体的表面分化标志才能鉴别，从形态结构上无法区别。

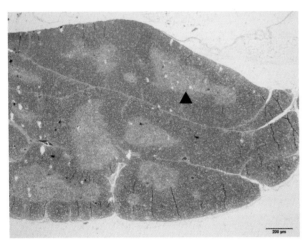

低倍镜下可见皮质染色深，髓质部染色较浅（黑三角示）。被膜伸入胸腺实质形成胸腺隔，将实质分隔成许多大小不等、形状不规则的小叶。（HE）

图 15-2　大鼠胸腺光镜图

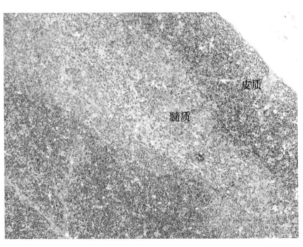

图 15-2 黑三角部位放大观，髓质主要由胸腺上皮细胞组成，排列较松，染色较皮质浅。表面皮质主要由密集排列的胸腺细胞组成，染色深。（HE）

图 15-3　大鼠胸腺光镜图

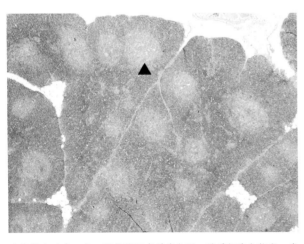

犬胸腺小叶多、小。低倍镜下皮质染色深，髓质部染色较浅，类球形（黑三角）。（HE）

图 15-4　犬胸腺光镜图

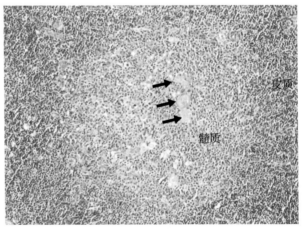

图 15-4 黑三角部位放大观，髓质排列较松，染色较浅，主要由胸腺上皮细胞组成，胸腺小体数目多（箭示）。皮质主要由密集排列的胸腺细胞组成，染色深。（HE）

图 15-5　犬胸腺光镜图

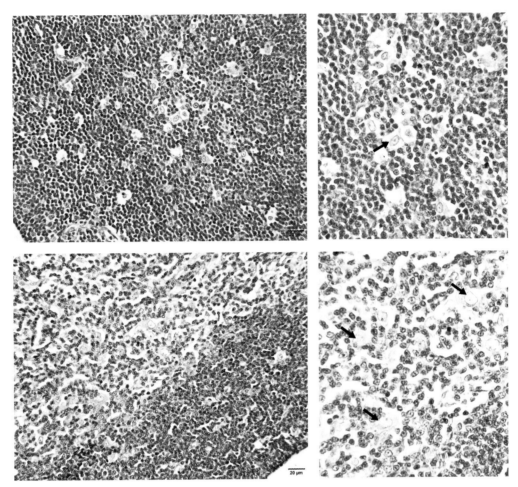

左上图是胸腺皮质，以淋巴细胞为主，内有少量体积大的胸腺上皮细胞。右上图为左上图局部放大，黑箭示胸腺上皮细胞，细胞界欠清，胞浆丰富淡染，核圆形或卵圆形，可见核仁，该细胞位于密集的淋巴细胞之间。左下图示胸腺皮质（右下方）和髓质（左上方），髓质淡染，细胞排列疏松，其间可见淋巴细胞。右下图示髓质的胸腺上皮细胞（黑箭），可见较多的髓质上皮样细胞，其间淋巴细胞数量明显比皮质部少。（HE）

图 15-6　大鼠胸腺

（二）胸腺髓质（medulla）

胸腺髓质由大量的胸腺上皮细胞，少量疏松分布的较成熟的胸腺细胞、巨噬细胞和树突状细胞等组成。树突状细胞、巨噬细胞、嗜酸性粒细胞、肥大细胞、成纤维细胞等又称为胸腺基质细胞（thymic stromal cell）。

1. 髓质胸腺上皮细胞：有髓质上皮细胞和胸腺小体上皮细胞两种。

（1）髓质上皮细胞（medullary epithelial cell）：与皮质上皮细胞基本相似，呈球形或多边形，胞体较大，电镜下细胞间桥粒较皮质上皮细胞多，该细胞相连成网，网眼内有胸腺细胞，胸腺细胞数量较皮质少。髓质上皮细胞是分泌胸腺素的主要细胞。

（2）胸腺小体上皮细胞（thymic corpuscle epithelial cell）：胸腺小体上皮细胞是胸腺小体的组成细胞，胸腺小体或哈氏小体（thymic corpuscle or Hassall's corpuscle）是胸腺髓质的重要特征，也是胸腺正常发育的标志，它散在分布于髓质中，由胸腺上皮细胞呈同心圆状排列所构成（图 15-7，图 15-8）。小体中心是由一个或几个较成熟的、角质化和／或退化细胞形成的芯，外周上皮细胞较幼稚，细胞核明显，有时见核分裂。开始形成时，小体中心只见单个上皮细胞角质化或透明变性，随着上皮细胞的逐渐成熟，细胞变扁、细胞核渐退化，角蛋白含量增多或完全角化，呈嗜酸性染色，类似于复层扁平上皮的角化，有的细胞可以破碎呈均质透明状。胸腺小体的形态学表现变异很大，随着上皮细胞的逐渐成熟，小体层次由少变多、由小变大，有时整个小体或部分小体发生营养不良性钙化，也可以发生囊性变，囊内可有细胞碎屑积聚，小体中还常见巨噬细胞、嗜酸性粒细胞和淋巴细胞浸润。

胸腺小体上皮细胞不分泌激素，其功能尚不太清楚，但缺乏胸腺小体的胸腺不能培育出 T 细胞。人类、灵长类和犬胸腺小体多、较易发现；啮齿类动物胸腺小体不明显，小鼠的胸腺小体通常经免疫组织化学染色才能发现，小体中心无角化物。

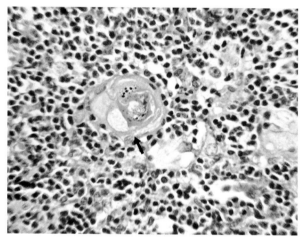

胸腺小体（箭示）由上皮网状细胞组成，小体中心是角质化和／或退化的细胞，周围上皮性网状细胞呈同心圆排列（箭示）。（HE，与图 15-8 的倍数相同）

大鼠胸腺小体（箭示）组织结构与 Beagle 犬相似，上皮网状细胞围绕角化物呈同心圆排列。（HE，与图 15-7 的倍数相同）

图 15-7 Beagle 犬胸腺小体　　　　　　图 15-8 大鼠胸腺小体

2. **交错突细胞**（interdigitating dendritic cell, IDC）：曾用名包括指状突细胞、交指状树突细胞、并指状树突细胞，来自骨髓，属淋巴样树突状细胞（dendritic cell），多分布于髓质，它实质上是一种特殊的巨噬细胞。IDC 与胸腺细胞密切接触，在 T 细胞发育过程中起关键作用。IDC 是树突状细胞的一种，树突状细胞来自骨髓造血干细胞，数量很少，分布很广，包括表皮的朗格汉斯细胞，心、肝、脾、肺、肾、消化管的间质 DC（interdigitating dendritic cell, IDC），淋巴结内的隐蔽细胞（veiled cell），外周淋巴组织中的交错突细胞（interdigitating cell）及血液 DC 等，它们分别处于不同的发育成熟时期，隶属不同亚型，但都具有抗原呈递功能。

3. **胸腺细胞**：髓质中的胸腺细胞数量较皮质部明显少，但均已发育成熟，具有免疫应答功能，由髓质迁出，进入周围淋巴器官以执行免疫功能。

4. **巨噬细胞**：胸腺实质中还有一定数量的巨噬细胞，散在分布于淋巴细胞和上皮性网状细胞间。

（三）皮髓质交界区

有丰富的小动脉（arterioles）、散在的血管周结缔组织、成熟和不成熟的淋巴细胞，此外尚有树突状细胞、不等量的血管周 B 细胞及浆细胞，上述细胞随动物年龄的增大而增多。

胸腺对免疫功能的建立起着重要的作用。一般认为它是 T 淋巴细胞发生和分化的所在地。如果动物出生时摘除胸腺，则全身淋巴组织发育不良，血液内的淋巴细胞也明显减少，细胞免疫功能明显下降，缺少对异体移植组织排斥和抵御的能力。但是，成年动物摘除胸腺则对其免疫功能影响不大。由此可见，胸腺在胚胎和新生期与机体免疫功能的形成有关。现已证明胸腺在胚胎期能把来自骨髓的淋巴干细胞转化为具有免疫活性的淋巴细胞。然后，这种淋巴细胞进入髓质小静脉，经血流迁移至周围淋巴组织，在脾白髓的动脉周围淋巴鞘、淋巴结的副皮质区和扁桃体、阑尾及淋巴小结间特定区域繁衍。因为这类淋巴细胞是受胸腺控制形成的，所以称为胸腺依赖性淋巴细胞或 T 淋巴细胞。此种细胞如受抗原刺激则能生成细胞免疫的效应淋巴细胞，而不产生抗体，所以和细胞免疫有关。此外，胸腺能分泌胸腺素（thymosin），胸腺素是一类多肽类内分泌物，含有多种有效成分，由胸腺的网状上皮细胞合成与分泌。一般认为这种激素在胸腺内以及通过血液循环在外周淋巴组织和器官中都能促进 T 淋巴细胞增殖和发育成熟。

血 - 胸腺屏障（blood-thymus barrier），血 - 胸腺屏障由 5 种结构成分组成：① 毛细血管内皮细胞间的完整紧密连接；② 毛细血管壁连续的基膜；③ 血管周隙，内有巨噬细胞；④ 上皮基膜；⑤ 毛细血管周围连续的胸腺上皮细胞突起包绕。血液内一般抗原物质和药物不易透过此屏障，这对维持胸腺内环境的稳定，保证胸腺中 T 淋巴细胞正常的增殖分化起着极其重要的作用。胸腺动脉穿过被膜沿胸腺隔进入皮髓质交界处。从该处发出毛细血管进入皮质，形成毛细血管网。随后从皮质又返回皮髓质交界处，并在髓质中形成毛细血管后微静脉（postcapillary venule），再汇合成小静脉出胸腺。在皮质毛细血管周围的上皮网状细胞形成一层连续的上皮鞘。上皮鞘与毛细血管内皮间形成一个腔隙，其中除组织液外，还有巨噬细胞、周细胞等，这一结构阻止了血流中大分子（抗原物质）通过血流进入胸腺，形成血 - 胸腺屏障（blood-thymus barrier），从而保证胸腺中 T 淋巴细胞的增殖分化在没有抗原物质影响的条件下进行。胸腺实质中无淋巴管，只在被膜、间隔和小梁中有输出淋巴管。

二、淋巴结

淋巴结（lymph node）分散在全身各处淋巴回流的通路上，如颈部、腋下、腹股沟、肺门、肠系膜等处。淋巴回流经过各部位相应的淋巴结，滤过并产生相应的免疫反应，形成机体第二道防线的重要组成部分。淋巴结的大小和结构在受到抗原刺激后，可发生变化，呈现感染和免疫反应的状态，局部感染引起向心部位相应淋巴结肿大，如后足趾局部化脓会引起腹股沟淋巴结肿大。

淋巴结通常呈卵圆形或肾形，一侧凹入，称为淋巴结门，是血管和神经进出的地方，并有一两个输出淋巴管从此处离开淋巴结，若干条输入淋巴管由另一侧进入淋巴结（猪的输入、输出淋巴管位置与此相反）。淋巴结被膜由致密结缔组织构成，内含少量弹性纤维和平滑肌纤维，被膜的组织伸入淋巴结内，形成许多小隔，称为小梁，小梁连接成网，构成淋巴结的支架，网眼中充填有大量的淋巴细胞、浆细胞、巨噬细胞、交错突细胞、滤泡树突状细胞和肥大细胞等。大鼠小梁不发达。

淋巴结的实质主要由淋巴组织构成，外围比较致密的部分称皮质，中央比较疏松的部分称髓质。皮质是接触抗原，引起免疫反应的部位。髓质是效应部位，内有活化的细胞、效应淋巴细胞、炎性介质等。

（一）淋巴结皮质

淋巴结皮质由淋巴小结、副皮质区和皮质淋巴窦等构成，位于被膜下方。

1. **淋巴小结（lymphatic nodule）**：又称淋巴滤泡（lymphatic follicle），是具有一定形态结构的致密淋巴组织，多呈圆形或椭圆形，在皮质中排列为一层或两三层。淋巴小结主要由 B 淋巴细胞组成，其结构并非一成不变，初形成时无生发中心，由一些大、中淋巴细胞组成，称初级淋巴小结（primary lymphatic nodule）。在抗原刺激下数量增多、体积增大、并出现生发中心，称为次级淋巴小结（secondary lymphatic nodule）。生发中心（germinal center）为淋巴小结中央的淡染区，主要含有 B 细胞，一定数量的易染体巨噬细胞、滤泡树突状细胞和少量起协助作用的 T 淋巴细胞（Th 细胞）。生发中心的易染体巨噬细胞参与免疫反应并吞噬清除一些凋亡的淋巴细胞。在电镜观察生发中心时，看到的滤泡树突状细胞（follicular dendritic cells，FDCs）以前也称为树突状网状细胞（dendritic reticular cells，DRCs），此细胞较大，核大，椭圆形空泡状，核仁大而明显，有时因 2 个核挤在一起而形成双核，或貌似双核。核周细胞质较少，伸出大量突起，交织成树枝状，伸入淋巴细胞间，加大与淋巴细胞的接触面。此种细胞不形成网状纤维，也无明显的吞噬机能。FDCs 的起源有争议，可能来自单核巨噬细胞系统，或血管周间充质内来源于循环内的间叶干细胞。

　　体液免疫应答中发育成熟的淋巴小结，正中切面上可区分为暗区、明区、帽。B 细胞接触和识别抗原并与 Th 细胞相互作用后迁徙到初级淋巴小结，在此分裂增殖，形成大而幼稚的生发中心母细胞（centroblast），紧密聚集。由于细胞质嗜碱性，形成暗区。此区细胞增殖明显，故滤泡内核分裂象很容易见到。暗区（dark zone）较小，位于生发中心的内侧部。继续增殖，转变为体积较小的生发中心细胞（centrocyte），与滤泡树突状细胞接触，细胞排列较松，因而形成明区（light zone）。明区位于生发中心的外侧部、被膜侧，染色较淡，主要由中等大小的 B 细胞和部分 Th 细胞组成，还有一些滤泡树突状细胞和巨噬细胞。B 细胞经过不断分化发育，形成浆细胞和记忆性 B 细胞，排列在生发中心的周围，覆盖着明区，半月形，形如帽，称为小结帽（cap）（图 15-9，图 15-10），这些细胞为浆细胞的前身或记忆细胞。在无菌动物中很少见到生发中心。兔、猫、狗、猪和反刍类动物淋巴结的生发中心较大，明显易见；马的淋巴结生发中心较小，不明显；大多数正常的啮齿类动物的淋巴结生发中心不明显，大鼠的淋巴结生发中心也不明显。Beagle 犬的淋巴结中一般有明显的生发中心。生发中心的巨噬细胞为胞浆淡染的巨噬细胞，又称为易染体巨噬细胞（tingible body macrophage，TBM），胞体大，胞质丰富，淡染，细胞质内可见吞噬的细胞碎片和凋亡小体，这些吞噬物来自滤泡内选择过程中死亡的淋巴细胞。TBM 细胞质透明，使其所在区域发白，形成所谓的"星空现象"。有人认为这是福尔马林固定过程中，组织收缩所致，胞质内的吞噬体被人为放大，实为固定所引起的假象。如采用冰冻切片或其他某些固定法，"星空现象"不明显或看不到。

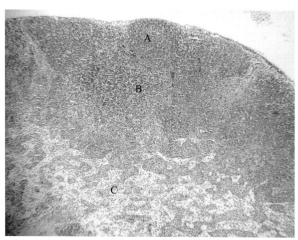

上面为皮质部，可见初级淋巴小结（A）、副皮质区（B）、髓质（C）。髓质由髓索和髓窦组成，髓索构成网状结构。（HE）

图 15-9　正常淋巴结

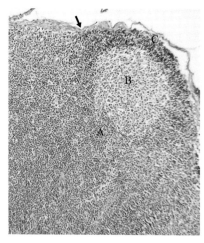

皮质部淋巴小结可见明显的生发中心（B）、明区，生发中心的内侧部为暗区（A），覆盖在明区表面半月形的为小结帽（C）。表被薄层致密结缔组织的被膜（箭示）。（HE）

图 15-10　正常淋巴结

2. 副皮质区（paracortical zone）：又称为滤泡间区（interfollicular areas），或皮质旁区，位于淋巴小结之间和皮质深层。副皮质区为一片弥散的淋巴组织，由弥散的大、中、小淋巴细胞及一些巨噬细胞、交错突细胞组成，以 T 小淋巴细胞最多，是淋巴结的胸腺依赖区（thymus dependent area）。切除胸腺，此处淋巴细胞不发育、呈空竭状。此区常延伸入髓质，多特化的高内皮细胞小静脉（high endothelial venule，HEV，也称毛细血管后微静脉）是其特点。毛细血管后微静脉较长，管腔明显，由高内皮细胞所围成（图 15-11），该细胞为立方体或柱状，核较一般内皮细胞大、卵圆形、异染色质少，空泡状，核仁明显，胞质丰富。淋巴细胞通过与内皮细胞间的受体 – 配体特异性结合而黏附在内皮细胞上，通过静脉壁迁徙到淋巴结的其他部位，因而该血管内皮细胞的胞质中常见正在穿越的淋巴细胞。

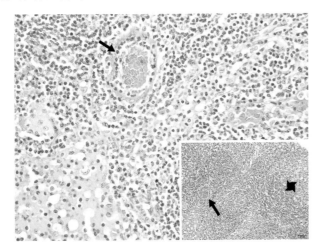

内皮细胞立方体，位于副皮质区（箭示）。右下图黑星处为皮质淋巴小结。（HE）

图 15-11　毛细血管后微静脉

交错突细胞胞体大，淡染，胞界不清，核大而不规则，可见核沟，染色质细腻，淡染几乎透明，核仁不明显。电镜下胞质突起如十指相扣，故而得名。此细胞数量多时，副皮质区将呈斑点状外观。

人类副皮质区扩大，可能与下面几种情况有关：① 副皮质区扩大是由免疫母细胞数量增多所致，这种情况见于病毒感染、接种疫苗后，某些药物如抗癫痫药也可以引起副皮质区扩大。② 如果扩大的副皮质区是由单一的小淋巴细胞组成，淋巴结的结构有不同程度的破坏，结合免疫组织化学的结果，高度怀疑恶性肿瘤。

3. 皮质淋巴窦（cortical lymphoid sinus）：淋巴窦是彼此沟通的腔隙，也是淋巴结内淋巴流动的通道，分布于整个淋巴结，但只有被膜下淋巴窦和髓质淋巴窦可以被识别。被膜下淋巴窦（subcapsular sinus）位于被膜下，扁囊状，包绕淋巴结的实质。来自输入淋巴管的淋巴首先进入被膜下淋巴窦，再缓缓流经小梁周围的淋巴窦（peritrabecular sinus）和副皮质区淋巴窦。在这一过程中，淋巴中的异物可被巨噬细胞吞噬，同时淋巴结中的小淋巴细胞也可穿过内皮细胞间隙增补到淋巴中。

电镜观察表明，窦壁由扁平内皮细胞组成，无基膜，近被膜的一侧，内皮细胞是连续的。淋巴结内的淋巴窦，窦壁是由固定的巨噬细胞、扁平或星形的内皮细胞构成。该处的巨噬细胞和其他部位的巨噬细胞形态及功能相同，胞体大，核大或中等大小，空泡状，核质比低，具有吞噬活性。此外窦内尚有小淋巴细胞，偶见中性粒细胞和嗜酸性粒细胞。窦壁有许多网孔，淋巴细胞和巨噬细胞可以进出。

（二）淋巴结髓质

淋巴结髓质由髓索和其间的髓窦（髓质淋巴窦）组成，位于皮质内部和淋巴结门部。

1. 髓索（medullary cord）

由致密淋巴组织构成的条索，粗细不等，彼此连接成网。髓索内主要含 B 细胞和浆细胞，还有巨噬细胞。也可见肥大细胞、嗜酸性粒细胞。浆细胞的数量因免疫反应情况的不同而变化较大，主要由生发中心的 B 淋巴细胞受抗原刺激后增殖、分化，最后成熟为能产生免疫球蛋白的浆细胞，并移入髓质，起体液免疫的作用。髓索内巨噬细胞罕见，其功能主要与捕获和呈递抗原有关，其吞噬活性不如滤泡生发中心的易染体巨噬细胞强。

2. 髓窦（medullary sinus）

髓质淋巴窦位于髓索之间或髓索和小梁之间，大小不一，形状不规则，交织成网。髓质淋巴窦一端与皮质淋巴窦相通，另一端在淋巴结门部汇集成输出淋巴管。淋巴在淋巴结中由输入淋巴管流入，经皮质淋巴窦、髓质淋巴窦，从输出淋巴管流出。淋巴窦腔内的巨噬细胞较多，故有较强的滤过功能（图15-12，图 15-13）。

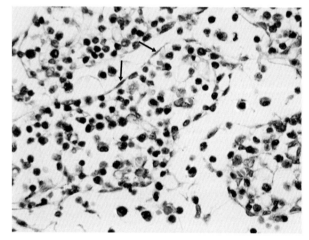 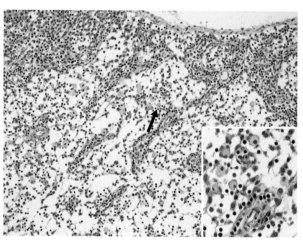

髓索纵切面，内有多种细胞，如 B 淋巴细胞、浆细胞和巨噬细胞。髓窦为腔隙状，窦内皮细胞单层扁平状（箭示），窦腔内可见巨噬细胞。（HE）

肠系膜淋巴窦内可见类圆形、胞浆嗜碱性的肥大细胞，该细胞随淋巴液自输入淋巴管进入引流淋巴结。右下图为箭所指部位放大观。（HE）

图 15-12 髓索和髓窦 　　　　　　　图 15-13 淋巴窦内的肥大细胞

低倍镜下，上述不同区域的组织象很容易辨认，但要注意，不同样本中淋巴结的组织象可能差别很大，有时也可能看不到髓索，另外由于切面的关系，淋巴结的明区和暗区也不总能见到。淋巴结的功能主要有：（1）滤过淋巴液，从结缔组织中进入毛细淋巴管的细菌、病毒或大分子抗原等渗入淋巴中，经过淋巴结的淋巴窦时，流速缓慢，窦内的巨噬细胞即将其中的抗原物质、病原体等吞噬清除。（2）免疫应答，来自中枢淋巴器官并迁入淋巴结的淋巴细胞在适当的抗原刺激下可以发育分化为淋巴母细胞。淋巴母细胞经过分裂、增殖、分化形成有免疫活性的效应淋巴细胞，参与免疫反应。淋巴结的不同部位免疫细胞的类型不一，淋巴滤泡生发中心主要是 B 细胞，该部位的滤泡树突状细胞将抗原信息提呈给 B 细胞，使之活化，分泌抗体，参与体液免疫反应；交错突细胞将抗原提呈给副皮质区的 T 细胞，使之活化，参加细胞免疫反应。淋巴结内细胞免疫反应和体液免疫反应常同时发生，以哪种为主视抗原性质而定。以体液免疫反应为主时，淋巴小结数量增多、体积增大，生发中心明显，髓索浆细胞增多，输出淋巴管内抗体含量明显升高。以细胞免疫反应为主时，副皮质区明显扩大，效应性 T 淋巴细胞输出增多。

三、脾脏

脾脏（spleen）是机体最大的淋巴器官，位于血液循环通路中，它具有滤过血液，参与免疫反应，清除血液循环中衰老红细胞，回收血红蛋白等多种功能，在一些动物中还起着储存血液和出生后造血的作用。在脾中，血液中的抗原诱发免疫活性淋巴细胞、浆细胞形成，产生免疫反应。一般说来，成年动物脾脏的主要造血活动是产生淋巴细胞，但是许多动物胚后脾也能产生红细胞、白细胞、巨核细胞和血小板，例如，大鼠、小鼠的脾脏中光学显微镜下就能观察到相当数量的巨核细胞（megakaryocytes）和正成血红细胞（normoblasts），此现象为髓外造血（extramedullary hemopoiesis）的标志，又称为髓样化生（myeloid metaplasia）。因此脾是多机能的器官，当某个功能被激活后，就会发生相应区域形态结构的改变，因而脾脏因疾病或毒理药理需要做病理检查的情况下，一定要同时设正常对照脾，这对分析病变极为重要。脾脏切除后，其机能可能部分由其他造血器官，如骨髓、淋巴结等所代替。

脾脏位于腹腔的左侧背部，在肋骨的下面，它的前端和肝左外侧叶的背缘相接触。大鼠的脾脏长约 30～50 mm，宽约 10 mm，100 日龄的大鼠脾脏达到最大重量。成年雄鼠脾脏的平均重量约 1 007～1 350 mg，雌鼠约 747～878 mg。小鼠雄鼠的脾脏比雌鼠大 50% 左右。脾脏的平均重量约为体重的 0.21%。

在横切面上，脾脏似等边三角形，其壁面成为三角形的底部，胃面和脏面形成两边。在脾门处有脾动脉和脾静脉进出脾脏，还与胰腺有密切的关联。

脾脏表面覆以被膜（capsule），是一层浆膜，被膜下为致密结缔组织，其中含有弹性纤维和少量平滑肌纤维。被膜伸入脾脏实质形成小梁，小梁彼此互相连接成网，构成脾的支架，小梁内有动脉、静脉、神经。被膜和小梁中的平滑肌细胞收缩，可将脾内的血液排出。小鼠脾被膜和小梁不发达，犬和猫脾被膜和小梁发达，其内平滑肌、纤维数量多。脾的实质称为脾髓（splenic pulp）。切开新鲜的脾脏，肉眼可看到大部分的组织为深红色，称红髓。在红髓之间，可以看到许多散在的灰白色点状区域，称白髓。红髓和白髓交界处为边缘区，三者构成脾脏的实质。组织结构上，白髓是淋巴细胞聚集的地方，红髓则是包围在它外面的血窦和血细胞等。大鼠脾的淋巴细胞中，B 细胞最多，占半数以上，主要分布于滤泡中心和脾索。T 淋巴细胞较 B 细胞少，主要分布于动脉周围淋巴鞘和淋巴滤泡的外围区。

（一）白髓（white pulp）

白髓由密集的淋巴细胞组成，在新鲜脾脏的切面上呈分散的灰白色的小点，故称白髓。它由动脉周围淋巴鞘和淋巴小结构成（图 15-14～图 15-16），相当于淋巴结的皮质。在大鼠白髓比较发达。

动脉周围淋巴鞘（periarterial lymphatic sheath）是围绕在中央动脉周围的厚层弥散淋巴组织，相当于淋巴结的副皮质区，但无毛细血管后微静脉。主要由 T 细胞、少量巨噬细胞及交错突细胞构成，是胸腺依赖区，当发生免疫反应时，淋巴鞘内的 T 细胞分裂、增殖、分化，鞘也增厚。中央动脉（central artery）是脾动脉进入脾后立即由淋巴组织包围起来的那段动脉，位置略偏中心，中央动脉旁有一条伴行的小淋巴管，是鞘内 T 细胞迁出脾脏的重要通道。

淋巴小结又称为脾小体（splenic corpuscle）或脾小结（splenic nodule），位于动脉周围淋巴鞘和边缘区之间，呈球状或长桶状，是淋巴细胞的发生地，中央主要是 B 细胞、巨噬细胞，外围有 T 细胞。与淋巴结内的淋巴小结相同，受到抗原刺激后，初级淋巴小结形成生发中心，包括明区、暗区和帽，其帽部朝向红髓。脾小体的数量和形态随生理和病理情况变化，当抗原侵入时，脾小体数量增加，脾小体的中央相当于淋巴小结的生发中心，可以发生淋巴细胞凋亡，出现"星空现象"。在脾脏发育过程中，凋亡现象不明显，有时广泛出现。凋亡对维持T细胞的正常数量、功能和防止自身免疫病极其重要。NCG小鼠高度免疫缺陷，缺乏B细胞、T细胞和NK细胞，脾脏内光镜看不到明显的脾小体。

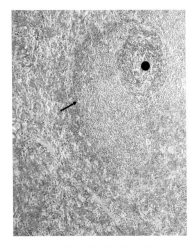

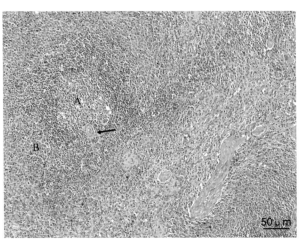

图中可见白髓（箭示）及红髓区（C）。（HE）

由脾小体（A）及动脉周围淋巴鞘（B）组成，脾脏小体结构清晰，一侧可见中央动脉（黑箭示）。绿箭示脾小梁。（HE）

图 15-14　正常大鼠脾脏

图 15-15　正常 Beagle 犬脾脏白髓

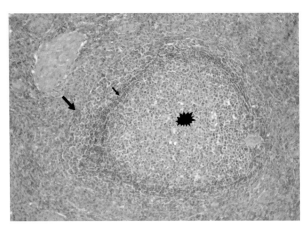

脾淋巴滤泡形态学，淋巴滤泡的三个组成部分：生发中心（黑星示）、套区（短黑箭示）、边缘区（长黑箭示）。（HE）

图 15-16　Beagle 犬脾淋巴滤泡

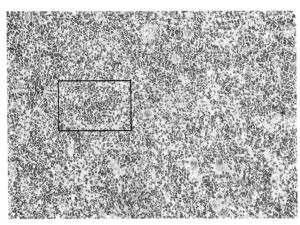

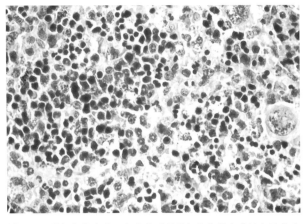

低倍镜下小鼠脾脏无明显脾小体形成，淋巴细胞积聚成片块状，分布于脾组织内。（HE）

图 15-17 黑框处放大观。高倍镜下淋巴细胞片块由淋巴细胞和上皮样细胞组成。外围脾窦内见粒细胞和其他造血细胞，巨核细胞明显可见。（HE）

图 15-17　NCG 裸小鼠脾脏

图 15-18　NCG 裸小鼠脾脏

（二）红髓（red pulp）

脾脏内除了小梁和白髓外，统称红髓，它包在白髓周围，约占脾实质的 3/4。红髓又由脾索和脾血窦（静脉窦）两部分构成。

1. 脾索（splenic cord）

脾索相当于淋巴结的髓索，是由富含血细胞的淋巴组织构成的索状结构，彼此连接成网。在脾索的网眼内，填充着淋巴细胞、游离的巨噬细胞、单核细胞、浆细胞，脾索是 B 细胞的聚集区，也含有许多巨噬细胞、树突状细胞、浆细胞、巨核细胞和血液的其他成分。侵入血中的病原体等异物或抗原可被巨噬细胞和树突状细胞捕获和处理，激发免疫反应，因此脾索是脾脏进行血液滤过的主要场所。巨噬细胞有活跃的吞噬能力，吞噬衰老和死亡的红细胞，经血液来的颗粒样物质，因此巨噬细胞中经常含有衰老的红细胞和含铁血黄素及其他颗粒状物质。脾索内各类细胞的分布不均匀，在进入脾索的中央动脉末端分支处有薄层密集的淋巴细胞；鞘毛细血管周围有密集的巨噬细胞；毛细血管末端开放于脾索处则含有较多的血细胞和巨噬细胞；在不含血管的脾索部分，散在分布较多的淋巴细胞和浆细胞。

2. 脾血窦（splenic sinus）

脾血窦（splenic sinus）是一种静脉性血窦，相当于淋巴结中的淋巴窦，但机能和结构上有差异。脾血窦多以棒状的膨大起始于边缘区的外周，其形状、大小随血液充盈程度而变化。窦内皮细胞又称为窦岸细胞（littoral cell），为长杆状，核为豆状，其间有缝隙。细胞外有环行的网状纤维围绕，基膜不完整，有利于脾索内的血细胞经过变形通过窦壁进入脾血窦。窦壁外侧贴附有许多巨噬细胞，其胞突经内皮细胞间隙伸向血窦腔。脾血窦中血液汇入小梁静脉，后于脾门汇入脾静脉，流出脾脏。

脾脏的淋巴细胞中，B 淋巴细胞的比例较大，占半数以上，主要分布在淋巴小结的生发中心和脾索，参与体液免疫。T 淋巴细胞比例较低，主要分布在动脉周围淋巴鞘和淋巴小结的外周部分，参与细胞免疫。

（三）边缘区（marginal zone）

包绕动脉周围淋巴鞘和脾小体周围，为红髓与白髓交界区，该区由淋巴组织及边缘窦组成。边缘窦（marginal sinusoid）是中央动脉的侧支末端在此膨大，形成的小血窦。相当于淋巴结皮质区与副皮质区的交界处。边缘区由致密的网状组织形成，中央动脉的许多分支开放到这里，在大鼠边缘区较厚，结构清楚，内有大量血管、T 淋巴细胞、B 淋巴细胞及较多的巨噬细胞和红细胞。这个区域是大部分血流进入红髓以前滤过的部位，也是 T 淋巴细胞首次与 B 淋巴细胞相接触的部位，因此边缘区是脾的重要的机能部位。

脾的血液循环密切地关系到抗原刺激、血液的滤过和从红细胞中回收血红素和铁等机能。脾动脉（splenic artery）经脾门进入脾内，沿着小梁分支，形成小梁动脉，离开小梁后，动脉的外膜被淋巴组织所代替，叫白髓动脉，进入淋巴结的动脉称中央动脉，常位于小结的偏中心部位，很少位于小结的中央。中央动脉常处于收缩状态，内皮呈方形。中央动脉的分支终止于三处：① 有些分支形成小结的毛细血管网；② 有些在小结内呈辐射状，以漏斗状开口或分支开放到边缘区；③ 主要的进入红髓，形成约 2～6 支笔直的分支，称笔动脉。笔动脉在红髓中分为三段：① 前面一段最长，称髓动脉（内皮细胞外面只有一层平滑肌细胞）；② 随后为鞘毛细血管，其腔窄细，中膜消失，内皮外面的平滑肌被几层同心排列的网状纤维、网状细胞和巨噬细胞组成的鞘所代替，鞘呈椭球状包在内皮细胞外面；③ 最后为终末毛细血管，血液由此通入静脉窦。静脉窦汇集成髓静脉，进入小梁成为小梁静脉，小梁静脉和小梁动脉伴行，最后合成脾静脉（splenic vein），经脾门走出脾脏。此外，正常情况下约有 25% 的血小板存在脾中。对老年大鼠的脾脏改变进行定量是困难的，在病变特别明显时要加以描述性说明。

脾脏除了免疫、贮血功能外，在功能需要的情况下还有髓外造血（extramedullary haemopoiesis）的功能。在人类出生后脾脏失去了造血功能，但有少量造血干细胞，在严重失血或某些病理情况下，脾可以恢复造血功能，称为髓外造血。小鼠脾脏通常具有造血的生理功能，大鼠脾脏在功能需要时也可进行造血。脾脏造血的标志是出现造血细胞，主要是巨核细胞（megakaryocytes）、正成血红细胞（normoblasts）及原始造血细胞等组成的造血灶。

四、哺乳类和禽类的黏膜相关淋巴组织

黏膜相关淋巴组织（mucosa-associated lymphoid tissue, MALT）是位于所有黏膜组织的散在或集合的淋巴组织，其中淋巴细胞最多，约占免疫系统的 50%，目前对 3 个部位的 MALT 了解较多，它们是肠黏膜相关淋巴组织（gut-associated lymphoid tissue, GALT），鼻咽部的鼻相关淋巴组织（nasal-associated lymphoid tissue, NALT）和支气管相关淋巴组织（bronchus-associated lymphoid tissue, BALT）。其他的有咽相关（LALT），结合膜相关（LDALT），唾液腺导管相关淋巴组织（DALT）等（图 15-19～图 15-24）。

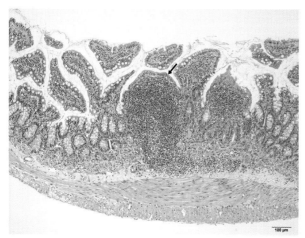
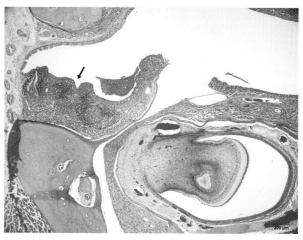

图 15-19　肠黏膜相关淋巴组织（HE）　　　　　图 15-20　鼻相关淋巴组织（HE）

肠黏膜相关淋巴组织有 4 种类型，包括派尔斑、孤立淋巴小结、隐窝斑、大肠的淋巴腺复合体。① 派尔斑（Peyers patchers）：典型的派尔斑为多发性淋巴滤泡，位于肠系膜对侧面肠壁的黏膜固有层，部分深入黏膜下层，其上方的绒毛生长不良或缺如。派尔斑由 4 部分组成，由肠腔面到浆膜面依次为滤泡相关上皮、上皮下穹顶、淋巴滤泡和滤泡间区。在滤泡相关上皮内散在分布一种特异的细胞，称 M 细胞，即微皱褶细胞（Microfold cell, M cell）。电镜下 M 细胞的顶部可见小的、不规则的、无序的微绒毛，发育差的刷状缘，底外侧有大的质膜内陷，其内含有 B 细胞、T 细胞、少量的巨噬细胞和树突状细胞。M 细胞无特异性免疫标志，因而光镜下这些细胞难以识别，只能根据其基底部是否包含淋巴细胞来推断。它有转运微生物的作用，提取肠腔内的抗原物质，传递给下方的其他免疫细胞，发生免疫效应。上皮下穹顶位于淋巴滤泡和滤泡相关上皮之间，含一组异质的细胞群，包括 B 细胞、树突状细胞、巨噬细胞和浆细胞。淋巴滤泡以 B 细胞为主，另含有滤泡树突细胞和巨噬细胞。滤泡间区富含 T 细胞。② 孤立淋巴小结（isolated lymphoid follicles）也位于肠系膜对侧的肠壁内，大鼠、小鼠、兔、豚鼠都有，组织结构和功能与派尔斑基本相似，但是单个分布，略呈桶形，体积较小。③ 隐窝斑（cryptopatches）是淋巴细

胞聚集的部位，位于小肠固有层，由 T 细胞和树突状细胞组成。④ 大肠淋巴腺复合体（lymphglandular complex）指隐窝上皮位于淋巴滤泡内，淋巴滤泡从黏膜层穿过黏膜肌、深入黏膜下层。淋巴腺复合体位于大肠，类似派尔斑，在小鼠结肠远端分布较密（图 15-25）。

肠道经常接触食物中的各种抗原，因而受到多种刺激反应，引起组织学改变。但上述斑块的大小不一定与刺激强度成正比，常和种属有关，因而实验中设对照样本是很重要的。淋巴组织是地塞米松（dexamethasone）和环孢霉素（cyclophosphamide）的靶部位，但对 GALT 的作用较小。肠道的集合淋巴小结，浅表部为圆顶状隆起，下方为生发中心，主要是 B 细胞，淋巴小结之间的淋巴细胞是 T 细胞（图 15-26 ~ 图 15-27）。

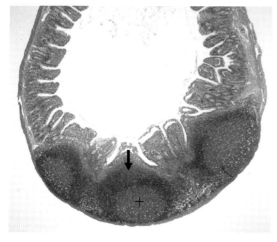

位于回肠壁，由集合淋巴小结组成，又称为派尔斑。浅部为圆顶状隆起（箭示），下方为生发中心（+示）。（HE）

图 15-21　回肠黏膜相关淋巴组织

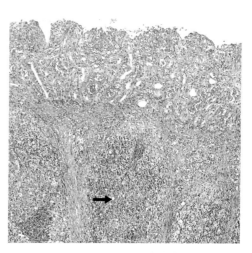

肠壁见多个淋巴小结，淋巴小结明显增大，中央生发中心明显，大量淋巴细胞凋亡。上方肠黏膜上皮细胞变性、坏死，间质充血。（HE）

图 15-22　回肠黏膜相关淋巴组织

一般淋巴组织发生的病变，黏膜相关淋巴组织也可以发生，在对抗原发生反应时也可以形成生发中心，淋巴细胞也可以坏死、凋亡，凋亡的细胞继而被巨噬细胞吞噬，形成"星空现象"等。

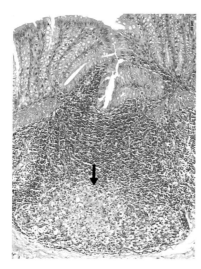

肠壁见一淋巴小结，下部淋巴细胞凋亡，被增生的巨噬细胞吞噬，形成"星空现象"。（HE）

图 15-23　大肠黏膜相关淋巴组织

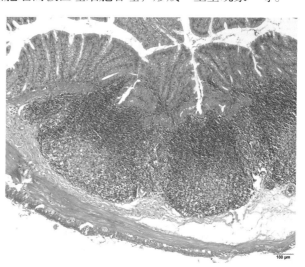

位于大肠壁的黏膜相关淋巴组织，由集合淋巴小结组成。（HE）

图 15-24　小肠黏膜相关淋巴组织

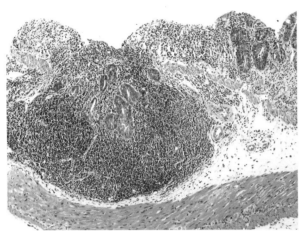

黏膜固有层淋巴滤泡穿过黏膜肌，深入黏膜下层，淋巴滤泡内见隐窝上皮。该大鼠黏膜层局部坏死。（HE）

图 15-25　大鼠大肠淋巴腺复合体

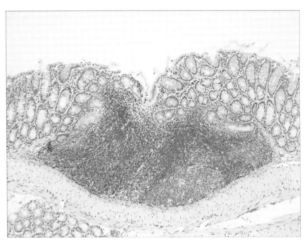

结肠黏膜固有层黏膜相关淋巴组织，CD3 染色反应。苏木素复染。（HE）

图 15-26　结肠免疫组织化学染色

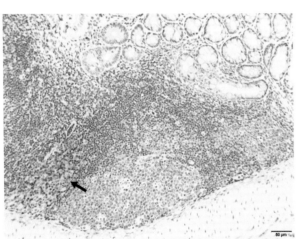

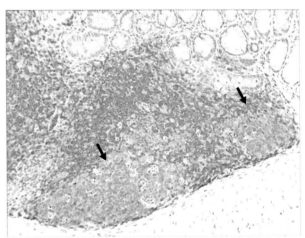

左图为图 15-26 放大观，2 个淋巴滤泡间 CD3 染色反应阳性（箭示）。

右图为 B20 染色反应，淋巴滤泡呈阳性（箭示）。苏木素复染

图 15-27　结肠免疫组织化学染色

　　NALT 是第一个接触空气中抗原的部位，种族差异大，大鼠 NALT 位于开放性鼻咽管外侧壁的腹侧部，左右鼻道鼻咽管的入口处。NALT 一般位于咽部取材部位第二、第三水平面（见本书中篇第八章"呼吸系统"），不同部位的 NALT 其内 B 细胞和 T 细胞的部位不同，为了所取得结果的客观性，最好做连续切片。

　　BALT 沿气道随机分布于支气管，在支气管分支处和支气管与动脉间最易发现。BALT 内除淋巴细胞外，还有其他类型的细胞，如成纤维细胞、网状细胞、巨噬细胞、滤泡间和滤泡树突状细胞。淋巴细胞也可以组合成淋巴样滤泡。BALT 内淋巴滤泡稀少很可能是抗原自淋巴细胞快速转移到相应的淋巴结内。BALT 内胶原和网状纤维较多，也可能出现细胞凋亡。此处的淋巴细胞多数是 T 细胞（约占 61%）。BALT 的种属差异明显，犬和猫缺如，兔多，其次是大鼠、小鼠、豚鼠。无菌小鼠是否有 BALT 尚有争议，有人认为略半数 SPF 级的小鼠无 BALT。与 NALT 和派尔斑比较，BALT 缺乏滤泡树突状细胞，生发中心和易染体巨噬细胞也较前两者少见。

第二节　免疫系统常见疾病

一、胸腺常见疾病

1. 胸腺发育异常（developmental anomalies）和胸腺异位（ectopic thymus）

大鼠的胸腺和甲状腺、甲状旁腺有时出现异位，在甲状腺、甲状旁腺内出现胸腺组织（图15-28），或胸腺内出现甲状腺、甲状旁腺组织。在胚胎发育第13 d左右，胸腺和甲状腺、甲状旁腺同时向体尾部移行，第15 d时两者分开，胸腺继续向下移行到胸腔，在移行的过程中胸腺组织裂解成小段片块，从而小块胸腺组织也可以出现在接近甲状腺的胸腔内，或埋在甲状旁腺内，形成异位的胸腺。未下降的胸腺也可以出现在颈部外，肺根或肺内也可以出现异位的胸腺。这些组织异位并无病理学意义。Beagle犬胸腺异位不常见到。根据胸腺特有的组织结构，异位的胸腺是容易辨认的。

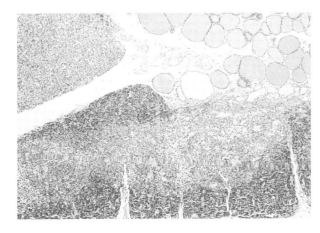

图上方为甲状腺，滤泡结构正常，腔内充满浅伊红染胶质。下方为胸腺，可见深染的皮质和淡染的髓质。（HE）

图 15-28　胸腺异位

2. 胸腺萎缩（atrophy）或退化

胸腺体积缩小，称为胸腺萎缩。实验动物，包括大鼠、小鼠、仓鼠和犬，常见胸腺萎缩。胸腺萎缩的原因有多种，常见的胸腺萎缩与年龄相关，属于正常的、逐步发生的、不可逆的生理过程，生理性萎缩称为退化；在病理情况下，萎缩可以加速发生。

（1）年龄性退化（age involution）或称为生理性退化，属于正常的生理过程。随着年龄增长，胸腺经历一个缓慢的退化过程。胸腺的发育在胚胎的前半期已经完成，出生后继续生长，无论雌性或雄性，40~60日龄大鼠的胸腺最大，以后停止生长，性成熟前开始正常退化，3月龄后迅速萎缩。小鼠的胸腺在35~80日龄逐渐萎缩。退化的胸腺肉眼观体积变小，光镜下胸腺细胞群逐渐变化，皮质和髓质上皮退化速度不同。退化的早期阶段，主要表现为皮质胸腺细胞数量减少、皮质变薄，表面不规则，上皮细胞稀疏。由于皮质淋巴细胞数量减少，变成与髓质相似，从而皮质和髓质分界不清。皮质和髓质结合部血管周围间隙增大，血管周B细胞和浆细胞数量增多。可能形成具有生发中心的淋巴滤泡样结构。随后上皮性网状细胞变大，间隔结缔组织中的脂肪细胞侵入实质，最后，淋巴细胞完全消失，上皮性网状细胞向上皮样转化，胸腺为纤维脂肪组织代替，因而老龄啮齿动物的胸腔内难以找到胸腺。但这种退化在大鼠及其他任何物种包括人类中不会完全消失，在原胸腺部位的纤维脂肪组织内仍可找到残余的小片胸腺皮质和髓质，寻找的最好方法是对心外膜前方脂肪进行连续切片，在光镜下仔细观察。有时退化的立方或柱状上皮细胞形成上皮索或管状结构，偶尔在髓质形成囊肿（图15-29，图15-30）。

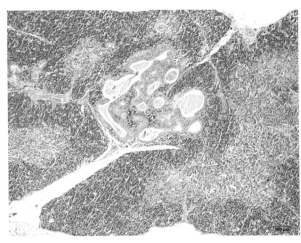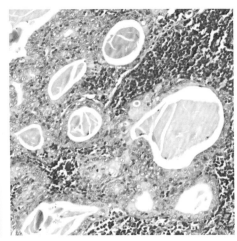

长毒实验9个月雌性对照组大鼠，年龄10个月。胸腺皮质变薄，细胞轻度稀疏。包膜下上皮增生，形成腺样结构。（HE）

图 15-29 腺样结构放大观。上皮细胞柱状，单层或多层排列呈完整的腺样结构，细胞无异型性，腺腔内可见红染均质的分泌物。（HE）

图 15-29　年龄性退化

图 15-30　年龄性退化

胸腺退化反应胸腺功能的改变，可能是量的改变，而非质的变化，是在不同免疫状态下 T 淋巴细胞重组，因为在人类的研究中发现胸腺的活性和功能直到老年仍能维持得很好。

（2）病理性萎缩又称为意外性退化（accident involution）或应激性退化性萎缩，与衰老无关。可以发生于药物中毒、微生物感染、免疫排斥（移植物抗宿主反应）、内分泌失调、大剂量辐射及大剂量ACTH、肾上腺皮质激素或性激素、营养不良、应激反应等情况下，甚至饲养环境温度、湿度波动较大的情况也可以引起胸腺急性萎缩。病理性萎缩原因不明，可能与机体在应激反应时，内源性固醇类激素的释放有关，导致胸腺皮质的淋巴细胞快速损耗。病理性萎缩胸腺内常出现明显的细胞核碎裂，伴有巨噬细胞活跃的吞噬现象，在皮质部产生特征性"星空现象"。免疫抑制药物也可以引起或加重萎缩性改变（图 15-31 ～ 图 15-36）。

病理情况下发生的胸腺萎缩具有毒理学意义，需要与生理性退化加以鉴别，但两者在形态上基本相似，如何区别，可以参照下面几方面。一般生理性退化的发生与年龄有关，退化发生的速度较慢，而病理性萎缩的发生与年龄关系不大，迅速发生，与实验使用的化合物的剂量呈正相关。病理性萎缩通常皮质比髓质明显。由于两者鉴别困难，最好每次实验设有正常对照动物作为参照。

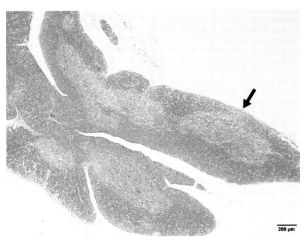

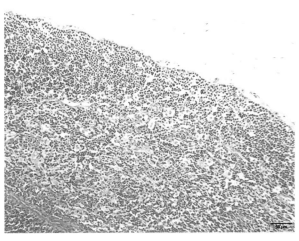

大鼠胸腺，低倍镜下皮质髓质结构尚清晰，皮质轻度变薄，临床胸腺重量减轻。（HE）

图15-31　胸腺萎缩

图15-31局部（箭示）放大观，皮质轻度变薄，细胞密度较正常减低，皮质髓质分界欠清。（HE）

图15-32　胸腺萎缩

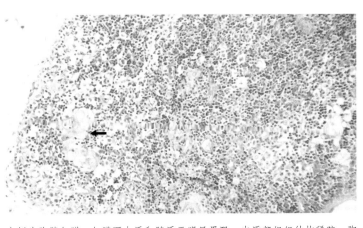

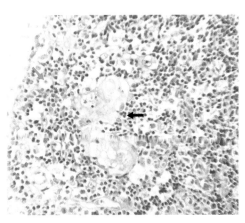

左侧为胸腺包膜，包膜下皮质和髓质无明显界限，皮质部组织结构稀疏，胸腺细胞明显减少，上皮细胞明显增多，胸腺小体数量也相对增多（箭示）。（HE）

图15-33　胸腺萎缩

图15-33放大观，黑箭示胸腺小体，绿箭示上皮细胞，在萎缩的胸腺内，胸腺小体（黑箭）相对集中，数量增多。（HE）

图15-34　胸腺萎缩

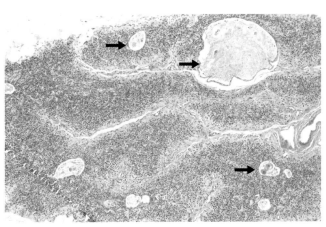

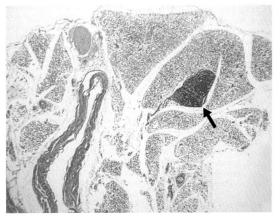

胸腺皮质变薄，皮质髓质分界不清，上皮细胞增生，形成多个大小不一的腺样结构（箭示），"腺体"内衬单层立方上皮细胞，周围为胸腺细胞。（HE）

图15-35　胸腺萎缩

6月龄大鼠，药物引起胸腺重度萎缩，多数区域为脂肪组织填充，仅残存少量胸腺组织（箭示）。（HE）

图15-36　胸腺萎缩

3. 胸腺肥大与增生

指胸腺淋巴细胞数量增多，致胸腺体积增大、重量增加，超过同龄动物的正常上限。该病变常与免疫促进剂的应用或患有引起免疫功能增强的疾病有关。光镜下主要表现为髓质扩大及淋巴组织增生。自发性非肿瘤性增生性改变常见于雌性。有时增生表现为局灶性或区域性混合性淋巴细胞增多，称为灶性增生或结节状增生，增生的细胞未浸润邻近的正常组织，这是与肿瘤的浸润性生长不同之处。该形态学改变常见于老龄啮齿类动物，尤其是小鼠。小鼠发生年龄性退化时，胸腺皮质萎缩，淋巴细胞减少，但髓质中可出现淋巴滤泡或上皮增生形成腺样结构，不是真性胸腺增生。

除淋巴细胞、上皮细胞增生外，其他细胞也可以发生增生，如窦组织细胞增生、浆细胞增生等。

4. 胸腺细胞（淋巴细胞）变性、坏死

胸腺细胞坏死是毒性因子直接作用的结果，早期数量少，表现为出现个别淋巴细胞凋亡，随病变进展凋亡的淋巴细胞数量增多，严重时坏死的淋巴细胞呈团块状。动物濒死时胸腺也可能出现坏死。胸腺细胞坏死的同时，局部出现巨噬细胞，随坏死细胞的增多，巨噬细胞数量增加，并出现明显的吞噬现象，局部有大量的星空样细胞（图15-37～图15-44）。

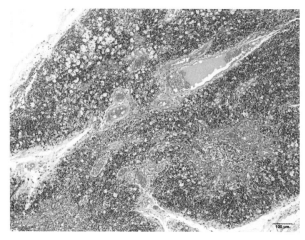

胸腺体积缩小，小叶结构存在，皮质和髓质分界不清，皮质中胸腺细胞数量明显减少，"星空现象"明显（箭示）。（HE）

图15-37　胸腺萎缩

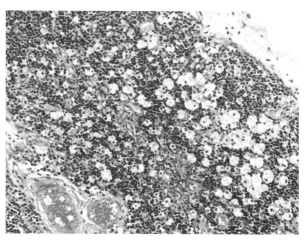

图15-37左上方放大观胸腺内易染体巨噬细胞数量增多，吞噬现象明显，形成"星空现象"。（HE）

图15-38　胸腺萎缩"星空现象"

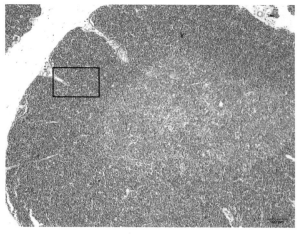

低倍镜下胸腺皮质未见明显改变，皮质和髓质比例基本正常。（HE）

图15-39　地塞米松应用后12 h

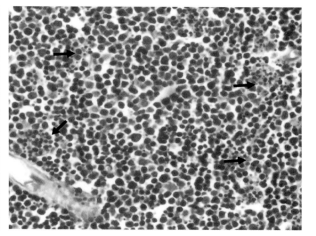

图15-39黑框内放大观，高倍镜下胸腺皮质内散布明显的核碎片，为凋亡的淋巴细胞，尚未被巨噬细胞吞噬。（HE）

图15-40　地塞米松应用后12 h

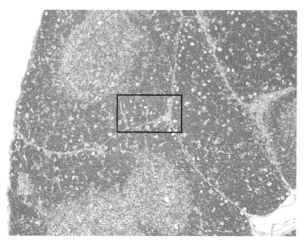

低倍镜下胸腺皮质变薄，星空样细胞明显，皮质和髓质分界尚清晰。（HE）

图 15-41　地塞米松应用后 24 h

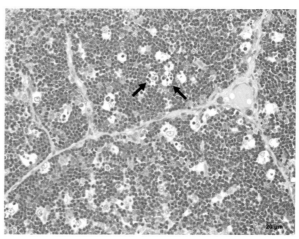

图 15-41 黑框内放大观，胸腺皮质内散布核碎片，部分已被巨噬细胞吞噬，形成"星空现象"（黑箭示）。（HE）

图 15-42　地塞米松应用后 24 h

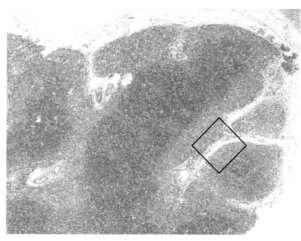

低倍镜下胸腺皮质淡染，其内淋巴细胞耗竭；髓质深染，其内淋巴细胞增生。皮质和髓质分界不清晰。（HE）

图 15-43　地塞米松应用后 72 h

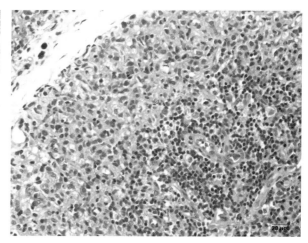

图 15-43 黑框内放大观。皮质淡染处为上皮样细胞、淋巴细胞耗竭，髓质（右下角）可见淋巴细胞斑块状。皮质和髓质无分界。（HE）

图 15-44　地塞米松应用后 72 h

5. 囊性变（cystic change，cystic hyperplasia）和囊肿（cysts）

随年龄增大而发生的退缩性改变过程中，淋巴组织的数量逐渐减少，胸腺皮质变薄，脂肪组织替代胸腺的实质细胞，胸腺小体显得数量增多，也可以变为囊性（囊性变，cystic change），有时上皮增生。这种自发性、非肿瘤性增生性改变常见于雌性大鼠。

胸腺也可以发生大囊肿。本名词仅限用于大的、单纯性、非肿瘤性囊肿。囊肿内衬上皮可以为柱状、扁平或复层鳞状上皮。有些囊肿可能起源于支气管内胚层或颈动脉窦外胚层的残基。

6. 胸腺出血（hemorrhage）

胸腺内可见灶性或多灶性出血，以髓质常见，常与动物处死过程中人为因素有关，例如使用 CO_2 麻醉时。在动物缺乏维生素 K 的情况下，出血现象明显（图 15-45），出血灶不仅见于胸腺，也将见于其他器官。出血要注意与解剖操作所致的红细胞自血管内溢出相区别。

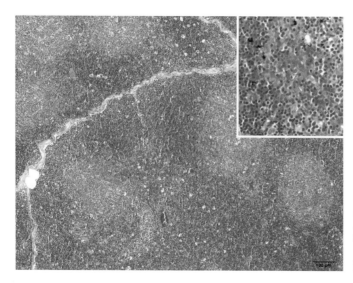

此为动物处死时人为操作所致，胸腺皮质和髓质内灶性出血。右上图为放大观，可见位于血管外的红细胞。（HE）

图 15-45　胸腺出血

7. 炎症

胸腺原发性炎症少见（rare），常作为全身炎症的局部表现、或灌胃损伤引起的病变。

8. 矿化

在胸腺少见。可见于陈旧性出血区或变性坏死的组织内。

9. 纤维化

大鼠不常见，常继发于慢性炎症，由于灌胃造成的损伤。

二、淋巴结常见疾病

淋巴结可以出现各种非特异性反应性改变，以及特异性或非特异性炎症性病变

1. 淋巴结萎缩（hypoplasia, atrophy）

这是老龄啮齿类动物常见的自发性病变，其严重程度与物种、环境有关。随年龄增大，出现生发中心的淋巴小结数量减少，髓窦中浆细胞数量减少，副皮质区和髓索也可以发生萎缩。无菌动物由于缺乏抗原刺激，颈部或肠系膜淋巴结也可以出现萎缩性改变，组织病理学上显示淋巴小结、副皮质区、髓索都表现为发育低下。

外源性化学物质、免疫抑制剂或细胞毒因子处理后，淋巴结内的免疫细胞数量也会减少，甚至空竭。引起胸腺、淋巴结内淋巴组织萎缩的化学物质如二甲磺酸丁酯（白消安）（busulphan）、环磷酰胺（cyclophosphamide）可以通过阻碍核酸代谢或者阻抑蛋白质代谢减少细胞增生。多溴化联苯（polybrominated-biphenyl）、四氯偶氮苯（3,3',4,4'-tetrachloroazobenzene）、氟烷（fluothane）、甲氧基乙酸（methoxyacetic acid）、皮质载体激素（corticosteroids）等虽然无细胞增生抑制作用，但是也可以引起淋巴组织萎缩。

外源性物质引起的萎缩不仅与化合物的种类有关，还与用量、给药时期和给药持续的时间有关。例如在淋巴结生发中心处于最大增殖状态时，给予大剂量皮质激素可以引起生发中心细胞坏死。而在其他情况下不会引起生发中心细胞坏死，只表现为淋巴滤泡小结帽单纯性淋巴细胞空竭。在应用免疫抑制剂时，由于使用剂量的不同，产生的后果也不一样，高剂量时引起皮质、髓质萎缩，但低剂量时不仅不引发萎缩性改变，相反还引发淋巴组织增生。有时一种免疫细胞受到抑制，而另一种免疫细胞相对增生，形成免疫细胞失调现象。动物实验中选择性抑制 T 细胞，可以使 B 细胞活性增高，随之而来的是淋巴结增生，反之亦然。

2. 增生（hyperplasia）

增生包括生发中心增生（滤泡增生）（germinal centre predominance, hyperplasia）、副皮质区增生（lymphocyte predominance, hyperplasia of paracortex）和髓索增生。增生的细胞成分可以是淋巴细胞、组织细胞，包括巨噬细胞、浆细胞也是常出现增生的细胞之一。浆细胞增生表现为细胞数量增多，这也提示为B淋巴细胞反应。上述病变由不同刺激引起，常伴有自发性炎症。正常情况下老年大鼠淋巴结的生发中心是不明显的。

（1）滤泡增生

典型的滤泡增生属免疫反应，并非肿瘤前病变。形态学表现为皮质部淋巴小结增大，数量增多，有明显的由B细胞组成的生发中心，周围有小或中等大小的淋巴细胞，以及易染体巨噬细胞（图15-46～图15-49)。非典型滤泡增生组织学特征为细胞增生致淋巴结的正常结构部分消失，增生的细胞具有单一性，为同一种类型的异形细胞。

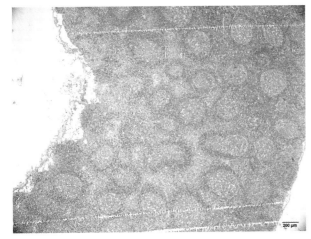

低倍镜下，淋巴滤泡数目明显增多，呈增生现象。（HE）

图 15-46　淋巴滤泡增生

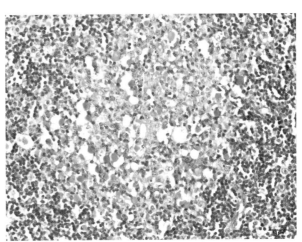

高倍镜下，淋巴滤泡出现生发中心，有明显的吞噬现象，形成"星空现象"。（HE）

图 15-47　淋巴滤泡增生

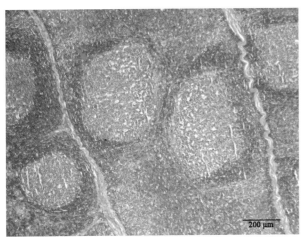

淋巴小结的数目明显增多，生发中心扩大，明区和暗区（蓝箭示）分界明显。（HE）

图 15-48　淋巴滤泡增生

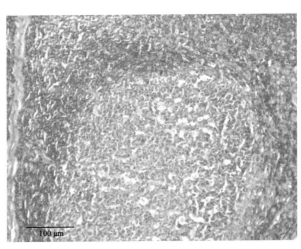

图 15-48 淋巴小结放大观，淋巴小结生发中心细胞体积较暗区（照片左侧）大，巨噬细胞数目增多。（HE）

图 15-49　淋巴结生发中心

（2）副皮质区增生

形态表现为副皮质区扩大，T淋巴细胞增生活跃，其他可见浆细胞、交错突细胞，病变区微静脉壁增厚。

窦组织细胞增生（sinus histiocytosis, histiocytic hyperplasia）是老龄啮齿类动物常见的淋巴结病变，为炎症的一种类型。其组织学特点为髓窦中出现大量圆形的巨噬细胞（图15-50，图15-51），胞浆淡染，伴有细胞增生，有时胞浆淡伊红染或含色素、颗粒状。在某些情况下皮质深部或副皮质区也很明显，提示细胞免疫增强，T细胞增生活跃。值得注意的是在上述各种增生情况下，淋巴结的结构是完好的，与肿瘤性增生引起淋巴结结构破坏不同。

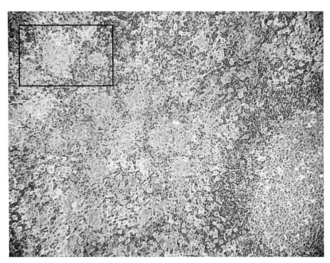 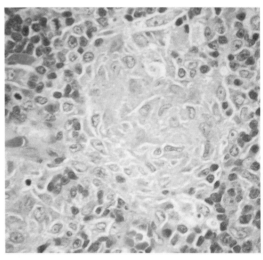

增生的巨噬细胞集聚，形成小团块。（HE）

图15-50黑框内增生的巨噬细胞团块放大观，巨噬细胞似上皮样，胞体大，胞浆丰富，排列紧密，周围有淋巴细胞包绕。（HE）

图 15-50　巨噬细胞增生　　　　　　　　　　图 15-51　巨噬细胞增生

牛痘苗等类免疫原可以引起淋巴结、脾脏组织增生，生发中心发育，巨噬细胞蓄积等形态学改变，常发生在有抗原引流区域的淋巴结。皮肤接触有致敏作用的二硝基氯苯（dinitrochlorobenzene, DNCB）及偏苯三酸酐（trimellitic anhydride, TMA）后局部引流淋巴结发生反应性增生。足垫皮下注射免疫调节剂后，耳或腘窝淋巴结反应性增生。

反应性组织细胞增生（reactive histiocytosis）或称窦性卡他、窦性组织细胞增生，或窦扩张、窦性炎症。反应性组织细胞增生是淋巴结最常见的病变，扩张的窦内含有各种类型的细胞，可以是中性粒细胞、淋巴细胞或浆细胞（图15-52～图15-56），具体的细胞类型决定于刺激的类型。大的、圆形的、胞浆内充有脂褐素组织细胞也可以看到，特别是在肠系膜淋巴结中。有时增生的组织细胞有一定的异型性，需要与转移到淋巴结的肿瘤细胞区别。

3. 淋巴结髓外造血

在功能需要时，淋巴结也可以出现髓外造血灶，通常出现粒细胞系列的造血细胞。

4. 炎症和坏死（inflammation and necrosis）

除上所述的对病原生物所发生的反应性增生外，淋巴结本身也可以产生局灶性或弥漫性炎症性疾病。颈部淋巴结可以发生局灶性炎症或坏死，即坏死性炎（necrotizing inflammation），伴有淋巴组织增生。例如大鼠发生唾液腺炎症时常伴有颈部淋巴结炎。大鼠肠道发生沙门氏菌感染时，肠系膜淋巴结可以发生急性坏死性炎症或肉芽肿性炎症。在淋巴结炎中，组织发生坏死后，机体进行修复，局部纤维组织增生，后期淋巴结发生局灶性或弥漫性纤维化。

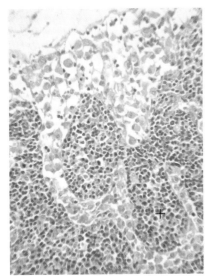

皮质包膜下边缘窦扩张，内有多量巨噬细胞，体积大，胞浆丰富、伊红染。（HE）

图 15-52 淋巴结窦组织细胞、浆细胞增生

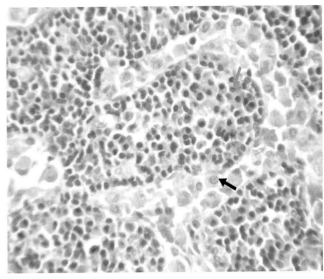

图 15-52 "＋"号附近组织放大观，显示髓索增宽，内有大量的浆细胞（蓝箭示）。淋巴窦扩张，巨噬细胞（黑箭示）数量增加。（HE）

图 15-53 淋巴结窦组织细胞、浆细胞增生

5. 色素（pigmentation）

淋巴结内也可以出现淡棕色的脂褐素沉积，有时也出现大的颗粒状含铁血黄素，后者铁染色为阳性。

6. 淤血和出血（congestion and haemorrhage）

和肺一样，淋巴结也可以发生重度淤血。淤血也与动物死亡的方式有关，是动物濒死时的常见表现之一。淤血的淋巴结，形态学表现为淋巴结内的血管扩张、充血，与Beagle犬脾脏发生的变化相似，又称为telangiectasis。

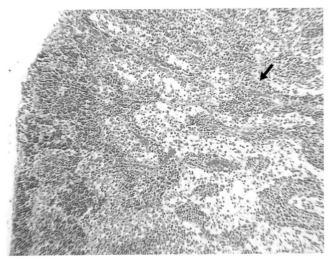

淋巴窦增大（蓝箭示），内有较多的巨噬细胞。皮质变薄、未见完整的淋巴小结。髓质血管扩张、充血，髓索增宽（黑箭示），细胞增多。（HE）

图 15-54 淋巴窦扩张

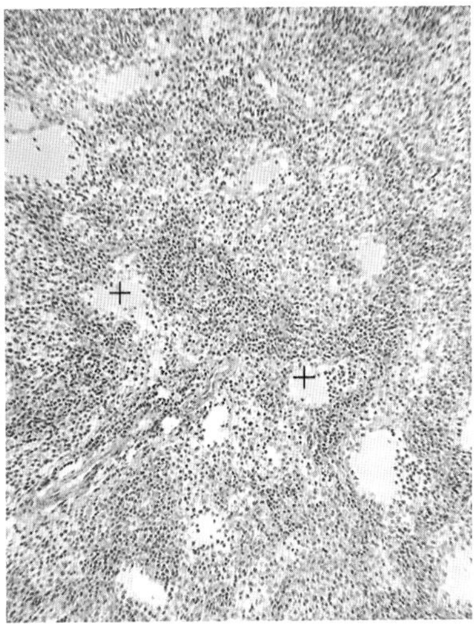

图示髓质，髓索增宽，淋巴窦扩张，充有均质淡伊红染的淋巴液（"＋"示）。（HE）

图 15-55 淋巴结窦性卡他

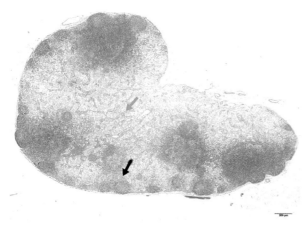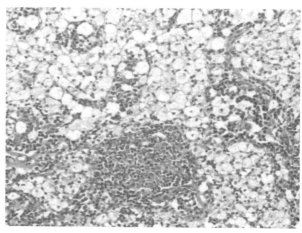

左图：低倍镜下淋巴结皮质部深染的淋巴组织明显减少（黑箭示）；髓质部淡染（蓝箭示），髓索变细，淋巴窦扩张。右图为左图的放大观，可见淋巴结内淋巴细胞数量明显减少，髓索变细，淋巴窦扩张，内有大量增生的巨噬细胞，体积大，胞浆淡染，泡沫样，周围的淋巴组织受挤压，呈萎缩性改变。（HE）

图 15-56　高脂饮食淋巴结组织图

三、脾脏常见疾病

1. **充血（淤血）、出血（congestion, haemorrhage）**：脾脏淤血或出血是实验动物最常见的病变。可由多种因素引起，在 Beagle 犬中可能是与动物安乐死方式有关的濒死性表现。因此脾脏重量并不是实质成分变化的可靠指标，也不能提示是白髓淋巴细胞增生，还是红髓含血量增多。

2. **毛细血管扩张（telangiectasis）**：在 Beagle 犬放血时特别容易发现。肉眼观为暗红色，位于脾脏边缘部（图 15-57）。组织切片中暗红色区域是由窦状血管组成，血管内充满血液。这是在处死动物放血时，脾脏收缩未能排空血液所造成的。这种分布与老龄犬的含铁小结相类似（siderotic nodules），也许是前身疾病。大鼠处死剖取脾脏后，如未能及时称重、固定，在室内放置时间过长，脾包膜下局部或全周将出现厚薄不一的淤血带（图 15-58，图 15-59）。

3. **髓外造血（extramedullary haemopoiesis）**：在应急、机体需要的情况下，脾脏可以作为附加的造血器官。组织学特征为在脾脏内出现造血灶，主要是巨核细胞（图 15-60）。髓外造血常见于有乳腺纤维腺瘤的雌性大鼠，伴有脾脏体积增大。乳腺肿瘤发生溃疡时造血现象更加明显。

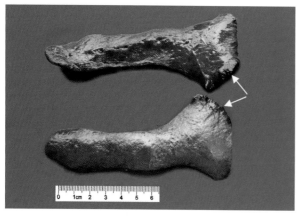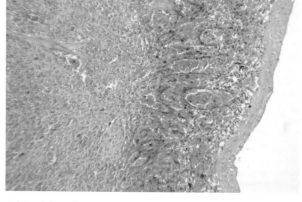

同一脾脏的腹面观和背面观，边缘部暗红色（白箭示）。左图：大体标本

右图：光镜下肉眼所见的暗红色区域由大量扩张的毛细血管组成，腔内充满红细胞。

图 15-57　脾脏毛细血管扩张

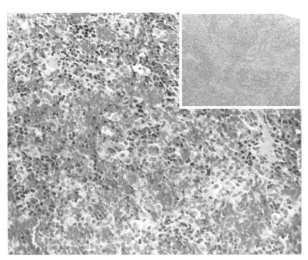

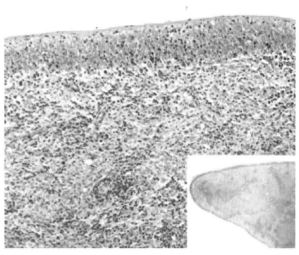

红髓髓窦扩张，充有多量红细胞，图中尚见有多核巨细胞。右上插图为低倍观。（HE）

脾包膜下有多量红细胞积聚，为动物处死后室内存放时间长所致。右下插图为低倍全景观，显示脾包膜下淤血出血带。（HE）

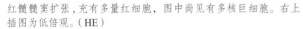

图 15-58 脾脏淤血

图 15-59 脾淤血

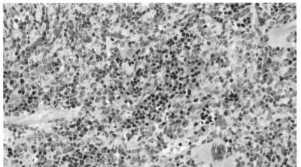

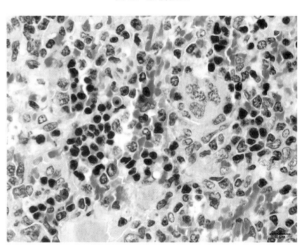

左图为低倍镜观，右图为放大观（油镜）可见巨核细胞和正红细胞，为髓外造血的典型细胞。（HE）

图 15-60 脾髓外造血

4. 色素沉积（pigment accumulation）：老年大鼠的脾脏常见色素，可以弥漫性分布于红髓，主要位于窦巨噬细胞内，或形成大的致密的细胞外团块，位于动脉周围淋巴鞘（图 15-61，图 15-62）。色素的主要成分为铁，超微结构显示色素位于脾脏巨噬细胞的含铁小体（siderosome）内，分解（降解）的红细胞是色素的主要来源。铁蓄积在脾脏也可能与饮食中铁含量及饲养方式有关。除含铁血黄素外，老年大鼠的脾脏内还可见脂褐素沉积，其成分与身体他处的脂褐素一样，主要是未降解的脂质。小鼠的某些品系可见大量的脂褐素，仓鼠脾脏的红髓中也常见脂褐素沉积。

5. 炎症：脾脏炎症罕见，常是腹腔器官的炎症累及脾脏。组织病理学改变与炎症的类型有关，急性炎症以中性粒细胞浸润为主，慢性或亚急性炎症以单核巨噬细胞和淋巴细胞、浆细胞浸润为主。

6. 脾萎缩或淋巴组织增生：使用免疫抑制剂的大鼠，脾动脉周围淋巴鞘、边缘区的淋巴细胞明显减少。在应激状态下或是严重的体重减轻时脾脏也发生萎缩（图 15-63，图 15-64），这是一种非特异性的反应。

在某些情况下脾脏的淋巴组织可以发生反应性增生，表现为动脉周围淋巴鞘（T 细胞区）增生、滤泡（B 细胞区）增生（图 15-65，图 15-66）或边缘区增生，增生的脾小体生发中心，有时见明显的吞噬现象（图 15-67）。累及的区域与刺激类型有关。

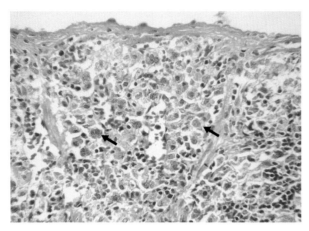

脾脏皮质内见有多量含棕褐色色素的巨噬细胞（箭示）。（HE）

图 15-61 脾脏含铁血黄素

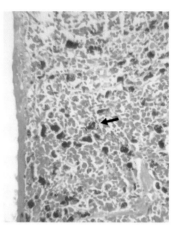

脾脏皮质内有含棕褐色色素的巨噬细胞，普鲁氏蓝染色阳性，证实为含铁血黄素。（普鲁氏蓝）

图 15-62 脾脏含铁血黄素

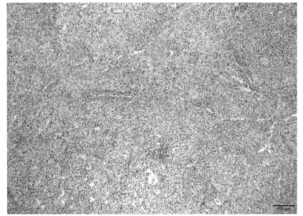

脾小体数目减少，面积小，为大鼠服用具有免疫抑制功能的化合物引起。（HE）

图 15-63 脾小体数目和大小异常

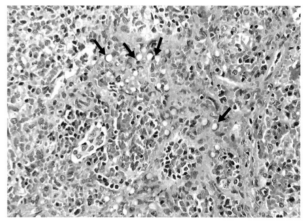

脾间质出现胞浆透亮的细胞。细胞圆形，细胞核偏于细胞的一侧。（HE）

图 15-64 脾间质空泡细胞

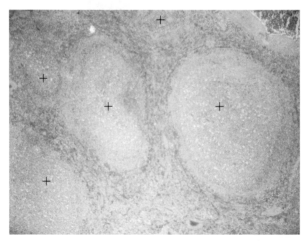

脾小体数量增多，体积增大，生发中心（"+"示）明显。（HE）

图 15-65 淋巴组织增生

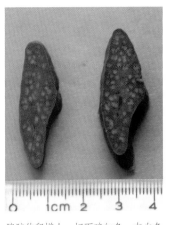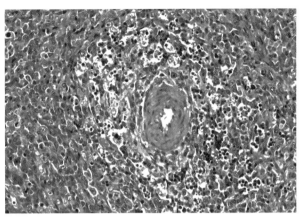

脾脏体积增大，切面暗红色，灰白色
斑点为光镜下的脾小体，数量较正常
明显增多，体积增大。大体标本

图 15-66　脾脏大体观

照片示脾小体的生发中心，淋巴细胞密集，核分裂象增多。巨
噬细胞吞噬现象明显，形成"星空现象"（tingible body or "starry-
sky" macrophages）。（HE）

图 15-67　增生脾小体的生发中心

但要注意，对老年大鼠脾脏轻度、非肿瘤性病变进行定量是很困难的，变化特别明显时，可以给予描述性诊断。一般认为脾脏重量的变化可以作为反应免疫功能的指标，但是在很多情况下，包括脾脏内血液量的变化，结缔组织增多（图 15-68）、脾脏内细胞数量的增加、色素、肿瘤都可以使脾脏重量增加。大鼠年龄增长，脾脏也随之增重，但与之相反的是老年大鼠的免疫功能不是上升，而是下降，此时脾脏的重量的增加与脾脏内结缔组织及载有色素的细胞数量增多有关。

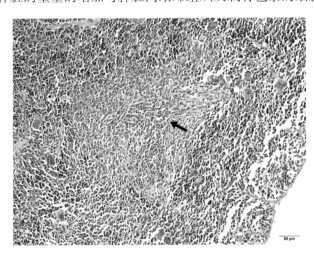

图中脾小体淋巴细胞数量减少，成纤维细胞增
生（箭示）。（HE）

图 15-68　脾小体纤维组织增生

第三节　造血系统——胸骨、股骨及骨髓

造血系统包括骨髓、胸腺、脾脏和淋巴结。胸腺、脾脏和淋巴结和淋巴细胞的生成和发育有关，骨髓和所有的血细胞发育有关。大鼠和小鼠造血功能在胎儿期见于肝脏和脾脏，成年期见于骨髓和脾脏，出生后一周，肝脏的造血功能逐渐降低，脾脏的造血功能保持到成年。虽然出生后髓外造血功能减少或停止，在机体需要时，髓外造血仍然可以被引发，在肝脏或其他器官出现造血细胞灶。

下面主要介绍骨髓：

379

一、胸骨及骨髓正常组织学

（一）胸骨及骨髓

胸骨表面骨为密质骨（compact bone），内部为松质骨（spongy bone，cancellous bone），松质骨由许多片状或杆状的骨小梁交织而成，骨小梁形成似海绵的网架，网眼中为处于不同分化阶段的血细胞、巨噬细胞、脂肪细胞或间充质细胞，并含丰富的血窦（图 15-69，图 15-70）。

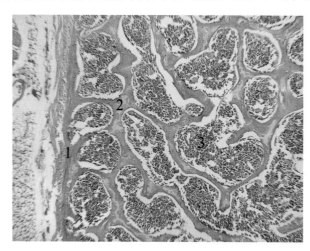 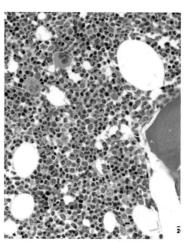

1—胸骨表面密质骨；2—海绵状网架的骨小梁；3—骨髓的造血组织。（HE）

图 15-69　正常胸骨及骨髓

高倍镜下骨小梁间可见处于不同发育阶段的血细胞。（HE）

图 15-70　正常造血组织

（二）股骨及骨髓（femoris and bone marrow）

股骨由密质骨、松质骨、骨膜、骨髓组成。密质骨由规则排列的骨板及骨细胞组成。松质骨多分布于长骨的干骺部，由片状或杆状的骨小梁交织成海绵状的网架，网眼内充满骨髓。骨的内、外表面被覆有一层骨膜，外表面的称骨外膜（periosteum），为致密结缔组织。骨内膜（endosteum）覆盖在骨髓腔面、骨小梁表面等部位，较骨外膜薄，为富含血管及细胞的结缔组织，当骨组织生长活跃时出现成骨细胞及破骨细胞（图 15-71，图 15-72）。

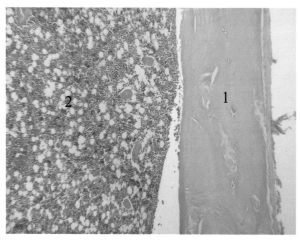 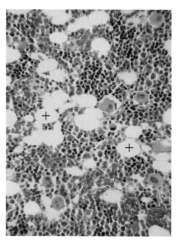

1—皮质，股骨骨皮质为密质骨，由排列规则的骨板及骨细胞组成；2—骨髓腔，含有不同发育阶段的造血细胞，可见脂肪细胞。（HE）

图 15-71　正常股骨及骨髓

图 15-71 放大观。"+"示脂肪细胞。（HE）

图 15-72　正常股骨及骨髓

人类和大鼠、小鼠及其他哺乳动物骨髓造血细胞来源类同，均起源于胚内或胚外组织，最早的造血细胞起源于卵黄囊，在鼠类胚胎发育第 7.5 d，卵黄囊出现大的有核红细胞、少量巨噬细胞和巨核细胞。依据造血细胞和脂肪的多少，骨髓分为红骨髓和黄骨髓。实验动物的骨髓多为红骨髓，随年龄的增长，长骨中具有造血功能的红骨髓逐渐转变为黄骨髓。黄骨髓主要由脂肪细胞组成，肉眼观新鲜标本呈黄色，已失去了造血功能。在某些病理情况下黄骨髓可以转化为具有造血功能的红骨髓，在另一些病理情况下，正常的骨髓造血功能会受到抑制，而脂肪细胞可大量增生充填。骨髓中的脂肪细胞与身体其他部位的脂肪细胞不同，它起始于网状细胞，对胰岛素不发生反应，脂质成分也与一般脂肪不同。小鼠的骨髓终生造血，为红骨髓而无黄骨髓。大鼠骨髓的造血活动在出生后 1 个月开始减弱，2 月龄时股骨近端红髓占全骨髓的 78%，24 月龄时占 65.7%。随年龄的增长，长骨中具有造血功能的红骨髓逐渐减少，为无造血功能的脂肪细胞代替，这种随年龄增长而发生的造血形态和功能的改变需要与化合物引起的造血功能低下进行鉴别。

骨髓由处于不同分化阶段的血细胞、巨噬细胞、脂肪细胞和间充质细胞组成，并含有丰富的血窦，发育成熟的血细胞经血窦进入血循环。骨髓内无淋巴管，有髓或无髓神经纤维进入骨髓腔。

1. **骨髓的造血细胞**：骨髓的造血细胞包括造血干细胞、造血祖细胞和各种特定类型的造血细胞。造血干细胞（hemopoietic stem cell）是各组类型血细胞的原始细胞，有多向分化的潜能，故又称为多能干细胞（multipotential stem cell），造血干细胞有很强的增殖潜能，在一定条件下可以反复分裂增殖，通常处于静止状态的 G_0 期。这些细胞还具有自我复制能力，以维持干细胞在体内数量的稳定。在某些因子的调节下干细胞增殖、分化为特定血细胞的祖细胞，称造血祖细胞（hemopoietic progenitor）。造血祖细胞无多向分化的潜能，只能在不同集落因子的刺激下，向一种或几种类型的血细胞定向增殖分化（分别称为单能、双能或寡能造血祖细胞），又称为定向干细胞（committed stem cell）。干细胞和祖细胞在形态上无法区别，在体外培养时祖细胞能形成一个或多个造血细胞的集落，例如粒单祖细胞，在适当的条件下可以定向增殖分化为粒细胞和单核细胞。嗜酸性粒细胞祖细胞在适当的条件下定向增殖分化为嗜酸性粒细胞。多能干细胞的存在可以通过小鼠脾集落生成实验得到证实。出生后造血干细胞主要存在于红骨髓，其次是脾脏，淋巴结和外周血中也有极少量。除了造血干细胞外，骨髓中还含有间充质干细胞，在适当条件下可以分化为脂肪细胞、成骨细胞和骨细胞、软骨细胞、骨骼肌细胞、心肌细胞、肝细胞、肾细胞和神经系等非造血细胞。随年龄的增长，长骨中具有造血功能的红骨髓逐渐转变为黄骨髓，造血功能明显降低。发育成熟的血细胞经血窦入血循环。各种类型血细胞分化发育过程详见图 15-73。骨髓中血细胞分化发育受不同类型的集落刺激因子调节。

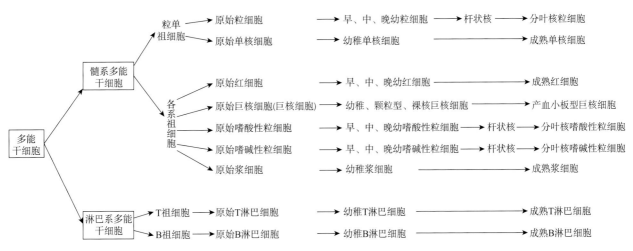

图 15-73　各种类型血细胞的分化发育和名称

2. **基质细胞**：基质细胞（stromal cells）包括巨噬细胞（吞噬性网状细胞）、非吞噬性网状细胞或成纤维细胞样细胞、脂肪细胞、内皮细胞、肥大细胞、成骨细胞、破骨细胞等。基质细胞不仅起造血组织支架作用，还能分泌多种造血生长因子，调控血细胞的增生与分化。

巨噬细胞来源于单核细胞，HE 染色切片中巨噬细胞中等大小，细胞质丰富，胞质内可有含铁血黄素的包涵体，普鲁士蓝染色呈蓝色或蓝黑色颗粒状，包涵体也可以是粒细胞、脱出的幼稚红细胞核。巨噬细胞内含有 PAS 阳性物质，碱性磷酸酶染色呈强阳性。非吞噬性网状细胞或成纤维细胞样细胞这些细胞为干细胞和骨髓内的血细胞提供微生态环境，能分泌可溶性造血生长刺激因子或抑制性细胞因子。例如成纤维细胞样细胞和内皮细胞能分泌巨噬细胞集落刺激因子（M-CSF）促进巨噬细胞的增殖分化，如果缺乏这种因子，细胞就要发生凋亡。再如成纤维细胞样细胞、内皮细胞和巨噬细胞还能产生肿瘤坏死因子 α（TNF-α）抑制原始粒细胞的增殖。

发育中的各组血细胞在骨髓中的分布有一定的规律，幼稚的红细胞常位于血窦周边，成群嵌附在巨噬细胞表面，构成幼红细胞岛，随着发育成熟，贴近和穿过血窦内皮细胞间隙，脱去细胞核称为网织红细胞。幼稚粒细胞多远离血窦，不形成明显的岛样结构，但发育为晚幼粒细胞时则具有阿米巴变形虫样运动能力，穿入血窦。巨核细胞常紧贴血窦内皮细胞间隙，其胞质伸入窦腔，脱落形成血小板进入外周血循环系统（图 15-74）。

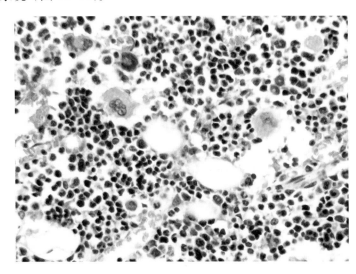

高倍镜下骨髓内可见不同类型的造血细胞，包括幼稚红细胞组成的岛状结构、形成血小板的巨核细胞、不同成熟阶段的粒细胞。其他类型的细胞数量较少。（HE）

图 15-74 血细胞岛

3. **血窦**：为管腔大、形状不规则的毛细血管，内皮细胞间隙大，基底膜不完整、断续状，有利于各种成熟细胞进入外周血液。血窦是由进入骨髓的动脉和离开骨髓的静脉终末部分互相吻合所成。

二、常见疾病

1. 骨髓萎缩（atrophy of the bone marrow）

病理形态学表现为骨髓内造血细胞和脂肪细胞减少，通常有明显的网状纤维间质（图 15-75 ～ 图 15-77），上述病灶境界清楚。骨髓萎缩可以是局灶性或多发性的，雌鼠较雄鼠多见，病因不明，一般无明显临床表现。有的病变局部出现巨噬细胞，提示萎缩的发生可能与炎症有关。

老龄鼠、濒死鼠或食欲差致体重严重下降的鼠都可能发生弥漫性骨髓萎缩。

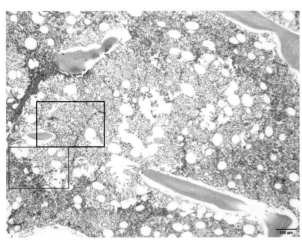

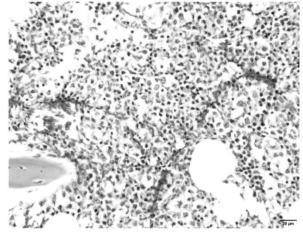

中央淡染区为造血组织萎缩区。（HE）

图 15-75 上黑框区放大观，显示萎缩区造血细胞明显减少，由多量的巨噬细胞或网状细胞代替。（HE）

图 15-75　局灶性骨髓萎缩低倍观

图 15-76　局灶性骨髓萎缩

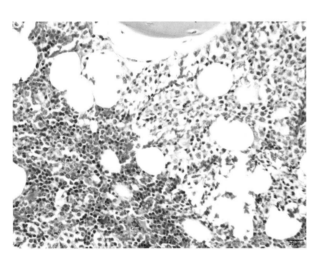

图 15-75 蓝框区左下侧交界处放大观。右上方为局部萎缩的骨髓，左下方为基本正常的造血区，造血细胞密度正常，红细胞岛、白细胞和巨核细胞数量和分布正常。（HE）

图 15-77　局灶性骨髓萎缩

2. 骨髓增生低下

　　骨髓增生低下指功能性造血细胞数量减少。由于化合物的靶点不同，造血功能低下的细胞类型不同，可能仅红细胞系，或髓细胞系，或巨核细胞系造血功能低下，也可能三个系统的造血功能全低下（图15-78 ～ 图15-82）。在造血功能低下时，造血细胞由脂肪细胞替代。在骨髓涂片中如果只含有少数浆细胞和肥大细胞，外围血象将呈现贫血，中性粒细胞减少或血小板减少，并出现相应的临床表现；但是大鼠有时服用化学毒性物质造成组织切片中骨髓细胞数减少，而骨髓涂片可以没有明显的改变。因而组织切片是检查造血功能是否低下的最好方法。

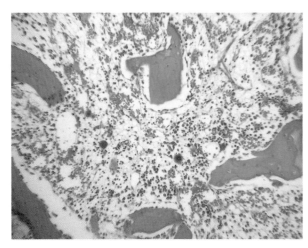

骨髓腔内造血组织明显减少,仅见少量巨核细胞、少量红细胞和髓细胞。(HE)

图 15-78　造血功能低下

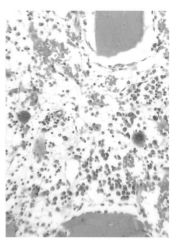

骨髓腔内造血组织明显减少,红细胞及髓细胞系统几乎消失殆尽,仅存少量巨核细胞。此为应用抗肿瘤药物所致。(HE)

图 15-79　造血组织明显减少

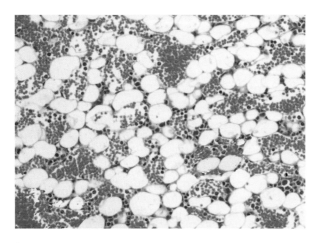

骨髓腔内造血组织明显减少,排列稀疏,脂肪细胞多,血窦扩张。(HE)

图 15-80　造血功能低下

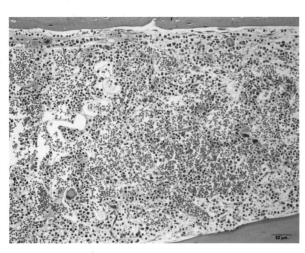

骨髓腔内造血组织明显减少,排列稀疏,未见红细胞岛,巨核细胞少,血窦扩张。(HE)

图 15-81　造血功能低下

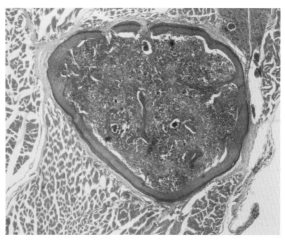

骨髓腔内全血系统造血组织减少。(HE)

图 15-82　骨髓造血功能异常

3. 骨髓增生（hyperplasia of the bone marrow, myeloid hyperplasia）

大鼠的骨髓富有细胞，但是造血成分之间常有脂肪细胞，在正常状态下，骨髓充有正常的造血组织，在贫血和红细胞破坏增加的情况下，骨髓的红细胞系增生。外周血中白细胞增多与骨髓中白细胞增生有关。有时在感染的情况下骨髓白细胞增生明显，难以与白血病鉴别。骨髓涂片中髓性增生通常局限于髓细胞。增生和白血病样反应常见于感染、坏死或体积大的溃疡性肿瘤。除髓性增生外，在血细胞耗损增加时巨核细胞的数量也可以增加。单纯的嗜酸性粒细胞和嗜碱性粒细胞增生很少出现，骨髓涂片有时浆细胞数量增多（浆细胞增生）。如果骨髓中出现数量相对多的肥大细胞，则认为肥大细胞增生（图 15-83），常松散分布于骨髓内，形态正常。增生可能与抗原刺激、骨髓损伤或骨髓坏死有关。服用细胞因子 IL-3、IL-6 也可以引起肥大细胞数量增多。人类或犬骨髓增生也可能继发于炎症、寄生虫感染或一些出血性疾病，如前白血病等。肥大细胞增生的同时可伴有淋巴细胞急性增多。

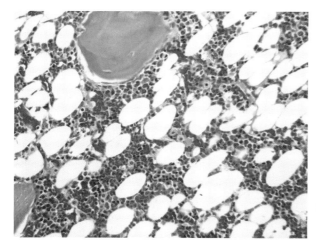

骨髓腔内见胞浆淡蓝色的肥大细胞，数量多，松散分布，形态正常。（HE）

图 15-83　骨髓肥大细胞数量增多

骨髓增生时组织切片中有核细胞的数量增多，判断方法可以将骨髓中脂肪细胞和造血细胞占骨髓的百分比与正常对照组进行比较。一般认为正常情况下犬骨髓中脂肪占 50%，造血组织占 50%。成年犬骨髓细胞占骨髓间隙的 75% 以上是骨髓增生的标志，占比低于 25% 则可诊断为再生低下。啮齿类动物（大、小鼠）70%～80% 的骨髓是造血组织，大鼠 2 月龄时骨髓细胞平均占 80% 左右，2 岁时，造血细胞减少，平均占 66%，小鼠骨髓细胞较大鼠多。造血细胞充满骨髓间隙是啮齿类动物骨髓增生的标志。

4. 骨髓坏死（bone marrow necrosis）

骨髓坏死的发生可能是毒性因子直接作用的结果，也可能与感染有关，或继发于其他病变。形态学表现与坏死程度有关，可以是单个或少数细胞发生核固缩、碎裂、溶解，或灶性或弥漫性细胞坏死，细胞核消失，胞浆颗粒状或崩解（图 15-84 ～ 图 15-86）。

5. 骨髓纤维化（fibrosis of bone marrow）

指以骨髓间质胶原和纤维细胞增多，造血细胞减少为特征的病变。它与局灶性萎缩、间质增生和纤维性骨营养不良不同。

骨髓纤维化可分为局灶性和全身性两种类型。局灶性骨髓纤维化可继发于外伤、炎症和骨髓坏死（图 15-87，图 15-88），偶见于老年大鼠。全身性骨髓纤维化指骨髓纤维组织增多伴有骨髓造血功能衰竭。在啮齿类动物中见于白血病、病毒感染和全身亚致死量的放射线照射时。有时正常的骨髓内出现小灶性纤维化，这与造血细胞和周围血管的改变有关，常无特异性组织学改变。明显的纤维化常伴有纤维化性骨炎（osteitis fibrosis）或其他骨骼肌的病变。

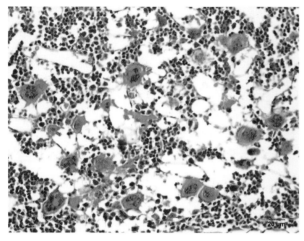

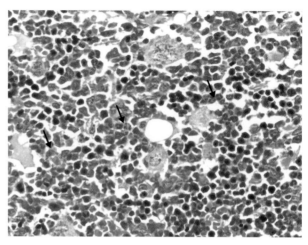

骨髓腔内造血细胞稀疏，血小板核固缩、碎裂。此为大鼠接受 ⁴⁰Co 射线，4.0 Gy 全身照射 10 d 后股骨骨髓。（HE）

骨髓造血细胞中可见细胞核固缩、碎裂的粒细胞（箭示）。此为环磷酰胺处理的大鼠股骨骨髓（40 mg/kg，每天 1 次，共 5 次）。（HE）

图 15-84 血小板变性

图 15-85 骨髓造血细胞坏死

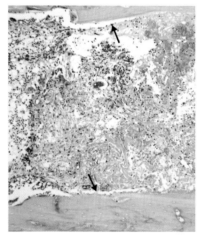

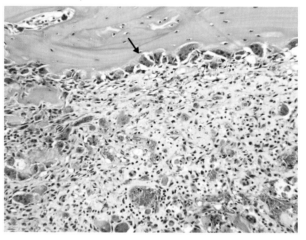

大鼠外伤性骨折周围，骨髓腔内造血细胞坏死，可见少量蓝染核碎片，胞浆崩解，嗜伊红颗粒状（箭示胫骨皮质）。（HE）

骨折坏死处髓腔内成纤维细胞增生，骨内膜可见多量破骨细胞呈栅状排列（箭示）。（HE）

图 15-86 骨折后造血细胞坏死

图 15-87 骨折后髓腔修复

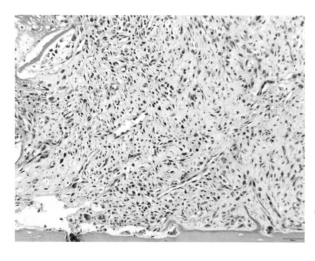

骨折后断端周围的骨髓组织早期坏死，2 周后坏死的骨髓组织已被大量增生的纤维组织替代，造血细胞缺失。照片下方可见少量骨皮质。（HE）

图 15-88 外伤后骨髓纤维化

参考文献

［1］Mills S E. 病理医生实用组织学［M］. 4 版. 薛德彬，陈健，王炜，译. 北京：北京科学技术出版社，2017.

［2］Pearse G. Histopathology of the thymus［J］. Toxicol Pathol, 2006, 34（5）：515-547.

［3］Elmore S A. Histopathology of lymph modes［J］. Toxicol Pathol, 2006, 34（5）：425-454.

［4］Cesta M F. Normal structure, function, and Histology of the Spleen［J］. Toxicol Pathol, 2006, 34（5）：455-465.

［5］Suttie A W. Histopathology of the spleen［J］. Toxicol Pathol, 2006, 34（5）：466-503.

［6］Cesta M F. Normal structure, function, and histology of mucosa-associated lymphoid tissue［J］. Toxicol Pathol, 2006, 34（5）：599-608.

［7］Kuper C F. Histopathology of mucosa-associated lymphoid tissue［J］. Toxicol Pathol, 2006, 34（5）：609-615.

［8］Travlos G S. Histopathology of bone marrow［J］. Toxicol Pathol, 2006, 34（5）：566-598.

［9］Jones T C, Ward J M, Mohr U, et al. Hemopoietic System［M］. Berlin：Springer-Verlag, 1990.

［10］王婕. 毒性病理学［M］. 沈阳：辽宁科学技术出版社，2004.

（苏　宁，徐淑芬　校）

第十六章 骨、关节系统

实验动物骨骼系统与人类相似，是由不同组织共同构成的一个特定结构单位，具有重要功能。其主要功能是：① 作为支架，保护软组织和内脏；② 骨组织不断更新，并对环境应力变化做出反应；此外，骨组织是代谢所需钙离子最可靠来源；③ 与个体的运动有关；④ 骨髓具有制造与释放血细胞成分的作用。

第一节 骨的构造

根据形状和长度，哺乳动物的骨骼可分为长骨、短骨、扁骨与不整形骨。典型的长骨有一个骨体和两端，骨体称骨干，两端称骨骺。一般骨的表层为致密物质组成的密质骨（骨皮质），内部则是由海绵状物质组成的松质骨（骨小梁），而骨腔中则充满骨髓（bone marrow）或脂肪（图 16-1）。显微镜下可分为两型骨组织：胶原纤维分布紊乱的编织骨和胶原与细胞排列高度规则的板层骨。

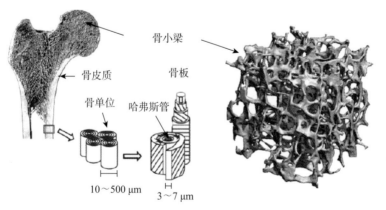

骨皮质为板层骨，由骨单位构成，含哈弗斯系统（左）；骨小梁为松质骨，排列呈网状，密度较骨皮质为低（右）

（引自：Khurana J S. Bone pathology. 2nd ed. Totowa: Humana Press, 2009.）

图 16-1 骨皮质与骨小梁的构造差异

一、编织骨

编织骨（woven bone）由不规则未定向的胶原纤维与有陷窝分布的骨组织构成，即纤维骨、非板状骨或原始骨。

编织骨见于胚胎发生时软骨内骨化部位，以及肌腱或韧带抵止部位。病理情况下，可见于骨折后修复时所形成的骨痂、炎症病变之部位，也可见于骨肿瘤及瘤样病变如骨肉瘤、纤维性结构不良、畸形性骨炎等。

二、板层骨

板层骨（lamellar bone）系成熟骨，无论是在密质骨或松质骨中均具板层结构。每个板层中的胶原纤维走向均不同，很像胶合板。松质骨骨板走向常和骨小梁平行。而骨皮质骨板则见数种形状，最典型的是形成骨单位（osteon）。每个骨单位的中央是血管、神经，围绕血管的骨板呈同心圆排列。

三、骨皮质

骨皮质（密质骨）（cortical bone）与骨小梁相比，结构致密。骨小梁致密后可以转变成为骨皮质。骨皮质常围绕骨小梁。骨皮质有时很薄，例如脊椎中的骨皮质，有时很厚，例如长骨中的骨皮质，但均含板状骨。

骨皮质含精密的吻合管系统，血管经过管系统渗透到骨的每个部位。细胞距血管不能远于100～150 μm。在内、外骨膜生长时期，骨皮质由同心性骨板与骨细胞构成，围绕中央管形成不规则柱状结构，中央管内含血管与其他结构（图 16-2）。长骨哈弗斯系统（骨单位）常为纵向，有多数分支并广泛吻合。研究狗的腓骨，结果表明骨单位直行于骨的纵轴，而在股骨中则呈螺旋形围绕髓腔。再塑时吻合网可能发生变化，包括原有吻合的改变、新交通支增加或陈旧管消失。

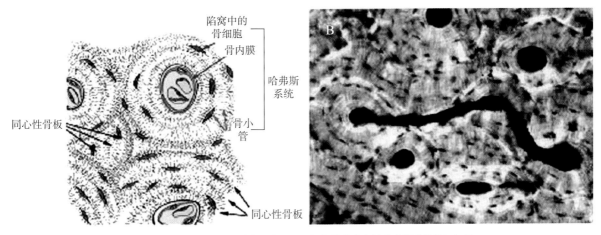

左侧为模式图，可见同心圆状排列之骨板和哈弗斯系统；右侧显示相邻骨单位之间哈弗斯系统的组织图
（引自：Khurana J S. Bone pathology［M］. 2nd ed. Totowa: Humana Press, 2009.）

图 16-2　骨皮质构造

四、骨小梁

在骨骼系统中，骨小梁（trabecular bone）量因部位而不同，在长骨骨干中量少，但充满于干骺端，在短骨与不整形骨中亦充满骨小梁。骨小梁和骨皮质相似，承受负荷传导，其小梁方向以最小面积承当最大的力。骨小梁虽和骨皮质相似，但有区别，例如疏松程度与哈弗斯系统数量不同。

第二节　骨组织学

骨组织和其他结缔组织一样，也是由细胞和细胞外基质构成。骨表面包被一层结缔组织的骨膜，又称骨外膜；衬于大的骨壁内面和松质骨梁周围的薄膜称骨内膜。骨外膜分纤维层和成骨层两层，成骨层有成骨细胞。骨内膜较骨外膜薄，由一薄层细胞构成，活跃生长时有成骨细胞和破骨细胞（图16-3）。由于成年动物的骨膜无成骨作用，膜内也无成骨细胞。但在骨折等条件下骨膜又有成骨作用，膜内又开始出现成骨细胞。在形成密质骨和松质骨的骨板中或骨板间有许多椭圆形的骨陷窝和由它发出呈放射状的骨小管，骨陷窝中有骨细胞。扁骨中间的松质称板障，其两侧盖着骨密质；短骨则完全由骨松质组成，外表只有一层极薄的密质。骨质间隙为骨髓腔，其内为造血组织。

一、骨组织细胞成分

骨组织细胞成分有：① 骨祖细胞（osteogenitor cell），亦称前骨母细胞（preosteoblast）。② 骨母细胞或成骨细胞（osteoblast），富含碱性磷酸酶，能合成骨样组织（osteoid）并促进其钙化；其形态各异，既有呈方形和柱状的，也有呈锥形的，胞核呈圆形，位于细胞中央（图16-4）。③ 骨细胞（osteocyte），为骨母细胞合成骨基质，将自身包绕演变而成，并位于骨陷窝（lacuna）内；胞核着色很深，细胞质呈嗜酸性。④ 破骨细胞（osteoclast），为多核巨细胞，胞体较大，多核，胞质呈弱嗜碱性，其中含有许多液泡，含丰富的酸性磷酸酶和基质金属蛋白酶，具有骨吸收作用（图16-5）。破骨细胞与被吸收骨相连的胞膜面为皱褶缘（ruffled border），是骨吸收的前沿。⑤ 软骨母细胞（chondroblast）和软骨细胞（chondrocyte），前者合成软骨基质，将自身包绕成为软骨细胞，位于软骨陷窝内。⑥ 基质细胞（stromal cell），位于骨内膜和血管旁，为多潜能分化细胞。

骨形成有两种方式，膜内化骨和软骨化骨。骨母细胞先合成骨基质（骨样组织），然后钙化成为骨质。骨的吸收主要由破骨细胞通过分泌 H^+ 离子和基质金属蛋白酶溶解骨的矿物质和骨基质蛋白完成。

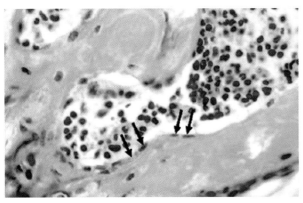

干骺端骨基质和骨内膜细胞（黑箭示），后者在受刺激情况下可分化为骨母细胞。[藏红（safranin O）结合 Goldner 染色]
（引自：Khurana J S. Bone pathology [M]. 2nd ed. Totowa: Humana Press, 2009.）

图 16-3　骨内膜细胞

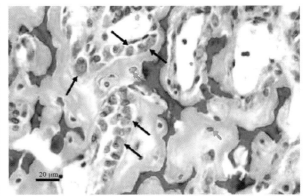

干骺端骨小梁表面可见骨母细胞（黑箭示），小梁内部有少量骨细胞（蓝箭示）。[藏红（safranin O）结合 Goldner 染色]
（引自：Khurana J S. Bone pathology [M]. 2nd ed. Totowa: Humana Press, 2009.）

图 16-4　小梁表面骨母细胞

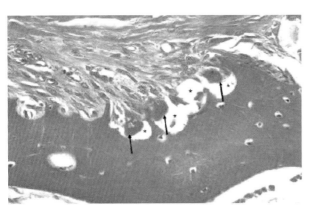

如图中箭头所示，破骨细胞位于骨表面，胞体大、核多，胞体和骨质间有空隙（Howship's lacunae）。（HE）
（引自：Khurana S. Bone pathology [M]. 2nd ed. Totowa: Humana Press, 2009.）

图 16-5　生长骨内的破骨细胞

二、细胞外基质

细胞外基质即骨基质（bone matrix），其主要成分有：① 胶原纤维，主要为 I 型胶原；② 蛋白多糖；③ 矿物质，主要是羟磷灰石。

有机物包括：

（一）胶原

胶原中除了含一般的氨基酸外，还有甘氨酸、脯氨酸、羟脯氨酸与羟赖氨酸，其中又以羟脯氨酸和羟赖氨酸为特有。胶原占骨组织内全部有机物质的93%，构成96%以上的未矿化的骨基质。由骨母细胞所分泌的可溶性原胶原分子聚集后形状规则，排列紧密，形成胶原原纤维。原纤维分子互相平行且互相连接，每个分子与相邻分子互相重叠，其重叠部分约为其长度的四分之一，约64~67 nm。因此，每个分子的末端与下一个分子开始之前，留下裂隙，称为洞带（hole zone）。可能是矿物质成核作用（nucleation）的部位。矿物质最初即沉积于原纤维的洞带。

自骨提取的胶原包含两种类型的链，即分子结构为 $(\alpha_1)_2\alpha_2$，包括两个 α_1 链与一个 α_2 链，由三股聚集而成，称为 I 型胶原。而软骨的胶原则属 II 型胶原。

（二）黏蛋白

黏蛋白是碳水化合物与蛋白质的络合物。成纤维细胞、软骨母细胞与骨母细胞可以产生黏多糖，包括蛋白与糖蛋白。蛋白多糖（protein polysaccharides）是长聚合体，由氨基乙糖、葡萄糖醛酸或半乳糖聚合而成。氨基乙糖含硫酸软骨素，也有已氧化之透明质酸，在骨内含量不到 5%，而软骨则含 50% 以上。糖蛋白是由共价键将碳水化合物连在蛋白质上，系由非胶原性蛋白核心与双链的单糖，如氨基葡萄糖、半乳糖、氨基半乳糖、甘露糖、葡萄糖、岩藻糖与涎酸构成。

涎蛋白（sialoprotein）是由蛋白核心构成，含 90 个氨基酸，其中 40% 为谷氨酸、天冬氨酸等。涎蛋白对钙离子有亲合力，也能和磷酸钙结合，可能具有从骨细胞输送矿物质至细胞外的功能。

脂质在钙化部位较多，因钙可和磷脂结合。磷脂在基质中沉积，具有离子结合作用，成为产生晶核的部位。

（三）矿物质

骨中矿物质为磷酸钙，其构造和自然界产生的羟磷灰石相似。成熟骨皮质中，矿物质含量高达 86%。骨所含的钙为全身钙的 99%，磷的 90%。钙磷比为 1.67（物质的量）或 2.15（质量）。成熟骨的钙磷比为 2.15，而幼稚或部分矿化组织可见单个结晶，呈扁平板状，有的呈棒状。

（四）枸橼酸

骨内的枸橼酸占全身 70%，位于羟磷灰石表面，与钙离子结合。枸橼酸在糖、脂肪、蛋白质的氧化过程中有重要作用。枸橼酸含量过高可引起溶骨作用。

（五）水

在骨样组织尚未钙化时，水可输送离子。与胶原原纤维分子的氢链连接，形成羟磷灰石的一部分水，称为游离水。在骨化开始后，由于磷酸钙复合物的沉积，骨盐结晶、离子、胶原原纤维和黏多糖之间的间隙变小，游离水在静水压和渗透压的驱使下渗入骨间质的成分内，并与之结合，称结合水。

（六）酶

碱性磷酸酶与骨母细胞代谢有关，在钙磷离子结晶前，和骨基质的形成有关。新生骨、钙化软骨、肠黏膜、肝、肾等处均有碱性磷酸酶。酸性磷酸酶则位于骨细胞内。糖酵解酶位于破骨细胞内，可使葡萄糖转变成为丙酮酸盐，形成三磷酸腺苷，丙酮酸再转化为乳酸盐，使骨质被吸收。酸性水解酶在溶酶体内，系分解代谢酶，可溶解细胞与周围基质。基质金属蛋白酶能降解胶原分子及其他基质成分，与骨代谢关系密切。

三、骨代谢调节

骨骼系统始终处于不断的新陈代谢过程。通过骨代谢（机体）维持骨组织的不断更新，保持生命活动的基本过程。它也是一座巨大的钙库，人体钙总量约 1 500 g，99% 以钙盐形式沉积于骨内，所以骨骼系统对内环境的稳定起着重要的作用。

骨代谢受多种因素的影响，涉及细胞增殖和分化、钙化与钙丢失、基质形成与降解等诸多方面。目前已知由于胶原原纤维轴具有特殊方向及特殊的带状部位，使羟磷灰石在胶原基质的纤维上、纤维内形成结晶。此外基质钙化部位需有足够钙磷离子，蛋白多糖复合物亦与钙化有关。甲状旁腺激素、维生素D和降钙素通过调节细胞及其泵系统，改变钙离子活性，发出信号，而产生相应反应，使储存的钙达到正常水平。

骨钙蛋白（osteocalcin）是一种很小的骨特异性蛋白，由骨母细胞合成并分泌储存于骨和血浆中，对骨基质合成、构建有促进作用。骨组织局部的巨噬细胞源性生长因子（MDGF），可促使骨母细胞样细胞和软骨细胞有丝分裂；血小板源性生长因子（PDGF）可刺激成纤维细胞和骨细胞有丝分裂，激活单核细胞，促进骨的吸收；软骨生长因子 I（CGF-I）是软骨母细胞释放的促有丝分裂物质；当软骨细胞增殖到一定密度时，又释放出软骨生长因子 II（CGF-II），可形成软骨细胞特有的 II 型胶原与透明质酸；骨生长因子（BGF）由骨母细胞产生，低分子量的骨生长因子有刺激骨胶原形成的作用；骨形成蛋白（BMP）是对胶原酶有抵抗力的蛋白多糖，能导致细胞有丝分裂与转化的生长因子，骨基质中 BMP 可诱导间充质细胞分裂，使其分化为软骨组织，然后骨化。

某些微量元素对骨的代谢（包括有机质与无机质）有明显影响，并和胶原纤维的合成、降解以及生骨、破骨过程有关。

铜：哺乳动物有许多重要的酶是含铜金属酶，如维持线粒体产生能量的生物氧化酶系统，它们维持细胞的能量供应。在骨形成时，原胶原分子内部三条肽链之间进行共价交联，转变为成熟胶原。以后矿物质方能沉积在胶原纤维之间及其表面。完成共价交联的前身催化酶就是含铜金属酶。缺乏铜时，可出现骨质疏松，严重时，出现缺铜性佝偻病。

锌：在细胞进行有丝分裂时，DNA 复制需要含锌的 DNA 聚合酶催化，RNA 转录需要含锰的 RNA 聚合酶催化。因此，人体没有充分的锌、锰，骨骼就不能正常发生、发育。锰又是骨母细胞合成骨胶原蛋白和进行羟化与糖化所必需的半乳糖糖基转化酶、葡萄糖基转换酶的辅助因子。

硅：和氨基多糖的合成有关，硫酸软骨素（特别是硫酸软骨素 A）含有硅，在骨化过程中和钙呈正相关，在骨形成活跃的部位有硅的渗入。

硒：在缺乏硒时，骨骼生长缓慢，四肢关节变粗，脊椎变形，可发生大骨节病。

第三节　骨常见病变

实验动物骨疾病报道甚少，大动物中属于家畜的有一些专门著述；而实验室中常用的白鼠、豚鼠和家兔骨病罕有报道，但用白鼠制作的骨病模型却不少见。就总体而言，实验动物可分为瘤性和非瘤性病变两种，瘤性病变由于缺少资料，待以后补充；非瘤性病变计有代谢性骨病、感染性骨病和骨折等。

一、骨的代谢性疾病

骨组织具有高强度的代谢力，其代谢基本上受离子平衡的调节，离子平衡的改变可导致骨组织的病变。骨代谢紊乱可表现为三种类型，分别以骨痂形成、骨质软化和矿物质形成为主要特征。

（一）骨质疏松症

骨质疏松症（osteoporosis）是一种骨萎缩性疾病，病骨轻脆、多孔而易骨折。多孔性是由于哈弗斯管扩大或与血液供应增加有关。易脆性是由于骨小梁的密度低和整个致密带减少。骨小梁的残余物钙化正常，不存在像骨软症那样的骨样组织增加。骨小梁骨折是常见的。因为在骨质脆松症病例中，软组织和有助于防止应激骨折的肌肉收缩力都降低。正常的生命过程中，由于酶和磷酸的作用，成骨和破骨处于动态平衡，骨小梁的结构和排列始终维持着正常状态。但在骨质疏松症病例中，破骨处于优势。通常血浆钙和血浆磷都正常。

骨质疏松症的病因尚不完全清楚。一般发生于老年代谢衰竭、废用性萎缩（如骨折或关节损伤的外科因素）以及激素平衡障碍，包括肾上腺、甲状腺和脑垂体等功能紊乱的动物。通常由于骨骼活动降低、营养不良，特别是蛋白质的营养不良，以及雌激素、肾上腺皮质激素过多，垂体和甲状腺功能亢进。维生素 A 过多、维生素 C 和铜不足都可导致骨质疏松症的发生，钙不足也是骨质疏松症的病因之一。钙不足在佝偻病、骨软化症和纤维性骨营养不良发病中的作用已经清楚，但在骨质疏松症中的作用尚待确定。有人用低钙肉类饲料喂饲猫和鼠引发实验性骨质疏松症。骨质疏松症在动物中较少发生，由于钙沉积不足而发生的骨质疏松症与那些以骨软化为特征的疾病，如佝偻病、骨软化症和纤维性骨营养不良不同，大多数骨质疏松症的骨质溶解、成骨细胞活动和纤维增生取代过程都不甚明显，骨样组织也无明显增多，相反，骨组织呈现静止状态。

病理变化：由于骨质丧失超过新骨形成，致松质骨与骨皮质皆减少，单位体积内骨的重量减少，但骨组织仍有正常的钙化，骨基质也不增多，钙盐与基质皆保持正常比例。此病是全身性骨病，中轴骨骼以及股骨颈病变较重；局限性者见于骨肿瘤。病变处松质骨的病变较骨皮质为重，是因为骨小梁较皮质骨更易脱钙。骨小梁之骨质及骨样组织皆减少、变细，甚至消失（图 16-6）。骨皮质变薄，致髓腔相对扩大。骨皮质变薄是由于骨内膜表面被吸收，而骨外膜仍保持不变。

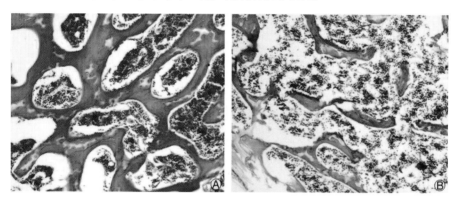

A—正常骨小梁；B—骨质疏松症骨小梁，骨质及骨样组织皆减少、变细，甚至消失。髓腔相对扩大。（HE）

图 16-6　正常骨小梁与骨质疏松症骨小梁比较

（二）纤维性骨营养不良

纤维性骨营养不良（osteodystrophia fibrosa）即骨髓纤维化（fibrosis of bone marrow）或纤维性骨炎（ostitis fibrosa）。是一种营养与代谢性疾病，特征是骨骼组织被溶解吸收并被增生的纤维组织替代，因而骨骼逐渐变软、弯曲、变形，病患跛行，骨结构的衰弱导致病理性骨折，负重时疼痛。X 线检查可见到广泛的骨质疏松，有时伴有囊状空隙。本病常发生于马属动物，在其他动物如猪、山羊、牛、犬等中比较少见。

本病的直接原因是血液甲状旁腺素增多。原发性甲状旁腺素增多大都由于功能性的甲状旁腺腺瘤引起，但很少见。继发性甲状旁腺素增多大都由于低血钙症刺激甲状旁腺增生所引起，这种情况主要见于饲料缺钙，饲料中钙、磷比例不当或磷过量时。此外，饲料中蛋白质、脂肪过多会影响钙的吸收，使血钙下降，因为它们本身或其代谢产物能与钙结合而形成不溶性的盐如植酸盐、钙皂等，运动不足、日照少造成维生素 D 缺乏，钙吸收减少；长期慢性腹泻会减少钙、磷吸收，增加钙的排泄。

病理变化：全身骨骼明显疏松。下颌骨肿大，开始于齿槽缘沿线，然后波及整个上颌骨、泪骨、翼骨，严重时鼻骨、额骨也肿大，因而头颅明显肿大、变形。坚硬的上颌骨和鼻骨常被柔软的纤维组织所取代。脊椎骨体肿大，脊柱向上或向下弯曲，横突和棘突增厚，肋骨厚度增加，肋骨弓变平。四肢骨中接近躯体的骨骼较远端骨骼病变严重，骨膜增厚，骨体肿大，断面松质骨扩大，密质骨变薄，易骨折。软化的骨骼其重量明显减轻。长骨关节囊纤维性增厚，关节软骨面有深浅不一的缺损和下陷，或凹凸不平，周边有纤维性绒毛增生。有的软骨面有许多皱褶，状如脑回。

镜检，骨骼的破骨性吸收显著增强，被吸收的骨组织为纤维组织填充替代（图 16-7）。纤维组织的量很多，结构如纤维瘤。哈弗斯管显著扩大，有的为增生的结缔组织填充，在结缔组织和骨层板接触处有胞体大核多的破骨细胞存在，形成陷窝性吸收。增生的纤维组织可因血液供应不足而发生囊状样变性。在骨质吸收和纤维化的同时，在残留的层板骨片外周围绕有排列成行的成骨细胞发生修复和再生过程。新形成的骨组织呈海绵状，骨小梁呈放射状从骨外膜形成。因此，骨骼体积增大，小梁之间的间隙充满纤维组织。骨小梁或不发生骨化而长期保持，或一再反复吸收和替代，可部分发生骨化。

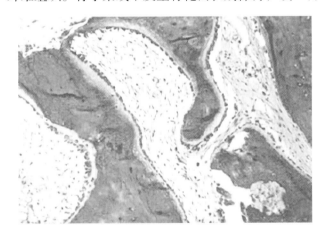

图中可见骨小梁之矿化区嗜复红色，骨样基质呈蓝色；左上角和右下角见骨质被破骨细胞所吸收；小梁表面骨母细胞活化，成骨活跃；髓腔脂肪组织和造血细胞被纤维组织取代。（Masson）
（引自：Khurana J S. Bone pathology［M］. 2nd ed. Totowa: Humana Press, 2009.）

图 16-7　纤维性骨营养不良（甲状旁腺功能亢进）组织形态

本病应注意与佝偻病和骨软化症相区别。佝偻病是初生动物和生长期动物的疾病，由于软骨骨化过程障碍，所以表现为新生的骨基质无钙盐沉积。骨软化症又称成年动物佝偻病，是成年动物已钙化的骨组织脱钙。发生佝偻病与骨软化症时，血清钙、磷水平降低。纤维性骨营养不良可由佝偻病或骨软化症发展而来，但表现为骨骼组织的大量溶解和吸收，同时有纤维结缔组织明显增生，血液钙、磷含量明显升高。

（三）维生素缺乏

维生素缺乏容易引起代谢性骨病，其中维生素 A、维生素 C、维生素 D 缺乏与之关系较为密切。

1. 维生素 A 缺乏

骨骼生长障碍：维生素 A 缺乏时常使软骨内成骨受到影响，因此长骨变短，骨成形失调，颜面骨变形。骨的发育不良往往影响神经系统的功能，如颅骨、脊椎骨、神经孔的骨骼生长停滞，但脑、脊髓和神经继续发育，因此脑脊髓和神经受压，出现神经症状。受挤压的局部神经组织常萎缩或变性。

先天性缺损或畸胎：维生素 A 缺乏时，在牛、猪和鼠中除引起胎儿死亡和被吸收、流产及死产外，还出现胎儿畸形。

2. 维生素 C 缺乏

维生素 C 在体内参与许多重要的代谢过程，不仅参与细胞间质中胶原、骨、软骨和牙齿基质的产生和创伤愈合过程，而且对维持内皮细胞的完整性也必不可少。当维生素 C 缺乏时，毛细血管的间质减少，管壁脆弱，通透性增大，故易引起出血。软骨、骨、牙齿、肌肉和其他组织细胞间质减少时，骨质脆弱易断，牙齿容易脱落，创口及溃疡不易愈合。

病理变化：本病主要病变为骨膜下出血、长骨骨化异常和牙龈炎。由于成纤维细胞不能形成胶原或类骨质，使创伤难以愈合，同时造成骨的病变，骨骼经常膨大。此外还会出现心内膜出血，心肌局灶性坏死；睾丸上皮细胞变性；皮下肌肉和关节出血。

3. 维生素 D 缺乏

维生素 D 缺乏症是成长期的动物（低龄动物）和成年动物的一种慢性病，其特征是钙磷代谢失调和全身骨组织的病理损害。幼龄动物常因生长中的骨钙化作用受阻而致佝偻病；在成年动物，成熟的骨骼因钙盐被吸收而致骨质变软，称为骨软化症（osteomalacia）。本病最常见于冬春季舍饲期间和生长迅速的动物。可分为佝偻病和骨软化症两个类型。

（1）佝偻病

佝偻病（rickets）是幼龄动物维生素 D 与钙缺乏而引发的疾病，其特征是长骨因负重而弯曲，骨端膨大，肋软骨交界处出现圆形膨大的串珠——佝偻珠。

佝偻病的病变主要在骨骼，主要呈现未骨化的骨样组织形成过多、软骨内骨化障碍和成骨组织的钙盐减少。

病理变化：未骨化的骨样组织形成过多，始发于骨骺软骨、骨内膜和骨外膜。HE 染色切片中，这种骨样组织在镜检时呈淡染红色，与染蓝色的钙化组织不同。在骨骺的软骨内骨化区软骨细胞增生并化生为骨样组织，后者较正常增宽，且不发生钙化。在骨内膜形成的骨样组织以一厚层包裹在原有的骨小梁上。骨样组织若高度增生，则骨髓腔缩小。由骨外膜发生的骨样组织可在致密的骨质上形成均匀的一层，严重时可在骨的表面形成骨赘（骨隆突）。

软骨内骨化障碍表现为软骨细胞增生，软骨细胞增殖带加宽。软骨细胞的大小、排列都不正常，往往在一个窝内有几个大小不同的细胞。软骨缺乏钙化。骨与软骨的分界线变得极不整齐，呈锯齿状，失去正常长骨所具有的纤细整齐的界线。软骨内骨化障碍时骨骺软骨过度增生，该部体积增大，因而长骨的骨端肿大，肋骨与肋软骨接合部肿大，自然排列成行，形成佝偻珠。

成骨的钙盐减少，即原骨质中的钙盐脱出而变为骨样组织。这种钙盐脱出是通过钙盐溶解（骨软化）或陷窝性吸收的方式而发生的。陷窝性吸收是骨内膜沿骨小梁增生并形成破骨细胞，后者吸收骨质和骨样组织而造成陷窝。

除上述变化以外，佝偻病动物的四肢骨、脊柱和胸骨常因负担体重和肌肉收缩而弯曲。同时身体各部分出现不对称现象，如短腿、大头、垂腹等。动物出牙不规则，磨损迅速。由于下颌生长停滞，牙齿排列紊乱，严重时可造成两颌不能关闭。

（2）骨软化症

骨软化症（osteomalacia）是指生长成熟的骨骼由于钙盐被吸收而变软。骨软化症发生在成年动物中，又称成年性佝偻病（adult rickets），其特征是骨质疏松和形成过量未钙化的骨基质，常表现为跛行和病理性骨折。骨软化症是牛的一种常见疾病，其他动物也可发生。

病理变化：眼观，骨干部的骨质呈不规则弥漫增厚，但质地柔软，易于切断或锯断，并永久变形。头和骨盆的扁骨显著增厚并变形。牙齿松动、脱落，骨髓间隙纤维化。

镜检，骨的活动性吸收和骨样组织增多。海绵骨的骨小梁变小，数量减少，绝大部分骨小梁中心部分钙化（染蓝色），周围部分为缺钙的骨样组织，呈淡红色。吸收活性与破骨细胞数目成比例，当吸收迅速时，小梁周围破骨细胞数目增多，并可形成合体细胞。病程持久的病例，小梁变形，并完全成为骨样组织。致密骨哈弗斯管系统呈同心圆排列的骨板界限消失而成为均质的骨质。哈弗斯管扩张，周围为一圈骨样组织。

（四）微量元素缺乏

见本章第二节"骨代谢调节"部分。

二、感染性骨病

（一）骨髓炎

骨髓炎（osteomyelitis）是由需氧或厌氧菌、分枝杆菌及真菌引起的骨组织化脓性炎症。实验动物在诱发疾病模型过程中，偶可引起骨髓炎。如关节炎模型、骨折模型制作过程中合并感染及骨手术等。

病理变化：早期病灶细小，局部充血、水肿，见多量中性粒细胞浸润；在感染的急性期，病变区迅速扩大，可累及整段骨髓腔，渗出液和中性粒细胞充满骨髓腔并扩展至哈弗斯管。进入慢性期后，渗出性改变渐由修复性改变所替代，病变区出现成纤维细胞和成骨细胞，形成肉芽组织和致密的新骨。根据病理形态，分为破坏性和增殖性两种。破坏性骨髓炎渗出明显，骨质破坏易形成死骨；增殖性骨髓炎以局部骨质增生为主，乃由于慢性炎症刺激骨膜所致。骨的感染伴发血管阻塞时，会引起骨坏死和局部感染扩散，感染可穿过骨皮质播散至骨膜下，并形成皮下脓肿，后者会自发性穿透皮肤形成窦道（图16-8）。

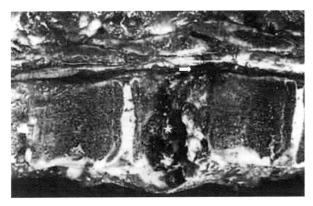

脊椎椎体病变（蓝星示）波及椎骨端软骨层，椎间盘溶解（红星示）、椎间孔和脊髓腔狭窄、脊髓受压、同时伴脊髓膜下出血（白箭示）

（引自：张旭静.动物病理学检验彩色图谱［M］.北京：中国农业出版社，2003.）

图 16-8 脊椎骨髓炎

（二）骨结核

骨关节结核在实验动物中少见，多由血源播散所致。

骨结核（tuberculosis of the bone）多侵犯脊椎骨、指骨及长骨骨骺（股骨下端和胫骨上端）等处。病变常由松质骨内的小结核病灶开始，以后可发展为干酪样坏死型或增生型（图16-9）。

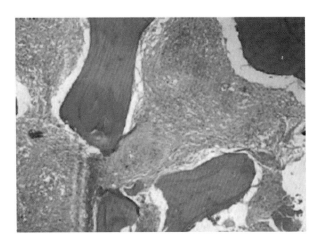

图中可见骨质破坏，结核性肉芽组织增生。（HE）
（引自：Khurana J S. Bone pathology［M］. 2nd ed. Totowa: Humana Press, 2009.）

图 16-9　骨结核组织学形态

干酪样坏死型可见明显干酪样坏死和死骨形成。病变常累及周围软组织，引起干酪样坏死和结核性肉芽组织形成。坏死物液化后在骨旁形成结核性"脓肿"，由于局部并无红、热、痛，故又称"冷脓肿"。病变穿破皮肤可形成经久不愈的窦道。

增生型比较少见，主要形成结核性肉芽组织，病灶内骨小梁渐被侵蚀、吸收和消失，但无明显的干酪样坏死和死骨形成。

三、中毒性骨疾病

影响实验动物骨骼系统正常生长发育的内在因素包括内分泌激素的调节、局部因子的影响，外在因素涉及营养物质的摄入不足、摄入过多或饮水中有害物质的积累等等，均可对骨骼系统造成不同程度的损害。

（一）氟骨症

氟骨症（skeletal fluorosis）是氟病（fluorosis）或慢性氟中毒的主要表现，是一种人畜共患疾病，各种动物均有易感性，主要发生于牛和羊，其次是猪、马及家禽。引起氟病的原因多为工业废气中排出的氟散落在附近的土地上，累积起来造成局部地区家畜氟中毒。

氟化物在血液内很快消失，一部分由肾脏排泄，一部分沉积在骨骼和牙齿内。氟化物在体内有蓄积作用，大都以氟化钙或氟化磷的形式沉积。血氟升高可直接刺激成骨细胞增殖，产生过量的骨基质，此时若钙、磷等不足则出现骨软化；若矿物质充足则产生骨硬化。血氟过高可致肾功能损害，使活性维生素 D 产生减少，肠钙吸收不良而致低血钙，低血钙再刺激甲状旁腺分泌 PTH 增加，引起骨质疏松，严重时有纤维囊性骨炎表现。

病理变化：摄入适量的氟化物有预防龋齿的作用，也可以促进骨组织的钙化，对神经传导和各种酶的活性起良好作用。缺少氟对机体有所影响，但如氟摄入超量，则对机体产生损害。主要有：

（1）牙齿病变：牙齿的珐琅质上出现斑点，灰白或黄褐色，也称氟斑齿。严重者牙齿易发生磨损、破裂或脱落。

（2）骨病变：氟能置换羟磷灰石的羟基，形成氟磷灰石沉积于骨组织中，使骨硬化，密度增加。氟可能影响钙在肠内的吸收，继而引起甲状旁腺功能增强，又可引起骨质疏松和软化，使骨骼变形。在全身骨骼中，躯干骨（肋骨、脊柱、骨盆）受累最早，病变也比较严重；在四肢骨中，近端的病变比远端为重。骨质硬化者，骨骼重量明显增加。骨皮质增厚，髓腔狭小，骨表面粗糙甚至可有赘生骨形成。椎体之间可发生骨性粘连。在骨质疏松型患者中，可见骨皮质变薄，腔隙扩大，骨质明显疏松，脆性增加。

（3）韧带和肌腱附着处钙化：氟化物沉着于软组织内，使肌腱韧带钙化，主要发生于脊柱韧带、骨盆韧带、前臂及小腿骨间膜、肋间肌附着处，跟腱等处。可造成脊柱与关节固定，肌肉萎缩，活动困难。

在动物实验研究中，人们发现给予氟化钠 20 mg / (kg·d) 以上能导致幼兔长骨骨质增生。骨质增生主要在外生长带，形成大量新生骨质，内生长带被抑制。软骨受损亦有报道。主要表现为关节软骨的表层和中层软骨细胞明显肿大，深层软骨细胞萎缩或变性坏死，钙化带中断或消失。在骺板软骨处，增殖层萎缩或坏死，部分软骨柱消失，基质水肿，肥大软骨细胞下钙化停滞，不见初级骨小梁形成，软骨内成骨障碍。

（二）维生素 D 中毒性骨营养不良

犊牛、仔猪、犬和猫会因饲喂过量维生素 D 而发生中毒。维生素 D 中毒表现为显著骨硬化、成骨细胞大量聚积并产生基质。初为纤维缠结，外观呈嗜碱性黏液样絮状物，渐转变为嗜伊红、均质性的骨样物质。钙化基质开始为灶状不规则分布；随中毒时间延长，异常基质继续聚积，并闭塞网状骨质隙。新骨嗜碱性基质和嗜酸性基质呈镶嵌分布。应该指出的是，动物维生素 D 中毒常为间歇性。在停喂时快速生成大量基质，缓慢成熟和矿化；重新喂给高剂量维生素 D，又大大促进硬化过程。故在间歇性中毒时呈基质沉着、成熟与钙化的循环。每次循环均形成宽的嗜碱性休止线。

维生素 D 中毒机体的骨骼都受到不同程度的损害，但以长骨受损最为突出，尤其是生长迅速的骨端。骨骺生长板正常、干骺端侵蚀与生长过度使呈不规则生长。干骺端松质受害还发展到骨干的髓腔，活动性骨髓稀疏，剩余网状骨质渐为扩张的静脉与疏松的纤维组织填充。这些组织中可能有成骨细胞及少数散在的造血细胞。

硬化骨以重吸收的横带相交替，提示间歇与正在重吸收的原始松质伴发灶状强烈的嗜碱性反应。骨外膜与骨内膜均波及。通常软骨未受害，但有时产生新软骨和骨。此外，在增厚的骨外膜纤维层有迅速化生性骨生成。维生素 D 中毒症时除骨钙化过度以外，软组织也因钙盐的沉着而硬化，其好发部位为动脉、肺泡间隔、胃黏膜与肌层以及肾脏的纤维弹性组织。

（三）维生素 A 中毒性骨营养不良

猫可发生慢性维生素 A 中毒，引起椎关节强硬综合征。有报道长期饲喂牛肝的 2 岁猫出现姿势改变、颈关节强硬、前肢跛行、皮肤感觉过敏或麻木、颈椎背侧面广泛发生融合性外生骨疣等中毒症状。由于椎间孔变形和变小，神经变性、肌肉萎缩。

维生素 A 中毒的发病机理不明，可能与骨膜附着部的易碎性有关。

四、骨的循环障碍性疾病

（一）肺性骨关节病

肺性骨关节病（pulmonary osteoarthropathy），又称 Marie–Bamberge 综合征。此病少见，可发生于人和犬，羊、鹿、猫、猿、马和狮中也有发生的报道。

患病动物常在发病数月前出现咳嗽、呼吸困难或其他肺性障碍的先兆。其特征性病变是新骨慢性增生而引起四肢骨明显增厚和变形。新骨在骨膜之下形成而向外凸出。由于骨赘生长不规则，骨变得粗糙不平。病变往往可由胫股关节和肩关节波及四肢指（趾）骨。尽管关节周围呈现大量新骨增生和肿大，但不波及关节面，偶见骨的直径可达正常的两倍，运动和触诊都有疼痛。

肺内病变一般较严重，最常见的是肺癌或者是其他原发性肿瘤。有些动物可能患活动性肺结核，偶见支气管扩张。

长期供氧不足可能与本病的发生有关，但其机理尚不清楚。

（二）骺坏死

骺坏死（epiphyseal necrosis）最常见于股骨头和肱骨头，家畜、实验兔和鼠中偶见。股骨颈骨折后，血液供应障碍易发生本病，部分病例原因不明。总之，缺血是发生本病的根本原因。

股骨头无菌性坏死（aseptic necrosis）在犬中最常见。本病常发生在小型品种犬的青春期，一般在4～11月龄时出现跛行等初期症状。患腿外展时疼痛，腿变短，股关节可发劈啪音，肌肉萎缩。X线检查，早期显示关节腔扩大，股骨头上呈现单发或多发性增密病灶；随疾病发展、病灶增多增大，最后股骨头外形不规则，甚至呈碎片状。眼观股骨头可见到轻度以至形成碎片的不同变化，关节软骨常呈棕色而且粗糙。显微镜下可见病变初期骨内膜骨形成过多，以后骨质和骨髓坏死。

坏死后，出现明显的纤维组织增生、破骨细胞破骨，以及新骨形成。一般认为，本病的发生与软骨生长板的不成熟闭合有关。小型品种犬易发本病是由于其性成熟较早。

第四节　关节构造与组织学

人和实验动物关节组织形态学结构之间无明显差异。

关节可分为不动关节、微动关节和动关节三种。动关节又称为滑膜关节。在动物关节疾病中发生病变的主要是动关节。

胚基的骨骼和四肢原为一连续性整体，没有间隙或关节将其分开。当间充质开始软骨化时，在形成关节之部位发生相应变化，产生间带（interzone）。间带可分三层：即两层互相平行的成软骨层与其间的非致密层。与此同时，开始形成原始关节囊。关节囊来源于形成软骨膜与骨膜的中间层与深层的界面（interface），以保持关节囊与骨的连续性。间带中层周围部分形成滑膜组织。血管可穿透关节囊至滑膜胚基，但不穿透到关节中心。关节内构造如半月板、十字韧带等，系间充质中间层细胞聚集所形成，而中间层其余的未分化细胞则与两层成软骨层相连（图16-10，图16-11）。当关节轮廓与关节内构造形成后，立即在中间带出现微小间隙，这些间隙联结起来，即形成关节腔。而成软骨层则形成相对的关节面，沿中间层细胞形成滑膜，此后关节腔迅即形成。

关节中骨的结缔组织互相连接形成关节囊，关节囊又连接成关节腔。关节囊外层是与骨膜相连的纤维层；内层衬附着一层滑膜，主要为疏松结缔组织，其中含有丰富的血管、弹力纤维及脂肪细胞。滑膜层具有散热和分泌滑液的功能。

关节软骨有两个增生层：① 深层实际是骨骺的一部分，供给骨骺软骨内骨化所需的细胞；② 浅层在关节面直下，供给关节软骨的细胞。在出生后第一年关节软骨最厚，以后浅层停止增生，而深层细胞继续分裂。骨骺表面靠近骨端的是关节软骨。

关节腔是由滑膜层与相邻的关节面共同围成的腔隙，腔内仅有少量的滑液。

滑液通常被认为是血浆的透析物，尚有滑膜细胞所分泌的透明质酸盐、糖蛋白及其他大分子物质，正常的滑液清亮无色或微黄色，有润滑和营养的作用。

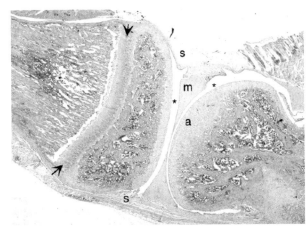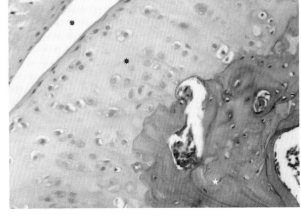

图中所示为滑膜关节，由覆盖透明软骨的骨端（a）、关节腔（*）、关节囊（s）等构成。箭头所示为生长板（骺板软骨），m示半月板。（HE）
（引自：Khurana J S. Bone pathology［M］. 2nd ed. Totowa: Humana Press, 2009.）

图 16-10　大鼠膝关节形态

图中可见关节软骨浅层细胞扁平，中间层细胞大而圆，深层以潮标与骨骺分开。✳ 示关节腔；✱ 示透明软骨；　示骨骺。（HE）

图 16-11　大鼠关节部位骨端的透明软骨

第五节　关节常见病变

实验动物关节病变有自发和人为诱发两种。自发者在大动物中报道较多，实验室常用的小动物中较少报道；人为诱发者以小动物中为多，详见本书下篇第二十六章动物模型部分。

关节的炎症病变主要在滑膜层，关节炎发生时滑液渗出增加，致使关节肿胀。正常时，滑液中的细胞类型相当稳定，如果滑液中的单核细胞与中性粒细胞超过 6% ~ 10% 则提示关节有感染。细菌的酶对滑液有降解作用，从而降低其黏稠度与透明质酸盐含量，当超越关节的润滑贮备，则发生润滑障碍。故滑液物理性状的改变、异常成分的出现，都表示关节有炎症或其他病变。滑液的细胞学、细菌学与动物活体的关节活动性检查均有助于关节疾病的诊断。

一、猪多发性浆膜炎和关节炎

猪多发性浆膜炎和关节炎（swine polyserositis and arthritis）的病原是猪鼻霉形体、猪关节霉形体、猪滑膜霉形体与粒状无胆甾原体，其特征病变为多发性浆膜炎和非化脓性关节炎，主要侵害哺乳仔猪和断乳仔猪（3～10周龄），成年猪也可发病。疾病传播迅速，发病率高，但死亡率低。

病理变化：心包膜、胸膜和腹膜呈浆液纤维素性炎。病初各浆膜腔有大量浆液纤维素性渗出物，经10～14 d炎症消退，浆膜腔液体逐渐被吸收。若渗出物未完全吸收，将发生机化粘连。关节炎主要位于四肢关节（膝关节、跗关节、腕关节、肩关节），也可累及其他关节。急性期关节滑膜充血、水肿，滑膜液增多，色淡红。亚急性期滑膜增厚、充血，绒毛肥大，关节囊也增厚，偶见关节面糜烂和血管翳形成。

二、猪布氏杆菌病并发化脓性关节炎

病变多累及跗关节、膝关节、腕关节，最初常伴以关节软骨的破坏，随之发生骨质疏松；当病程延长时则引起骨质纤维化，故造成关节强硬。如腰－骶椎受害（脊椎炎），形成的脓肿使椎管受压和狭窄，炎症可进一步蔓延到脊膜和脊髓（脊髓炎）。

三、鸡传染性滑膜炎

鸡传染性滑膜炎（avian infectious synovitis）又称传染性关节炎，是由滑液囊霉形体引起的一种急慢性传染病。主要侵害关节滑膜和腱鞘滑膜，引起渗出性关节滑膜炎、腱鞘滑膜炎及滑液囊炎。

急性感染最常发生于幼鸡（4～16周龄）和火鸡（10～24周龄），而慢性感染可发生于任何年龄。

临诊上，病鸡开始冠苍白、跛行及生长缓慢，腿后羽毛粗乱，冠下塌，关节（尤其跗关节和趾关节）周围肿胀，胸部常有水泡。病鸡表现不安，脱水和消瘦，排出含有大量尿酸或尿酸盐的绿色稀粪。上述症状可以缓慢恢复，但滑膜炎持续时间很长，甚至达5年之久。呼吸道感染时，鸡可在4～6周内出现轻度呼吸啰音，或无症状。

病理变化：早期，四肢关节的滑囊、龙骨滑囊及腱鞘有黏稠的乳酪样渗出物，随后渗出物变为干酪样。干酪样渗出物偶见于头颅和颈部，甚至蔓延到肌肉及气囊，使气囊增厚。将干酪样渗出物制片，以吉姆萨法染色镜检，可见到许多巨噬细胞、淋巴细胞、浆细胞和异嗜性粒细胞。通常不见细菌。

脾肿大，红髓因网状细胞及淋巴细胞增生，使脾窦狭窄。胸腺和腔上囊髓质与皮质部的淋巴组织变性而萎缩。

肝肿大，色绿或暗红，偶呈斑驳状。镜检，肝细胞萎缩，肝窦扩张。汇管区及肝细胞之间有网状内皮细胞增生，胆管上皮也增生。

心脏偶有纤维素性心包炎、心肌纤维灶性坏死和单核细胞浸润。

肾苍白、肿胀，表面也呈斑驳状。

四、鸡病毒性关节炎

病毒性关节炎是由呼肠孤病毒引起的鸡的传染病，主要侵害关节滑膜、腱鞘和心肌。

本病的病原呼肠孤病毒是一种RNA病毒，病毒颗粒直径约75 nm，具有一个直径约45 nm的核心和15 nm的外壳。该病毒能在原代鸡细胞（鸡胚、肺、肾、睾丸等）培养物中生长。在鸡肾培养细胞上增殖，可出现融合性细胞病变，在感染细胞的胞浆中可见到包涵体。

急性感染时，病鸡表现跛行、疼痛和生长停滞。慢性感染时，病鸡跛行更加严重，胫跗关节不能活动，僵硬。个别病鸡腓肠肌腱或趾屈肌腱部肿大，有时腓肠肌腱断裂，病鸡呈典型的蹒跚步态，同时伴发皮下出血。

病理变化：眼观，趾屈肌腱和跖伸肌腱肿胀，根据其双侧性肿胀，即可确诊。趾关节和肘关节的肿胀不常见。胫跗关节和肘关节中常含有少量草黄色或淡红色的渗出液，偶见脓性渗出物。感染早期，胫跗关节的腱鞘显著肿胀，关节滑膜出血。当炎症转为慢性时，则腱鞘硬化和粘连，关节软骨出现糜烂。糜烂增大、融合并波及其下方的骨质。同时骨膜增厚，继而关节表面发生纤维软骨翳膜的过度增生。

镜检，在急性期，趾关节病变部水肿、坏死，滑膜细胞肥大和增生，伴有异嗜性粒细胞、淋巴细胞、巨噬细胞浸润和网状细胞增生，致使腱鞘的壁层与脏层明显增厚。滑膜腔内充满异嗜性粒细胞、巨噬细胞和脱落的滑膜细胞。骨膜出现以破骨细胞增生为特征的炎症。在慢性期，骨膜上有绒毛样突起，并可见淋巴细胞性结节形成。病程更加延长时，则结缔组织明显增生，并有淋巴细胞、巨噬细胞、浆细胞大量浸润和网状细胞增生。胫跗区和胫跗关节的变化与上述趾关节的相同。有些腱完全被形状不规则的肉芽组织所替代，滑膜形成大的绒毛。腱鞘有纤维组织增生，导致关节僵硬和关节固着。胫跗关节软骨的糜烂部形成肉芽性血管翳，糜烂下方骨质增生，甚至形成外生性骨疣。心肌纤维间总有异嗜性粒细胞浸润，并常伴单核细胞增生。各内脏器官有大量网状细胞增生，小血管内皮与平滑肌细胞呈空泡变性，血管壁发生纤维素样坏死。胸腺、腔上囊和脾淋巴细胞变性、坏死。

电镜下，滑膜下成纤维细胞的内质网扩张，内有大小不一的脂质体，粗面内质网严重脱粒，核蛋白体溶解；有的成纤维细胞核周围有纵横交错的纤维性物质，核周隙扩张，有的核膜溶解，核边缘有皱褶，核染色体集聚成团。胶原纤维肿胀，横纹模糊，而后胶原纤维排列紊乱，粗细不匀。

五、鼠化脓性关节炎

在实验研究中，常于大鼠足垫注射抗原、佐剂、瘤细胞等，但在操作过程中，由于消毒不严格，常引起趾、跖关节化脓性炎，甚至引起化脓性骨髓炎。

肉眼可见患足红肿，触之温热，亦可破溃流脓。镜下见关节囊及周围软组织充血、坏死，大量中性粒细胞浸润，关节腔积脓；骨骺髓腔内中性粒细胞增多，骨外膜增生，新骨形成等（图16-12～图16-14）。

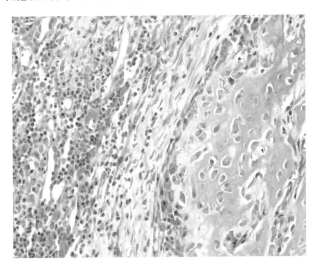

骨旁软组织坏死，大量中性粒细胞浸润。（HE）

图16-12　大鼠化脓性关节炎

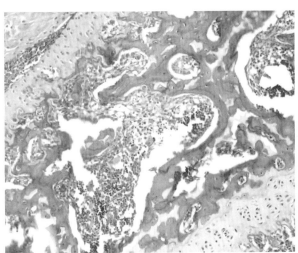

图中左上角见关节腔内脓性渗出物；图中部为骨骺；右下为骺板软骨。（HE）

图16-13　大鼠化脓性关节炎

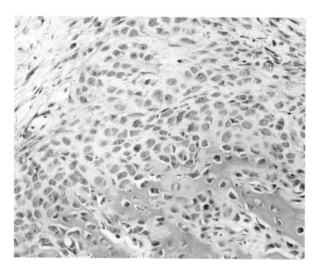

图中见骨母细胞增生、新骨形成。（HE）

图 16-14　大鼠化脓性关节炎

参考文献

［1］Khurana J S. Bone Pathology［M］. 2nd Edition. Totowa：Humana Press, 2009.

［2］刘子君 . 骨关节病理学［M］. 北京：人民卫生出版社，1992.

［3］张旭静 . 动物病理学检验彩色图谱［M］. 北京：中国农业出版社，2003.

［4］陈怀涛 . 动物疾病诊断病理学［M］. 北京：中国农业出版社，1995.

［5］秦礼让，毛鸿甫 . 家畜系统病理解剖学［M］. 北京：中国农业出版社，1992.

［6］朱坤熹 . 兽医病理解剖学［M］. 2 版 . 北京：中国农业出版社，2000.

（陈平圣）

第十七章 皮 肤

实验动物皮肤由表皮、真皮和皮下组织构成。大部分皮肤有毛密布，有皮脂腺，局部有汗腺。

第一节 皮肤的一般结构

表皮（epidermis）较薄，平均厚度雄性大鼠23.1 μm，雌鼠22 μm。表皮一般有3~4层细胞，但基底层（stratum basale）、棘细胞层（stratum spinosum）、粒层（stratum granulosum）和角质层（stratum corneum）很分明，只是没有透明层（stratum lucidum）。幼鼠皮肤常大部分缺少颗粒层。唇部和脚掌的皮肤较厚。趾垫处表皮较厚，约10~13层，有透明层（图17-1）。雌性大鼠背皮的基底层厚度和皮脂腺的大小随性周期有明显变化。动情前期基底层最厚［（15.18±0.59）μm］，皮脂腺最大；动情期明显变薄［（13.18±64）μm］，皮脂腺也相应减少；动情后期基底层最薄［（11.93±0.62）μm］，皮脂腺也最小；间期基底层开始增厚，皮脂腺也随之增大。

真皮（dermis）层除致密的纤维外，细胞含量较高，特别是幼鼠。沿基膜有网状纤维分布，表皮下真皮乳头层（stratum papillare）胶原纤维较细，平行表皮排列，夹杂其中的弹性纤维高度分支。网织层（stratum reticulare）厚，含有彼此交织的粗大胶原纤维和少量平行于表面排列的弹性纤维。此外，在血管、毛囊和皮脂腺附近也有一些网状纤维。背部皮肤较腹部的结缔组织纤维稀疏，含水量高，脂类少。全身皮肤除尾部外，在真皮和皮下组织中都有很多肥大细胞。

皮下（hypodermis）的疏松结缔组织在正常营养状况下只有中度的脂肪沉积，多为白脂肪，但在颈的腹侧、腋下、两肩胛骨之间、胸廓上口和腹股沟等部位则有棕脂肪沉积。这种脂肪组织呈淡棕色、分叶、结构致密，外观很像腺体。因此，曾长期被认为是一种腺体并给予各种名称，如冬眠腺、脂肪腺、油腺、胆固醇腺、冬眠器官、肩胛骨间腺等。曾有人报道，除大鼠以外，至少有48种动物有棕脂肪，包括食虫目动物6种、翼手目动物9种和啮齿目动物33种。其中许多种，如大鼠、小鼠和兔等并不冬眠，有些冬眠的动物却没有这种所谓冬眠腺。组织切片可见曾命名"冬眠腺"等的结构不过是一种与白脂肪不同的淡棕色脂肪组织。因细胞中脂滴分散，这种组织又称多脂滴脂肪组织。一般制片中，棕脂肪的细胞质中呈现溶去脂肪的许多空泡，细胞核位于细胞中部。

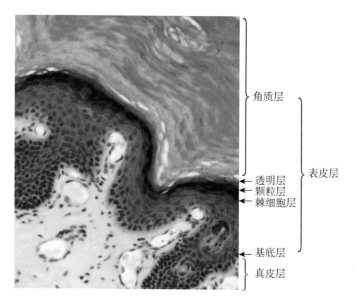

角质层

透明层
颗粒层
棘细胞层

基底层

真皮层

表皮层

图 17-1　皮肤组织结构层次。(HE)

第二节　皮肤的衍生物

一、毛和毛囊

被毛一般分为硬毛、针毛和绒毛。硬毛（bristle hair）最长，毛根粗。硬毛可区分为 A 和 B 两型：A型较短，切面为扁圆形；B型较长，切面为圆形。B型特化为触觉感受器。针毛（awnhair）长度约为硬毛的 1/2 或 3/4，毛干和毛根都比较细，末端尖细。绒毛（under hair）长度约为硬毛的 1/3。

毛囊（hair follicle）成簇分布，平均 3 ~ 9 成群，最多可见 12 个毛囊积聚在一起。常见成群的毛囊中有一个大的中心毛囊，被许多小毛囊包围着。大的中心毛囊一般形成硬毛和针毛，围绕在它周围的小毛囊则形成绒毛。有的无中心毛囊。毛囊簇垂直身体长轴排列成行，背部毛稀疏，行间距约 0.8 mm，腹部毛密，约 0.3 mm。一个毛囊可包含几根毛形成复合毛囊。一般毛囊簇周围的毛囊多复合毛囊，中心毛囊则偶然可见复合的。腹部皮肤的复合毛囊较多，约占 40%，背部皮肤较少，约占 20%（图 17-2）。

大鼠毛生长的周期为 35 d。新生大鼠到 16 ~ 17 日龄为毛囊加长的生长期，继之是很短的静息期，然后毛囊处于不活跃状态并逐渐变短，直到 32 ~ 34 d 以后再次出现新的生长。一般新毛的生长不排除原有的旧毛，结果是毛囊中加入了新生的毛，形成复合毛囊。第一次长毛时没有复合毛囊。大鼠长毛时，腹部先生长，由腹向背部扩展。

青春期大鼠毛生长的周期与卵巢的活动周期平行。但是，性腺与毛的生长无直接关系，因为切除卵巢的大鼠和正常大鼠的毛生长周期相同。

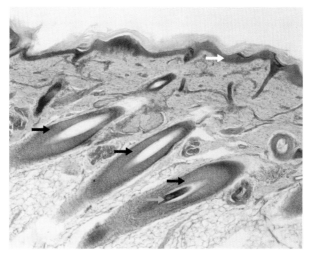

白箭示表皮，黑箭示毛根鞘，蓝箭示毛干。（HE）

图 17-2　大鼠皮肤毛干及毛根组织学形态

二、触须

触须（tactile hair）也称窦毛（sinus hair）。

触须是特化的硬毛，分布在一定的部位，按一定的形式排列。触须对大鼠定方位起着特别重要的作用。每侧上唇有 50～60 根，水平方向排列为 8～10 行，由鼻向后沿上唇分布。触须的长短不一，由吻端向后逐渐加长，背面的第一行到第四行逐渐变短。最小的触须位于唇侧凸入口腔的部位。这个区域的皮很厚。有的触须很长，比头还长。下唇和颏部由两列和少量分散的较小的触须组成。此外，上眼睑以上、唇联合的后端和颏下内侧各有一对。此外还有触须位于眼睑裂隙和耳之间，前肢的后侧和腕关节的近端。

触须的结构：

触须的毛干粗直，稍弯，尖端钝圆。毛囊长 1～5 mm，直径 0.5～2 mm。根鞘结缔组织的内层与外层间包埋着一个血窦。血窦由环状窦（ring-shaped sinus）和海绵窦（cavernous sinus）两部分组成。环状窦在上三分之一的部位，腔宽大；内壁突入窦腔形成环状膨大。环状膨大由上皮样含水量高的结缔组织细胞组成，还有放射状排列的胶原纤维间插在细胞间。海绵窦占血窦的下三分之二，其中有细的结缔组织小梁横过，形成海绵状。毛囊颈部两层结缔组织鞘合并，并形成一个圆锥状膨大，外层含有皮脂腺，内部由疏松结缔组织构成（图 17-3）。

上皮根鞘（epithelium sheath）除在毛根部形成膨大外，在近颈部环状窦的水平，也由于细胞层次加多和细胞体增大又呈现出一个局部膨大。毛囊的结缔组织和上皮组织之间的透明膜在两个膨大处特别厚，可达 15 μm。在颈部的膨大处结缔组织根鞘的内层与透明膜相邻接的区域变为疏松、无纤维的中间地带。

触须的血液供应和神经支配：

主要动脉和部分感觉神经在毛囊的下三分之一处进入毛囊。动脉

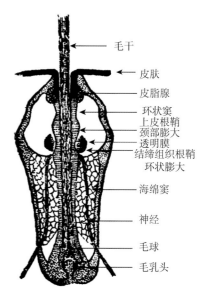

毛干
皮肤
皮脂腺
环状窦
上皮根鞘
颈部膨大
透明膜
结缔组织根鞘
环状膨大
海绵窦
神经
毛球
毛乳头

图 17-3　触须结构图解
（仿 Andrew and Hickman）

分支一支供应海绵窦，另几支上行供应环状窦。血窦的两部分之间有吻合支相连。输出的静脉血管穿过圆锥部进入皮肤的静脉网。

上唇和鼻部触须的感觉神经来自眶下神经，它与支配毛囊骨骼肌的面神经的一小支吻合。其他触须由局部的三叉神经、面神经或其他有关的神经分支支配。有一条神经和动脉的主支并行，或在它下面一些穿过窦壁，在结缔组织根鞘的内层分成许多上行支包围着触须形成栅栏状排列。在上皮根鞘的膨大处，它们再分支形成末梢。另一条神经在皮脂腺的水平穿过圆锥的外部在圆锥内部的疏松结缔组织内分支形成末梢。

触须的神经末梢丰富而多样。在上皮根鞘上部膨大的基层中有大量梅克尔触盘（tactile discs of Merkel）。中间部位分布有纵行的叶状末梢纤维，它们的扁平轴突有指状突起通过神经膜细胞间伸到组织中。透明膜下有触觉的环层小体和树枝状末梢纤维，感受部位与叶状纤维相似。圆锥的神经由环状末梢纤维组成，末梢也与叶状纤维相似；它们之间还有梭形或棒状末梢的无髓鞘神经纤维。

触须的毛囊与相邻的毛囊相连，并且以来自皮肌的横纹肌纤维束与深层的皮下组织联系。横纹肌纤维在毛囊间形成一个复杂的网，使触须产生连续性的摆动。毛囊颈部和圆锥中有平滑肌纤维，平滑肌可使毛囊孔扩大和缩小，借以控制触须的运动。

触须、硬毛、针毛和绒毛都脱落更新。新生的毛横切面呈圆形，贴着原有的老毛干生长，并将老毛干挤扁或出现槽沟，同时老毛已干枯的根部逐渐被挤到皮肤表面脱落。

触觉硬毛（tactile bristle）除了触须外，遍布全身被毛区的 B 型硬毛也具有触觉的作用。在背中线它们以 3～5 mm 间距分布。触觉硬毛同其他硬毛一样，位于毛囊簇的中心，由于老毛的脱落，毛囊中只有一根毛。它们具有触须的特点，表现在毛囊周围的神经与血管的特化等。毛囊没有竖毛肌，但是可以由围绕根鞘的多血管组织的膨胀度增高，使毛竖立。

第三节　皮肤腺

皮肤腺有皮脂腺、汗腺和乳腺。

皮脂腺（glandulae sebaceae, sebaceous gland）：一般都分布在毛囊周围。在口角部、肛门、包皮和乳头周围有特化的皮脂腺（图 17-4）。

汗腺（glandulae sudoriferae, sweat gland）：大鼠的汗腺只局限于足垫的皮肤。汗腺的分泌部位于真皮的深层和皮下组织，导管短而弯曲。汗腺上皮只有一种细胞类型。

乳腺（glandulae mammaris, mammary gland）：大鼠的乳腺共 6 对，胸部 3 对，腹部 1 对，鼠蹊部两对（图 17-5，图 17-6），从前向后以第 2～5 对乳腺较发达。个别大鼠有 5 对或 7 对，5 对的缺胸部第 2 对。小鼠的腹部只有 2 对，故共有 5 对乳腺。乳腺的大小和形态因年龄和性周期有明显变化。

在首次妊娠以前，乳腺组织只由围乳头的少量短管组成。分娩前腺组织大量增加，腺的边界消失，连接成片。胸部的 3 对乳腺连成一片，可以延续到背部和颈部（自发性乳腺肿瘤可能出现在背部），鼠蹊部的也连成一片，形成胸、腹及鼠蹊 3 个分区，脂肪组织相应减少。泌乳期胸部的乳腺向前延伸到腮腺的部位，向侧面覆盖着前肢的前方和内侧，并形成宽大的一片覆在胸侧直到肋骨角。两侧的胸腺区相连，肉眼看不到分界线。腹部的乳腺延展到腹部侧面，向后与鼠蹊部乳腺无明显分界。鼠蹊部的乳腺由大腿内侧向腹中线扩展，与对面的腺体融合为一，向尾侧伸展到肛门区。断乳后，2～3周即恢复到静息状态。

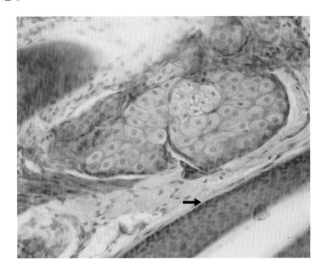

蓝箭示皮脂腺，黑箭示毛根鞘。（HE）

图 17-4　大鼠皮肤皮脂腺组织学形态

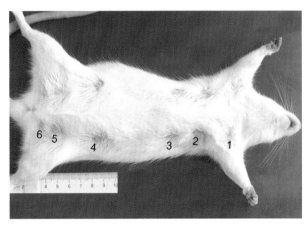

图 17-5　雌性大鼠胸腹部6对乳腺

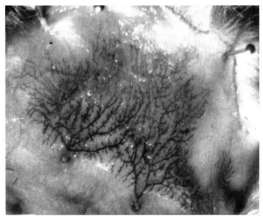

图 17-6　雌性大鼠乳腺，自乳头部用注射器灌注墨汁，显示乳腺导管及小叶的树枝状结构

乳腺组织包埋在皮下组织中，由结缔组织隔与胸壁和腹壁松松地相连。胸区中部、后部和腹区腺组织与真皮紧紧相连。

乳头（teat）：静息乳腺的乳头呈尖圆锥形，高出周围皮肤约1.5～2 mm，基部有一个深陷的表皮褶包围着。乳腺口是一个上皮环。哺乳期环状上皮环褶伸展开，使乳头约伸长一倍，达4 mm左右。乳头皮肤无毛，乳头的皮下组织有丰富的血管，并且有几层螺旋形走向的平滑肌束。

输乳管在乳头基部进入乳腺窦。由窦发出约0.7 mm的乳头管通到乳头孔。窦壁为单层方形或柱状上皮，静息期窦壁形成许多纵行皱褶填满窦腔，同时乳头管的复层扁平上皮的角质化细胞封住腔口。

静息期乳腺组织的特点是腺泡很少，结缔组织与脂肪组织多，腺泡腔狭小（图17-7，图17-8）。妊娠时腺泡及小导管大量增生，小叶内腺泡密集，腺泡腔增大，上皮为单层柱状。同时结缔组织与脂肪组织大为减少（图17-9）。授乳期小叶内密集着不同分泌期的腺泡及一些小叶内导管。腺泡上皮因分泌活动的不同，呈高柱状或低柱状（图17-10）。停止哺乳后，腺细胞即停止分泌，腺组织退化吸收，同时结缔组织与脂肪组织增生，逐渐转入静息期。

雄性大鼠乳腺区有少量腺组织，乳头发育极差。

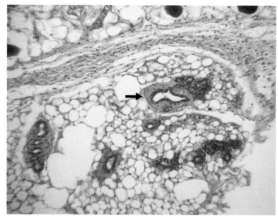

黑箭示导管，蓝箭示小叶。（HE）

图 17-7 雌性大鼠乳腺导管及小叶分布于皮下脂肪组织中

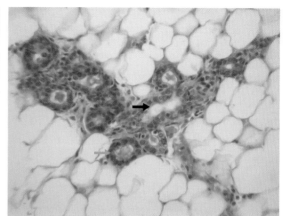

黑箭示导管，蓝箭示腺泡。（HE）

图 17-8 雌性大鼠乳腺末梢导管及小叶内腺泡

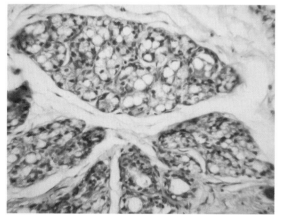

图 17-9 雌性大鼠妊娠期乳腺，可见小叶内腺泡拥挤，腺泡上皮增大，胞浆有较多分泌空泡（HE）

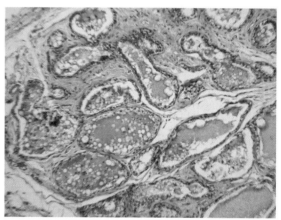

图 17-10 雌性大鼠哺乳期乳腺，小叶内腺泡扩张，腔内有较多乳汁（HE）

第四节　变异的皮肤区

　　鼻孔的皮肤：覆盖半月形鼻孔的皮肤，表皮厚，角化程度深。真皮乳头发达，纤维多，特别在真皮深层纤维排列很紧密。无毛和皮脂腺。

　　阴囊的皮肤：非常薄，毛很稀疏。表皮褶皱，并覆以松散的角化层。真皮和皮下组织的结缔组织疏松，多细小的纤维和细胞，富含血管，平滑肌纤维排列成疏网状。

　　尾部的皮肤：表皮形成边缘朝向尾尖的鳞片，鳞片表面的表皮高度角化；每个鳞片下面有一组尖毛群。鳞片环状排列，有时排列不规则。大鼠尾平均有鳞片 190 列（150～225 列），总数约 3 000 片。尖毛群的发育稍早于鳞片。6 日龄尖毛群的"中毛"开始发生，呈环状分布，10～12 日龄内"中毛"的两侧又各长出一根"侧毛"，三周龄在近端又长出一根。然后，表皮突然褶起开始形成鳞片。鳞片的数目取决于毛群的数目。

掌皮、跖皮和垫皮：无毛和皮脂腺。表皮增厚，高度角质化，特别是垫皮。前肢 5 个趾垫、3 个掌垫和两个腕垫。后肢 5 个趾垫、4 个跖垫和两个跗垫。垫皮有汗腺。汗腺的弯曲部位于皮下脂肪组织中。

爪（claw）：大鼠除前肢第一指具有呈扁平的"趾甲"外，其他趾末节都有爪。

第五节　皮肤 / 皮下组织常见病变

病损可起自表皮、皮肤附属器以及皮下结缔组织。

一、非瘤性病变

1. 炎症（inflammation）

大鼠皮肤 / 皮下组织炎性病变可能源自外伤，组织病理学上多属非特异性。包括皮肤单纯溃疡、皮肤 / 皮下组织急慢性炎症，有时伴脓肿形成和纤维化，也可能有肉芽肿的形成。由皮下或静脉注射引起坏死，然后诱发周围急慢性炎并不常见。偶见的异物肉芽肿多是皮脂腺分泌物漏至皮下组织所致。炎性皮损能刺激表皮增厚、过度角化，出现棘状或乳头瘤样形态。营养不良或激素失衡可致大鼠表皮、皮脂腺、毛囊萎缩。皮下组织水肿可见于外伤、炎症、营养失衡，也可能是临终表现。

注意：了解某种物质对局部血管刺激性，最好经严格设计，从静脉注射，注射点周围组织应取材做病检，另外还应在离注射点足够远的近心、远心部位分别取材病检以便准确判断某物对血管的原始刺激。

2. 表皮样囊肿（epidermoid cysts）

内衬扁平的鳞状上皮、充满固缩角化物的囊性病变在大鼠皮肤可以见到，如果细胞没有或仅轻度增生，则属于皮样囊肿（表皮囊肿）。不过，很明显，许多皮样囊肿源自膨大的毛囊、皮脂腺，因为在这种单纯囊肿的边缘可见毛囊分化，有时，表皮囊肿会出现红肿、异物巨细胞反应（肉芽肿性炎），残存上皮可能很少。

3. 脂肪坏死（fat necrosis）

在外伤、酶解、异物注射、炎症等情况下，皮下组织及其他部位脂肪组织均可出现脂肪坏死。病变特征是局部有巨噬细胞、异物巨细胞、脂肪酸、胆固醇结晶，而且可能有明显的炎症反应、坏死及纤维化，如果细胞异型性明显，在人身上可能会被误认为是肿瘤。

4. 息肉（纤维上皮性）（polyp）

大鼠皮肤可以发现被覆正常表皮的由纤维、肌肉、结缔组织间质构成的小的单纯性息肉，就像在人身上一样，此类病变不宜归为真性肿瘤，应将其视为良性病变。

二、皮肤肿瘤

皮肤肿瘤可分为两类，一类是表皮肿瘤，另一类是皮肤附属器肿瘤。它们皆有良恶性之分，良性如鳞状细胞乳头状瘤、皮脂腺瘤和角化棘皮瘤；恶性如基底细胞癌、皮肤腺癌、鳞状细胞癌。

第六节 乳腺组织常见病变

在实验肿瘤学和毒理学领域，大鼠乳腺的地位非常重要，因为诱发大鼠乳腺肿瘤十分容易，而且自发性肿瘤也不少见。相比之下，非瘤性病变很少。不过，乳腺和子宫、卵巢、垂体一样，对下丘脑－垂体轴的功能状态极为敏感。正因如此，故乳腺首先可作为人工干预生理功能的观察窗口。用作毒理研究的大鼠生活环境与其天然的野生生境大不相同。雌雄同居一室，异性相吸，但又无机会交配；饲料随意取用，不必到处觅食。也许就是生活在此种环境下导致其乳腺肿瘤高发。其次，乳腺也是垂体多巴胺类激素的理想效应器。有多种化合物能调节此功能，如我们十分熟悉的精神抑制药和 β 受体阻滞剂等。

一、非瘤性病变

雌鼠乳腺可能出现刺激性或增生性改变，然而应该记住雄鼠亦可有类似变化。概括起来主要有以下几种：

1. 囊状病变（囊状变性）(cystic change)

此类病变由导管扩张所致，但不伴有上皮或腺体增生，扩张的导管内可能含有蛋白性或脂性物质，偶有巨噬细胞或泡沫细胞。

2. 乳囊肿（galactocele）

若乳腺内导管扩张很明显，且扩张的囊状结构相当多即称为乳囊肿。囊状结构可能破裂引起邻近脂肪组织的炎症反应。

3. 增生（hyperplasia）

腺泡增生即称为腺病，小导管上皮增生即称为乳腺上皮病，此外还可见乳头状瘤样增生，这些病变都归为乳腺增生。有些增生病灶显示轻度的细胞多形性和核分裂象，但尚无肿瘤性的结构改变。如果囊性病变和增生共存则称为囊性增生。

4. 炎症（inflammation）

乳腺炎症性病变通常为小灶性慢性炎。小囊肿破裂以及扩张导管分泌物溢出到结缔组织可引起较重的炎症反应（急性、慢性、肉芽肿炎等），也可有脓肿形成。

5. 纤维化（fibrosis）

纤维腺瘤时多有显著纤维化，但偶尔在正常导管和腺泡的周围见小灶性致密纤维组织。

二、肿瘤（neoplasia）

在做致癌研究时，对于大鼠乳腺肿瘤的生物学意义应从多方面考虑。动物笼舍本身可能就是一个重要因素，因为单只笼养的动物激素状态与多只笼养的动物不同；当然饲料对乳腺肿瘤发生率的影响也应考虑，饲料中脂肪增加将促进乳腺肿瘤发生。

内分泌环境对于大鼠乳腺癌的发生也是重要的，某些乳腺癌易发生于 SD 大鼠是因为其特别亲和雌激素。

不同品系大鼠间肿瘤发生率差距很大，与 Long-Evans 大鼠相比，SD 大鼠易发乳腺癌，但纤维腺瘤不多。除了雌鼠外，雄鼠偶尔也患乳腺癌。甚至在未经任何处理的 6 月龄以下大鼠亦见到乳腺癌。

判断某种化合物对乳腺的致癌性应该仔细记录每条腹线肿胀的起始日期、每个动物乳腺肿瘤数目以及所有实验鼠患同类肿瘤的总发生率。如果仅记录荷瘤动物数，则会丢失部分信息，不能反映化合物的实际致癌能力，因为没有考虑高发生率大鼠的情况。

乳腺肿瘤的生物学行为和分类

显然，对乳腺包块行大体检查和显微镜观察相结合是必要的，因为不是所有的乳腺包块都是肿瘤，也不是所有腹线包块都起源于乳腺。

乳腺肿瘤分类已有报道，有的复杂有的简单，其实尚无哪一种分类是普遍接受的，简单的也许有助于实验室之间相互比较。

从某种程度上说，像纤维腺瘤、小叶癌、粉刺癌、导管癌这些术语都是借自人类病理学的，其实基本没做过人鼠间关联性研究。所谓的大鼠乳腺癌肯定不能与人类乳腺癌对等来看，尽管在结构方面可能是一样的。人类乳腺硬癌、髓样癌、胶样癌多见，而啮齿类罕见；易出现局部淋巴结和远隔部位的转移是人类乳腺癌重要特点，但啮齿类大多数乳腺肿瘤少见转移；人乳腺癌极易发生骨转移，啮齿类却至今未见报道（图 17-11 ~ 图 17-14）。

化学方法诱发的大鼠乳腺癌免疫原性强，自发性者则弱，此特点对于肿瘤的转移潜能和移植行为兴许是重要的。

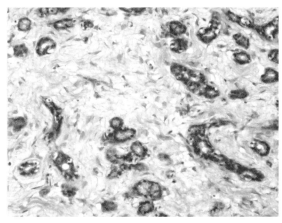

图 17-11 大鼠乳腺纤维腺瘤（HE）

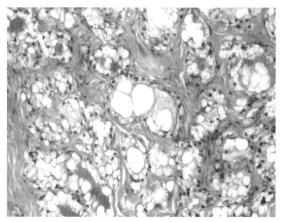

图 17-12 大鼠乳腺腺瘤。腺体增生，分泌旺盛（HE）

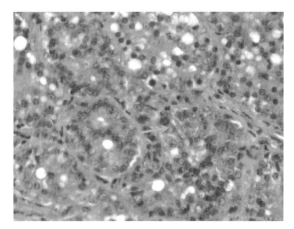

图 17-13 大鼠乳腺腺瘤局部癌变（HE）

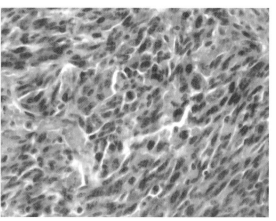

图 17-14 大鼠乳腺肉瘤样癌（HE）

参考文献

［1］李健,李梦云,廖成水.实验鼠解剖组织彩色图谱［M］.北京:化学工业出版社,2016.

［2］苏宁,姚全胜.新药毒理实验动物组织病理学图谱［M］.南京:东南大学出版社,2005.

［3］秦川.实验动物比较组织学彩色图谱［M］.北京:科学出版社,2017.

［4］今井清,榎本真,任进.图解毒性病理学［M］.昆明:云南科技出版社,2006.

［5］黄韧.比格犬描述组织学［M］.广州:广东科技出版社,2006.

［6］Lőw P, Molnár K, Kriska G. Atlas of Animal Anatomy and Histology［M］. Switzerland: Springer International Publishing, 2016.

［7］薛涛,邬丽莎,刘新民,等.抑郁症动物模型及评价方法研究进展［J］.中国实验动物学报,2015,23（3）: 321-326.

（陈平圣）